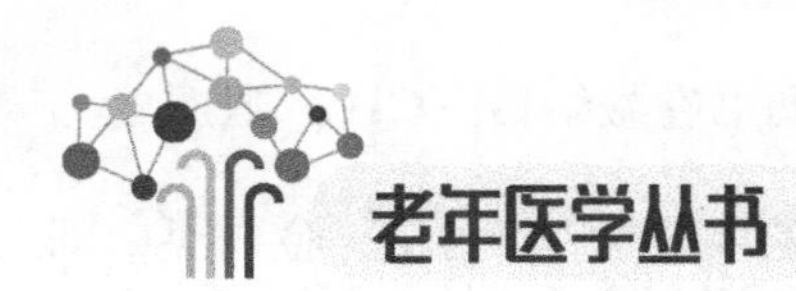

老 年 医 学

主　编　郭云良　金丽英　刘天蔚

副主编　丛羽生　叶学敏　于竹芹　葛科立
　　　　倪同上

编　委（按姓氏笔画排序）

　　　　王婷婷　丛伟红　杨　苓　李　旭
　　　　李　珊　张　睿　张丽娟　张美增
　　　　季亚清　孟宪泽　赵　峻　郝　翠
　　　　徐颖婕　曾鹏娇　翟　丽

主　审　谢俊霞

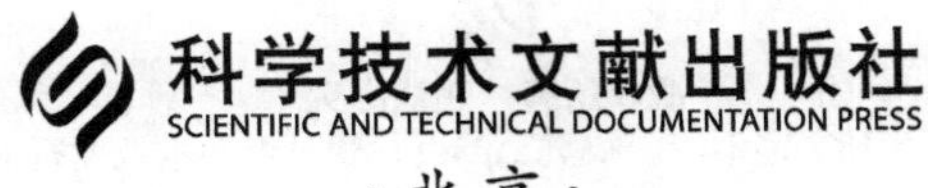

·北京·

图书在版编目（CIP）数据

老年医学 / 郭云良，金丽英，刘天蔚主编. —北京：科学技术文献出版社，2017. 9
ISBN 978-7-5189-3201-6

Ⅰ. ①老… Ⅱ. ①郭… ②金… ③刘… Ⅲ. ①老年病学 Ⅳ. ① R592

中国版本图书馆 CIP 数据核字（2017）第 193679 号

老年医学

策划编辑：孙江莉　责任编辑：宋红梅　责任校对：张吲哚　责任出版：张志平

出 版 者　科学技术文献出版社
地　　址　北京市复兴路15号　邮编 100038
编 务 部　(010) 58882938, 58882087 (传真)
发 行 部　(010) 58882868, 58882874 (传真)
邮 购 部　(010) 58882873
官方网址　www.stdp.com.cn
发 行 者　科学技术文献出版社发行　全国各地新华书店经销
印 刷 者　虎彩印艺股份有限公司
版　　次　2017 年 9 月第 1 版　2017 年 9 月第 1 次印刷
开　　本　787 × 1092　1/16
字　　数　568千
印　　张　28.75
书　　号　ISBN 978-7-5189-3201-6
定　　价　118.00元

前　言

1949 年新中国成立以来，政治、经济、文化、医疗卫生事业得以迅速发展，人民物质、文化水平逐渐改善，预期寿命逐渐提高。与此同时，人口出生率大幅上升，到 20 世纪 60—70 年代达到了高峰。为此，20 世纪 80 年代开始，国家实行了严厉的计划生育政策，对控制人口过快增长发挥了积极的作用。然而，由于长期的低出生率和低死亡率并存，到 1999 年我国就进入了人口老龄化社会。目前，20 世纪 60 年代生育高峰时期出生的人口将逐步进入老年期，人口老龄化将进入一个严峻的时代。尽管 2016 年国家放宽了计划生育政策，但由于老年人口基数太大及人口增长的滞后效应，短期内人口老龄化进程还会加剧。预计 2030 年我国老年人口将达到 4 亿之众，老龄化形势越来越严峻，而且会持续相当长的一个时期。因此，各级政府对老年学研究给予了高度的重视，对老年医疗卫生保健事业不断加大投入，各级医疗、科研机构在老年医学研究方面有了长足的发展，老年医学研究的内涵也不断拓宽和深入。

老年学（gerontology）是研究人类衰老的一门综合性学科，已成为一门重要而独立的科学体系。主要包括老年生物学、老年医学和老年社会学。老年医学（geriatrics）主要包括老年流行病学、预防医学、基础医学、临床医学和康复医学等内容。老年医学研究的目的主要是探索衰老的原因、防止早衰、防治老年人常见病和多发病、使老年人健康长寿和欢度晚年。虽然老年人没有年轻人那样精力充沛，但他们有着丰富的社会和科学知识及工作经验，肩负着培养后代的历史重任。因此，老年医学不仅单纯是医学问题，同时影响到整个社会问题，提高老年人的生活质量，对整个社会的发展具有十分重要的意义。

为了适应我国老年医学教育事业的发展，我们根据多年的科研、教学和医疗经验，参考国内外有关文献和专著，编写了《老年医学》，旨在为老年医学专业的医务工作者和研究人员提供一本参考书，也可作为本科临床医学专业的试用教材。在编写过程中，我们多次听取经验丰富的专家和一线工作的临床医师，以及部分本科生和研究生的宝贵意见。本着边实践边修改的原则，在原有基础上反复修订，最后成文。但随着老年医学的发展，仍然会有许多不足之处，衷心希望读者给予指正。

青岛大学医学部及附属医院的领导给予了支持，在此表示衷心的感谢。

编　者

2017年5月

目 录

第一章　绪　论

随着社会经济的快速发展、物质生活的不断改善、科学文化事业的进步和现代医疗保健技术水平的提高，人们的平均寿命不断延长。老年人在社会总人口中所占的比例越来越大，人口老龄化已成为世界各国普遍关注的问题。老年医学越来越引起世界各国的重视，已成为现代医学科学的重要分支之一。

第一节　老年医学

老年学（gerontology）是一门伴随着人口老龄化而逐渐形成的新兴学科，主要研究人类衰老的特征、起因、变化及与衰老有关的人文社会科学问题，实际上涉及人文社会科学和自然科学的所有领域，如政治、经济、文化、科技、教育、医疗、卫生、健康保健等诸多领域，已成为一门独立而重要的科学体系。老年学研究的内容非常广泛，主要包括老年生物学、老年社会学和老年医学等。

一、老年社会学

老年社会学（sociology of aging）主要包括老年人口学、文化学、经济学、心理学、福利学等内容。研究与老年人健康有关的政治、经济、文化、教育、娱乐和环境，以及社会制度、家庭结构和风俗习惯等相关的问题。重点是研究老年人的心理、智能和行为，老年人的社会福利、教育、保健护理、环境保护、合法权益的保护等问题。

二、老年生物学

老年生物学（biology of aging）主要研究人类和其他生物在生命发育后期的特征，并从胚胎学、组织学、解剖学、生理学、生物化学、病理学、分子生物学及分子遗传学等方面，探索衰老的普遍规律和特殊规律，寻找衰老起因和机制的一门科学。由于生物机体的复杂性，目前虽然已经发现了一些生物衰老的规律，但生物衰老机制的研究尚处于初级阶段，要真正弄清衰老的起因和机制还需做大量的研究工作。

三、老年医学

老年医学（geriatrics）是老年学的组成部分，也是临床医学的一个重要分支。老年医学的发展与社会的进步和科学技术的发展有着密切关系。目前，老年医学已发展成为具有自己专业特色的独立学科，从医学的角度探讨人体衰老的起因、发生机制和发展过程，研究影响衰老的有关因素，实施老年保健，防治老年性疾病，提高人类平均寿命和生活质量。主要涉及流行病学、预防医学、基础医学、临床医学、康复医学等内容。

（一）老年流行病学

老年流行病学包括调查人群中老年人的健康状况，常见老年病的发病情况，老年人致残病因和死亡原因及相关因素的分析，从而为防治老年病提出并制订相应的规划和措施。此外，还应对老年人口统计指标、人口老化趋势和平均寿命的计算等加以研究。通过长寿地区和长寿老人的实际调查，综合医学、心理学、营养学、社会学等多学科的调查，纵向和横向比较，从中找出规律性论据，以充实老年医学的内容。

（二）老年预防医学

老年预防医学是研究如何预防老年人常见病以及保护老年人身心健康方法的学科。主要任务是制订预防老年人常见病、多发病和保护老年人身心健康的措施，对疾病进行早期发现、早期诊断、早期治疗。开展宣传教育工作，普及预防老年人疾病的保健知识，如饮食卫生与营养、体育锻炼与健身、卫生习惯与健康、生活规律与长寿等。

（三）老年基础医学

老年基础医学主要研究老年人各组织器官的解剖学和生理学特点，探索人类衰老的发生机制和延缓衰老措施的科学。衰老机制的研究涉及基础医学的许多方面，包括衰老与遗传、生理、生化、免疫、内分泌、微量元素等诸方面关系的研究。随着现代科学技术的进展，研究越来越深入，越来越精细。通过各种手段从细胞、基因和分子水平研究衰老的起因和发生机制，为临床医学提供科学的理论依据。

（四）老年临床医学

老年临床医学涉及所有临床学科，重点是研究导致老年人病残和过早死亡的常见病，也称为老年病学。老年人疾病的临床表现有一定特点，如一个脏器可同时有几种病理改变；患病后常不能以一种病来解释；对疼痛不敏感；患病后症状常不典型；并发症多，而且预后不良等。对这些特点都要加以研究才能避免漏诊。对老年病如何做到早期发现、早期诊断和早期治疗也是研究的内容。中医中药对老年人的保健和疾病的预防也是临床医学研究的范畴。此外，老年人肝肾功能可能有不同程度的减退以及其他因素等，对老年人临床药理学的特殊问题也应当加以研究。

（五）老年康复医学

康复医学是一门新兴的综合性学科，在服务对象、治疗目标和使用手段等方面不同于预防医学和临床医学。因此，有人称之为“第三医学”。具体地说，康复医学是一门关于对伤病者和残废者，在身体功能上、精神上和职业上进行康复的学科。目标是消除或减轻患者功能上的缺陷，帮助患者在身体条件许可的范围内，最大限度地恢复生活和劳动能力，使残、病者能够参与工作和社会生活，回归社会。

四、年龄

（一）年龄的概念

年龄（age）是人或动植物所生存的年数，现也指某物品从生产到现在的时间。

1. 时序年龄（chronological age，CA） 以生物（包括人）出生后按日历计算的年龄，也称日历年龄、历法年龄或实足年龄。它取决于生物个体生存时间的长短，是一个人的实际年龄，是最常用的计算年龄的方法，也是不以人们意志为转移的客观记载。我们日常生活中所说的年龄一般是指时序年龄。

2. 生物学年龄（biological age，BA） 以生物个体的生物学能力或生命力等内容来表示老化的程度，可用来预计某一生物个体未来的健康状况，估计其寿命。一般认为，生物学年龄是组成生物个体的诸器官生理功能的函数，也称生理学年龄，它取决于机体组织器官结构和生理功能老化的程度。生物学年龄与时序年龄不一定完全平行。

3. 心理年龄（mental age，MA） 是心理学“智力测验”中的术语，指根据标准化智力测验量表的常模（norm）来衡量人的智力水平，用来表示人的心理发展的绝对水平，是年龄量表上度量的智力单位。把心理年龄与时序年龄相对照，就能看出智力绝对水平的高低，反映一个人的心理健康状态，与时序年龄和生物学年龄不一定一致。

4. 相对年龄（relative age，RA） 即灵魂医学（soul medicine）相对有效年龄（寿命）。是人类区别于其他生物（主要包括动物）的、由最高级灵魂所支配进行的、符合人类社会伦理道德规范以及有利于自然、社会良性发展的各种生命活动（包括脑力活动）所占用的时空。

所以，人类相对有效年龄（寿命）计算方法应为，相对年龄（寿命）等于实际年龄（寿命）加上或减去超出或低于同层次普通人士年平均劳动量或者年创造物质精神财富的倍数。一个勤奋、劳动效率高、具有正能量的人，个人工作量可以相当于若干人的工作量，那么其寿命相对于一般同层次的人则大大延长，年龄也相应地大幅度增加。反之，社会上各种超过伦理道德底线的负能量的人，以及灵魂医学所讨论的患有伦理道德及社会病的人，其有效年龄（寿命）理应是短的，甚至是负数，即作为人的概念时间很短暂，甚至就不是人。

（二）年龄的划分

由于各国人口平均寿命（average life span）不同，政治、经济、文化状况各有不同，对老年人的年龄划分标准尚未统一。一般发达国家规定65岁（挪威等北欧国家规定67岁）以上为老年人，发展中国家规定60岁以上为老年人。1980年亚太地区老年学会议期间正式提出，亚太地区以60岁以上为老年。1982年4月中华医学会老年医学分会通过，60岁（含60岁）以上作为我国划分老年人的标准。

1. 我国现行年龄分期 现阶段我国对年龄分期按以下标准划分，这一标准是依据大量临床实际工作和科学研究结果而总结制定的，基本符合当前人体生命科学的客观规律。

0～24岁：生长发育期（growth period）。

25～44岁：成熟期或成年期（mature period）。

45～59岁：老年前期或初老期（pre-aged period）。

60～89岁：老年期（elderly period）。

90岁以上：长寿期（longevity period）。

100岁以上：百岁老人（centenarian）。

目前，我国老年学的著作和文献要求，主体观察和研究的对象必须是60岁以上的老年人，一般以45～59岁老年前期作为对照组，也有的以59岁以下的中青年人为对照组。

2. WHO年龄分期标准 随着时代的发展，人类的寿命不断延长。1991年世界卫生组织（World Health Organization，WHO）又提出了年龄划分方法。这一标准与目前我国年龄划分标准基本一致，不同的是把60～74岁划为年轻老年人，75岁以上才视为老年人。目前，这一标准已逐渐被各国所接受，随着人口的老龄化可能会有一定的实用价值。

0～17岁：未成年人，婴青少年期。

18～44岁：青年人，青年期。

45～59岁：中年人，中年期。

60～74岁：年轻老年人或准老年人（young older），老年前期。

75～89岁：老年人，老年期。

90 岁以上：长寿老人，长寿期。

3. WHO 年龄划分新标准　2016 年 5 月 25 日，联合国世界卫生组织经过对全球人体素质和平均寿命进行测定，对年龄划分标准做出了新的规定。目前看来，新的标准令人难以理解，短期内也很难令人接受，但从前瞻性观点来看，有一定的历史意义和实用价值。一方面可以从心理上提高人的生存期望和生活动力；另一方面可以部分解决社会养老保险这一世界性难题。

0～17 岁：未成年人，婴青少年期。

18～65 岁：青年人，青年期。

66～79 岁：中年人，中年期。

80～99 岁：老年人，老年期。

100 岁以上：长寿老人，长寿期。

20 世纪 70 年代以来，我国执行了严厉的计划生育政策，为遏制人口过快增长发挥了积极的作用。但由于没有适时对这一政策进行调整，也带来了严重的后果。随着人口老龄化，社会养老保险和医疗保障等问题日益突出。我国虽然没有明确改变年龄划分的标准，但已开始实施分阶段延迟退休政策，逐步将退休年龄延长到 65 岁。这必将导致年轻人劳动就业压力增加和老年人社会保障之间的矛盾，也是迫不得已的。

五、健康的标准

（一）国际标准

世界卫生组织提出：健康不仅是没有躯体性疾病，而且要有健全的精神心理状态和良好的社会适应能力。

所以，WHO 制定的健康标准是，身体没有疾病，并符合以下条件：

（1）有充沛的精力，能从容不迫地应付日常生活和工作压力，而不感到过分紧张。

（2）处事乐观，态度积极，乐于承担责任，事无巨细不挑剔。

（3）善于休息，睡眠良好。

（4）应变能力强，能适应外界环境的各种变化。

（5）能够抵抗一般性感冒和传染病。

（6）体重适当，身体匀称，站立时头、肩、臀位置协调。

（7）眼睛明亮，反应敏锐，眼睑不易发炎。

（8）牙齿清洁，无空洞，无痛感，齿龈颜色正常，无出血现象。

（9）头发有光泽，无头屑。

（10）肌肉、皮肤有弹性，走路轻快有力。

（二）国内标准

1. 1996 年标准 中华医学会老年医学分会流行病学学组制订我国健康老年人的标准：

（1）躯干无明显畸形，无明显驼背等不良体型，骨关节活动基本正常。

（2）神经系统无偏瘫、老年痴呆及其他神经系统疾病，神经系统检查基本正常。

（3）心脏基本正常，无高血压、冠心病及其他器质性心脏病。

（4）无明显肺部疾病，无明显肺功能不全。

（5）无肝肾疾病、内分泌代谢疾病、恶性肿瘤及影响生活功能的严重器质性疾病。

（6）有一定的视听功能。

（7）无精神障碍，性格健全，情绪稳定。

（8）能恰当地对待家庭和社会人际关系。

（9）能适应环境，具有一定的社会交往能力。

（10）具有一定的学习、记忆能力。

2. 2013 年标准 中华医学会又提出了中国健康老年人的新标准：

（1）重要脏器的增龄改变未导致功能异常；无重大疾病；相关高危因素控制在与其年龄相适应的达标范围内；具有一定的抗病能力。

（2）认知功能基本正常；能适应环境；处事乐观积极；自我满意或自我评价好。

（3）能恰当处理家庭和社会人际关系；积极参与家庭和社会活动。

（4）日常生活活动正常，生活自理或基本自理。

（5）营养状况良好，体重适中，保持良好生活方式。

六、老年医学的发展概况

早在两千多年前，祖国医学在抗衰老和延年益寿方面就有许多有价值的论述。现代老年学研究开始于 20 世纪 20 年代，1940 年美国国立心脏研究所成立了老年学研究室，在老年生物学、细胞生理学、人体生理学、人类行为学、心理学和老年病等方面进行研究，应用细胞培养方法研究人体胚胎成纤维细胞的寿命问题。1945 年，英国牛津大学动物系成立了老年学研究组，苏联、罗马尼亚、法国、日本也相继成立了老年学研究机构。1958 年，中国科学院动物研究所成立老年学研究室，开始了老年生物学方面的研究。北京医院将老年病的防治工作作为全院的科研工作重点，并成立了老年医学研究所。武汉医学院和天津医学院等其他院校也开展了该方面的研究。1964 年 11 月，中华医学会在北京召开了第一届全国老年学与老年医学学术会议，1981 年 10 月，在桂林召开了第二届全国老年医学学术会议，正式成立了中华医学会老年医学分会，同年成立了老龄问题世界大会中国委员会，标志着我国老年医学研究进入了新的发展阶段。

1982 年，联合国大会提出了以“老年人健康”为主题，同年 7 月在维也纳召开的“老龄问题世界大会”，通过了“老龄问题国际行动计划”，要求各成员国结合本国具体情况，提出相应的计划和措施。1990 年，WHO 首次提出“健康的老龄化”（healthy aging）目标。1993 年，第 15 届国际老年学会议将“科学为健康老龄化服务”作为会议主题。1999 年，第 47 届联合国大会通过决议，确定 1999 年为国际老人年，WHO 将 1999 年的世界卫生日主题定为“积极健康的生活”。进入 21 世纪，全球（尤其是中国）老龄化问题更加突出，已得到全球普遍的关注。

七、老年医学的发展战略

20 世纪 90 年代初，人们开始改变过去“逢老必衰、逢老必病”的观点，提出了健康老龄化问题。21 世纪初，WHO 与国际老年学会又提出了积极老龄化（active aging）的概念，并把积极老龄化的内涵写进了 2002 年 4 月第二届世界老龄化大会的政治宣言。积极老龄化是在人的老化过程中，尽可能利用一切机会使人的躯体、社会和精神等各方面处于良好状态，从而将健康预期寿命、对社会的贡献和高质量生活延伸到老年阶段。因此，老年医学的发展已成为全球医学发展的战略性问题。

未来全球老年医学的发展趋势，将在 WHO 统一领导和筹划下，世界各国密切合作，以区域人群为基础，从流行病学、预防医学、基础医学、临床医学、康复医学、社会医学多个学科，开展大规模的前瞻性研究，建立健全老年性疾病的三级防治网，对老年性疾病进行早期发现、早期诊断、早期治疗。基础研究应是全球多中心协作，破译人类基因密码及不同种族的差异，寻找控制人类衰老以及与衰老有关的基因，从根本上解决人类衰老的发生机制，实现后基因组计划的目标，通过基因工程研制开发防治人类衰老的有关技术和药物，如转基因技术、干细胞移植、器官克隆、基因药物等。临床医学将打破各学科的界限进行重组，出现诸如基因档案、基因治疗、人工器官、仿生医学等新兴学科。康复医学和社会医学将按照 WHO 生活质量研究的全球性方案（WHOQOL），开展全方位的医疗康复，不再单纯地延长老年人的寿命，而应采取多种积极有效的措施，在躯体、精神和职业上最大限度地恢复生活能力，使老年人回归社会。社会医学将结合人文学科和生物医学科的知识，以人为本，从生物－心理－社会医学模式（bio-psychosocial medical model）研究和解决老年人的身心健康问题。

第二节　老年人的解剖生理学特征

在生命的进程中，当生物发育成熟后，机体的结构和功能就会随增龄而逐渐出现各种不利于自身的变化。这些变化不断发生、发展的过程称为老化。老化随时间的推移而出现，一旦出现则不可逆转；随着老化而产生的变化将引起机体功能降低、内环境稳态失衡，一旦失衡，则对环境变化不能保持机体自身的稳定而逐渐趋于死亡。

一、人体组成成分

老年机体组成成分突出的变化是体内脂肪组织增多，细胞固体成分和水分减少。在衰老过程中，萎缩最明显的是肌肉组织。除精神功能外，机体其他各项功能均随增龄而下降，肌肉的功能30岁后逐渐下降。60岁以上机体总水量男性约占体重的51.5%，女性占42.0%～45.5%。老年人细胞内液减少，细胞外液增加，可能与细胞数减少有关。青年时细胞内外液比例约为2:1，壮年及老年时为1.5:1至1:1。一般血管内液是细胞外液的1/4。青年时血管内液约占体液总量的1/12，占体重总量的5%；壮年及老年期血管内液约占体液总量的6%。

二、皮肤

一般40岁以后，表皮、真皮乳头层变薄，结缔组织减少。胶原纤维和弹性纤维退行性变，皮下脂肪减少或消失，皮肤松弛，皱纹增多。脂褐素沉积在皮下形成老年斑，主要位于如面部、手背和前臂伸面等，直径0.5～2.0 cm，略高于皮肤。毛囊下端的毛乳头逐渐减少，头发稀薄、变白、秃发。皮脂腺萎缩，皮脂分泌减少，皮肤和毛发失去光泽。汗腺的数量和汗液的分泌量均减少，皮肤干燥易痒。中老年人的指、趾甲板失去光泽，生长速度变慢，可出现纵脊。皮肤血管对冷热反应迟钝，影响体温调节。皮肤内的神经末梢密度减少，感觉迟钝。

三、感官

眼：角膜前弹力层和基质层的脂肪发生变性，在角膜的上、下方出现灰色弧形混浊带，形成老年环。巩膜弹力纤维变硬或玻璃样变。瞳孔相对较小，晶体增大，房水循环阻力增加。视网膜血管硬化，易发生视网膜动脉、静脉阻塞等。前房变浅，易发生闭角型青光眼。晶体出现核硬化，调节能力下降，晶体蛋白被氧化而致混浊，则形成不同类型的晶体病。

耳：耳郭软骨和软骨膜的弹性纤维减少，血管弹性降低，血运差，易冻伤和感染。外耳道皮肤毛囊、皮质腺和耵聍腺萎缩，皮肤变薄、干燥、瘙痒，易患外耳道炎。鼓膜固有层脂肪沉积，弹性和活动度降低。听骨链退行性变、韧带松弛、关节活动度减弱，听力下降。耳蜗、前庭感觉上皮毛细胞均减少，供血不足，致听力下降、平衡功能减退。

四、循环系统

心脏重量随增龄逐渐增加，30 岁（240 g）到 90 岁（300 g），平均每年增加 1.0～1.5 g。左心室壁亦随增龄而肥厚，内膜厚度 40 岁为 0.25 mm，70 岁可增至 0.5 mm。年龄 >70 岁者，约 50% 可查出心脏淀粉样变性。心肌典型的老化表现是脂褐质在心肌纤维中聚积而造成褐色萎缩，肌原纤维缩短，使心肌舒缩功能下降，心脏储备功能下降。心内膜、瓣膜、瓣环逐渐发生淀粉样变性和脂肪沉积，以及纤维化、钙化。窦房结的起搏细胞数量减少，房室束、左右束支及其远端的浦肯野纤维发生脂质浸润，心律失常发生率随增龄而增加。动脉管壁增厚、硬化、弹性减弱，冠状动脉粥样硬化逐渐显著，冠状动脉狭窄出现冠脉缺血症状。

五、呼吸系统

鼻气流阻力增加，呼吸道防御功能减弱，嗅区黏膜萎缩退变，嗅觉的察觉阈、辨别阈和强度的感知阈均下降。咽喉部黏膜角化，黏膜下腺体萎缩、分泌减少，咽淋巴环萎缩。咽部肌肉萎缩，吞咽功能减退，神经末梢感觉减退，进流质时易打呛。气管和支气管黏膜上皮和黏液腺退行性变，纤毛运动减弱，防御能力降低，易患支气管炎。肺萎缩变小、变轻，肺内胶原纤维交联增多，肺的硬度加大，弹性降低，有肺气肿倾向。胸廓呈桶状胸、僵硬，肺活量减小，残气量增加，咳嗽的力量差，肺内分泌物滞留，易致感染。

六、消化系统

口腔最明显的变化是牙和牙周组织的退行性变，以及由于牙齿脱落而引起的上、下颌骨和颞下颌关节的改变，舌黏膜上的舌乳头逐渐消失，舌表面光滑。味蕾减少、萎缩，味阈升高，味觉障碍，唾液腺萎缩，易口干、口腔不适或引起疾病。胃肠道运动功能障碍可引起咽下困难、便秘、大便失禁。胃酸减少时可引起消化功能减退、胃肠道细菌性感染、缺铁性贫血和骨质疏松等疾病。肝细胞数量减少，肝脏萎缩、重量减轻，解毒功能下降，储备能力下降，故用药应慎重。胆囊壁增厚，胆汁浓稠，胆固醇较多，易形成胆结石。胰腺萎缩，结缔组织增生，腺泡萎缩。胰液中胰脂肪酶减少约 20%，对脂肪的消化吸收能力也降低。

七、神经系统

青年期脑重量平均1400克，30岁开始下降，但60岁后才出现明显萎缩，重量约减轻10%。脑萎缩主要发生在大脑皮质，皮质变薄、脑回变窄、脑沟宽深，皮质下灰质和小脑也可发生萎缩。组织学变化主要是神经元丧失，神经细胞数从40岁开始减少，每增长1岁丧失成年初期的0.8%。轴树突也伴随神经元的变性而减少，突触联系势必减少。生物化学改变主要是脑内蛋白质和酶含量随增龄而降低，蛋白质含量减少25%～33%。但神经元纤维缠结和老年斑内的异常蛋白质逐渐增加，使神经递质失活的酶活性增强。乙酰胆碱以及胆碱能受体均减少，易患健忘症；多巴胺减少导致肌肉运动障碍、动作缓慢、震颤麻痹等；去甲肾上腺素减少导致睡眠不佳、精神抑郁；5-羟色氨减少导致失眠、痛阈降低、智力减退等。上述形态学和生化变化，以及脑动脉硬化引起脑部循环阻力增大，血流减慢，脑氧代谢率降低，而致神经生理功能减退，表现为记忆衰退，思维迟钝，神经传导速度减慢，行动不敏捷等。

八、内分泌系统

垂体在50岁以上明显变小，纤维化和囊状改变，引起相应的内分泌功能变化。甲状腺50岁以后即有所减轻，吸碘率降低、碘化能力减慢和甲状腺素分泌减少。一般健康老年人T_3含量男性降低约20%，女性降低约10%。垂体肾上腺轴功能变化较小，血浆基础皮质醇水平正常，昼夜分泌节律完整。女性在绝经前10年卵泡即开始加速退化，至围绝经期卵泡数量不断减少，雌二醇随之减少，使促卵泡激素增加10～15倍，黄体生成素增加3～4倍；绝经后最主要的改变是卵巢雌激素分泌减少，引起更年期综合征。胃肠肽类激素及其内分泌细胞普遍存在于胃肠道和整个神经系统。心血管系统调节肽有10余种，分布在支配心脏和血管的神经中，相互联系、相互制约，这一调节系统破坏将引起心血管系统功能紊乱或疾病。

九、泌尿系统

肾脏逐渐萎缩，重量约减少20%。肾血流量也较青年人减少30%～40%，肾皮质变薄比肾髓质减少明显，肾单位从50岁开始逐渐减少，70岁时约为青年人的1/2～2/3，易致肾衰。肾血管发生粥样硬化改变，导致肾小球和肾小管周围毛细血管床缩小。肾小球滤过率降低，尿素清除率、肌酐清除率下降。肾小管功能减退，尿浓缩能力下降。血浆肾素活性降低，可减少30%～50%。血和尿中醛固酮水平约降低50%。氨的产生减少，排泄酸的能力也缓慢。膀胱肌肉萎缩，肌层变薄，纤维增生，膀胱容量减小而出现尿频、夜尿和残余尿量增多。尿道纤维化变硬，尿流速度减慢，男性常有尿急，女性常有排尿困难或尿失禁。由于尿潴留，加上膀胱抵抗细菌的能力减弱，泌尿系感染的发生率增加。

十、生殖系统

男性生殖系统睾丸逐渐萎缩，精子数量减少，间质细胞数目略有减少，但脂褐素的含量明显增加，分泌雄性激素的能力下降。前列腺逐渐腺体皱缩、腺泡塌陷、上皮细胞退变，前列腺肥大，压迫尿道引起排尿困难，甚至尿潴留。尿道海绵体纤维组织增生，动脉和静脉逐渐硬化，阴茎海绵体也发生硬化，表现为阴茎勃起不坚或不能勃起，性功能降低。

女性生殖系统绝经期后卵巢内的卵泡不再成熟和排卵，几乎全部由结缔组织代替，卵巢可缩小到原体积的一半。输卵管黏膜上皮萎缩，管腔狭窄或闭锁。子宫体和子宫颈等长，子宫萎缩如拇指大小。外阴萎缩，阴毛稀疏，大阴唇皮下脂肪减少，小阴唇和阴蒂变小。阴道黏膜下结缔组织增多，变窄和缩短，上皮层变薄，抗感染能力下降，易发生阴道炎。

十一、造血系统

正常人骨髓约 1500 mL，老年人造血组织逐渐减少，被脂肪组织和结缔组织所代替。正常人骨髓造血细胞约为 10 万/mm^3，60 岁以后减少一半。在应急状态下黄骨髓转变为具有造血功能的红骨髓的能力明显降低。骨髓干细胞的增生力随年龄的增长而明显减低。男性老年人血红蛋白有所降低，女性老年人血红蛋白降低不多或不降低。血中白细胞数无明显改变，但功能降低。感染和肿瘤的发生率和严重程度增加。淋巴细胞主要是 T 淋巴细胞减少，有人提出，淋巴细胞减少是老年人血象的象征。血小板数量正常或稍有增多，但凝集、释放功能增强，使血液凝固性增强，抗凝活性减弱，呈持续渐进性高凝状态，易形成血栓。

十二、免疫系统

胸腺淋巴组织随增龄而减少，主要是胸腺皮质萎缩。动物和人达性成熟年龄时胸腺开始退化，随后上皮细胞萎缩和激素分泌水平降低。随年龄增长，干细胞在体内虽然不丧失分化淋巴细胞的能力，但分化免疫活性细胞的反应受影响，产生 B 细胞转化率下降。脾脏和淋巴结中 B 细胞数目不随增龄而改变，血中 IgG 和 IgA 增多，IgM 大致正常，但 κ 链/λ 链的比例不平衡。所以，体液免疫反应性降低，主要不是 B 细胞减少，而是抗体的产生和质量功能低下。从中年开始血液中 T 细胞数即逐渐降低，细胞免疫功能也逐渐衰退。巨噬细胞处理抗原、吞噬能力、发动免疫应答的能力均不随增龄而减退，但其免疫监视能力下降。

十三、运动系统

老年人骨密质萎缩变薄、骨小梁稀疏、骨密度减低，骨质疏松，脆性增加，易骨折。骨质疏松多见于脊柱，表现为背痛、易发生自发性压缩性骨折，导致老年性驼背。软骨变性多出现在关节软骨的中心带，骨质增生出现在关节软骨的四周。由于软骨变硬失去弹性和骨刺的形成，关节囊周围韧带退变，使关节的灵活性降低。关节囊滑膜萎缩变薄，表面的皱襞和绒毛增多，滑液分泌减少、软骨素基质减少，代谢功能减弱。肌肉表现为弹性消失，肌纤维逐渐萎缩、肌肉变硬、肌力减退、动作迟缓笨拙、易于疲劳。面部、颈部和背部肌肉的紧张度减低，腹肌变厚、腰围增大，手肌萎缩、消瘦，以手背显著。

十四、微量元素

自然界存在100余种化学元素，构成人体的元素有60余种，较清楚的有25种，分常量和微量元素。常量元素是构成机体组织和起电解质作用的化学元素，占体重99.99%，包括氢、氧、氮、碳、硫、钾、钠、氯、钙、磷、镁11种；微量元素是机体合成酶、激素、核酸等调节生命代谢必需的化学元素，占体重0.01%，包括铁、碘、铜、锰、锌、钴、钼、硒、铬、锡、钒、氟、硅、镍14种。目前，人体对必需微量元素的需要量及缺乏微量元素所引起的疾病尚未完全了解。人体内的必需微量元素一般随增龄而减低，非必需和有害微量元素却逐渐增加。而且，微量元素导致衰老的发生不仅取决于含量多少，还与微量元素之间的相互作用有关。

十五、物质代谢和能量代谢

随着生物体的衰老，机体处理糖的能力逐渐下降，糖尿病发病率明显升高。总胆固醇、血清脂质水平显著增加。血浆脂蛋白如极低密度脂蛋白和低密度脂蛋白增加，40～50岁达高峰，以后逐渐下降。血清白蛋白含量降低（总球蛋白增高），蛋白质轻度缺乏时，易疲劳、体重减轻、抵抗力下降。随年龄增长，细胞DNA合成能力和细胞中DNA的修复功能下降。人类自20～90岁，平均每增加10岁基础代谢率降低3%。成年期以后，随着增龄机体内脂肪的储备量（能量储备库）超过蛋白质的储备量，蛋白质和糖到达一定量后均转变为脂肪而储存起来。机体储存脂肪的能力几乎没有限制，所以，老年人进食量大易导致肥胖。

第三节　老年人的心理学特征

心理现象（psychological phenomenon）是指人的心理活动过程（心理过程）与

个性心理特征的总称。心理过程包括认知过程、情绪过程、意志过程。心理学（psychology）是指研究人的心理现象的科学。老年心理学研究的对象不仅局限于老年人，而是涉及从机体成熟直到老年期的整个心理活动变化过程，当然重点是研究人生的后半部分，即老年心理的特点。

老年人心理特点包括认知特征、情绪特征、意志行为特征及个性特征。心理状况不仅反映并影响着人生理及其所处的社会环境。许多老年疾病不仅与器官组织的病变有关，而且与心理因素有关。老年人心理对其老化过程、健康长寿、疾病的治疗都有很大的影响。

一、认知

认知（cognition）包括感觉（sensation）、知觉（perception）、记忆（memory）、思维（thinking）、注意（attention）等，与青年人相比均有不同程度的变化。

1. 感觉衰老及补偿心理

（1）视觉和听觉：视听器官随着增龄而发生功能衰退现象，其中听力减退比视力减退更为明显。一般对高频听力丧失较多。由于视听功能的减退，老年人的活动受限，交往减少，逐渐局限在家庭的小天地中，易产生孤独、焦虑和抑郁等不良心理反应。当视听严重降低时，容易产生否认心理，而出现猜忌、怀疑，甚至人格的偏执现象。

（2）味觉和嗅觉：随增龄味蕾不断减少，75 岁以上老年人的味蕾比 30 岁的年轻人少 1/3，因而味觉迟钝；嗅黏膜萎缩致嗅觉功能减退，易出现食欲减退。所以，应重视老年人饮食的色、香、味，并进行适当调配。

（3）皮肤感觉：皮肤感觉包括触觉、冷热觉和痛觉，均有所减退，因此易于产生碰伤和烫伤。由于痛觉阈的升高，往往造成疾病诊断及治疗的延误。

（4）平衡觉：明显减退，容易发生跌倒等意外伤害，应注意做好适当的保护措施。

2. 心理运动反应能力 老年人因感觉减退，反应迟钝和动作变慢，心理运动的反应时间随老化而延长，但失误较少，反应准确。老年人的简单反应速度与青年人相差不大，反应速度变慢主要表现在对复杂问题需要进行识别并做出相应选择时，反复审视刺激，最后做出反应，因而延误了决策时间。因此，老年人不适宜从事节奏太快、限时和对速度做出迅速反应的工作。如驾驶车辆或操纵机器时容易发生事故。

3. 认知功能 认知功能包括记忆、语言和思维三方面。

（1）记忆：老年人记忆的特点是：

1）初级记忆和次级记忆：对刚看过或听过的、当时在脑子里留下印象的事物记忆较好（即初级记忆），而将初级记忆的内容变成保持时间长的、储存的信息，加工组织（次级记忆）的能力差，因为老年人进行加工、编码、储存的能力较差，而影响次级记忆。

2）再认和回忆：当学过的事物再次出现在眼前时需要你辨认出来即为再认，如刺激不在眼前需要你再现出来即为回忆。老年人再认能力较好，但回忆能力较差。如久未见面的朋友意外相会时，非常熟悉对方的面貌，但就是记不起对方的姓名。

3）机械记忆和意义记忆：老年人机械记忆能力较差，一般40岁开始减退，60岁以后减退明显。对有逻辑联系和有意义的内容记忆较好，尤其是一些与自己工作和生活有关的重要事情记忆保持较好。逻辑记忆一般60岁才开始减退。

（2）语言：由于记忆减退和反应缓慢等原因，说话、阅读和书写的速度减慢，词语流畅性减低，往往说话不利落，话到嘴边说不出来，说话或写字时找词困难及提笔忘字等。语言的流畅性是语言能力的一种表现，随增龄而受影响明显，可作为老化的指标。

（3）思维：一般来说，思维的老化出现的时间较晚，与自己熟悉的专业有关的思维能力在年老时仍能保持。但是老年人在概念学习、逻辑推理和解决问题方面的能力也有所减退，尤其是思维的敏捷度、灵活性、流畅性、变通性均下降。

（4）学习能力及适应能力：由于器官系统及精神的老化，老年人学习新的知识和接触新事物的能力较年轻时有所降低，社会适应能力也有所降低。值得提出的是，老年人普遍缺乏柔韧性，而影响操作能力，对事物往往不能进行准确的评判。

有人把认知功能、学习能力、社会适应能力等定义为智力（intelligence）。总的来说，与年轻人比较，老年人各方面的能力均有所下降。但老年人的智力不能以成年期为依据往后类推，也不是从量上的衰退过程，应看成是一个变化过程，更应该理解为一个生长过程。其中性别、经历、身体条件、职业等都有影响。如实际生活中有许多老科学家和政治家，在晚年仍然记忆良好、言语流畅、思维敏捷、反应迅速，这是因为他们在长期实践中形成的思维能力和技巧保持较好，丰富的经验补偿了思维灵活性等方面的不足。

二、情感

所谓情感（feeling）是人们对周围事物、自身及自己活动态度的体验，即人们对客观事物态度的一种体验。它是意识（consciousness）的一种外部表现。其体验于内的称为感情，如爱、恨、亲、疏等；表露于外的称为表情，如喜、怒、哀、乐等；体现于实践活动中的兴奋状态称为情绪，如兴奋、颓丧、激动、平静等。

情感与人的需要密切相关，人的需要得到满足，便产生正性情绪，如高兴、欢乐、愉快等；如果需要得不到满足，则易产生负性情绪，如忧郁、焦虑、恐怖、愤怒等。一般说来，正性情绪对人的健康有利，而负性情绪易促发疾病，导致病情恶化。

情绪（emotion）变化导致疾病如首先引起生理变化的，称为“心身反应”。如果情绪继续不良，则易导致“心身紊乱”，此时表现为“自主神经功能紊乱”。如果不良情绪继续存在较长时间，则可导致躯体疾病——心身疾病（psychosomatic disease）。情绪变化最易产生的疾病是：各种精神病、神经症、各个系统均有的心身疾病，如高血压、冠心病、消化性溃疡、慢性溃疡性结肠炎、甲亢、糖尿病、青光眼、癌症等。

传统观念认为，老年人的情感趋于保守、僵化、迟钝，并逐渐趋于情感活动贫乏、消极，这大多是来自对疗养院、住院老人的调查结果，或是由于老人晚年生活条件差，对离退休生活不太适应的反应。随着社会经济的发展，生活条件的改善，对离退休生活的快速适应，老年人的情感活动与中青年的差别会越来越小。年老过程的情感活动是相对稳定的，即使有些变化，也是生活条件、社会地位变化所造成的，并不是年龄本身所决定的。

由于老年人常有高血压、动脉硬化，脑组织萎缩，加上离退休后社会地位下降，不被人尊重，过去的社会关系逐渐隔绝，社交减少，往往会产生诸如忧郁、自卑、愤怒及不安等消极情绪。如果再有疾病、丧偶等不幸，便会产生孤独、悲伤，甚至绝望情绪。因此，老年人必须重视培养积极的情感，控制和克服消极情绪，以增进健康。

三、个性

个性（personality）是指一个人比较稳定的、影响他整个行为并使之与他人有所区别的心理特征的总和。个性的内涵是很丰富的，既包括一个人的理想信念、道德品质、荣誉感、责任心，又包括兴趣、爱好、能力、气质、性格等。一般认为，其主要内容是：兴趣、能力、气质及性格。性格（character）是人的个性的核心内容，在一般人群中，气质一般分为：胆汁型、多血质、黏液质、抑郁质四类。性格从不同角度可分为理智型、情绪型、意志型，或分为内倾型、外倾型，或分为独立型、顺从型。

个性的分类，古今中外至今没有统一的描述。传统观念认为，老年人由于年老过程中，欲望和要求日益减少，驱力及精神能量日益减退，出现退缩、孤独，从外向性格向内向性格转变，从主动变为被动。近年来研究发现，老年人的个性与中青年人相比是稳定的，而且是继续发展的。当然，老年人性格从经验上看，的确与中青年有不同的特点，但这些特点往往是由于面对着离退休、丧偶、生活困难、社交减少、疾病、死亡威胁等诸多生理、心理、社会问题困扰时产生的心理不适应造成的，这要与正常老年人的人格状态加以区别。

第四节　老年临床药理学特征

老年药理学（pharmacology of aging）主要研究老年药代动力学、药效学的特点，老年人用药的原则，常见的药物不良反应及药源性疾病的防治。

一、老年药代动力学

老年药代动力学（pharmacokinetics）的特点主要表现为被动转运吸收的药物吸收不变，主动转运吸收的药物吸收减少；药物代谢动力减弱，药物排泄功能降低；药物清除的半衰期（half-life）延长，血药浓度有不同程度地增高。

1. 药物吸收　药物的吸收（absorption）指药物从用药部位渗入血管进入血液循环系统的过程。影响口服药物吸收率的主要因素有药物的理化性质和剂型，胃肠道黏膜及其周围组织的状态，存在于肠腔中物质的理化性质。老年人胃肠结构和功能的老化影响药物的吸收，局部组织血液循环较差，皮下或肌内注射药物吸收慢而不规则，生物利用度低。对危重或急症患者宜静脉给药，因为生效快、易控制用量，但对安全范围小的药物如地高辛静脉注射不安全，很少应用。

2. 药物分布　老年人药物分布（distribution）的特点是水溶性药物分布容积减小，脂溶性药物分布容积增大，与血浆蛋白结合率高的药物浓度高，分布容积（Vd）大。药物Vd不仅受脂溶性、蛋白结合率的影响，而且与药物解离度及药物与组织或生物大分子的结合程度有关。60岁以上人体液总量减少，药物Vd值比成年人减少。Vd值变化与肾脏清除率（CL）、血浆药物浓度（C）、血浆半衰期（$T_{1/2}$）有关。

3. 药物代谢　药物经胃肠道黏膜的毛细血管吸收入血液后，首先经肝脏微粒体酶灭活再进入外周血循环，此称首过效应（first pass effect）。老年人肝血流量较青年人减少40%～50%，首过效应减弱。而且肝微粒体酶数量及活性均低于青年人，药物诱导作用减弱，因此无论药物自身代谢或对其他经肝脏灭活的药物的代谢均减低，血药浓度因而升高。

4. 药物排泄　肾脏是仅次于肝脏的药物代谢器官。老年人肾功能减退，导致主要经肾消除的药物在体内蓄积，药物不良反应发生率增加；也影响药物在肝脏代谢，半衰期延长。这主要由于肾单位数量减少、肾血流量（RBF）下降、肾小球滤过率（GFR）下降、肌酐清除率降低、肾小管分泌和重吸收功能降低所致。

二、一般用药原则

1. 药物的选用原则

（1）要有明确的指征：用药前必须了解患者的病史及既往用药情况，认真分析做出正确诊断，明确用药指征，采用最合理的用药方案。

（2）尽量减少用药种类：用药应尽量减少药物的种类，使用较小的有效剂量，必须联合用药时一般不要超过3～4种。

（3）避免不适合的药物：要尽量避免使用对肾脏毒性较大的药物，如氨基糖苷类、万古霉素、多黏菌素类、头孢菌素类等。

（4）防止滥用滋补药：滋补药对年老体弱和病后体虚者有较好的治疗和滋补作用。如能恰到好处地应用滋补药，可以起到延缓衰老的作用。

（5）中成药和西药不能随意合用：在中成药的配方中，有的含有西药成分，如不注意或随意合用，很容易造成药物剂量超量和药物不良反应。

2. 用药的剂量原则 老年人用药剂量（dose）比较复杂，必须注意药物的有效量、无效量、极限量、中毒量等。应掌握疗效高、不良反应小的药物剂量。

（1）从小剂量开始：逐渐增至最合适的剂量，以获得满意的疗效。《中国药典》规定，60岁以上老年人的用药剂量，应根据不同年龄层次和个体差异，使用成年人剂量的1/2～3/4，具体的最适剂量应根据病情和个体情况而定。

（2）严格遵守剂量个体化原则：老年人对药物的反应存在较大的个体差异，最好根据患者的肾功能情况来调整和决定用药剂量。应用剂量调整公式，可按患者肾功能状态计算达到稳态血浓度（目标浓度）所需剂量或合适的给药间隔时间。

3. 用药的基本原则 治疗方案应尽量简单，防止过多用药和滥用药物；选用适合于老年人服用方便的药物剂型；有条件时应进行药物浓度检测；疗程适当，停药适时；做好病史与用药记录；重视老年人对药物的依从性；药物名称、标记（剂量与用法）应简明醒目，包装开启方便；老年人记忆力差，容易忘记服药或错服药，家属和亲友应协助、监督。

三、药物的相互作用

1. 吸收影响 碱性药物（如氢氧化铝）能减少弱酸性药物（如巴比妥盐、磺胺类、水杨酸类）的吸收。钙、镁、铝、铁盐均易与四环素结合形成肠道不吸收的化合物。抗胆碱能药物及三环类抗抑郁剂能抑制胃肠道蠕动，可使合用的药物吸收增加。缓泻剂可使合用的药物吸收减少。

2. 置换作用 某些与血浆蛋白结合率高、分布容积小、排泄慢的酸性药物之间，能竞争性地与血浆蛋白结合而被游离，引起作用增强或产生毒性。如保泰松、水杨酸盐、磺胺药能置换出甲苯磺丁脲，易导致低血糖。许多药物能诱导或抑制肝药酶，从而影响其他药物在体内的生物转化。也有的药物抑制其他酶，从而影响了该酶代谢药物的半衰期（half-life）。

3. 相互作用 致敏作用，如排钾利尿剂使血钾水平降低，以致心脏对洋地黄非常敏感。拮抗作用，如抗组胺药、吩噻嗪类和三环类抗抑郁剂都可以阻止胆碱能药物与其受体结合，可引起阿托品样不良反应。协同作用，如镇静安眠药与抗精神病药合用时，对中枢神经的抑制作用可相互加强。

四、常见药物不良反应

随着年龄增长，药物不良反应（adverse drug reactions，ADR）呈线性增加。有资料统计，老年人发生药物不良反应者，60 岁为 16.6%，80 岁可达 25%。严重的 ADR 可损害组织器官的功能，引起类似的自然性疾病，称为药源性疾病（drug-induced diseases，DID）。

1. 心血管系统毒性反应 老年人对洋地黄敏感，中毒死亡人数高于年轻人。在服用洋地黄的心衰患者中有 20% ~30% 出现中毒症状，其中约 1/3 有生命危险，中毒症状以精神症状突出，除消化道症状外，尚可引起心脏中毒反应，如心动过缓、室性早搏、室性心动过速或房室传导阻滞等，而房扑、房颤少见。老年心衰者若用普萘洛尔，即使小剂量亦可明显抑制心肌，甚至停搏。普萘洛尔与维拉帕米合用，由于前者阻碍钙离子在肌浆网内贮存，后者抑制钙离子通道，结果造成心肌收缩无力或停跳。抗心律失常药可引起心律失常，如利多卡因毒性反应随增龄而增加。普鲁卡因胺可抑制心肌、引起低血压，老年人应慎用。

2. 神经性及耳毒性反应 神经松弛药可产生药源性抑郁、精神运动性兴奋或帕金森综合征。利血平可使少数人精神抑郁甚至自杀。三环类抗抑郁药可引起癫痫发作、精神错乱。长期用巴比妥类催眠药可产生躯体性及精神性的依赖性，停药后产生戒断症状。中枢神经中毒症状和体征有抑制性或兴奋性两种表现，最终因昏迷、惊厥、延髓呼吸中枢麻痹而死亡。耳毒性药物可加重老年性聋，如氨基苷类、多黏菌类、呋塞米、依他尼酸钠、奎宁、先锋霉素Ⅱ等。呋塞米引起耳聋的发生率约 0.7%，与氨基苷类合用则发生率明显增高。依他尼酸钠较呋塞米更易产生耳毒性，可导致永久性耳聋。抗肿瘤药顺铂对耳、肾毒性均较大。

3. 肝毒性反应 药物在肝脏代谢主要受细胞色素 P_{450} 影响，它使药物从脂溶性化合物转变为水溶性化合物时，产生对肝脏有毒的代谢产物。老年人发生药物性肝损害较多见，按临床分型有肝细胞中毒型、淤胆型及混合型。如服用氯丙嗪的患者中约 1% 发生淤胆型黄疸。对乙酰氨基酚血药浓度超过 300 μg/mL 时，能严重损害肝脏；若与乙醇同服则肝毒性加重。异烟肼与利福平合用抗结核病时，对肝损害的发生率较单用异烟肼高；与乙胺丁醇合用可能使转氨酶升高。抗肿瘤药甲氨蝶呤可致脂肪肝、肝纤维化或肝硬化。6－巯嘌呤致黄疸发生率为10%～40%。L－门冬酰胺酶可使半数患者转氨酶和胆红素升高。

4. 肾毒性反应 肾脏每分钟血流量为心搏出量的1/4。肾毛细血管内皮面积大，肾小管上皮细胞代谢旺盛，易受主要经肾排泄的药物的干扰。老年人肾血流量少及滤过排泄能力下降，因此易产生蓄积性中毒。如静脉滴注四环素可产生高氮质血症，严重者肝、肾损害或加重尿毒症。长期服用复方阿司匹林或对乙酰氨基酚治疗老年性骨关节痛，可产生急性间质性肾炎或肾乳头坏死，统称为镇痛药肾病（analgesic nephropathy）。

5. 其他毒性反应 大多数抗癌药物能抑制骨髓及淋巴组织的细胞分裂。用一次氮芥后约4 d即可见骨髓抑制，淋巴细胞、粒细胞、血小板均减少，10 d达到顶点，2周后开始再生。一次大量应用环磷酰胺后，白细胞在第9 d降到最低点，17～21 d恢复正常。各种烷化剂、丝裂霉素、放线菌素、阿霉素及顺铂均有抑制骨髓作用。

抗生素的毒性作用较严重的有氯霉素引起的再生障碍性贫血。广谱抗生素可使肠道菌群失调引起二重感染，如鹅口疮、伪膜性肠炎等。长期服泼尼松可引起类柯兴病，吗啡等阿片类镇痛药、阿司匹林及β受体阻断剂可诱发支气管哮喘等。

第五节 老年疾病的临床特征

老年人和年轻人可以患同一种疾病，但其临床表现不一定相同。这是由于人到了老年，身体各器官组织在结构和功能方面都发生了一系列变化，机体的抗病能力和对疾病的反应性也随之发生变化所致。因此，了解老年人疾病的临床特点，就可以在疾病的初始阶段做到早期诊断和早期防治，否则很容易造成误诊和漏诊，从而延误治疗。

近年来，我国老年心、脑血管疾病和恶性肿瘤的发病率呈明显上升趋势，这三类疾病占老年人全部死亡病因的70%以上。传染病与结核引起的死亡占总死亡的比例分别由1957年的7.9%和7.5%下降到1996年的1.4%和1.36%，而心脏和脑血管病在死亡原因中所占的比例，则分别由6.6%和5.5%上升到16.4%和22.3%。

一、一般临床特征

1. 起病隐袭、病程缓慢 是许多老年性疾病的主要临床特征。当疾病发生时，患者并无任何不适感觉，可以像正常人一样生活和工作。如高脂血症和动脉粥样硬化是老年人最常见的病症，在中青年时期即开始发病，往往在血液生化检查时才被发现。原发性骨质疏松症的骨质丢失往往始于35～40岁，但部分患者在绝经后才表现出临床症状。

2. 病史不明 老年人听觉功能减退、近记忆力降低、语言表达困难，故采集病史较困难。另外，老年人对疾病的敏感性、反应性差，而家属、亲友或看护者提供的情况不够全面及确切，甚至相互矛盾，因而不易获得完整、可靠的病史。因此，在采集病史时宜耐心细致，也要与家属或看护者反复核对自述及他述病历的可靠性。

3. 症状及体征不典型 老年人的应激能力下降，对疾病的感受性和反应性降低，往往疾病发展已很严重，但无明显自觉症状或症状不典型。如急性心肌梗死，有35%～80%的患者无疼痛或疼痛不剧烈，常呈无痛性心肌梗死而漏诊；老年人肺炎常无症状，或仅表现食欲差、乏力、意识障碍，无发热、咳嗽、胸痛等典型症状。

4. 多种疾病同时存在 老年人患病常为多发性，症状错综复杂。据报道，65岁以上老人平均患7种疾病，最多可达25种。表现为多个系统的器官同时患病，如在动脉硬化基础上患有高血压病、心脑血管病、糖尿病等相互关联的疾病。也可表现为同一个脏器有多种病变，如心脏同时发生冠心病、心肌肥大、心脏传导系统退行性变等。

5. 多器官处于临界功能状态 老年人组织器官功能随增龄而减退，常处于临界状态，一般情况下尚可维持正常功能，一旦增加负荷即可出现临床症状。例如，老年人的心脏储备功能降低，剧烈活动或精神打击时可诱发心功能不全。多器官处临界功能状态易受到内外不良因素影响，导致功能受损，严重时可诱发多器官功能衰竭。

6. 易出现药物不良反应 老年人肝肾功能低下，对药物的吸收、代谢、解毒和排泄能力降低，易引起药物的毒性反应。如对洋地黄敏感，只需用年轻人的1/2或1/4量即可获得疗效。发生洋地黄中毒的死亡人数高于年轻人。资料表明，接受一种药物治疗的不良反应发生率为10.8%，同时接受6种药物治疗时，不良反应发生率高达27%。

7. 并发症多、易发生危象 老年人患急性疾病或慢性疾病急性发作时，由于器官的储备功能和代偿能力下降，易出现并发症，发生危象。如肝硬化失代偿期出现门脉高压时易并发上消化道大出血，严重腹水时易发生水电解质紊乱、急性原发性腹膜炎，肝功严重衰竭时则并发肝性脑病、肝肾综合征等。甲亢患者易发生甲状腺危象等。

8. 预后不良 老年性疾病的死亡率高、治愈率低、致残率高。如心、脑血管病和肿瘤是老年人的常见病和多发病，由于其病因和发病机制复杂，缺乏有效的治疗措施，因而治愈率低，加之心脑血管功能及全身器官功能处于衰退状态，使患者的死亡率增高，即使存活，往往留有不同程度的残疾，甚至是严重的终生残疾。

二、常见病症状和体征

老年患者最常见的症状和体征有：头痛、头晕、四肢无力、嗜睡、发热、易疲劳、跌倒、急性精神错乱、睡眠障碍、下肢浮肿、呼吸困难、尿失禁、便秘等。这些症状体征的临床意义与中青年患者不尽相同，应全面检查，综合分析，才能做出准确诊断。因此，在老年疾病的临床诊断中，要时刻注意老年患者临床表现的不典型性和复杂性，一种症状可以发生在不同的疾病，同一疾病也可表现为不同的症状和体征。

三、常见并发症

1. 意识障碍 老年期脑动脉硬化所致脑供血不足、脑萎缩、神经功能减退，常使老年人患病时易发生意识障碍。任何急性病引起的高热、脱水、电解质紊乱、低血糖、休克都可导致意识障碍；脑卒中、败血症、肾功能衰竭等疾病也可引起意识障碍；某些作用于中枢神经系统的药物如镇静剂等也可造成意识障碍。

2. 水、电解质、酸碱平衡失调 老年人组织器官萎缩，细胞内液绝对量及所占的比例明显减少，加之中枢神经系统和肺、肾等器官功能减退，对体液及酸碱平衡的调节和代偿能力降低。如发生呕吐、腹泻、胃肠引流、出血、烧伤、滥用利尿剂等，很容易造成水、电解质紊乱及酸碱平衡失调，特别容易发生低血钾和代谢性酸中毒。

3. 多器官功能衰竭 老年人在应急状态下易发生多器官功能衰竭，死亡率极高。这与老年人各器官功能衰退和原有慢性疾病的严重程度有关，最常见的慢性疾病是心血管疾病和呼吸系统疾病，其次是糖尿病合并肾功能障碍，其三是脑血管疾病和帕金森病。

4. 运动障碍 老年人易患骨性关节炎（如膝关节及其他关节退行性病变），出现韧带和肌肉的老化以及各种骨关节疾病（如类风湿病、痛风），可引起运动障碍。

5. 便失禁 老年人肛门括约肌功能减退、膀胱括约肌肌力减低，易出现大、小便失禁。常见于某些疾病，如脑血管意外的急性期及恢复期和各种疾病的终末期。

6. 褥疮 褥疮多见于长期卧床，活动能力极度低下的老年人。

四、诊断

由于老年性疾病在分类、病因、诱发因素、病理生理和临床表现等方面与中青年不同，因而应在一般诊断原则的基础上，注意其某些特征。

1. 病史采集 老年人的视力、听力、语言表达能力、反应能力、逻辑思维能力等均有不同程度的减退，因此，在采集病史时会遇到许多困难。在具体工作中，医护人员必须通过患者本人、亲属或看护者，耐心、细致、全面地询问对诊断有价值的一切信息资料，包括主诉、现病史、过去史、家族史、用药史、过敏史等。

2. 体格检查 老年人体格检查与中青年无大差别，应根据其特点有所侧重：

（1）体重：体重是预测某些老年性疾病的一项简单而敏感的指标，应每3个月测1次，如超过理想体重，则可能患心脑血管疾病、糖尿病、胰岛素抵抗综合征等。

（2）血压：是老年人体检的必查项目之一。对无高血压的老年人，每3个月测1次血压，对高血压患者应每天测量血压，及时调整治疗方案。必要时做动态血压检测。

（3）体温：老年人的体温变化不敏感，但并不等于体温检测不重要，反而说明体温变化在老年性疾病的检测和诊断中是一项不容忽视的项目。

（4）神经精神状态：应特别注意老年人的意识状态、心理状态、逻辑思维、反应能力、语言功能、行走步态、动作协调等，以指导进一步的检查。

（5）心肺功能：在体检中该项检查占有十分重要的地位，应重点检查心率、心律、心音、心界、呼吸、啰音等，必要时做心电图、超声心动图和其他有关检查。

（6）腹部和盆部：是老年人发病较高的部位，应特别注意胃肠道、肝、胆、胰、脾、肾、膀胱、前列腺、子宫、卵巢等器官和腹盆部肿块的检查，有时简单的触诊可能发现重要的疾病，如直肠指诊对直肠、前列腺疾病有十分重要的诊断价值。

（7）浅表淋巴结：浅表淋巴结检查对老年性疾病的诊断有一定价值，应注意颌下、颈部、锁骨上、腋窝和腹股沟区的淋巴结，女性还要注意乳房结节或肿块。

（8）视力和听力：对眼科和耳鼻喉科疾病有一定的诊断价值。

（9）皮肤和黏膜：注意黄疸、皮疹、出血、结节、舌苔等变化。

（10）骨关节：注意骨关节的形态、运动、压痛等体征。

3. 实验室检查　对老年性疾病诊断非常重要，许多疾病主要依靠实验室检查确诊。

（1）三大常规：血、尿、粪三大常规检查，大便潜血试验等。

（2）血脂：老年人血脂增高较为常见，血脂增高可引起多种疾病。因此，健康老年人应定期（0.5~1年）检测血脂。高脂血症患者应根据病情及时检测，以指导用药。

（3）血糖：健康老年人应定期（0.5~1年）检测空腹血糖，必要时应检测餐后2h血糖和糖耐量试验，以确定糖尿病。对糖尿病患者应根据具体情况及时检测，以指导用药。

（4）血液流变学：血液流变学检测对检测心、脑血管病具有一定的意义，应列为老年人体检的常规指标，一般0.5~1年检测1次为宜。

（5）肝肾功能：了解肝肾功能状态，一般0.5~1年检测1次为宜。

（6）免疫学指标：根据需要检测细胞免疫和体液免疫功能。

（7）内分泌功能：针对有关疾病进行检测。

（8）细菌培养、骨髓涂片：根据需要而定。

4. 特殊检查　特殊检查应遵从循证医学的原则，根据疾病的具体需要而定。

（1）心电图：为常规检查项目，必要时可做动态心电图和心功能检测。

（2）X 线检查：包括 X 透视、平片、钡餐、钡灌肠、血管造影、钼靶 X 线等。

（3）超声检查：包括腹部 B 超、心脏多普勒超声、经颅多普勒超声检查等。

（4）内窥镜检查：包括胃镜、结肠镜、腹腔镜、膀胱镜、支气管镜、关节镜等。

（5）CT、MR、DSA、SPECT、PET：价格较昂贵，应根据需要选择。

五、治疗

老年性疾病的治疗方案，应根据具体疾病情况，结合老年人的病理生理特征等因素综合分析而定。详见有关章节。

（郭云良）

第二章　心血管系统疾病

随着年龄的增长，心血管系统的老化比较明显，造成该系统疾病，尤其是动脉粥样硬化、冠心病、心肌梗死、心律失常、高血压病等疾病的发病率和病死率随增龄明显增高。心血管疾病、脑血管疾病和恶性肿瘤已成为当今危害人类（特别是老年人）健康的三大疾病。

第一节　动脉粥样硬化

动脉粥样硬化（atherosclerosis，AS）是动脉硬化中常见而最重要的一种，主要累及体循环系统的大型及中型的肌弹力型动脉（如冠状动脉）。开始受累动脉内膜有脂质和复合糖类沉积，伴有中层平滑肌细胞向内膜移行、增殖及纤维组织增生、钙化，逐渐发展成斑块，导致动脉管壁增厚、变硬，斑块内部组织坏死崩解与沉积的脂质结合，形成粥样物质，所以称为AS。

（一）病因

AS是多因素共同作用引起的，发病机制复杂，目前尚未完全阐明。主要危险因素有高脂血症、高血压、糖尿病、肥胖和遗传因素等。

1. 高脂血症　脂质代谢紊乱是引起AS的重要危险因素。血脂是血清中所有脂质的总称，包括三酰甘油（TG）、脂肪酸（FA）、胆固醇（TC）、磷脂等，一种或以上的血脂浓度超过正常高限时称高脂血症（hyperlipidemia），其中高TC血症尤为重要，高TG血症次之。

（1）TC：人体正常时TC约占血浆总脂的1/3，TC在肠道的吸收率很低，仅10%～20%，所以人体内的TC主要由自身合成。血浆TC含量取决于内源性合成以及外源性吸收与肝脏的降解排泄这两个相反过程的速度。说明高TC血症就是外源TC摄取过多，内源TC合成过盛，而且TC降解、转化和排泄减少或运载TC的血浆脂蛋白代谢异常等综合结果造成的。

（2）TG：脂肪细胞的主要功能是合成、转运和贮存TG。TG转变为游离脂肪酸，游离脂肪酸从细胞内弥散出来与白蛋白结合。正常空腹时TG约占血浆总脂的1/4。血浆中的TG的脂肪酸主要来自食物中的糖。肝脏是血浆TG的主要供应者。因此，血浆TG的浓度的变化由肝脏TG的释放速度变化而决定。TG过高是AS的重要病因之一。长链饱和脂肪酸和油酸较多的 TG 的长期大量存在是有害的。在 LDL 的作用下析出含胆固醇脂的脂蛋白损伤动脉内膜，血浆 TG 的增高还可增加血液凝固性，抑制纤维蛋白溶解，这些都可以促进斑块的形成。另外，高 TG 血症还有利于 TC 的内源合成。

（3）脂蛋白：由于 TG 和 TC 是疏水性物质，不溶或微溶于水，在血浆中必须与蛋白质结合成脂蛋白（lipoprotein），才能在血液中运输并进入组织细胞。一种或以上的血浆脂蛋白浓度超过正常高限称高脂蛋白血症（hyperlipoprotememia）。

脂蛋白分类法有两种：一是超速离心法，根据脂蛋白密度主要分为 6 类：乳糜微粒（CM），极低密度脂蛋白（VLDL），中间密度脂蛋白（IDL），低密度脂蛋白（LDL），脂蛋白 a［LP（a）］，高密度脂蛋白（HDL）。二是电泳法，根据脂蛋白表面电荷的不同将脂蛋白主要分为 CM、前 β 脂蛋白［VLDL 和 LP（a）］、β 脂蛋白（IDL 和 LDL）和 α 脂蛋白（HDL）。

CM、LDL 和其他脂类物质经血流到肝脏、贮存、再释放入血液循环，以 VLDL、LDL 和酮体形式转运到脂肪组织、肌肉和其他组织。脂肪代谢失调，动脉壁的功能异常时，VLDL 及 LDL 聚集沉于动脉壁，易生成 AS。LP（a）富含 TC，血浆 LP（a）浓度升高与 AS 的发生呈正相关，可能是冠心病的一项重要危险因素。HDL 能消除细胞中的 TC，抑制 LDL 的摄取和降解，是一种抗凝剂。HDL 有预防 AS 的病变形成及降低血脂等的作用。

CM 主要含有三酰甘油，进脂肪餐后血浆可有 CM 呈乳糜状。VLDL 主要由肝合成，含有内源性 TG，血浆 VLDL 增高时呈均匀混浊。LDL 也称为 β 脂蛋白，是 VLDL 的降解产物，主要含内源性 TC，与血胆固醇平行，称致 AS 因子。HDL 也称为 α 脂蛋白，主要由肝和肠合成，含蛋白质45%，胆固醇和磷脂各占25%。其作用是将周围组织的胆固醇酯化运至肝脏分解代谢掉，所以 HDL 特别是其中的 HDL_2 亚型是抗 AS 因子。

（4）载脂蛋白：血脂蛋白的蛋白部分是特殊的蛋白质，与脂质结合，形成亲水性物质，在血浆中转运脂质，称为载脂蛋白（apoprotein）。载脂蛋白在肝脏中合成，目前已分离出 20 余种，按脂蛋白的组成分为 ApoA、ApoB、ApoC、ApoD、ApoE。ApoA 主要运载 HDL，ApoB 主要运载 CM 和 VLDL，在 AS 形成中起极其重要的作用。细胞内 TC 水平首先取决于细胞特殊受体控制的多种输入途径；其次是由 HDL 或特异性极高的载脂蛋白 A-I（ApoA-I）控制的输出途径。脂质积聚与否取决于两者间的平衡。构成血管壁的细胞，同样受这种机制的调节。因此，脂质积聚及 AS 是血管壁脂蛋白的代谢异常造成的。LDL 过多地沉积在血管壁，与代谢有关的平滑肌细胞出现分裂增生及分泌反应，早期出现脂肪条纹，病变继续发展成 AS。

2. 高血压 高血压（hypertension）可以促进 AS 的发生。流行病学资料显示，冠状动脉粥样硬化患者 60% ~70% 有高血压，高血压患者患冠心病较血压正常者高

4 倍。高血压可通过下述途径促进 AS 形成：①对血管内皮的机械压力直接产生损伤；②通过改变渗透性，促使 LDL 通过完整的内皮细胞沉积在血管壁；③加速 LDL 和动脉壁氧化，促进 AS 的形成。

3. 糖尿病和高胰岛素血症 糖尿病（diabetes mellitus，DM）患者 AS 发病率较无糖尿病者高 2 倍。且冠心病患者糖耐量减退者很常见。DM 促进 AS 的原因有以下几点：高血糖可损伤动脉内皮细胞；脂质代谢紊乱，血浆胆固醇含量增高；高血糖、低胰岛素状态下血小板聚积力增强；动脉壁功能减退，动脉壁内结缔组织成分增生和 AS 斑块内脂质积聚；机械性或血流动力学应力以及抗原－抗体复合物或化学物质等作用引起动脉内皮损伤，促进 AS 形成。另外，高胰岛素血症（hyperinsulinemia）可刺激血管平滑肌细胞增生，刺激胶原合成和其他促细胞分裂的生长激素的合成，直接促进或加重 AS。

4. 胰岛素抵抗 Reaven 于 1988 年提出胰岛素抵抗综合征（X 综合征），其主要特征为胰岛素抵抗（insulin resistance，IR）、腹型肥胖、糖脂代谢紊乱和高血压等。由于这些症候群都是致 AS 的危险因素，因此，有 IR 综合征的患者易患 AS。

5. 肥胖 肥胖对人类的最大威胁是 AS。肥胖可导致动脉硬化、高血压、糖尿病、心脑血管病等疾病。肥胖症带来一系列的生理紊乱及多种代谢紊乱，而导致 AS 的形成。

6. 吸烟 吸烟明显增加 AS 的发病率，且与每日吸烟数量成正比。慢性吸烟可引起动脉内皮细胞的反复损伤，诱导血小板聚集和炎性细胞增多而导致 AS 的发生和发展。烟草中的尼古丁能刺激交感神经的活性，易诱发冠状动脉痉挛。吸烟过多时使 LDL 易于氧化而更具有致 AS 的作用，并使 HDL 水平降低。

7. 年龄 研究表明，冠状动脉粥样硬化发病率在 0～9 岁为 3.22%，10～19 岁为 10.26%，30 岁男性为 56%、女性为 71%，40 岁男性为 65%、女性为 57%，50～59岁男性为 86.2%、女性为 60%，60～69 岁男性为 89.4%、女性为 83.3%，70 岁以上男女均为 100%。

8. 性别 性别与 AS 的发病率有一定关系。美国资料显示，男女比例为 5:1，国内资料显示，女性比男性平均迟 10 年左右，一般 40 岁以下的男性比女性发病率高。女性停经后发病率开始上升，70～80 岁的男女几乎无差异，其原因是雌激素对防治 AS 有一定的作用。

9. 遗传 有资料报道，家族中有在较年轻时（50 岁以前）患本病者，其近亲患 AS 的机会 5 倍于无这种情况的家族。

10. 其他 脑力劳动者易患本病。研究表明，A 型性格的人易出现脂代谢紊乱、血液黏度增高和冠状动脉痉挛。近年研究表明，某些病毒和肺炎衣原体感染有关。微量元素如锌、锰、硒、铬、钒等不足，铅、钴及镉增加。缺氧、维生素缺乏、抗原抗体复合物、血管紧张素转换酶基因的过度表达及血同型半胱氨酸增高。

（二）发病机制

AS 发病机制非常复杂，包括脂质浸润学说、血小板积聚学说、血栓形成学说、血流动力学说、细胞克隆学说和损伤反应学说。这些学说并不相互排斥，其中损伤反应学说将上述学说有机地联系在一起，认为 AS 的各种危险因素对动脉内皮的损伤导致动脉壁发生慢性炎症反应，逐渐形成粥样斑块和血栓。

AS 病变好发于遭受血流或血压等机械作用最大的部位，如主动脉、冠状动脉、脑动脉等。在血流动力学发生变化的情况下，如血压增高，或在动脉分支、分叉或弯曲处形成特定角度，血管局部狭窄所产生的湍流和切应力，使内膜发生解剖损伤，内皮细胞间的连续性中断，内皮细胞回缩，从而暴露内膜下的组织。在血管的好发部位，血管内膜经受着血流对内皮细胞及其下层细胞的牵拉作用，这种作用是产生 AS 的开始刺激。其反应是局部的生物学反应性改变，是由于内皮细胞和纤维母细胞增生而产生的补偿性或反应性增厚。动脉内皮损伤后可出现解剖损伤和功能紊乱，表现为：

1. 可引起内膜的渗透性改变，使血浆成分及脂蛋白易于侵入内膜，导致脂质在血管壁内聚积沉着，其中 LDL 对血管内皮细胞组织有损伤作用。

2. 在长期高脂血症的情况下，各种加速生成氧自由基的因素都会促进 LDL 氧化，产生氧化低密度脂蛋白（oxLDL）。oxLDL 对血管内皮危害更大，能增加膜通透性、破坏内皮细胞屏障作用，增加对血浆成分的通透，破坏细胞结构与功能，对平滑肌细胞或纤维细胞、巨噬细胞有明显的损伤，甚至引起细胞死亡。因此，oxLDL 是炎症分子强力的诱导剂，使单核细胞黏附在内皮细胞上的数量增多，并从内皮细胞之间移入内膜下成为巨噬细胞，通过清道夫受体吞噬修饰的或氧化的 LDL，转变为泡沫细胞。

3. 巨噬细胞至少合成和分泌 6 种生长因子：血小板衍生生长因子（PDGF）、成纤维细胞生长因子（FGF）、内皮细胞生长因子样因子（EGF 样因子）、转化生长因子-β（TGF-β）、白细胞介素-1（IL-1）和单核巨噬细胞集落刺激因子（MCSF）。PDGF 和 FGF 刺激平滑肌细胞和成纤维细胞增生和游移，也刺激新的结缔组织形成。TGF-β 刺激结缔组织形成但抑制平滑肌细胞增生。泡沫细胞和由中膜迁入内膜的平滑肌细胞构成脂纹。TGF-β 不但使平滑肌细胞游移到富含巨噬细胞的脂肪条纹中，且促使脂肪条纹演变为纤维脂肪病变。PDGF 和 FGF 还刺激 Ⅰ 型、Ⅲ 型胶原、弹性蛋白和糖蛋白的产生，构成斑块的基质。细胞外的胆固醇晶体积聚在基质内，构成斑块的核，胶原、平滑肌细胞和单层内皮细胞构成斑块的纤维帽，最终形成了纤维斑块。

4. 内皮损伤引起黏附分子表达增加，包括 P-选择素、E-选择素，免疫球蛋白超家族的成员，细胞间黏附分子 –1（ICMA-1）和血管细胞部黏附分子 –1（VCAM-1）。炎症细胞黏附到内皮细胞上后，即在活化的内皮细胞合成的单核细胞趋化蛋白 –1

（MCP-1）的趋化作用下从内皮细胞缝隙中逸出至内皮下间隙，增强炎症反应。

5. 内皮细胞合成和分泌一氧化氮（NO）减少，而内皮素释放增加，导致血压增高。

6. 内皮损伤引起内皮对血小板的黏附性增加，通透性增加，血小板活化因子（PAF）激活血液中血小板得以黏附，聚集于内膜形成附壁血栓。血小板可释出包括巨噬细胞释出的上述各种因子在内的许多生长因子，进入动脉壁，诱发平滑肌细胞移行到内膜层并发生增生，产生大量胶原、弹性纤维和结缔组织基质，在促发动脉粥样硬化病变中起重要作用。血小板聚集时可释放血管活性物质和血栓素 A_2（TXA_2）等。正常情况下，TXA_2和前列环素（PGI_2）在血液中含量保持平衡。TXA_2是一种强力血小板凝聚剂，有促血凝作用，同时可收缩血管。前列环素是一种强力的血小板聚集抑制剂，并有扩张血管作用，有利于保持血管畅通。一旦平衡失调时可引起血小板功能的改变而发生聚积，进一步使血小板内部结构发生改变，释放某些活性物质，能增强血管壁的通透性，有利于血浆中脂类渗入而促 AS 斑块的形成。

7. 正常血管内膜内皮细胞能防止血小板的附着，因为血小板和内皮细胞的细胞膜所带电荷都是阴性的，能互相排斥；血管内皮细胞可使花生四烯酸产生前列腺素 E_2（PGE_2），防止血栓形成；内皮细胞有很强的纤溶作用，可以溶解血栓。以上 3 种生理性功能，随着年龄增高血管老化而减退。再加上某些刺激因素如高血压、血管紧张素Ⅱ、儿茶酚胺物质、纤维蛋白等可进一步致内皮细胞损伤，使 LDL 更多地进入血管壁。促使平滑肌细胞增生，在内膜损伤面血小板易于沉着，进而形成血栓，摄入血管壁内，机化后可形成斑块。血栓形成 AS 的发病机制与血管老化之间有密切关系。

（三）病理

AS 病理变化主要累及大型弹力型动脉（如主动脉及其一级分支）和中型弹力型动脉（如冠状动脉、脑动脉、肢体各动脉、肾动脉、脾动脉和肠系膜动脉），而肺动脉和乳内动脉极少累及。正常动脉壁由内膜、中膜和外膜三层构成，内膜主要由单层内皮细胞和内皮下层构成，中膜由平滑肌细胞、胶原和弹性纤维以及糖蛋白等组成，外膜主要是胶原和弹性纤维以及糖蛋白。AS 主要病变发生于动脉内膜，是以脂类沉积和其周围包以纤维组织增生为特征。AS 的病变的形成可分以下几期。

1. 脂质条纹期 早期在动脉内膜形成数毫米大的黄色斑点或达数厘米长的与动脉纵轴平行的黄色条纹状病灶。镜下见内皮细胞肿胀，胞质内有空泡形成，内皮下间隙增宽，有细粒状或纤维样物质聚积。此时内膜有少数平滑肌细胞呈灶状积聚，细胞内外有脂质沉积。

2. 纤维斑块期 脂质条纹可进一步发展成斑块，突入动脉腔内引起管腔狭窄，为进行性 AS 最具特征性的病变，主要由内膜增生的结缔组织和含有脂质的平滑肌细胞所组成，细胞外由脂质、胶原、弹性纤维和蛋白多糖围绕。病灶处纤维组织增生形成纤维帽覆盖于深部大量脂质（脂质池）之上，脂质沉积物中混有细胞碎片和胆固醇结晶。突出于内膜表面的斑块大小不一，表面光滑。斑块体积增大时向管壁中膜扩展，可破坏管壁的肌纤维和弹性纤维而代之。斑块早期呈灰黄色，随着结缔组织增生和玻璃样变，逐渐变形呈灰白色，质较硬。病变反复发作时，交替发生脂质堆积及纤维增生，其切面呈层状结构。镜下见纤维斑块及细胞外间隙中纤维成分占优势。在纤维之间存在着不同量的脂质，脂质比脂肪条纹少。

3. 粥样灶形成期　粥样灶斑块为灰白色的纤维组织，其中央底部常因营养不良发生变性坏死而崩解，这些崩解物与脂质混合成粥糜样物质，称为粥样化病灶。镜下见在内膜深层脂质沉积的量增多，吞噬脂质的泡沫细胞也随之增多。粥样物内有大量胆固醇结晶析出，此外黏多糖也增加及少量纤维蛋白沉积。

4. 复合病期　中年和老年期患者脂质条纹、纤维斑块与粥样斑块相融合及混杂，在斑块内发生出血、坏死、溃疡、钙化和附壁血栓而形成复合病变。粥样斑块可因内膜表面破溃形成所谓粥样溃疡，破溃后粥样物质进入血流成为栓子。破溃处可引起出血，溃疡表面粗糙易产生血栓。附壁血栓形成又加重管腔的狭窄甚至使之闭塞。在血管逐渐闭塞的同时也逐渐出现来自附近血管的侧支循环，血栓机化后又可以再通，从而使局部血流得以部分恢复，复合病变中还有中膜钙化。因此，AS导致受累动脉弹性减弱，脆性增加，易于破裂其管腔逐渐变窄，甚至完全闭塞，也可扩张而形成动脉瘤。

美国心脏病学会根据其病变发展过程将其分为6型：

Ⅰ型：为起始病变，常见于婴儿和儿童。动脉内膜出现小黄点，为小范围的巨噬细胞吞饮脂质形成泡沫细胞，积聚而成脂质点。

Ⅱ型：为脂质条纹。动脉内膜见黄色条纹，为巨噬细胞成层并含脂滴，内膜有平滑肌细胞也含脂滴，细胞外间隙也有少量脂滴。脂质成分主要为胆固醇酯，也有胆固醇和磷脂。其中Ⅱa型内膜增厚，平滑肌细胞多，进展快；Ⅱb型内膜薄，平滑肌细胞少，进展慢。

Ⅲ型：为斑块前期。细胞外出现较多脂滴，在内膜和中膜平滑肌层之间形成脂核，但尚未形成脂质池。

Ⅳ型：为粥样斑块或粥样瘤。脂质积聚多，形成脂质池，纤维帽尚未形成。内膜结构破坏，内膜深部的平滑肌细胞和细胞间基质逐渐为脂质所取代，动脉壁变形。

Ⅴ型：指纤维粥样斑块形成，为动脉粥样硬化最具特征性的病变，呈白色斑块突入动脉腔内引起管腔狭窄。其中Ⅴa型含大量平滑肌细胞、巨噬细胞和T淋巴细胞，前两者细胞内含脂滴，细胞外脂质多，为胶原纤维、弹力纤维和蛋白多糖所包围形成脂质池；病灶处内膜被破坏，纤维组织增生，形成纤维膜（纤维帽）覆盖于脂质池之上。Ⅴb型斑块内含脂质更多，成层分布。Ⅴc型则所含胶原纤维更多。

Ⅵ型：为复合病变，由斑块发生出血、坏死、溃疡、钙化和附壁血栓所形成，并有中膜钙化。分为3个亚型，Ⅵa型指斑块破裂或溃疡，Ⅵb型指壁内血肿，Ⅵc型指血栓形成。粥样斑块可因内膜表面破溃而形成所谓粥样溃疡。破溃后粥样物质进入血流成为栓子。破溃处可引起出血，溃疡表面粗糙易产生血栓，附壁血栓形成又加重管腔的狭窄甚至使之闭塞。

本病病理变化进展缓慢，明显的病变多出现于成年以后，但明显的症状到老年期才出现。动物实验的动脉粥样硬化病变在药物治疗和停止致动脉粥样硬化饲料一段时间后病变甚至全消退。在人体经血管造影证实控制和治疗各危险因素一段时间后，动脉粥样硬化病变可部分消退。1995年发表的加拿大冠状动脉粥样硬化干预试验结果显示，降脂治疗虽不能终止冠脉病变的恶化，但可延缓其进展。同年发表的普伐他汀对冠状动脉粥样硬化病变进展和消退影响的研究（The Regression Growth Evaluation Statin Study，REGRESS）结果亦提示，降脂治疗可明显减缓冠心病患者冠脉病变的进展。控制动脉粥样硬化的危险因素可明显减少冠心病患者的临床事件，而冠脉造影所见粥样硬化病变逆转或消退的病理改进极其有限，说明单以冠脉粥样硬化病变的逆转或延缓难以完全解释临床预后的明显改善，控制危险因素可能是通过稳定斑块，减少粥样斑块的破裂、出血和血栓形成而实现的。降脂治疗可使斑块中的胆固醇水解，促使胆固醇移出，细胞外脂质核心的去除使斑块的机械强度增加，使其稳定而不易破裂，甚至消退。另外HMG-CoA还原酶抑制剂还具有抑制LDL氧化修饰，防止巨噬细胞的激活，抑制平滑肌细胞的增生和内向膜迁移的作用。另外，降低LDL水平还有抗血栓形成作用，也有防止斑块进一步恶化的作用。

由于人类的动脉粥样斑块往往是数十年持续发展的结果，动脉粥样斑块中有形成分的消退并不是短期内能达到的，因此，大多数学者主张预防动脉粥样硬化更应从青少年，甚至儿童时期开始。

（四）临床表现

主要是有关器官受累后出现的临床表现，一般表现为脑力和体力的衰退，触诊体表动脉可发现变粗、变长、迂曲和变硬。

1. 主动脉粥样硬化 主动脉粥样硬化大多无特异性症状。由于主动脉管腔大，主动脉粥样斑块一般不会影响血流，不易发生狭窄，虽有明显的主动脉粥样硬化，临床上也不引起症状。叩诊可发现胸骨柄后主动脉浊音增宽；主动脉瓣第二心音亢进，带金属调，并有收缩期杂音。收缩期血压升高，脉压增宽。X线检查时，可见主动脉向左上方凸出，主动脉扩张迂曲和主动脉弓跨度加大，有时可见片状和弧状的斑块内钙质沉着影。

主动脉粥样硬化可形成主动脉夹层或主动脉瘤，以腹主动脉处为最多见，其次为主动脉弓和降主动脉。几乎所有腹主动脉瘤均是由动脉硬化引起，患者常伴有高血压，查体时见腹部有搏动性肿块，腹壁上相应部位可听到杂音，股动脉搏动减弱。胸主动脉瘤可引起胸痛、气急、吞咽困难、咳血、声带因喉返神经受压而麻痹导致声音嘶哑、气管移动或阻塞，上腔静脉或肺动脉受压等表现。X 线检查可见主动脉的相应部位增大；主动脉造影可显示出梭形或囊样的动脉瘤；超声显像、CT 和磁共振显像可显示出瘤样主动脉扩张。主动脉瘤一旦破裂，可迅速休克而致命。

2. 冠状动脉粥样硬化　冠状动脉粥样硬化是全身动脉粥样硬化的一部分，冠状动脉粥样斑块阻塞某一支或几支冠状动脉使冠状动脉血流明显减少时产生心肌缺血，严重阻塞时发生心肌梗死，是冠心病的主要发病原因（参见本章第二节）。

3. 脑动脉粥样硬化　脑动脉粥样硬化常见于大脑中动脉及基底动脉。如果多数脑动脉由于粥样硬化而导致管腔狭窄，脑血栓形成而发生脑梗死，脑组织因长期供血不足则出现萎缩，临床表现为脑功能减退的症状（参见第三章）。

4. 肾动脉粥样硬化　肾动脉粥样硬化临床上常被忽视，一般累及肾动脉主支、弓形动脉及叶间动脉。如有肾动脉血栓形成者可引起肾区疼痛，无尿及发热等。长期肾脏缺血可致肾萎缩，临床上出现夜尿增多并可发展成肾功能不全（参见第六章）。

5. 肠系膜动脉粥样硬化　可能引起消化不良，肠道张力减低，便秘和腹痛等症状。血栓形成时，有剧烈腹痛、腹胀和发热。肠壁缺血坏死时，可引起便血、麻痹性肠梗阻、腹膜炎和休克等症状。

6. 四肢动脉粥样硬化　四肢动脉粥样硬化可引起肢体循环受阻、组织缺氧、狭窄动脉的血流不足以供肌肉的需要，以下肢动脉多见，尤其是腿部动脉。临床上起病可能很缓慢，历时数年而无症状，最初出现的典型症状是间歇性跛行（intermittent claudication），表现为典型的“行走—疼痛—休息—缓解”的规律，每次能行走的距离亦大致相等。还有肢体缺血的体征：患肢常呈苍白、发凉、麻木；患肢发生组织营养障碍时，可导致肌肉萎缩，软组织丧失致骨质突出；皮肤变薄、毛发脱落、趾甲增厚萎缩等是慢性持续缺血的体征；晚期在足趾和骨质突出部位可见缺血性溃疡。闭塞性周围动脉硬化病变而致肢体血供受阻，当阻塞病变进行性加重，致侧支循环不能满足肢体血供时，即出现肢体缺血症状。当狭窄动脉节段有血栓形成，或近端溃疡性粥样斑块内容物脱落致远端动脉栓塞使管腔完全闭塞时，可引起有关供血部位的急性缺血和症状的突然恶化。若动脉高度狭窄、闭塞或并发血栓形成，可引起坏疽并有持续性疼痛，疼痛的部位有助于判断动脉阻塞的水平。检查时，可发现阻塞远端的动脉搏动减弱或消失。如果股动脉或胫后动脉搏动显著减弱或消失，特别是两侧肢体动脉的搏动有差别时，提示有动脉阻塞。另一重要体征是腹主动脉、髂动脉、股动脉和腘动脉上有杂音，出现收缩期杂音提示动脉狭窄；连续性杂音表明闭塞远端的舒张压很低，侧支血流不足。有时休息时无杂音，运动后才出现杂音。

（五）辅助检查

1. 一般检查　患者常有血 TG、TC 增高，HDL 降低，脂蛋白电泳图形异常，多数患者表现为第Ⅲ或第Ⅳ型高脂蛋白血症。

2. X 线检查 主动脉粥样硬化者可见主动脉伸长、扩张和扭曲，有时可见钙质沉着。

3. 动脉造影 可显示四肢动脉、肾动脉与冠状动脉由于粥样硬化所造成的管腔狭窄、病变部位及范围，有助于确定外科治疗的适应证和选择施行手术的方式。

4. 多普勒超声波检查 有助于判断颈动脉、四肢动脉、肾动脉血流通畅情况。CT 或磁共振显像有助于判断四肢和脑动脉的功能情况以及脑组织的病变情况。

5. 心肌显像、心电图、超声心动图检查及心脏负荷试验 有助于诊断冠状动脉粥样硬化。

6. 血管内超声显像检查 是直接从动脉腔内观察粥样硬化病变的方法，目前尚未普及。

7. 炎症标志物 血 C 反应蛋白（CRP）水平增高，血同型半胱氨酸水平增高也被认为有助于诊断。

（六）诊断和鉴别诊断

早期诊断很不容易，当发展到相当程度，尤其有器官明显病变时，如冠状动脉缺血表现时才被确诊。老年患者如发现血脂异常、动脉造影血管狭窄，应首先考虑诊断本病。

主动脉粥样硬化引起的主动脉变化和主动脉瘤，须与梅毒性主动脉炎、主动脉瘤以及纵隔肿瘤相鉴别。冠状动脉粥样硬化引起的心绞痛和心肌梗死，须与其他冠状动脉病变如冠状动脉炎、冠状动脉先天畸形、冠状动脉栓塞所引起者相鉴别。缺血性心肌病应与原发及其他继发心肌病相鉴别。脑动脉粥样硬化所引起的脑血管意外，须与其他原因引起的脑血管意外相鉴别。肾动脉粥样硬化所引起的高血压，须与其他原因的高血压相鉴别。四肢动脉粥样硬化所产生的症状，须与其他病因的动脉病变所引起者相鉴别。

（七）预后

本病预后随病变部位、程度、血管狭窄发展速度、受累器官受损情况和有无并发症而不同。脑、心、肾的动脉病变发生了脑血管意外、心肌梗死或肾功能衰竭者，预后严重。

（八）防治

防治措施在于控制各项危险因素，防止动脉硬化的发生（一级预防），对已发生动脉粥样硬化者，应积极治疗防止病变的发展，争取其逆转（二级预防）。已发生并发症者，及时治疗，防止其恶化，延长患者寿命。通过卫生宣传教育，降低人群内危险因素水平。已检出有高危险因素的人，应适当进行治疗。密切观察并定期追踪检查，以期达到防治的目的。

1. 一般防治措施

（1）宣教工作：虽然动脉粥样硬化的临床表现直到成年的后期才表现出来，但动脉粥样病变始于儿童及青少年早期，因此从儿童及青少年早期开始干预其危险因素，对预防或改善动脉粥样硬化病变很重要。对于普通人群应加强卫生宣教、健康教育，降低危险因素水平，提高人群的自我保健意识。对于高危人群应说服他们接受长期的防治措施。已有客观证据表明：本病经防治，病情可以控制，病变可能部分消退，患者可维持一定的生活和工作能力。此外，病变本身又可以促使动脉侧支循环的形成，使病情得到改善。因此，说服患者耐心接受长期的防治措施至关重要。

（2）合理的膳食：老年人膳食热量不宜过高，以维持正常体重为度，尤应预防发胖。超过正常标准体重者，应减少进食的总热量，每日摄入的胆固醇应少于 300 mg，来自脂肪的热量不应超过 30%，其中动物性脂肪不超过 10%，避免经常食用过多的动物性脂肪食物，并限制酒和蔗糖及含糖食物的摄入。年过 40 岁者即使血脂无异常，也应避免经常食用过多的动物性脂肪和含胆固醇较高的食物。

（3）进行适当的体力活动和体育运动：体力活动量应根据老年人原来身体情况、原来体力活动习惯和心脏功能状态来规定，以不过多增加心脏负担和不引起不适感觉为原则。体育运动要循序渐进，不宜勉强做剧烈运动，对老年人提倡散步、慢跑、徒步旅行、骑自行车、做保健体操、打太极拳等。

（4）合理安排工作和生活：生活规律，乐观愉快，劳逸结合，睡眠充足。提倡不吸烟，不饮烈性酒。虽然少量低浓度酒能提高血 HDL，且红葡萄酒有抗氧化及轻度的抗动脉粥样硬化作用，但长期饮用会引起其他问题，因此，不宜提倡。

（5）积极治疗与本病有关的一些疾病：包括高血压、糖尿病、肥胖、高脂血症、痛风、肝病、肾病综合征和有关的内分泌病等。本病的预防措施应从儿童期开始，即儿童也不宜过量进食高胆固醇、高动物性脂肪的食物，防止发胖。

2. 药物治疗　根据危险分层明确降脂治疗的目标值，是治疗成功的首要步骤，我国血脂异常防治建议提出如下药物治疗措施。

一级预防：适用于不能进行饮食及非调脂药治疗或治疗后疗效不满意的对象，以 TC 与 LDL-C 水平为判断基础。无冠心病危险因子者：TC > 6. 24 mmol/L（240 mg/dL），LDL-C > 4. 16 mmol/L（160 mg/dL）。有冠心病危险因子者：TC > 5. 72 mmol/L（220 mg/dL），LDL-C > 3. 64 mmol/L（140 mg/dL）。

二级预防：TC > 5. 20 mmol/L（200 mg/dL），LDL-C > 3. 12 mmol/L（120 mg/dL）。

（1）仅降低血胆固醇的药物

1）胆酸螯合剂：为一类阴离子交换树脂，在肠道内能与胆酸呈不可逆结合并随粪便排出，使胆酸回吸收减少，进而使肝细胞更多地利用胆固醇以增加胆酸的形成，与肠内胆酸一起排出体外。服药后 TC 降低 20% ~30%。常用有考来烯胺（消胆胺），4 ~5 g/次，每日 3 次，口服，初始剂量宜小，可有味觉改变及便秘等不良反应，老年人不易耐受。此外尚有考来替泊（降胆宁），4 ~5 g/次，每日 3 ~4 次，口服。药效和不良反应与消胆胺相似。

2）丙丁酚（probucol）：阻碍肝脏中胆固醇乙酸酯的生物合成阶段，能降低 LDL，但也降低血 HDL，并有强抗氧化作用，适用于治疗高胆固醇血症，0.5 g/次，每日 2 次，口服。不良反应有腹泻、消化不良、眩晕及恶心，可使转氨酶短暂性增高。长期服用可见 QT 间期延长。有室性心律失常及 QT 间期延长者忌用。

3）依折麦布（ezetimibe）：选择性抑制肠道胆固醇的吸收，每日 10 mg，服药后 LDL-C 降低 20%。

（2）主要降胆固醇，兼降三酰甘油的药物

1）他汀类（statins）：为 H MG-CoA 还原酶抑制剂，此酶是胆固醇合成途径中的一种限速酶，可减少胆固醇合成，使血胆固醇和 LDL 下降，也可使 TG 和 VLDL 下降，而 HDL 和 ApoA-I 增高。目前用于临床的有：洛伐他丁（美降脂），10 ~80 mg，每晚 1 次，口服；辛伐他丁（舒降之），10 ~40 mg，每晚 1 次，口服；普伐他丁（普拉固），10 ~40 mg，每晚 1 次，口服；阿托伐他丁（立普妥），10 ~80 mg，每日 1 次，口服，氟伐他丁（来适可）20 ~40 mg，每晚 1 次，口服。已有报道表明，老年患者应用本类药物后，奏效颇著。其降胆固醇作用有剂量依赖性。每天服 1 次时，以晚饭后服用为好。服本类药物胆固醇下降 18% ~34%，LDL-C 下降 20% ~40%，三酰甘油下降 10% ~20%，HDL-C 上升 4% ~13%。服药后，偶见恶心、胃肠道功能紊乱、失眠、肌肉触痛及皮疹等。少数病例可有转氨酶或肌酸激酶（CK）轻度升高，停药后恢复正常。本类药物慎与贝特类药物合用。

2）弹性酶（elastase）：阻止胆固醇合成并促进胆固醇利用以合成胆酸，每次服 10 ~20 mg，每日 3 次。降 TC 作用较弱，但不良反应少。

3）Evolocumab（Repatha）：2015 年美国 FDA 批准的注射型降血脂药物，是 PCSK9（前蛋白转化酶枯草溶菌素）单株抗体抑制剂的一种，在肝脏作用达到降 TC 的目的。是当前控制 TC 和 LDL 的新药，抑制 AS 板块的形成，适用于遗传性高血脂患者，降 TC 和 LDL 水平可达 59%，用药第一年可使心肌梗死、中风和心源性猝死降低 15%，第二年降低 25%。与他汀类药物有协同作用。皮下注射，每半月一次 140 mg，或每月一次 420 mg。

（3）主要降三酰甘油，兼降胆固醇的药物

1）贝特类（fibrates）：能增强脂蛋白脂肪酶的活性，从而使血 TG 减少，也降低胆固醇，增高 HDL-C。适用于高三酰甘油血症及以三酰甘油增高为主的混合型高脂血症。不良反应有胃肠道不适，大肌群疼痛，偶见阳痿以及 CK 和转氨酶升高。

肾功能不全视为相对禁忌证。

氯贝特（安妥明，Clofibrate）因使胆结石发病率及非冠心病病死率明显增高而被淘汰。目前应用其不良反应较少的衍生物：益多脂（特调脂，Etofylline Clofibrate），0.5 g，每日2~3次；非诺贝特（立平脂，Fenofibrare），每次0.1 g，每日3次或微粒型200 mg，每天1次，口服；苯扎贝特（必降脂，Bezafibrate），每次0.2 g，每日3次或缓释型400 mg，每天1次，口服；吉非贝齐，300~600 mg，每天2次或微粒型900 mg，每天1次。本类药物能使TC下降6%~15%，LDL-C下降5%~25%，TG下降22%~43%，HDL-C有不同程度的增高。

2）烟酸（niacin）及其衍生物：抑制肝脏合成VLDL，从而降低血TG和VLDL，增高HDL。烟酸100 mg，每天3次，渐增至每次1 g，每天3次，口服，血清胆固醇下降10%，三酰甘油下降26%，HDL-C稍有上升。不良反应有潮红、皮肤瘙痒及胃部不适。服药从小型量开始，饭后服。此外，本品可使糖耐量轻度降低，长期服用应监测肝功能。患有消化道溃疡者禁用。烟酸的衍生物如烟酸肌醇酯（0.4~0.6 g，每天3次，口服），阿西莫斯（acipimox），又名氧甲吡嗪、乐脂平（250 mg，每天3次，口服），虽能减轻不良反应，但降脂效果较差。

3）泛硫乙胺（pantethine）：为辅酶A分子的组成部分，每次0.2 g，每日3次，TC下降5.2%~15.2%，TG下降23.6%~31.7%，HDL-C上升10.0%~20.5%。

4）不饱和脂肪酸：可抑制脂质在小肠的吸收和胆脂酸的再吸收，海鱼油制剂5~10 g，每日2次；多烯康，1.8 g，每日3次；亚油酸丸0.3 g，每日3次。

（4）抗血小板黏附和聚集的药物，可防止血栓形成，可选用阿司匹林、磺吡酮、芬氟咪唑、双嘧达莫、西洛他唑、噻氯匹定或氯吡格雷等。详见有关章节。

（5）中药：如葛根、灵芝、绞股蓝总苷、参三七等。

3. 介入治疗 包括对狭窄或闭塞的血管，特别是冠状动脉、肾动脉和四肢动脉施行再通，重建或旁路移植等外科手术，以恢复动脉供血。目前较多的是经皮腔内血管形术和支架植入术。用带球囊导管进行经皮腔内血管成形术，将突入动脉管腔的粥样物质压向动脉壁而使血管畅通。在此基础上形成的经皮腔内血管旋切或旋磨术和经腔激光成形术（参见本章第三节）。

4. 血浆净化疗法 高脂血症血浆净化疗法亦称血浆分离法，意指移去含有高浓度脂蛋白的血浆，也称为血浆清除法或血浆置换。近年来发展起来了LDL去除法，其优点是特异性高，不良反应很少，不需补充血浆，所以耗资也少，LDL去除法已成为对于难治性高胆固醇血症者的最有效的治疗手段之一，可使血浆胆固醇水平降低到用药物无法达到的水平；但需每间隔7~14日进行一次，且需终身治疗。

第二节　冠心病

冠状动脉粥样硬化性心脏病（coronary atherosclerotic heart disease）系冠状动脉粥样硬化所致血管腔狭窄或闭塞，使心肌缺血、缺氧甚至部分心肌产生坏死的心脏疾患，与冠状动脉功能性阻塞即痉挛，统称为冠状动脉性心脏病（coronary atherosclerotic heart disease），简称冠心病。WHO 将冠心病分为无症状心肌缺血（隐匿性冠心病）、心绞痛、心肌梗死、缺血性心力衰竭（缺血性心脏病）和猝死 5 种临床类型。临床上常分为稳定性冠心病和急性冠状动脉综合征。

目前，冠心病已成为全世界流行病和首位致死原因，多发于 40 岁以后，发生率随年龄增长而升高，男性多于女性。据美国调查，在 40 ~55 岁，男女发病率之比为 2.5∶1，女性绝经后冠心病开始增多，75 岁以后男女发病率接近相等。我国 40 岁以上人群中发病率为 4% ~7%，随年龄增长升高。城市高于农村，北方高于南方，脑力劳动者高于体力劳动者。

（一）病因和病理

最常见的病因为冠状动脉粥样硬化，约占冠心病的 90%。其他病变有冠状动脉栓塞；夹层动脉瘤；冠状动脉的炎症，多发性大动脉炎、系统性红斑狼疮和类风湿性关节炎等风湿性疾病以及病毒、衣原体等感染侵犯冠状动脉；梅毒性动脉炎累及冠状动脉开口；代谢性疾病；先天性冠状动脉畸形；外伤，等等。

AS 的形成是动脉壁内皮细胞和平滑肌、细胞外基质、血液成分、局部血流动力学、环境及遗传学等多因素参与的结果，称为易患因素或危险因素。与 AS 相关的重要危险因子为血脂蛋白异常、高血压、糖尿病、吸烟、肥胖、血同型半胱氨酸增高、体力活动少、高龄和男性等。冠状动脉易发生粥样硬化的原因：①该动脉内膜和部分中膜的血供由管腔直接供给，血中的氧和营养物质直接透入内膜和中膜，因而脂质亦易于透入；②该动脉与主动脉的交角几乎呈直角，其近端及主要分支的近端受到的血流冲击力大，因而内膜易受损伤。

健康成人的心脏每天 24 h 不停跳动约 10 万次，需要充足的氧气和大量的营养物质，主要有冠状动脉供给。冠状动脉一般随增龄而逐渐粥样硬化，AS 始发于内皮损伤，损伤的原因不仅包括修饰的脂蛋白，还可能有病毒以及其他微生物。AS 形成经历了 3 个基本的生物学过程：①内膜平滑肌细胞、各种巨噬细胞及 T 淋巴细胞的局部迁移、堆积和增生；②堆积的平滑肌细胞在各种生长调节因子的作用下合成较多的细胞外基质包括弹力蛋白、胶原、蛋白聚糖等；③脂质在巨噬细胞和平滑肌细胞及细胞外基质中堆积，最终内膜增厚、脂质沉积形成 AS 病变。血小板在损伤、溃破的内皮表面黏附、聚集可导致内皮细胞进一步损伤，可致管腔狭窄和阻塞，是冠心病供血不足的主要原因。

冠状动脉粥样硬化管腔狭窄程度分为四级：Ⅰ级狭窄25%，Ⅱ级50%，Ⅲ级75%，Ⅳ级75%～100%。冠状动脉内膜增厚，结缔组织增生，内膜下粥样斑块为类脂质，使管腔狭窄。斑块可扩大、出血破裂、钙化、机化，血栓形成，或可再通，形成进行性管腔狭窄并可有胆固醇结晶沉着。冠状动脉供血不足的区域取决于病变动脉的大小和多少，其程度取决于管腔狭窄程度及病变发展速度。发展缓慢者，细小动脉吻合支由于代偿性血流量增大而逐渐增粗，增强了侧支循环，改善心肌供血，此时动脉病变严重，心肌损伤有时却不重；发展较快者，心肌出现损伤、坏死，乃至心肌梗死。

尸检资料表明，冠状动脉粥样硬化最常发生于左冠状动脉前降支，尤以起始段的上1/3为甚，其次为右冠状动脉，再次为左旋支及左冠状动脉主干。总体来说，冠状动脉粥样硬化病变是多发性的，各分支都有，以大分支为重，小分支较轻或无病变。

正常情况下，冠状动脉的血流储备量很大，通过神经和体液的调节，心肌的需血和冠状动脉的供血保持动态平衡。剧烈体力活动时，心率加快，冠状动脉适度扩张、阻力降低，冠状动脉血流量可增至休息时的6～7倍，缺氧时冠状动脉也扩张使血流量增加4～6倍，以满足心肌氧的需求。当血管腔狭窄<50%，心肌的血供未受影响，患者无症状，各种心脏负荷试验也无心肌缺血的表现。当冠状动脉管腔狭窄>50%～75%，安静时尚能代偿，而运动、心动过速、情绪激动造成心肌需氧量增加时，可导致短暂的心肌供氧和需氧间的不平衡，当冠状动脉狭窄达90%时，小冠状动脉扩张储备基本耗竭，心肌缺血可在轻微活动时，甚至在安静状态下发生，称为“需氧增加性心肌缺血”（demand ischemia），这是引起大多数慢性稳定型心绞痛发作的机制。另一些情况下，由于粥样硬化斑块的破裂或出血、血小板聚集或血栓形成、粥样硬化的冠状动脉（亦可无粥样硬化病变）发生痉挛致冠脉内动脉张力增高，均可使心肌氧供应减少，清除代谢产物也发生障碍，称为“供氧减少性心肌缺血”（supply ischemia），这是引起大多数心肌梗死和不稳定型心绞痛发生的原因。

许多情况下，心肌缺血是需氧量增加和供氧量减少两者共同作用的结果。短暂性反复缺血发作可对随后的缺血发作产生抗缺血的保护作用，以减少心肌坏死范围或延缓细胞死亡，称为“心肌预适应”（myocardial preconditioning）。短暂性重度缺血后，虽然心肌的血流灌注和耗氧量已恢复，但仍可发生持久的心肌功能异常伴收缩功能的恢复延缓，称为“心肌顿抑”（myocardial stunning）。心肌长期慢性缺血，心肌功能下调以减少能量消耗，维持心肌供氧、需氧之间新的平衡，以致不发生心肌坏死；当心肌血流恢复后，心肌功能可延迟完全恢复正常，称为“心肌冬眠”（myocardial hibernation），也是心肌的自身保护机制。持续而严重的心肌缺血则可导致不可逆的细胞损伤和心肌坏死。

（二）冠心病分型

根据临床心电图、血清酶变化及冠状动脉病变的部位、范围、血管阻塞和心肌供血不足的发展速度、范围和程度的不同，1979 年 WHO 将本病分为五型。

1. 隐匿型冠心病 或无症状型冠心病。患者无症状，但静息时或负荷试验后有 ST 段压低，T 波减低，变平或倒置等心肌缺血的心电图改变或放射性核素心肌显像缺血改变。病理学检查心肌无明显组织形态改变。

2. 心绞痛型冠心病 临床上有一过性心肌缺血引起的发作性胸骨后疼痛，病理学检查心肌无组织形态改变或有纤维化改变。

3. 心肌梗死型冠心病 临床症状严重，为冠心病的严重临床类型，是因在冠状动脉粥样硬化病变基础上发生斑块破裂和出血、血管痉挛、血小板黏附和聚集，导致血栓形成和血管腔阻塞，引起心肌急性缺血性坏死。

4. 缺血性心脏病 又称心力衰竭和心律失常型，是由于心肌长期供血不足、促进纤维组织增生所致，其临床特点是心脏逐渐增大，发生心力衰竭和心律失常。

5. 猝死型冠心病 又称原发性心脏骤停心脏病，多为心脏局部发生电生理紊乱引起严重心律失常所致。生前多无症状，可在多种场合突然发病，心脏骤停而迅速死亡。

急性冠状动脉综合征（acute coronarv svndrome，ACS），包括了不稳定型心绞痛（unstable angina，UA），非 ST 段抬高型心梗（non-ST-segment elevation myocardial infarction，NSTEMI）和 ST 段抬高型心梗（ST-segment elevation myocardial infarction，STEMI）。其共同病理基础是冠状动脉内粥样斑块破裂、表面破损或出现裂纹，继而出血和血栓形成，引起冠状动脉不完全或完全性阻塞。临床表现可为不稳定心绞痛，NSTEMI 或 STEMI，约占所有冠心病患者的 30%，表现为严重胸痛等，需紧急处理。将 UA、NSTEMI 和 STEMI 合在一起称为急性冠状动脉综合征的这种分类，有利于提高对这些发生急性胸痛患者的重视，进行密切的观察和危险分层，及时做出正确的判断和采取适当的治疗措施，降低死亡率。

根据发病特点和治疗原则不同分为两类：①慢性冠心病（CAD），又称慢性心肌缺血综合征（CIS）；包括稳定型心绞痛、缺血性心肌病和隐匿性冠心病等。②急性冠状动脉综合征（ACS）；包括不稳定型心绞痛（UA）、非 ST 段抬高型心肌梗死（NSTEMI）、ST 段抬高型心肌梗死（STEMI），以及冠心病猝死。

（三）临床表现

1. 症状

（1）典型胸痛：因体力活动、情绪激动等诱发，突感心前区疼痛，多为发作性绞痛或压榨痛，也可为憋闷感。疼痛从胸骨后或心前区开始，向上放射至左肩、臂，甚至小指和无名指，休息或含服硝酸甘油可缓解。胸痛放散的部位也可涉及颈部、下颌、牙齿、腹部等。胸痛也可出现在安静状态下或夜间，由冠脉痉挛所致，也称变异型心绞痛。如胸痛性质发生变化，如新近出现的进行性胸痛，痛阈逐步下降，以至稍事体力活动或情绪激动甚至休息或熟睡时亦可发作。疼痛逐渐加剧、变频，持续时间延长，祛除诱因或含服硝酸甘油不能缓解，此时往往怀疑不稳定心绞痛。

心绞痛的分级：国际上一般采用 CCSC 加拿大心血管协会分级法。

Ⅰ级：日常活动，如步行，爬梯，无心绞痛发作。

Ⅱ级：日常活动因心绞痛而轻度受限。

Ⅲ级：日常活动因心绞痛发作而明显受限。

Ⅳ级：任何体力活动均可导致心绞痛发作。

发生心肌梗死时胸痛剧烈，持续时间长（常常超过半小时），硝酸甘油不能缓解，并可有恶心、呕吐、出汗、发热，甚至发绀、血压下降、休克、心衰。

（2）非典型症状：一部分患者的症状并不典型，仅仅表现为心前区不适、心悸或乏力，或以胃肠道症状为主。某些患者可能没有疼痛，如老年人和糖尿病患者。

（3）猝死：约有 1/3 的患者首次发作冠心病表现为猝死。

（4）其他：可伴有全身症状，如发热、出汗、惊恐、恶心、呕吐等。

2. 体征 未发作时无特殊体征，可出现心音减弱，心包摩擦音。并发室间隔穿孔、乳头肌功能不全者，可于相应部位听到杂音。心律失常时听诊心律不规则。

（四）辅助检查

1. 心电图（ECG） 是诊断冠心病最简便、常用的方法，尤其在症状发作时是最重要的检查手段，还能发现心律失常。不发作时多无特异性。心绞痛发作时 S-T 段异常压低，变异型心绞痛患者出现一过性 ST 段抬高。不稳定型心绞痛多有明显的 S-T 段压低和 T 波倒置。心梗时表现：①急性期有异常 Q 波、ST 段抬高。②亚急性期仅有异常 Q 波和 T 波倒置（梗死后数天至数星期）。③慢性或陈旧性期（3 ~6 个月）仅有异常 Q 波。若 ST 段抬高持续 6 个月以上，则有可能并发室壁瘤。若 T 波持久倒置，则称陈旧性心梗伴冠脉缺血。

2. 心电图负荷试验 包括运动负荷试验和药物负荷试验（如潘生丁、异丙肾试验等）。对于安静状态下无症状或症状很短难以捕捉的患者，可以通过运动或药物增加心脏的负荷而诱发心肌缺血，通过心电图记录到 ST-T 的变化而证实心肌缺血的存在。运动负荷试验最常用，结果阳性为异常。但是怀疑心肌梗死的患者禁忌。

3. 动态心电图 是一种可以长时间连续记录并分析在活动和安静状态下心电图变化的方法。此技术于 1947 年由 Holter 首先运用于监测电活动的研究，所以又称为 Holter。该方法可以观察和记录到患者在日常生活状态下心电图的变化，如一过性心肌缺血导致的 ST-T 变化等。无创、方便，患者容易接受。

4. 核素心肌显像 根据病史、心电图检查不能排除心绞痛，以及某些患者不能进行运动负荷试验时可做此项检查。核素心肌显像可以显示缺血区、明确缺血的部位和范围大小。结合运动负荷试验，则可提高检出率。

5. 超声心动图 超声心动图可以对心脏形态、结构、室壁运动及左心室功能进行检查，是目前最常用的检查手段之一。对室壁瘤、心腔内血栓、心脏破裂、乳头肌功能等有重要的诊断价值。但是，其准确性与超声检查者的经验关系密切。

6. 血液学检查 血脂、血糖等指标，评估是否存在冠心病的危险因素。心肌损伤标志物是急性心肌梗死诊断和鉴别诊断的重要手段之一。目前临床中以心肌肌钙蛋白为主。

7. 冠状动脉 CT 多层螺旋 CT 心脏和冠状动脉成像是一项无创、低危、快速的检查方法，已逐渐成为一种重要的冠心病早期筛查和随访手段。适用于：①不典型胸痛症状的患者，心电图、运动负荷试验或核素心肌灌注等辅助检查不能确诊。②冠心病低风险患者的诊断。③可疑冠心病，但不能进行冠状动脉造影。④无症状的高危冠心病患者的筛查。⑤已知冠心病或介入及手术治疗后的随访。

8. 冠状动脉造影及血管内成像技术 是目前冠心病诊断的“金标准”，可以明确冠状动脉有无狭窄，狭窄部位、程度、范围等，并指导治疗。血管内超声可以明确冠状动脉内管壁形态及狭窄程度。光学相干断层成像（OCT）可以更好地观察血管腔和血管壁的变化。左心室造影可以对心功能进行评价。冠状动脉造影的主要指征为：①对内科治疗下心绞痛较重者，明确动脉病变情况及考虑旁路移植手术；②胸痛似心绞痛而不能确诊者。

（五）诊断

冠心病的诊断主要依赖典型的临床症状，再结合辅助检查发现心肌缺血或冠脉阻塞的证据，以及心肌损伤标志物判定是否有心肌坏死。发现心肌缺血最常用的检查方法包括常规心电图和心电图负荷试验、核素心肌显像。有创性检查有冠状动脉造影和血管内超声等。但是冠状动脉造影正常不能完全否定冠心病。通常，首先进行无创方便的辅助检查。

（六）治疗

冠心病的治疗包括：①生活习惯改变：戒烟限酒，低脂低盐饮食，适当体育锻炼，控制体重等；②药物治疗：抗血栓（抗血小板、抗凝），减轻心肌氧耗（β 受体阻滞剂），缓解心绞痛（硝酸酯类），调脂稳定斑块（他汀类调脂药）；③血运重建治疗：包括介入治疗（血管内球囊扩张成形术和支架植入术）和外科冠状动脉旁路移植术。

药物治疗是所有治疗的基础。介入和外科手术治疗后也要坚持长期的标准药物治疗。对同一患者来说，处于疾病的某一个阶段时可用药物理想地控制，而在另一阶段时单用药物治疗效果往往不佳，需要将药物与介入治疗或外科手术合用。

1. 抗心肌缺血药物　主要有硝酸脂类药物、β受体阻滞剂和钙拮抗剂等。也可根据病情选择体外反搏、外科治疗、经皮穿刺冠状动脉内成形术等。详见有关章节。

2. 抗血栓药物　主要有抑制花生四烯酸代谢的药物、增加血小板AMP的药物、二磷酸腺苷（ADP）受体拮抗剂、血小板糖蛋白Ⅱb/Ⅲa受体阻滞剂、肝素等。详见有关章节。

3. 抗高血脂　饮食控制和药物治疗。详见以后有关章节。

4. 抗自由基的有效药物

（1）抗氧化剂：凡能干扰或抑制自由基生成的化合物统称为抗氧化剂或自由基清除剂。抗氧化剂分为两类：一类是大分子物质，如谷胱甘肽和体内某些酶系，超氧化物歧化酶（SOD）、过氧化氢酶（CAT）等。它们分别构成机体内部天然的抗自由基系统。另一类是小分子物质，如维生素C和维生素E等抗氧化剂。现已证实，心肌缺血再灌注时，自由基生成增多，同时机体清除自由基能力下降，如SOD、CAT等活性均明显减低（详见第八章第五节）。

（2）钙拮抗剂：钙拮抗剂通过作用于Ca^{2+}通道和非Ca^{2+}通道阻止Ca^{2+}内流，防止心肌细胞Ca^{2+}堆积，阻止Ca^{2+}参与氧自由基（OFR）产生的多个环节，从而减少OFR的产生。冠心病患者在再灌前或再灌同时应用可抑制细胞的Ca^{2+}超载，从而防止或减轻心肌再灌注损伤。

钙拮抗剂的主要作用是，解除缺血后血管痉挛，改善微循环，降低线粒体内钙的负荷，具有保护心肌、抗心绞痛、抗心律失常作用。一般常用的钙拮抗剂是硝苯地平，它有扩张血管、减少Ca^{2+}内流的作用。异搏定（维拉帕米）还有抗心律失常的作用。

（3）中草药：近年来研究中草药对自由基与冠心病的预防和治疗方面有较大的成功，已研究证实有效的药物有：丹参、川芎、葛根等。

5. 血运重建　血管内球囊扩张成形术和支架植入术，外科冠状动脉旁路移植术。适用于药物控制不良的稳定型心绞痛、不稳定型心绞痛和心肌梗死患者。心肌梗死急性期首选急诊介入治疗，时间非常重要，越早越好。参见本章第三节。

第三节　心绞痛

心绞痛（angina pectoris）是冠状动脉供血不足，心肌暂时缺血、缺氧引起的以发作性胸痛或胸部不适为主要表现的临床综合征。胸痛多位于胸骨后部，可放射至心前区与左上肢，常发生于劳动或情绪激动时，持续数分钟，休息或用硝酸酯制剂后消失。心肌缺血可由于心肌的需求增加超过病变冠状动脉供应能力引起；也可由于冠状动脉供血减少引起；或两者同时存在，即在冠状动脉固定狭窄的基础上发生冠状动脉痉挛。

（一）病因和发病机制

本病多见于40岁以上男性，劳累、情绪激动、饱食、受寒、阴雨天气、急性循环衰竭等为常见的诱因。老年人心绞痛90%是由冠状动脉粥样硬化所引起的，少部分是由冠状动脉栓塞及其他冠状动脉病变引起。一般情况下，休息时冠状动脉的血流量300 mL/min即可满足心肌的需要。心肌细胞摄取血液含氧量的65%～75%，而身体其他组织则仅摄取10%～25%。因此，心肌平时对血液中氧的吸取已接近于最大量，氧供增加时已难从血液中摄取更多氧，只能依靠增加冠状动脉的血流量来供给。缺氧时冠状动脉也扩张，能使血流量增加4～5倍。冠状动脉狭窄时，血流量增加受到限制，这时出现两种代偿机制。一是狭窄的下游管腔扩张，阻力下降，二是侧支循环形成，使局部血流量可适当增加。这两种代偿机制不能满足心肌血供氧需要时，即发生心绞痛。

目前认为产生心绞痛的直接原因是在缺血、缺氧情况下，心肌内聚积过多的代谢产物，如乳酸、丙酮酸、磷酸等酸性物质，或类似激肽的多肽物质，刺激心脏内自主神经的传入纤维末梢，经胸$_{1\sim5}$交感神经节和相应的脊髓节段，传至大脑，产生疼痛感觉。心脏的感觉神经来自胸$_{1\sim4}$，所以痛感位于脊髓节段的脊神经所分布的皮肤区域，即胸骨后及左肩、臂内侧和手指，尤其在左侧，而大多不在心脏部位。如果附近体感觉神经元也受到刺激，则疼痛的放射区可扩大到其他相应部位。

其他造成心绞痛的病因有主动脉瓣狭窄和关闭不全、梅毒性主动脉炎或主动脉夹层动脉瘤累及主动脉开口。一些心外因素也可参与心绞痛的发作，如严重贫血、阻塞性肺部疾患和一氧化碳中毒等限制了血液携氧能力和组织用氧能力。严重高血压、甲状腺功能亢进、嗜铬细胞瘤等可加重心肌缺血而诱发心绞痛。

（二）病理

冠状动脉供血不足是由于冠状动脉主干及其心外膜分支的AS所引起的动脉管腔狭窄或闭塞所致。心绞痛发生率与冠状动脉粥样硬化病变的程度一致，但并非所有严重冠状动脉粥样硬化者均发生心绞痛。心绞痛患者绝大多数有多支冠状动脉被侵犯，23%仅有一支血管明显被侵犯，40%两支血管被侵犯，29%有三支血管被侵犯，80%为四支血管被侵犯。一支冠脉主干闭塞的心绞痛发生率为60%，二支或三支冠脉主干闭塞的心绞痛发生率为85%。

冠状动脉闭塞的发生，以前降支及其分支最多见。一般管腔狭窄在50%以上的患者中可观察到，前降支约占2/3，右冠状动脉约占1/2，旋支约占1/3。

冠状动脉一个主支狭窄到75%以上时才发生血流动力学的改变及心肌缺氧，引起心绞痛。冠状动脉痉挛是引起静息心绞痛的一个重要因素，血管痉挛时局部释放激肽，而引起心绞痛。心绞痛时血小板在血管内积聚，血流缓慢时释放前列腺素及前列腺环素，而血小板本身释放的血栓烷则使血管平滑肌收缩。血管张力改变，引起冠状动脉外膜的神经与营养血管变化而引发疼痛。老年人由于脑动脉硬化、脑功能减低、对疼痛的敏感性减低，常常不出现疼痛或疼痛轻微。所以，老年人心绞痛的发生率比青壮年低，即无症状性冠心病较为多见。

（三）临床分型

1979年国际心脏病学会提出以下分型，我国也采取了此分型方案。

1. 劳力型心绞痛　因体力劳动者或其他心肌耗氧增加而引起的心绞痛。包括三型：

（1）初发劳力型心绞痛：一般是指患者过去从未发生过心绞痛，而新近（一般指1～2个月内）由于心肌缺血而发生劳力型心绞痛。疼痛性质、症状和心电图等表现都类似于稳定劳力型心绞痛。初发劳力型心绞痛患者特别是指近几日或几周内心绞痛发作日益加重或增多。有过稳定型心绞痛但已数月不发生心绞痛的患者再发生心绞痛时，也被归入本型。

（2）稳定型劳力型心绞痛：简称稳定型心绞痛（stable angina pectoris），亦称普通型心绞痛，是最常见的心绞痛。患者冠状动脉有一定程度的狭窄或阻塞，其侧支循环的供血量不十分充足，如心肌需氧量保持在一定范围内，侧支循环尚可发挥代偿性供血作用时一般不引起症状。一旦心肌需氧量增加，侧支循环的供血得不到补偿时即可出现心绞痛。

该型心绞痛的发作时间和发作次数以及诱发疼痛的劳累和情绪激动的程度大致相同，而且每次发作疼痛的性质和部位及缓解方式一般在较长时间内（1～3个月内）大致不变，用硝酸甘油后也在相近时间内发生疗效。

稳定劳力型心绞痛发作时，血压略增高或降低。该型心绞痛的心电图安静时多数正常，少数患者出现ST段降低或T波倒置，也可出现房室传导阻滞、束支传导阻滞、心律失常等。心电图运动负荷试验多可确诊。冠状动脉造影多示同心性狭窄，表面光洁。

（3）恶化劳力型心绞痛：劳力型心绞痛患者在一个月内同样活动量时，疼痛发作的频率、严重程度及持续时间突然加重，呈恶化趋势，可由越来越轻的活动所诱发，甚至发生于静息时，含用硝酸甘油不易缓解。该型心绞痛的心电图患者出现ST段降低或T波倒置，但发作后又恢复，且不出现心肌梗死的变化。

2. 自发型心绞痛　发生于静息状态，心绞痛发作与心肌耗氧量增加无关，劳力时可无心绞痛。常持续时间较长，程度较重，硝酸甘油疗效差，但无血清酶的改变。

其发生机制主要是冠状脉痉挛。心电图可有一过性的ST段下降或T波倒置。本病可单独存在，也可与劳力型心绞痛并存。

（1）卧位型心绞痛：也称为休息时心绞痛。夜间卧床熟睡时或休息时发生心绞痛，发作时间长，而且症状也较重，疼痛剧烈难忍，坐起或起床走动后可缓解。

卧位型心绞痛的心电图变化均较稳定劳力型心绞痛明显，硝酸甘油的疗效不十分明显，只有暂时的缓解。发作可能由于夜间血压略低，影响冠状动脉血流量，或卧位时静脉回流增多，心脏负担增加，需氧量增加而引起发病。

卧位型心绞痛一般由稳定劳力型心绞痛或不稳定型心绞痛发展而来，预后较差。因此，出现此型心绞痛者应积极采取防治措施。否则容易发展为急性心肌梗死或心律失常。

（2）不稳定型心绞痛：指介于稳定型心绞痛和急性心肌梗死之间的临床状态，初发劳力型心绞痛，恶化劳力型心绞痛、自发型心绞痛均属不稳定型心绞痛。诊断时取其各自分型名称为妥。它是在粥样硬化病变的基础上，发生了冠状动脉内膜下出血、斑块破裂、破损处血小板与纤维蛋白凝集形成血栓、冠状动脉痉挛及远端小血管栓塞引起的急性或亚急性心肌供血减少所致的急性冠脉综合征中的常见类型。不稳定心绞痛患者中约有20%可发生心肌坏死而无ST段抬高即非ST段抬高性心肌梗死，两者的分界只能通过血液心肌肌钙蛋白和心肌酶学分析来判断。原有稳定的阻塞性冠状动脉病变者在下列情况时可诱发不稳定型心绞痛：贫血、感染、甲状腺功能亢进或心律失常等。有人将之称为继发性不稳定型心绞痛。

根据不稳定型心绞痛发生的严重程度可将之分为Ⅰ、Ⅱ、Ⅲ级（Braunwald分级）：

Ⅰ级：初发的、严重或加剧性心绞痛。发生在就诊前2个月内，无静息时疼痛。每日发作3次或3次以上，或稳定型心绞痛患者心绞痛发作更频繁或更严重，持续时间更长，或诱发体力活动的阈值降低。

Ⅱ级：静息型亚急性心绞痛。在就诊前一个月内发生过一次或多次静息性心绞痛，但近48 h内无发作。

Ⅲ级：静息型急性心绞痛。在就诊48 h内发生过1次或多次静息性心绞痛。

（3）梗死后心绞痛：指急性心肌梗死后不久或数周内又出现的心绞痛。本型心绞痛的发生与梗死相关动脉再通后的严重残余狭窄且梗死区尚有存活心肌有关，对急性心肌梗死患者的近期预后有一定影响，即易发生梗死延展。

（4）变异型心绞痛（Prinzmetal's variant angina pectoris）：1959年由Prinzmetal首先描述的继发于心肌缺血后出现的少见综合征，几乎完全在静息时发生，无体力劳动或情绪激动等诱因。发作常呈周期性，多发生在午夜至上午8时之间。此型属自发型心绞痛，但比较严重，疼痛持续时间可达30 min左右，休息不能使疼痛减轻，硝酸甘油可缓解疼痛，但对部分患者疗效欠佳。发作时心电图可见有关导联的ST段一过性提高，常并发各种类型心律失常。已有充分资料证明，本型心绞痛是由于冠状动脉痉挛所致，多发生在冠状动脉狭窄的基础上，但其临床表现与冠状动脉狭窄程度不成正比，少数患者冠状动脉造影可以正常。吸烟是本型心绞痛的重要危险因素，麦角新碱或过度换气试验可诱发冠状动脉痉挛。

（5）中间综合征（intermediate syndrome）：亦称冠脉功能不全（coronary insufficiency）。指心肌缺血引起的心绞痛发作历时较长，达 30 min 以上，甚者达 1 h 以上，常在休息时或睡眠中发生，但心电图、放射性核素和血清学检查无心肌坏死的表现。本型疼痛其性质是介于心绞痛与心肌梗死之间，常是心肌梗死的前奏。

3. 混合性心绞痛（mixed type angina pectoris） 即劳力型和自发型心绞痛同时并存。有人认为这种心绞痛在临床上实甚常见。

（四）临床表现

1. 诱发因素 心绞痛往往是劳累后引起的，上楼梯、骑自行车、快步行走、情绪激动、恐惧、饭后等。有时夜间睡眠中心绞痛发作，有些心绞痛的发作毫无明显的诱发因素。

2. 心绞痛的部位 老年人的心绞痛部位往往不典型。因为老年人对疼痛的敏感性降低，疼痛点不易明确辨认，往往在胸部大范围内用手掌指点。心绞痛的典型部位位于胸骨体上段或中段之后，亦可能波及大部分心前区，可放射至左肩、左上肢前内侧，达无名指和小指，范围有手掌大小，重者向两肩及向上肢放射。少数心绞痛患者不出现明显的典型症状，而出现牙痛、嗓子痛、胃痛等症状，不注意时易被误诊。

3. 心绞痛的性质 疼痛性质是胸闷、压榨性疼痛、紧压感、烧灼感并且焦虑不安，部分人有濒死的感觉、窒息样感觉等。

4. 心绞痛的发作时间 体力活动后出现的心绞痛时间较短，一般 1～5 min，长者可达 15 min 左右。但饱餐后产生的心绞痛，往往持续时间较长，有时可长达 1 h。不稳定型心绞痛在休息时发作，也可持续长达数小时。因此，必须注意持续时间较长的疼痛，不要轻易否定心绞痛的诊断，特别是对老年人更应严加注意。

5. 缓解方式 一般在停止原来诱发症状的活动后即可缓解；舌下含服硝酸甘油等硝酸酯类药物也能在几分钟内使之缓解。

6. 心绞痛的特征性体征 老年人心绞痛多无特征性体征。心绞痛发作时或发作不久，某些患者可出现以下特征：患者表情焦虑，皮肤苍白、冷或出汗。血压可略增高或降低。如严重胸痛时能触到反常的收缩期抬举搏动而胸痛后消失，强烈提示冠心病。心率可正常、增快或减慢，心尖区可有收缩期杂音（二尖瓣乳头肌功能失调所致），可以是收缩早期、中期、晚期或全期杂音，它具有以下特点：

（1）杂音常为暂时性，心绞痛发作当时可能出现一个响亮的全收缩期杂音，发作终止后缩短为一个柔软的收缩早期喷射性杂音，或杂音仅持续 30 s 左右即消失；

（2）杂音的强度多变，每一次心跳都可不同，虽然患者的临床情况没有明显的改变；

（3）患者有期前收缩，杂音于期前收缩当时变得更响，在其后的那个搏动杂音变弱；

（4）吸入亚硝酸异戊酯后杂音增强，特别是收缩晚期杂音；

（5）取下蹲位时杂音增强，而非冠心病患者取下蹲位时杂音减弱；

（6）吸气时杂音增强；

（7）伴第一心音亢进。当乳头肌功能不全加重后，几乎无例外地表现为全收缩期较恒定的杂音。出现的第四心音大多数是病理性的。心绞痛时常可听到舒张早期（室性）奔马律及收缩期前（房性）奔马律，是病理性的第三心音与第四心音。其中，房性奔马律的出现可能是无症状的患者提示冠心病诊断的唯一线索。冠心患者的第一心音常亢进，而不是减弱。在少数患者可听到由于主动脉瓣关闭延迟所致的第二心音逆分裂。出现心律失常，如窦性心动过速或心动过缓、窦性停搏、房性和结性逸搏节律及出现房室传导阻滞，各种类型的束支和分支传导阻滞。

根据 1972 年加拿大对心血管病分类心绞痛严重度分为四级：

Ⅰ级：一般体力活动（如步行和登楼）不受限，仅在费力大、速度快或长时间劳力时发生心绞痛；

Ⅱ级：一般体力活动轻度受限。快速行走，饭后、寒冷或刮风中，精神应激或醒后数小时内步行或登楼；步行两个街区以上，登楼两层以上，均引起心绞痛；

Ⅲ级：一般体力活动明显受限。步行 1 个街区，登楼一层引起心绞痛；

Ⅳ级：一切体力活动都引起心绞痛，甚至静息时亦可发作。

7. 心绞痛缓解后的临床表现　一般心绞痛在活动停止后数分钟内自然缓解。有的活动数分钟后发生心绞痛。因此，必须了解老年患者个体的具体临床表现，然后才能确切地进行预防和治疗。心绞痛发作时口含硝酸甘油有效率在 85% ~90%，少数病例毫无疗效。此时应采取其他药物治疗，但要注意用硝酸甘油无效者，也不要轻易否定不是心绞痛。

8. 非心绞痛的胸痛特点　下述胸痛不支持心绞痛，常常是心脏神经官能症的表现：

（1）短暂几秒钟的刺痛或持续几个小时甚至几天的胸痛；

（2）胸痛部位不是一片，而是一点，可用一二个手指指出疼痛的位置；疼痛位置不固定，在乳部或胸部其他位置游走；局部有压痛；

（3）疼痛多于劳动或情绪激动后出现，而不是在当时；

（4）胸痛与呼吸或其他影响胸廓的运动有关；

（5）胸痛可被其他因素所转移，如与患者交谈而使其胸痛症状好转；

（6）胸痛不适时喜做深吸气和舒气；

（7）硝酸甘油舌下含化或喷雾吸入在 10 min 以上才见缓解的。

（五）辅助检查

1. 心电图　心电图（ECG）是诊断心绞痛及观察疗效的常用方法。

（1）ECG 异常表现：老年人休息时心绞痛未发作的 ECG 异常率为 40% ~69%。可出现 ST 段和 T 波的改变，也出现房室或束支传导阻滞或室性、房性期前收缩等心律失常。

（2）心内膜下缺血变化：ST 段水平型显著下移是心绞痛发作时最常见、最重要的心电图改变，出现在面向内膜下心肌损伤的导联。多数患者都在前侧壁 V_4、V_5、aVL 及Ⅰ导联。也有下壁出现变化者，如Ⅱ、Ⅲ、aVF 导联 ST 段下移，凹面向上，T 波平坦或直立，QT 间期延长，ST 段下降形状呈水平型、下斜型、弓背型等。ST 段抬高见于变异型心绞痛，出现在面向急性透壁缺血、心外膜下心肌损伤的导联，而对应导联表现为 ST 段下移，ST 段改变常于疼痛缓解后恢复到发作前的形态。

（3）心外膜下缺血变化：心绞痛伴心内膜下心肌缺血时，T 波向量背离缺血区指向心外膜的方向，此时面对心外膜面的导联 T 波高尖。反之，心绞痛伴心外膜下心肌缺血时，T 波向量指向心内膜方向，此时面对心外膜面的导联 T 波对称性倒置。多数常见的部位是在左心室前侧壁 $V_{4\sim6}$，aVL 及Ⅰ导联，较少见的部位是 $V_{1\sim3}$导联，T 波倒置对称尖形。

（4）老年人 T 波的变化：冠心病患者出现倒置深尖且双支对称的 T 波称为冠状 T 波，反映心外膜下心肌缺血或有透壁性心肌缺血，这种 T 波改变亦见于心肌梗死患者。在Ⅰ、Ⅱ、$V_{4\sim6}$导联出现 T 波倒置是病理性的，但是Ⅲ及 V_1导联在正常人也可出现 T 波倒置。T 波在 V_1导联倒置时，$V_{2\sim3}$导联的 T 波也出现倒置是正常现象。如果 V_1导联的 T 波直立而 $V_{2\sim6}$导联的 T 波倒置，则是病理性的。Ⅲ导联的 T 波变化不大，正常情况下，T 波的方向不一定与 QRS 主波的方向一致。aVF 导联的 T 波低平一般无病理意义。aVF 导联的 QRS 主波向上时，只要 aVF 导联的 T 波不倒置，还属于正常现象。如果Ⅲ、aVF 导联的 T 波同时倒置，尤其是Ⅲ导联的 T 波倒置 >0.35mV，aVF 导联的 T 波倒置 >0.25mV，则肯定是异常。aVF 导联的 T 波低平、倒置的意义不恒定。一般 aVL 导联的 R 不超过 0.5mV 时，aVL 导联的 T 波低平及倒置无病理意义，但 aVL 导联的 T 波倒置 >0.3mV 时，肯定属于异常。

双相 T 波的病理意义与 T 波低平相同。轻微的 ST-T 改变就是心绞痛或心肌梗死的早期表现。老年人 ST-T 的改变，随年龄增长而增加。因此，对老年人可疑心绞痛的患者，应短期内多次复查，确定其诊断。心绞痛发作时做心电图检查，有助于确定诊断。一般心绞痛发作的患者，多数出现暂时性心肌缺血的 ST 段移位。ST 段常压低于 1 mm 以上，发作缓解后恢复，T 波有时出现倒置。

有时可见到左心室肥厚单纯 T 波平坦的心绞痛。如果病史、体征像心绞痛，虽然 ECG 正常，也不要轻易否定心绞痛的诊断，必须反复检查和观察，最终得到确切的诊断。

值得注意的是，上述多种心电图改变还需与其他一些临床情况相鉴别。如 ST 段抬高还可见于心包炎、过早复极综合征、室壁瘤和迷走神经张力增高者；ST 段压低可见于左室肥厚劳损、束支传导阻滞、心肌炎和更年期综合征等。T 波改变可见于自主神经功能紊乱、焦虑、迷走神经张力增高、肥胖、妊娠（横膈抬高可使 $TV_{5\sim6}$ 倒置）及体位改变等。

（5）其他 ECG 异常表现：心绞痛伴心内膜下心肌缺血时出现 U 波倒置，可能是一种更有特异性的心电图表现。心绞痛时某些患者 R 波振幅增大，可能是由于心肌缺血使心室收缩力减弱，左室容积增加所致（为 Brody 效应）。心绞痛心肌缺血时由于心肌复极的改变，可出现 QTc 延长。

（6）动态心电图：又称为 Holter 监测心电图或 24 h 连续记录心电图，是最重要的无创伤性心脏病诊断方法之一。它除对心律失常有较大诊断和监测价值外，对心肌缺血发作时间、次数、持续时间，对心律变化的诱因等也能提供一些有价值的信息。因此，动态心电图是检查冠心病心肌缺血的一项很有用的辅助试验，特别适用于有症状而不能进行运动试验的患者。当患者心绞痛不明显，但心电图负荷试验可疑时可测动态心电图，有一定的诊断价值。Holter 监测 ECG 可发现 ST 段和 T 波异常，其诊断心肌缺血的标准是 ST 段 J 点后 80ms 水平型或下斜型下移≥1 mm，持续时间 >1 min，而且下一次 ST 段下移至少应在前一次 ST 段移位恢复到基线 1 min 以上出现。当出现变异型心绞痛时，可出现 ST 段抬高，其形态为单向曲线型，而且持续时间较短。当出现缺血性 ST 段下移而不伴有心绞痛发作时，称无症状性心肌缺血。用积分法可求得 24 h 中每次有症状与无症状缺血性 ST 段下移的持续时间与下移程度的乘积，其总和为 24 h 缺血总负荷。

动态心电图对冠心病诊断的敏感性和特异性均为 75% ~85%，假阳性为 15% ~25%。除心肌缺血外，引起 ST 段移位的因素有过度换气、Valsalva 动作、自主神经功能紊乱、体位变化、吸烟、进食等，须注意鉴别。贫血、心肌炎、心肌肥厚、束支传导阻滞、预激综合征、应用洋地黄等也可引起 ST 段下移，但这种 ST 段下移在 24 h 中经常存在，结合病史和其他表现较容易鉴别。

目前，动态心电图已广泛用于对冠心病患者日常活动中发生心肌缺血的观察，其资料可提供心肌缺血的发作及持续时间、严重程度、发作频度及昼夜节律的变化，以及与心肌缺血相关的症状、患者的体力和精神活动状态等；并可明了某些严重心律失常的发生与心肌缺血有无关系。动态心电图还是评估冠心病心肌缺血内外科治疗效果的重要手段。

2. 心电图负荷试验 许多人心绞痛发作时，很难立即做 ECG，在临床医师很难确诊的情况下，可以进行心电图负荷试验，主要包括心电图运动试验和药物负荷试验，但老年人进行此项试验需慎重。其他心电图负荷试验包括心房调搏、过度换气、饱餐试验和冷加压试验等，因敏感性或特异性较差或风险性较大临床上均已少用。

（1）心电图运动试验：其诊断的敏感性约为70%，特异性为75%～80%。常用的为平板和踏车运动（负荷）试验。但应注意运动试验的并发症。运动心电图试验阳性者支持冠心病的诊断，但在判定时要注意除外假阳性和假阴性。

根据1990年美国心脏协会和美国心脏病学院（AHA/ACC）推荐的运动试验标准，主要适应证有：①确定冠心病的诊断；②胸痛的鉴别诊断；③早期检查隐匿性冠心病；④确定与运动有关的心律失常；⑤评价心功能；⑥评价冠心病治疗效果（药物，PTCA，CABG等）；⑦评价心肌梗死患者的预后；⑧指导患者的康复。美国《EET指南》中制订的绝对禁忌证有：①2天以内的急性心肌梗死；②药物未能控制的不稳定型心绞痛；③产生症状或血流动力学障碍未控制的心律失常；④严重主动脉瓣狭窄；⑤未控制的症状明显的心衰；⑥急性肺动脉血栓或梗死；⑦急性心肌炎或心包炎；⑧急性主动脉夹层。活动平板终止方式有症状限制性和心率限制性（目前常采用达到预期最大心率的85%～90%）。《EET指南》中限定的绝对终止指征有：①收缩压下降≥10 mmHg；②中度至重度心绞痛；③恶性神经系统症状，如晕厥；④低灌注，如发绀、苍白；⑤持续性室性心动过速；⑥ST段抬高≥1.0 mm。

1）心电图运动试验的种类

①极量和次极量运动试验：目前运动试验在方法上已由单级运动试验即二级梯运动试验发展为分级运动试验，即平板运动试验或踏车运动试验。分级运动试验的理论基础是，健康人即使进行极量运动（运动至最大心率预测值的100%或至精疲力竭不能支持），心肌氧耗量的增加也可由冠状动脉血流量增加得到满足。而冠心病患者则在极量运动前存在某一负荷的临界点，当运动量超过此点时，虽未达到精疲力竭，但心肌耗氧量已超过冠状动脉供血能力，因而出现冠状动脉供血不足。极量运动试验给患者带来痛苦，而且有诱发肺水肿、急性心肌梗死，甚至发生猝死的危险。而次极量运动试验敏感度已相当高，阳性率仅较极量试验少6%，故临床上一般做次极量运动试验。次极量运动试验的目标心率为最大心率的85%～90%，可按下式计算：

$$目标心率=190（或195）-年龄（年）$$

②症状限制性运动试验：患者尚未达到次极量运动试验的目标心率，但已出现心绞痛、缺血性ST段下移、血压下降、严重心律失常、呼吸困难或头晕眼花、步态不稳等而需中止运动，称症状限制性运动试验。

③心率限制性运动试验：适用于急性心肌梗死后的患者。运动试验中患者未出现症状，但心率已达到一定标准，即作为运动试验终点。年龄较大者（如65岁以上）以120次/min，年龄较轻者（如65岁以下）以130次/min为终止运动的标准。

2）运动试验的阳性标准包括以下几项：①明确的心绞痛。②缺血性ST段下移

（J 点后 80 ms）≥1 mm，如运动试验前已有 ST 段下移，运动后在原有基础上再下降≥1 mm，或 J 点后 80 ms ST 段出现弓背型或水平型抬高≥1 mm；如运动前已有 ST 段抬高，运动后在原有基础上再抬高≥1 mm。ST 段改变出现越早，改变的幅度越大，提示真阳性率越高。③U 波倒置：运动诱发暂时性 U 波倒置较少见，但诊断心肌缺血的特异性高，并认为是左前降支严重狭窄的标志。④运动中血压下降。

除上述阳性标准外，运动试验中还可出现心电图和血流动力学的其他变化，如运动试验中出现 T 波倒置，或倒置加深，或从倒置变为直立，不是反映心肌缺血的可靠证据；运动诱发心肌缺血时心室复极会随着改变，通常表现为 QTc 延长，有人将此作为判断心肌缺血的一项指标。另外，运动可诱发室性心律失常如室性期前收缩，除非同时伴有缺血性 ST 段下移，否则没有诊断和预后意义；如运动后 ST 段显著下移并伴室性期前收缩，则提示冠状动脉有严重病变。

3）运动试验的意义：运动试验存在假阳性和假阴性。据多数文献报告，经与冠脉造影对照，运动试验特异性为 80% ~95%，随病变血管支数增多（1 ~3 支），敏感性从 35% 递增至 100%（平均 68%）。预测准确率平均 72% 左右。影响特异性的因素有：药物如地高辛、基础心电图、左室肥大及性别等。男性患者易出现假阴性，女性患者易出现假阳性，老年患者可因肺功能差或体力不支等影响结果判断，要注意结合病史及其他检查对结果进行客观判断。通过治疗干预，以运动试验比较治疗后 ST 段的变化及心绞痛出现的时间和程度，U 波是否仍然倒置，比较治疗前后运动耐量，是对治疗效果进行评价的重要方法。

（2）药物负荷试验：老年人不适应运动试验者，可选用药物负荷试验。潘生丁（双嘧达莫）、腺苷和多巴酚丁胺等药物可引起冠脉供血不足的事实不仅有充分的实验研究依据，而且也积累了大量临床验证的资料。目前药物负荷试验已得到广泛认可，成为一种有效而简便易行的冠心病无创诊断方法，尤其适应于年老体弱和残疾人。

目前认为，在潘生丁诱发心肌缺血的过程中，至少有 3 种方式即冠脉缺血、增加心肌氧耗及冠脉痉挛发挥了作用。其具体机制是通过抑制心肌细胞对腺苷摄取及代谢受阻，从而增加内源性腺苷的浓度，而腺苷对冠状动脉有强烈的扩张作用，使正常冠状动脉血流量增加，而缺血区血流减少，诱发出心肌缺血。多巴酚丁胺则是通过兴奋 β 受体，加快心率，增强收缩力，产生类似于运动负荷试验的生理反应；另外，运动试验观察到正常冠脉与狭窄冠脉之间非同等比例的血流灌注分布，亦即类似的盗血作用，使心肌缺血区血流进一步减少，并导致反射性的交感神经兴奋性增高，心率加快，血压增高，心肌耗氧量增加，缺血加剧。

潘生丁负荷试验的敏感性受其剂量大小的影响，静脉推注标准剂量（0.56 mg/kg）时为50%左右，大剂量（0.84 mg/kg）时为50% ~90%，特异性可达95%以上。阳性标准通常为试验中出现典型心绞痛和（或）ST 段下移≥0.1 mv。但须注意，潘生丁试验中部分患者可出现头晕、头痛、心慌、低血压、心动过缓、室性心律失常，甚至心肌梗死等。如出现此类不良反应或已诱发心绞痛后，可在静注氨茶碱后 3 min 内缓解或心电图恢复原态。由于正常人注射腺苷后有引起胸痛者，故胸痛不能作为腺苷试验阳性标准。

潘生丁或腺苷静脉注射应缓慢。禁忌证为：①不稳定型心绞痛或急性心肌梗死；②心力衰竭或严重心律失常未控制；③严重高血压（>180/100 mmHg）及严重瓣膜病；④不能停用氨茶碱的肺、支气管病患者。其中腺苷的优点是作用时间极短（约 2 s），一旦减慢或停止滴注，不良反应即消失，不必做特殊处理。多巴酚丁胺试验应注意避免梗阻肥厚性心肌病、束支阻滞及房颤患者。

一般来说，上述 3 种常用药物心电图负荷试验的共同点是试验敏感性不高，尤其对单支病变，甚至略低于运动试验，如潘生丁负荷试验对冠心病诊断阳性率为 50%～70%，不及心脏超声负荷试验和放射性核素负荷试验。据文献报道，多巴酚丁胺心电图负荷试验的特异性与运动心电图相似，但其敏感性却低于后者（56% vs 76%），而多巴酚丁胺超声心动图的诊断敏感性、特异性可达 81% 和 93% 左右，成为目前最受关注的无创检测冠心病方法之一。

3. 超声心动图及负荷试验　超声心动图异常也常见于冠心病患者。如左心室壁节律性运动减弱、无运动或矛盾运动（反向运动），以运动减弱最多见，可波及缺血区邻近的室壁。而未受影响部位则有代偿性运动加强的征象。有助于诊断。左室舒张期顺应性降低也出现于心肌缺血时，但不够敏感。主要表现为二尖瓣前叶的 EF 斜率降低，二尖瓣口多普勒血流频谱图上 A 峰 >E 峰，A/E 比值 >1.0，E 峰频谱持续时间延长。心肌缺血时左室收缩功能降低，超声可测出左室射血分数、左室短轴缩短率及心排出量降低。

在心肌缺血发作间歇期，冠心病心绞痛患者的超声心动图常呈阴性结果。应用增加心肌耗氧量的方法可以诱发心肌缺血，提高超声对心肌缺血的检出率。超声心动图负荷试验建立在以下 3 个假设的基础上：①运动诱发心肌缺血，可引起左室壁缺血区运动障碍；②室壁运动异常相对特异地标志心肌缺血；③局部室壁运动异常可由二维切面超声心动图准确记录。超声心动图负荷试验分为运动负荷及药物负荷两种。心电图负荷试验诊断冠心病的敏感性不很理想，核素心肌灌注显像仪器价格昂贵，难以普及。因此，超声心动图心脏负荷试验较前两种无创方法为优，尚能实时显示心脏结构和功能，这是其他方法不能比拟的。

（1）平卧位踏车运动试验：用特制的卧式踏车功量仪，患者在运动前、运动中、运动后间断地接受超声检查，冠心病心绞痛的患者运动可诱发室壁节段性运动异常。超声踏车运动试验诊断冠心病的敏感性达 80%，特异性超过 90%，高于心电图运动试验，但因运动时过度换气等原因，约 30% 的患者超声图像不够清晰，影响诊断。

（2）超声药物负荷试验：适应证、机制及注意事项与潘生丁、腺苷及多巴酚丁胺心电图荷试验相同。注射后出现心绞痛及节段性室壁运动异常为阳性。本试验一般是安全的，潘生丁及腺苷负荷试验检出冠心病的敏感性为70%～75%，特异性达95%～100%，尤其适用于年老不能运动的患者。多巴酚丁胺超声负荷试验的敏感性和特异性均较高，可分别达81%和93%左右，因此，其敏感性优于潘生丁。

4. 放射性核素检查 放射性核素心肌灌注显像有静息心肌灌注显像和负荷试验两种，后者又分为运动负荷试验和药物负荷试验。目前认为，放射性核素心肌灌注显像负荷试验是一项准确、敏感和无创的检查方法，适应证为：①胸痛的病因诊断；②心肌缺血部位、范围和程度评估；③了解 CABG 或术 PTCA 前后的心肌供血情况；④判断冠心病的预后。

心肌组织对某些核素或标记化合物有选择性摄取能力，静脉注射这些核素或标记化合物后可使心肌显影。由于摄取量与局部心肌血流灌注量成正比，如局部心肌缺血、细胞坏死或瘢痕形成，则表现为放射性减低或缺损，故又称冷区显像。临床上常用的放射性核素^{201}TI、^{99m}Tc-MIBI（^{99m}锝－甲氧基异丁基异腈）或^{99m}Tc-CPI（^{99m}锝－甲酯异丙基异腈）做放射性核素心肌显像和负荷试验。

正常心肌显像均匀，在运动负荷下，正常心肌血流量增加 3 倍，而狭窄的冠状动脉不能相应扩张，缺血或梗死区心肌的冠脉血流量减少而出现放射性释疏区或缺损区，正常心肌与缺血区显像剂浓度差别增大。可用踏车或平板试验，当运动达到目标心率时由预先建立好的静脉通道注入^{201}TI 或^{99m}Tc-MIBI，并继续运动 1 min。^{201}TI 于注射后 5～10 min 做运动负荷显像，4 h 后做延迟显像（再分布显像）。^{99m}Tc-MIBI 于注射后 1.0～1.5 h 做运动负荷显像，如运动负荷显像不正常，则 1～2d 后行静息显像。放射性核素运动负荷心肌灌注显像诊断冠心病有重大价值，与 ECG 运动负荷试验相比，其敏感性较高，特异性较强，尤其适用于女性。一项包括 1042 例 SPECT 心肌显像运动试验的多中心研究资料显示诊断冠心病的总敏感性为 90%，1 支、2 支及 3 支冠脉病变的检出率分别为 83%、93% 和 95%。

放射性核素药物负荷试验心肌灌注显像的常用药物有潘生丁、腺苷和多巴酚丁胺。老年人如因肺部感染、严重心肌缺血、缺乏锻炼及全身状态而使运动负荷试验的应用受到限制，药物负荷核素试验有助于检测上述患者的心肌血流灌注情况。于静脉给药后 2～3 min 注射示踪剂，显像时间同上。^{201}TI 和^{99m}Tc-MIBI 负荷心肌显像，诊断冠心病心肌缺血的敏感性均约为 90%，特异性均约为 80%。

5. 冠状动脉造影 冠状动脉造影是目前诊断冠心病最为可靠的办法，通过冠状动脉造影及其他介入检查，对有不典型胸痛、临床上难以确诊，以及中、老年患者有心电图 ST-T 改变、心脏扩大、心力衰竭、严重心律失常，怀疑有冠心病或冠状动脉畸形，而无创检查结果又不能确诊的患者，冠状动脉造影可提供有力的诊断依据。对已确诊的冠心患者，当考虑采用冠状动脉介入治疗或冠状动脉旁路手术重建血运时，亦须先做冠状动脉及左心室造影，以明确病变的性质、部位、形态、严重程度、预后及左心室的功能情况。冠脉造影对患者是否需要做冠脉血运重建术（包括PTCA、旋切及支架植入，及CABG)，是必不可少的主要手段。因此，了解冠状动脉循环对冠心病的诊断、治疗、预防等都有一定的帮助。

应用指征包括：①稳定型劳力型心绞痛内科治疗效果不满意，并高度可能是严重的冠心病；②不稳定型心绞痛经积极、强化的内科治疗仍不能控制症状，有可能是左主干及三支病变；③急性心肌梗死发病6 h内拟行冠状动脉内溶栓或直接经皮冠状动脉腔内成形术（PTCA）或并发心源性休克对升压药反应不满意，或并发室间隔穿孔。

随着先进的诊断技术不断涌现及对冠心病的发生、发展进程有了更深层次的了解，冠状动脉血管内超声（IVUS）的临床应用使冠状动脉造影诊断“金标准”面临挑战。冠状动脉造影诊断冠心病有其局限性，它对血管壁病变几乎无法了解，而冠心病血管管腔病变、狭窄仅仅是血管壁病变发展到一定程度的结果。IVUS检查可识别冠状动脉造影低估的病变，评价冠状动脉粥样硬化病变的总负荷、评价斑块的性质。

（六）诊断

根据典型心绞痛发作特点和特征，ECG有异常改变，并含用硝酸甘油后缓解者，可诊断为心绞痛。心绞痛发作不典型者，根据含用硝酸甘油的疗效和发作时的ECG改变，也可确定诊断。如仍不能确定诊断，可多次复查ECG，或进行心电图负荷试验或动态心电图观察，如出现阳性变化或负荷试验诱发心绞痛时即可确诊。也可参考实验室及其他多项检查如超声心动图。有条件的可以行放射性核素心肌显像和冠状动脉造影来确诊。根据典型的发作特点和体征，含服硝酸甘油后迅速缓解，结合年龄和存在的冠心病易患因素，除外其他原因所致的心绞痛，一般即可建立诊断。

由于劳力型心绞痛亦可见于其他疾病如肥厚性心肌病、主动脉瓣狭窄等，应注意原发病的诊断。排除了其他疾病后，可以认为劳力型心绞痛是冠心病所致。

稳定型心绞痛应注意与初发劳力型心绞痛鉴别，两者的主要不同点是后者的发病在1个月以内，且有发作加重的倾向，心绞痛症状可以不严重。劳力型心绞痛与自发型心绞痛并存并不罕见，以劳力型心绞痛为主，但有时心绞痛发作与劳力无关，此类型应诊断为混合型心绞痛。稳定型心绞痛与变异型心绞痛的鉴别要点是后者发作与活动程度、情绪无关；症状较重、持续时间长、休息不能缓解疼痛的发作；心绞痛发作时有ST段抬高。发作过后ST段恢复正常。

（七）鉴别诊断

老年人心绞痛往往与胸腹部疾病混淆，其临床表现比较复杂，应与有关疾病鉴别。

1. 胸部疾病 急性胸膜炎、急性心包炎、肋骨骨折、软骨炎等疾病的胸痛，往往累及前胸与左肩，其疼痛性质和部位似心绞痛。对这些疾病如能详细多方面进行检查不难确认。少数病例难以确诊时应进行心电图、X 线、CT、实验室等检查，可以得到明确诊断。某些食管疾病如反流性食管炎、食管裂孔疝及食道痉挛，可引起胸痛，易与心绞痛相混淆，根据这些疾病的病史，胸痛的发作特点，胸痛与饮食的关系，结合钡餐或胃镜检查，不难做出诊断。急性肺栓塞患者主要症状为呼吸困难，伴有胸痛，但胸痛在吸气时加重，听诊可闻及胸膜摩擦音，X 线胸片有助于诊断。

2. 腹部疾病 胃及十二指肠溃疡、胆道及胆囊疾病、胰腺炎等疾病可引起疑似心绞痛。特别是老年人有类似症状者多见，因为老年人不典型心绞痛多见，否定心绞痛时应慎重。腹部疾病的疼痛时间和性质与心绞痛不同，如持续时间长，疼痛部位局限，脏器不同出现的痛阈也不同，只要认真鉴别，一般可以确诊。

3. 神经疾病

（1）神经官能症：心脏神经官能症错综复杂，有时很难与心绞痛鉴别。心脏神经官能症的疼痛部位是左胸或心尖部，疼痛性质为持续隐痛或突然刺痛，无明显的诱因，也无发作性。其疼痛部位及性质往往变化不定。另外患者有多种神经官能症表现，如头昏、失眠、心悸、无力、烦躁、情绪不稳定等。仔细询问病史及体检可以鉴别。但老年人往往心绞痛与神经官能症同时存在，而掩盖心绞痛的特点，疼痛时可含服硝酸甘油，观察是否有效。老年人与青壮年人不同，很多生理病理变化有所差别，因此不要轻易否定冠心病心绞痛的诊断。

（2）肋间神经痛：肋间神经痛部位一般 1～2 个肋间，不一定局限在胸前。疼痛性质为刺痛或灼痛，多为持续性痛，沿肋间神经走行有压痛，咳嗽、呼吸及身体转动时疼痛加剧，与心绞痛有区别。老年人往往肋间神经痛与心绞痛很难区别，有时两种疾病同时存在，因此必须认真鉴别诊断。

4. 急性心肌梗死 急性心肌梗死的疼痛部位与心绞痛基本一样，其不同特点是疼痛性质，心绞痛发作时间短，含用硝酸甘油后很快得到缓解，但要与变异型心绞痛严格鉴别。心电图连续检查可有助于鉴别诊断。急性心肌梗死的心电图面向梗死部位的导联 S-T 段提高，并有异常 Q 波。实验室检查白细胞计数及血清酶增高。近年来已证实有些微量元素如 Mn、Cu、Zn、V、Cr 等升高或降低，比血清酶变化快，有实际诊断价值。

5. 其他心血管疾病 主动脉瓣狭窄或关闭不全，冠状动脉炎及冠状动脉口狭窄或关闭不全等均可引起心绞痛，要根据每个疾病的临床及体征特点进行鉴别。

6. 颈椎病 临床上，往往忽略颈椎病出现的疾病特点，将其误认为心绞痛。颈椎病老年人多见，应进行 X 线等多方面检查与心绞痛鉴别。

（八）治疗

心绞痛的治疗原则是：控制和治疗危险因素，防止直接诱因，积极治疗心绞痛。

1. 基础治疗　积极去除各种危险因素，如高脂血症、高血压、糖尿病，戒烟，进行适当体力活动。心绞痛发作频繁，严重或有变异型心绞痛、卧位型心绞痛时，应完全休息治疗，病情稳定后方可进行适当的活动。

2. 消除诱发因素　诱发心绞痛的因素很多，如快走、跑步、持重物、饭后、上楼梯、骑自行车、性交、精神紧张兴奋、情绪低落、忧郁、高度悲哀等均可引起心绞痛发作，所以老年人不要过于劳累和精神过度紧张，遇事不怒是避免心绞痛发作的重要措施。

3. 心绞痛的药物治疗

（1）心绞痛发作时的药物治疗：心绞痛发作时立刻就地休息，一般在停止活动后症状即可消除。休息后仍继续疼痛时，可使用作用快的硝酸酯类制剂。应用最广泛的是硝酸甘油、二硝酸异山梨醇酯（消心痛），亚硝酸异戊酯等，虽然这些药物的作用开始时间和持续时间有所不同，但其药理作用相同。

1）硝酸甘油：硝酸甘油因“首过效应”口服生物利用度极低，舌下含服迅速被口腔黏膜所吸收，仍是治疗心绞痛发作及预防心绞痛的首选药物。硝酸甘油在心绞痛发作时，可立即含用。老年人根据年龄不同，可用0.3～0.6 mg，舌下含化，使其迅速为唾液所溶解而吸收，1～3 min起效，4～5 min血药浓度达峰值，血浆半衰期2～8 min，有效作用时间10～30 min。一般90%左右的患者都能有不同程度的疗效。如果5 min后仍无效时可重复用，因人而异增加剂量，老年人一般不超过4～5次。服硝酸甘油无效时应考虑非冠心病患者或严重的冠心病，也可能所含的药物已失效或未溶解，未溶解者应嚼碎后继续含化。严重或反复发作者，可静脉滴注硝酸甘油，常用剂量10～60 μg/min，初始剂量为5～10 μg/min。长期反复应用可由于产生耐药性而使药力减低，停用7～10 d后再继续应用。不良反应偶尔可发生体位性低血压，老年人多见，出现头昏、头胀痛、头部跳动感、面红、心悸等。老年人第一次用药时，以平卧为宜。

2）二硝酸异山梨醇酯：每次口服或舌下含5 mg，舌下含化2～5 min见效，口服后数分钟发生作用，可持续2～3 h。

3）亚硝酸异戊酯：是一种能气化的液体，每安瓿含0.12～0.2 mL。心绞痛时立即用手帕包裹打碎于鼻部吸收，10～15 s即发生作用，持续数分钟。

4）严重和持续胸痛或用药物效果不佳者，可予吗啡3～5 mg静脉注射，必要时5～10 min后重复注射，总量不超过10 mg。应给予吸氧，按梗死前心绞痛或濒临心肌梗死处理。

5）变异型心绞痛发作时，可嚼碎含服硝苯地平5～15 mg，应注意血压下降的不良反应。

（2）心绞痛缓解期的治疗：应尽量避免心绞痛的诱发因素。目前临床上广泛使用的抗心绞痛药有 3 类，即硝酸酯，β 受体阻滞剂及钙离子拮抗剂，3 类药物均有效，可单独使用，也可联合应用。在选择抗心绞痛药物时，应根据患者的具体情况以及伴随疾病情况，加以个体化，以取得满意疗效。药效作用较持久的抗心绞痛药物如下：

1）硝酸酯类制剂：作用机制为扩张静脉，减少回心血量而降低心脏的前负荷，也降低外周血管阻力而降低后负荷，使心肌耗氧量减少；通过 NO 诱导内皮依赖性血管扩张作用，直接扩张冠状动脉，增加侧支循环和心内膜下血流而增加心肌灌注，故可有效控制心绞痛；NO 除血管扩张作用外，还可刺激鸟苷酸环化酶，对血小板产生抑制作用。常见不良反应是因对脑膜和皮肤血管扩张作用而引起搏动性头痛、皮肤潮红等。此外尚有体位性低血压、晕厥、窦性心动过速等。有青光眼、颅内高压、低血压和对该类药过分敏感者慎用。为减少硝酸酯类药物的耐药性，可采取间歇给药方法。如劳累性心绞痛患者日间服药、夜间停药；夜间自发型心绞痛或变异型心绞痛患者夜间服药，日间停药。皮肤敷贴片亦可白天或晚上睡前敷贴，于晚上或清晨除去，以保持血中有一段无硝酸酯的间期。也可并用含巯基的转换酶抑制剂如卡托普利，外源补充巯基以代偿其内源性消耗，并可拮抗上述的血流动力学反向调节作用。大量长期应用硝酸酯，不宜骤然停药，否则易激发心绞痛、甚至急性心肌梗死。

硝酸异山梨醇酯：是预防心绞痛发作应用最广泛的长作用硝酸酯类。口服二硝酸异山梨醇酯日服 3 ~ 4 次，5 ~ 20 mg/次，服后 30 min 有效，持续 3 ~ 5 h。二硝酸异山梨醇酯缓释制剂可维持 12 h，20 mg，每日 2 次。单硝酸异山梨醇是二硝酸异山梨醇的活性代谢产物，不经肝脏代谢，口服生物利用度高达 100%，治疗稳定型心绞痛有效。单硝酸异山梨醇多为缓释制剂，有效作用时间持续 8 ~ 12 h 以上，通常剂量为 20 ~ 50 mg，每日 1 ~ 2 次。临床还可选用二硝酸异山梨醇及单硝酸异山梨醇喷雾剂。

季戊四醇四硝酸酯：口服，每日 3 ~ 4 次，10 ~ 20 mg/次，服后 1 ~ 2 h 起作用，持续 4 ~ 5 h。

长效硝酸甘油制剂：1% ~ 2% 硝酸甘油软膏，涂在皮肤上使逐步吸收，效果可持续 6 h 或更久。硝酸甘油贴膜贴于皮肤上，通过持续释放硝酸甘油，能在 24 h 内维持有效而稳定的血药浓度，能预防或缓解心绞痛的发作，尤其是夜间的发作。

2）β 受体阻滞剂：主要作用是阻断肾上腺素能 β 受体的兴奋，从而减少心肌耗氧量，对血管有扩张作用，但同时有负性肌力作用，即心肌收缩力减低，减轻了心室内膜下心肌的张力，可能改善内膜下的心肌缺血。β 受体阻滞时可使 α 受体张力相对增高，使非缺血区血管阻力增加，有利于血液从非缺血区通过侧支循环流向缺血区。此外，β 受体阻滞剂可降低缺血时儿茶酚胺增多引起的血中乳酸和游离脂肪酸水平增高及其导致的心肌耗氧量增加，改善缺血心肌对葡萄糖的摄取以改善心肌代谢。β 受体阻滞剂的优点是减慢心率、适当降低动脉压、抗心律失常，有助于防止猝死并使氧合血红蛋白解离曲线右移，增加输送到心肌的氧供应。此外，尚可增加心内膜下及心外膜下心肌的血流比例，改善缺血。

β 受体阻滞剂的种类很多，均可用于心肌缺血和心绞痛的治疗。其中，用于治疗冠心病的药物包括美托洛尔、比索洛尔、塞利洛尔、普萘洛尔、卡维地洛等。

美托洛尔（metoprolol）：为选择性 β_1 受体阻滞剂，可引起支气管及周围动脉痉挛，对稳定型心绞痛疗效十分肯定。为目前临床广泛用于治疗劳力型心绞痛的药物之一。常用剂量 25～100 mg/d，分 2 次服用，半衰期为 3～4 h。阿替洛尔（atenolol）与美托洛尔相似，半衰期 6～9 h，主要从肾脏排泄，个体剂量差异较小，常用剂量为 25～100 mg/d，口服 1～2 次。

比索洛尔（bisoprolol）：β_1 受体阻滞剂，负性肌力作用弱，心功能轻度受损时可以试用。该药可以最大限度地减少心绞痛的发作次数以增加患者的活动耐量。口服半衰期为 10～12 h，个体剂量差异小，每日早晨口服 2.5～5.0 mg，药效可以维持 24 h。

塞利洛尔（celiprolol）：具有选择性 β 受体阻滞作用，同时也有部分 β_2 受体激动作用。塞利洛尔不减慢休息时的心率，而活动时具有进行性抑制心率增快的优点，较常用的 β 受体阻滞剂具有很多优越性，如轻度扩张支气管平滑肌，长期应用对血糖无影响，对血脂具有有利影响，使该药更适用于老年冠心病伴有高脂血症、糖尿病、慢性阻塞性肺病及周围血管疾病的患者。该药半衰期为 4～5 h，剂量为 200～400 mg，每日 1 次，患者能良好耐受。

普萘洛尔（propranolol）：非选择性 β 受体阻滞剂，目前应用较少。个体剂量差异较大，口服 10～40 mg/次，每日 3 次，清除半衰期 3～4 h。因它无选择性、无内源性拟交感活性作用，故禁用于慢性阻塞性肺病及周围动脉闭塞性疾病。糖尿病患者慎用。

卡维地洛（carvedilol）：第三代 β 受体阻滞剂，除了 β 受体阻滞剂作用外，对 α 受体也有阻滞作用。使用剂量从 6.25 mg 开始，逐渐增至 25～50 mg/d。

β 受体阻滞剂的应用需注意个体化给药，应从小剂量开始递增，如美托洛尔可从 12.5 mg 开始，逐渐增加剂量，以确定最适宜的个体化剂量，可根据用药后心率降至 55～60 次/min 作为治疗剂量的标准；停用 β 受体阻滞剂时应逐渐减量，突然停药可致心动过速、血压升高、心绞痛和心律失常加重，甚至引起急性心肌梗死或猝死。值得注意的是选择性 β_1 受体阻滞剂使用剂量大时对 β_2 受体也起阻滞作用，因此心脏选择性只是相对而言。β_2 受体兴奋能使冠状动脉扩张并拮抗 α 受体兴奋所致的冠状动脉收缩作用；阻滞 β_2 受体可能加重冠状动脉的收缩和痉挛，因此，β 受体阻滞剂不宜单独用于变异型或自发型心绞痛患者。同样，β受体阻滞剂，特别是非选择性β受体阻滞剂，可使阻塞性肺疾患和支气管哮喘患者发生严重的支气管痉挛。β受体阻滞剂的不良反应还有低血压、房室传导延长、房室传导阻滞、诱发或加重心衰等，老年人用此制剂应慎重。心率过慢（少于50次/min）者不宜应用。β受体阻滞剂常与硝酸酯类有协同作用，常联合应用，既可增强疗效，又可减轻各自的不良反应。

3）钙离子拮抗剂：主要抑制钙离子进入细胞内，也抑制心肌细胞兴奋-收缩，能降低动脉压，减轻心脏负荷，降低心肌收缩力和减慢心率，从而减少心肌耗氧；扩张冠状动脉，解除冠状动脉痉挛，改善心肌供血。本类药物尚有降低血液黏度、抗血小板聚集、改善心肌的微循环的作用；有抗动脉粥样硬化作用，能延缓冠状动脉粥样硬化病变的进展。

钙离子拮抗剂包括3类：二氢吡啶类（dihydropyridines）；硫苯䓬类（benzothiazepines）；苯烷胺类（phenylalkylamines）。二氢吡啶类属血管选择性药物，对血管有强大的舒张作用，而对心脏的作用很小。后两类亦称非二氢吡啶类（nondihydropyridines）钙拮抗剂，扩张周围血管的作用较二氢吡啶类弱，但地尔硫䓬扩张冠状动脉的作用与硝苯地平相等而强于维拉帕米。地尔硫䓬和维拉帕米对心肌和传导系统有抑制作用，并有负性肌力作用和负性频率作用，其中维拉帕米抑制心肌收缩力和窦房及房室传导的作用又大于地尔硫䓬。此两药均有抗心律失常的作用，以维拉帕米更强。

①二氢吡啶类：硝苯地平（nifedipine，心痛定）半衰期3～4 h，常用量为10～20 mg，每日3次，由于该药作用时间短，扩张血管后能引起反射性交感神经兴奋使心率增快；交感神经的代偿性兴奋可抵消本药的负性肌力作用，甚至表现为正性肌力作用。硝苯地平控释片（拜新同），30 mg，每日1次，可使血药浓度保持稳态水平，并能减少普通硝苯地平常见的头痛、面部潮红等不良反应。

氨氯地平（amlodipine，络活喜）：新一代长效二氢吡啶类钙拮抗剂，半衰期长达35～45 h，常用量为5～10 mg，每日1次，能有效控制血压，防止血压骤然升高和心绞痛发作。因药物吸收代谢缓慢，不引起反射性心动过速。研究氨氯地平对于稳定型心绞痛患者心肌缺血昼夜发作方式影响的跨国多中心临床试验——欧洲昼夜抗心肌缺血方案（CAPE）结果证明，日服1次氨氯地平，特别是合用β受体阻滞剂能在24 h内有效地缓解稳定型心绞痛患者心肌缺血的发作。

非洛地平（felodipine，波依定）：属第二代的钙拮抗剂，半衰期约25 h，常用量5～10 mg，每日1次，可维持疗效。

②地尔硫䓬（diltiazem，硫氮䓬酮）：广泛用于治疗冠心病的钙拮抗剂，通过直接扩张冠状动脉及降低心率与血压的乘积的双重效应，对改善心肌缺血和抗心绞痛有良好的疗效，半衰期为5 h，常用剂量为30～60 mg，每日3～4次。盐酸地尔硫䓬

缓释片用量为45～90 mg，每日2次。

③维拉帕米（verapamil）：亦通过直接扩张冠状动脉和降低心率与血压的乘积的双重效应而用于治疗冠心病。本药对冠心病心率较快或合并室上性心律失常的患者尤其适用，半衰期为3～5 h，常用剂量为40～80 mg，每日3～4次。维拉帕米缓释片（Isoptin SR）用量为120～240 mg，每日1次，必要时可增至每日2次，可维持24 h。

由于这3类钙拮抗剂在组织选择性方面有差异，对心脏、血管的作用不同，对有不同的心血管病理改变者，宜选用相应的药物治疗，并且与硝酸酯类，β受体阻滞剂合用时，应注意各自的不良反应及剂量，尤其与β受体阻滞剂合用时更应慎重。与β受体阻滞剂相比，钙拮抗剂不产生耐药性。钙拮抗剂亦无明显的停药后撤除反应。对合并有高血压、阻塞性肺部疾病或周围血管病的冠心病患者，钙拮抗剂是优先选择的药物。治疗变异型心绞痛或自发型心绞痛用钙拮抗剂效果佳，为首选药物；停用钙拮抗剂时，宜逐渐减量然后停服，以免发生冠状动脉痉挛。

钙拮抗剂的常见不良反应为小动脉扩张所致的头痛、眩晕、面色潮红和血压降低。钙拮抗剂可引起体液潴留，常表现为下肢和踝部水肿。此外，维拉帕米有时可引起严重的便秘。

4）抗血小板药物：小剂量阿司匹林可抑制血小板聚集，并能抑制TXA_2的合成。常用肠溶阿司匹林50～100 mg，每日1次，口服。不能服用阿司匹林的患者，二磷酸腺苷（ADP）受体拮抗剂氯吡格雷（clopidogrel）和噻氯匹定（抵克力得，ticlopidine）是可选择的抑制血小板聚集的药物。氯吡格雷（75 mg，每日1次）比噻氯匹定的抗血小板作用强，顿服300 mg后2 h即可达到有效血药浓度，在高危患者中预防心肌梗死和中风的效果至少与阿司匹林相当，可用于对阿司匹林不能耐受的患者的长期口服治疗。氯吡格雷初始剂量300 mg，以后75 mg/d维持。磷酸二酯酶抑制剂西洛他唑，50～100 mg，每日2次。

5）心肌代谢药物：曲美他嗪（trimetazidine）、雷诺嗪（ranolazine）、左旋肉碱（L-carnitin）等。其中曲美他嗪（商品名Vasorel，万爽力）是欧洲心脏病协会在欧洲心脏病杂志上推荐的一种治疗冠心病的代谢性药物。万爽力通过保持细胞内环境稳定，增加细胞对缺氧的耐受，其细胞保护活动可限制心绞痛患者缺血时心肌细胞的损耗。临床研究已显示心绞痛患者以万爽力单药治疗时，口服万爽力20 mg，每日3次，可减少心绞痛发作次数和使用硝酸甘油的次数，并增加运动能力。对用常规抗心绞痛药不能控制的心绞痛患者，加上万爽力60 mg/d，可减少心绞痛发作次数和使用硝酸甘油的次数，而且耐受性良好。此药开始可以单药治疗心绞痛，也适宜于那些用硝酸盐、β受体阻滞剂或钙拮抗剂均未能充分控制症状患者的附加治疗，是一种有效而耐受良好的抗缺血药。

6）降脂药物：他汀类药物在改善脂质代谢的同时，对 CAD 患者可以明显降低致命性及非致命性心肌梗死及血管重建的危险性。对于冠心病患者，低密度脂蛋白胆固醇在 3.4 mmol/L（130 mg/dL）以上就需服用降脂药，治疗目标是使之降至 2.6 mmol/L（100 mg/dL）以下，将 TC 降至 5.17 mmol/L（200 mg/dL）以下。

7）ACE 抑制剂治疗：ACE 抑制剂应该作为明确冠心病患者二级预防的常规用药，尤其是无严重肾脏疾病的糖尿病患者。所有经冠状动脉造影证实或有陈旧性心肌梗死确诊的 CAD 患者，及合并糖尿病和（或）左室收缩功能障碍的患者如无禁忌证均应使用。

8）中药制剂：中药活血化瘀药如复方丹参、冠心苏合丸等，有一定的疗效。中国中医科学院研制的冠心Ⅰ号，冠心Ⅱ号具有较好的临床疗效。

4. 心绞痛的非药物治疗

（1）血管成形术：经皮腔内冠状动脉成形术（percutaneous transluminat coronary angioplasty，PTCA）是用带球囊的心导管经周围动脉送到冠状动脉，在导引钢丝的指引下进入狭窄部位，向球囊内加压注入稀释的造影剂使之扩张，在有指征的患者中可代替外科手术治疗而收到类似效果。由于 PTCA 发生冠状动脉急性闭塞的风险大和术后较高的再狭窄率，目前已很少单独使用，可同时行冠状动脉内支架安置术。随着新技术的出现，尤其是新型支架特别是药物洗脱支架及新型抗血小板药物的应用，介入治疗可明显降低患者的心肌梗死和病死率。

（2）冠状动脉旁路手术：即冠状动脉旁路搭桥术（coronary artery bypass grafting，CABG），主要是施行主动脉－冠状动脉旁路移植术，取患者自身大隐静脉或内乳动脉作为旁路移植材料。一端吻合在主动脉，另一端吻合在有病变的冠状动脉的远端，引主动脉的血流以改善冠状动脉所供心肌的血流供应。术前进行选择性冠状动脉造影，了解冠状动脉病变的程度和范围，以供制订手术计划的参考。本手术在冠心病发病率高的国家中已成为最普遍的选择性外科手术，对解除心绞痛有较好的效果。

（3）冠状动脉内膜剥脱术（coronary artery endarterectomy，CAE）：常用于右冠状动脉远端包括分支近端的完全闭塞，也用于前降支，即当靶血管完全闭塞，致血管桥与该段冠状动脉吻合有困难时。以右冠状动脉远端闭塞为例，开始可在右冠状动脉远端相当于后降支起源近侧做长约 1.5 cm 纵切口，直达阻塞灶，应用剥离子沿阻塞病变和冠状动脉外弹力膜间的平面进行剥离，游离阻塞柱芯，在动脉壁切口端将纤维栓柱切断，钳夹住栓柱，继续向远端及其分支后降支剥离，将栓柱及其伸入分叉的尾端整块取出。不能反方向做内膜剥脱，而且不能在未完全闭塞的动脉上做内膜切除术。按常规将血管桥与摘除血栓内膜的动脉壁切口进行吻合。

5. 不稳定型心绞痛的治疗　不稳定型心绞痛的严重性，在于它可恶化为急性心肌梗死或缺血性猝死。不稳定型心绞痛患者常有斑块破裂和血管内血栓形成，覆盖在破裂斑块上的血栓主要是富含血小板的白色血栓，而急性心肌梗死的动脉内血栓主要是由红细胞、纤维蛋白构成的红色血栓。在不稳定型心绞痛的发病中，血小板激活、花生四烯酸代谢增强、内皮功能不全、凝血功能激活、抗凝功能减弱及血管痉挛等起着重要作用。以上的特点决定了不稳定型心绞痛的治疗既与稳定型心绞痛不完全相同，也有别于急性心肌梗死的治疗。

硝酸酯类药物依然是治疗不稳定型心绞痛的基本药物。应选用静脉滴注，几乎可立即开始作用，并可根据症状和不良反应随时调整剂量。静脉点滴硝酸甘油可与β受体阻滞剂或地尔硫䓬合用，或三者合用，可使心绞痛明显减轻，心肌缺血发作明显减少。

治疗不稳定心绞痛的一个重要目标是防止病情发展成心肌梗死或猝死。应用抗血小板制剂阿司匹林、血小板糖蛋白Ⅱb/Ⅲa受体抑制剂和抗凝制剂肝素可以有效地达到这一目的。应用特异的抗凝血酶制剂水蛭素（hirudin），近期疗效优于肝素。

（1）血小板糖蛋白Ⅱb/Ⅲa受体阻滞剂：激活的糖蛋白Ⅱb/Ⅲa受体与纤维蛋白原结合，形成在激活血小板之间的桥梁，导致血小板血栓的形成。阿昔单抗（abciximab）是直接抑制糖蛋白Ⅱb/Ⅲa受体的单克隆抗体，在血小板激活起重要作用的情况下，特别是患者进行介入治疗时，该药多能有效地与血小板表面的糖蛋白Ⅱb/Ⅲa受体结合，从而抑制血小板的聚集，一般使用方法是先静注冲击量（bolus）0.25 mg/kg，然后10 μg/（kg·h）静滴12～24 h。合成的该类药物还包括替罗非班（tirofiban）和整合素（integrilin，eptifibatide）。口服制剂作用尚不确定。

（2）肝素是直接抗凝剂：用于不稳定型心绞痛和顽固的心绞痛。肝素的推荐剂量是先给予80 U/kg静注，然后以18 U/（kg·h）的速度静脉滴注维持，治疗过程中需注意开始用药或调整剂量后6小时测定部分激活凝血酶时间（APTT），根据APTT调整肝素用量，使APTT控制在45～70 s。但是，肝素对富含血小板和凝血块的血栓作用较小，且肝素的作用可由于肝素结合血浆蛋白而受影响。未口服阿司匹林的患者停用肝素后可能使胸痛加重，与停用肝素后引起继发性凝血酶活性增高有关。因此，肝素以逐渐停用为宜。近年陆续报道低分子量肝素用于治疗不稳定型心绞痛和无Q波型急性心肌梗死，较用普通肝素具有更多的优点，具有更合理的抗Xa因子及Ⅱa因子活性的作用，可以皮下应用，不需要实验室监测，临床观察表明，低分子量肝素较普通肝素有疗效肯定、使用方便的优点，其抗凝作用更易预测，具有更好的生物利用度，更长的半衰期以及更固定的清除率，并有较少的出血倾向。使用低分子量肝素的参考剂量：依诺肝素（enoparin）40 mg、那曲肝素（fraxiparin或nadroparin）0.4 mL或法安明（fragmin或dalteparin）5000～7500 U，皮下注射，每12 h一次，通常在急性期用5～6天。

溶栓治疗不稳定型心绞痛国外已进行过临床试验，但多数未能显示有效性。相反，有些试验显示溶栓组患者发生急性心肌梗死及死亡的危险性增高，并增加其他不良事件的发生，主要是因不稳定型心绞痛者血管内血栓主要含血小板而非纤维蛋白和红细胞，因此溶栓药物的针对性较差。而且，缺血的冠脉多数未完全闭塞，溶栓治疗对狭窄程度的改善很小。

（3）手术治疗：此外，合用他汀类降脂药物和ACE抑制剂对治疗有益。如在积极的内科治疗下病情仍进展，则需做介入治疗或搭桥手术。

6. 细胞治疗　参见本章第四节。

（九）预防

适当地进行体育锻炼以提高心肌的功能，促进冠状动脉侧支循环的形成；尽量避免诱发心绞痛发作的因素，如吸烟、饮酒、情绪激动；劳逸结合；合理的营养，少用高脂肪食物；预防和积极治疗诱发心绞痛的疾病，如高血压、肥胖症、糖尿病等。

（十）预后

应注意以下两点：经过治疗后，心绞痛发作次数减少，症状减轻的患者往往经过一个时期后心绞痛再次发作，症状严重恶化者常见；心绞痛反复发作，用硝酸甘油等多方面进行治疗无明显疗效者，预后欠佳，有可能发生心肌梗死，如初发型心绞痛、变异型心绞痛、不稳定型心绞痛、卧位型心绞痛等，这类心绞痛也称为梗死前心绞痛。

（金丽英　叶学敏　王婷婷）

第四节　心肌梗死

心肌梗死（myocardial infarction）是由于冠状动脉急性闭塞，使部分心肌因严重而持久的缺血发生的局部坏死。95%以上的心肌梗死是中、老年人冠状动脉粥样硬化所致。如果冠状动脉闭塞较慢，侧支循环形成较好，则可不发生心肌梗死。非动脉粥样硬化的原因如冠状动脉栓塞、冠状动脉炎、主动脉夹层累及冠状动脉开口、冠状动脉先天畸形、心肌桥等，均可导致心肌梗死（简称“心梗”）。

（一）病因

患者多发生在冠状动脉粥样硬化狭窄基础上，由于某些诱因致使冠状动脉粥样斑块破裂，血中的血小板在破裂的斑块表面聚集，形成血块（血栓），突然阻塞冠状动脉管腔，导致心肌缺血坏死；另外，心肌耗氧量剧烈增加或冠状动脉痉挛也可诱发急性心肌梗死，常见诱因如下。

1. 过劳　过重的体力劳动，尤其是负重登楼，过度体育活动，连续紧张劳累等，都可使心脏负担加重，心肌需氧量突然增加，而冠心病患者的冠状动脉已发生硬化、狭窄，不能充分扩张而造成心肌缺血。剧烈体力负荷也可诱发斑块破裂，导致急性心肌梗死。

2. 激动 由于激动、紧张、愤怒等激烈的情绪变化诱发。

3. 暴饮暴食 不少心肌梗死病例发生于暴饮暴食之后。进食大量含高脂肪高热量的食物后，血脂浓度突然升高，导致血黏稠度增加，血小板聚集性增高。在冠状动脉狭窄的基础上形成血栓，引起急性心肌梗死。

4. 寒冷刺激 突然的寒冷刺激可能诱发急性心肌梗死。因此，冠心病患者要十分注意防寒保暖，冬春寒冷季节是导致急性心肌梗死发病较高的原因之一。

5. 便秘 便秘在老年人当中十分常见。临床上，因便秘时用力屏气而导致心肌梗死的老年人并不少见。必须引起老年人足够的重视，要保持大便通畅。

6. 吸烟、大量饮酒 吸烟和大量饮酒可通过诱发冠状动脉痉挛及心肌耗氧量增加而诱发急性心肌梗死。

（二）发病机制

由于老年人冠状动脉硬化，冠状动脉供血不足引起心肌缺血和缺氧，心肌因血液供应持久的严重阻碍或完全中断而发生不可逆转的结构上的改变而形成坏死。多数是冠状动脉急性闭塞而引起的，冠状动脉粥样斑块加重或病变部位的内膜破裂、出血、血栓形成，使管腔很快完全阻塞，如该动脉与其他冠状动脉间侧支循环原先未充分建立，即可导致该动脉所供应的心肌严重持久缺血，1 小时以上即致心肌坏死。少数病例冠状动脉管腔未完全闭塞，但冠状动脉持久痉挛，使冠状动脉血流量逐渐减少，加上情绪激动，重体力劳动，饱餐后，使心肌耗氧量明显增加，心肌负担加重，长期心肌缺血，此时心肌缺氧致凝固坏死，并可由心内膜下心肌波及心室壁全层，而形成心肌梗死。在粥样硬化病变使冠状动脉管腔狭窄的基础上，发生心排血量骤降（出血、休克或严重的心律失常），或左心室负荷剧增（重度体力活动、情绪过分激动、血压剧升或用力大便）时，也可使心肌严重持久缺血，引起心肌坏死。睡眠时迷走神经张力增高，使冠状动脉痉挛；介入性诊治的操作损伤，都可加重心肌缺血而致坏死。

急性冠脉综合征（ACS）是近年来提出的新概念，其主要发病机制是不稳定斑块的破裂，从而诱发急性血栓形成，次要机制是斑块破裂和内膜损伤所诱发冠脉的收缩和痉挛，可以与血栓形成并存，占 ACS 发生率的 10% ~20%。斑块破裂的原因，既有斑块本身的因素，也有斑块以外的因素。斑块本身的因素中包括斑块下脂核的大小、斑块内炎症的程度、纤维帽的厚度和斑块纤维帽内的胶原量。脂核大，斑块就容易破裂；如果斑块下有大量的 T 细胞和巨噬细胞，巨噬细胞释放大量的金属蛋白酶，使纤维帽变薄，斑块也易破裂；另外纤维帽内的胶原含量较多，则斑块的强度大，就不容易发生破裂。斑块以外的因素主要是心率、血压和冠状动脉内压的突然变化，对斑块应切力的增加等。

血栓形成机制涉及血管壁、血小板、凝血、纤溶和血流。血小板和凝血因子是血栓形成的必需物质，其功能激活是高凝状态的表现，纤溶活性对血栓的结局起着重要的作用。

按 ST 段抬高与否，分为 ST 段抬高及非 ST 段抬高的 ACS。ST 段抬高 ACS 主要演变为 Q 波型急性心肌梗死（AMI），少数也可发生急性非 Q 波心肌梗死。非 ST 段抬高的 ACS 主要演变为非 Q 波型心肌梗死和不稳定型心绞痛两类，极少数也可发生急性非 Q 波心肌梗死。根据新的分类，心肌梗死是根据心电图有无 S-T 段抬高来分类。不同类型的 AMI，其治疗和预后也有差别。

（三）病理

心肌梗死是冠状动脉分支的动脉粥样硬化引起管腔闭塞，常伴有血栓形成及血供受到阻碍的心肌发生坏死、心肌软化和溶解。病灶外形不规则，呈灰黄或灰红色，质较软，边缘不整齐，其周围区有出血带。冠状动脉硬化并发心肌梗死者，绝大多数病例至少有 1 ~2 支冠状动脉主支的管腔高度狭窄或完全闭塞。常见的梗死发生在左冠状动脉降支、右冠状动脉、左冠状动脉回旋支和左冠状动脉主干。梗死灶分为三型。

1. 透壁性心肌梗死 冠状动脉梗死区域大小不等，可贯穿于内膜和中层并可累及全层心肌，心电图上有 ST 段抬高并大多出现异常 Q 波，此时可称为“Q 波性心梗”和“ST 段抬高型心梗”，此型最为常见。

2. 非透壁性心肌梗死 即心内膜下心梗，心肌坏死累及心内膜下和（或）中层心肌，但未波及整个心肌壁扩展到外膜，心电图 ST 段压低，一般无异常 Q 波，称“非 Q 波性心梗”。

3. 灶性心肌梗死 梗死范围较小，呈灶性分布于心室壁的一处或多处，心电图上无 ST 段抬高也无 Q 波，临床常易漏诊而为尸检所发现。

新近认为，通过血肌钙蛋白测定可判断微型梗死。强调了“ST 段抬高性心梗”和“无 ST 段抬高性心梗”的分型。

（四）临床表现

临床表现与心梗的部位、面积、侧支循环发生机制及个体反应有关。

1. 心肌梗死前先兆 心肌梗死前先兆界定于心绞痛和心肌梗死之间的过渡型。其心绞痛是心肌急剧的和暂时的缺血与缺氧引起的临床症状，有发作性临床特点。经临床及心电图、血清酶学检查都不能证实有急性心肌梗死的严重心绞痛，是急性心肌梗死的前驱疾病。

心肌梗死前先兆的病理基础是冠状动脉功能不全引起的灶性坏死，心肌细胞的损伤较缓慢，散在缺血性心肌营养不良，镜下可有粟粒性坏死灶。这类患者心绞痛持续时间为10～15 min，有可能短期发生心肌梗死，临床上一般分为3种类型：

（1）无症状患者，休息或夜间反复出现15～30 min或更长时间的持续性心绞痛。阵发性或进行性加剧，这些患者无论在临床或心电图方面都没有心肌梗死的表现（初发型心绞痛）。

（2）既往有心绞痛患者，心绞痛发作比过去频繁，发作持续时间也较久者，硝酸甘油疗效差（恶化型心绞痛）。

（3）在发生心肌梗死后（陈旧性心肌梗死），经过一个阶段无痛期后，在休息时反复出现心绞痛发作。

（4）心绞痛时伴有恶心、呕吐、大汗和心动过速，或伴有心功能不全、严重心律失常、血压大幅度波动等，同时心电图示ST段一时性明显抬高（变异型心绞痛）或压低，T波倒置或增高（“假性正常化”）。

心肌梗死前先兆常为急性心肌梗死前的临床表现，可作为急性心肌梗死的预兆，应早期进行防治。安静时卧床休息时的心绞痛发作，虽然可有暂时性及可逆性，但多数是心肌梗死前先兆，有报道在3个月内发展到急性心肌梗死者占15%～31%。因此，对劳累型心绞痛患者，在休息心绞痛发做出现时，应考虑到心肌梗死前先兆，决不可忽视，应警惕近期内发生心肌梗死的可能，应及时积极治疗，尽量防止发生大面积心肌梗死。

老年人心肌梗死的前兆表现多不明显，有人认为1/2左右的病例在发生心肌梗死前1～2周内呈先兆症状，但其症状不典型者多。有人报道，老年人心肌梗死，梗死面积的直径大于5 cm以上者48%有疼痛症状。

2. 心肌梗死的临床症状　心肌梗死发生后，多数病例主要表现是急性心肌缺血及坏死引起的剧烈疼痛，其次是休克、左心衰、心律失常等，老年人急性心肌梗死症状随梗死的大小、部位、发展速度和原来心脏的功能情况等而轻重不同，分述如下：

（1）疼痛

1）疼痛型：胸痛是急性心肌梗死最常见的起始症状，疼痛的性质和部位基本上与心绞痛相似，但疼痛的范围较心绞痛更广，疼痛可在休息或活动中发生，在数分钟或更长一些时间内发展到最严重程度，休息或口含硝酸甘油无明显效果；疼痛可持续数小时，甚至1～2 d以上。用麻醉性强镇痛药后可减轻疼痛。心肌本身没有感觉神经，心绞痛及心肌梗死疼痛的发生，是由于心肌缺血及坏死后产生“致痛因子”，可能是乳酸及磷酸性物质，刺激心脏内传入性自主神经末梢所致。疼痛发作时伴有憋闷、出冷汗、面色苍白、肢端冷凉、躁动不安、头痛、头昏、恶心、无力等。

2）无痛型：无痛型心肌梗死多见于老年人。有人报告87%的病例以无痛为主，其中70%年龄超过70岁。老年人常因并发休克、心衰、心律失常、肺水肿、脑血管意外等情况而掩盖了疼痛。无痛性心肌梗死的主要原因是：①中枢神经系统疼痛阈增高所致；②冠状动脉逐渐狭窄，心肌梗死的形成比较缓慢，侧支循环形成的较好，所以不引起疼痛；③冠状动脉闭塞极快，立即引起心肌缺血坏死，来不及释放足量的代谢产物刺激神经末梢引起疼痛；④由于老年人心肌的变性坏死使心肌的疼痛感受性降低；⑤在梗死发生前心肌已有广泛缺血改变，便无疼痛；⑥心肌梗死往往被其他并发症的症状所掩盖。

（2）全身症状：由于坏死物质吸收引起发热，一般在疼痛发生后24～48 h出现，程度与梗死范围常呈正相关，体温一般38℃上下，很少超过39℃，持续1周左右。发热持续超过1周或消退后重新出现，或高热超过39℃，应怀疑并寻找有无并发感染。还应注意有无心肌梗死新的发展、栓塞性并发症或心肌梗死后综合征。

（3）胃肠道症状：尤其当剧烈胸痛时常伴有反复发作的恶心、呕吐和上腹胀痛。60岁以下者约30%出现，老年人不似想象中的那样多见。胃肠道症状可能与迷走神经受坏死心肌刺激和心排血量降低组织灌注不足等有关。肠胀气也不少见；某些患者还有顽固性呃逆，以下壁心梗多见。在意识清醒，未用过吗啡、哌替啶等镇痛剂及过去从无消化道疾病的老人，突然出现上腹痛，呕吐，甚至个别的下腹痛伴有腹胀、腹泻者也不应失去警惕。

（4）低血压和休克：不少老年患者的低血压可能是心肌急性缺血损伤后，加上大量出汗、呕吐引起血容量不足，或某些血管扩张、镇静等药物作用而致，可持续数周后再上升，但常不能恢复以往的水平。表现为反应迟钝，面色灰暗，额头、颈部及四肢末端出汗，皮肤温度较低，甚至尿少，收缩压在80～90 mmHg或较原基础血压下降60 mmHg以上。如能仔细监护，及时处理，部分患者可免于休克的发生。由剧烈疼痛、严重心律失常、血容量不足或反射性周围血管舒缩功能障碍等原因引起的低血压也不少见，常参与休克的发生。主要由这类原因引起的低血压，即使严重程度较低，如不及时处理和纠正，也可使心肌缺血损伤加重、扩大，导致更严重的休克。因此，低血压时不应机械地过于强调必须除外这些原因以诊断“真正的”心源性休克，以免造成对上述因素的忽视，给治疗和预后带来不利影响。

老年人由于冠状动脉硬化，心肌也不同程度地硬化，患心肌梗死时心室收缩力减弱和收缩功能失调，心排血量急剧下降，组织缺氧，而出现心源性休克。据统计，老年人心梗合并休克高达60%、充血性心衰53.3%、心律失常65%。老年人急性心梗是否发生心源性休克与心肌损伤的范围有关，一般认为损伤在30%以下者不会发生休克，损伤35%～70%者往往发生休克。老年人休克发生率高，病情严重，多在起病后数小时至一周内发生，可在数小时内致死，一般持续数小时至数天，可反复出现。如疼痛缓解而收缩压低于80 mmHg，或高血压患者收缩压较以往基数下降10.6 kPa（80 mmHg），低血压持续30 min以上，排除了由于剧烈胸痛、严重心律失常及低血容量所致的低血压，患者烦躁不安、面色苍白、皮肤湿冷、脉细而快、大汗淋漓、尿量减少（<20 mL/h）、神志迟钝，甚至晕厥者，则为休克的表现。

心源性休克常与不同程度的充血性心力衰竭合并存在，其病死率在50%～90%。临床上识别休克前状态，较诊断心源性休克更为重要。当患者出现难解释的心率增快、每搏血量降低、血压下降、尿量减少或皮肤湿冷等任何一项，均应注意患者发生心源性休克的可能性，要给予积极的治疗以预防心源性休克的发生。早期治疗能提高心源性休克的存活率，故切勿因不全部符合心源性休克的诊断标准而在治疗上有任何忽视。

（5）心力衰竭：老年人心梗多发生于左心室，所以急性左心衰竭者多，可在起病最初数日内发生或在疼痛、休克好转阶段出现，为梗死后心脏收缩力显著减弱或不协调所致，发生率为20%～48%。表现为呼吸困难、咳嗽、发绀、烦躁等，严重者可发生肺水肿或进而发生右心衰竭，出现颈静脉怒张、肝肿痛和水肿等。右心室心梗者，一开始即出现右心衰竭的表现，此时心排出量显著减少，血压降低，肺部啰音和呼吸困难反而不明显。

发生于急性心梗时的心衰称为泵衰竭，常按Killip分级法分为以下四级：

Ⅰ级：左心衰竭代偿阶段，无心力衰竭征象，但肺楔嵌压（PCWP）可升高；

Ⅱ级：轻至中度左心衰竭，肺啰音的范围小于肺野的50%；

Ⅲ级：重度心力衰竭，急性肺水肿，肺啰音的范围大于两肺野的50%；

Ⅳ级：心源性休克等不同程度或阶段的血流动力学变化。

（6）心律失常：老年人急性心梗后并发心律失常者为90%～100%，发病后24 h～3 d最多见。主要原因是冲动发放功能低下和传导系统的障碍。急性心梗后，心肌严重缺血、缺氧，而致酸中毒，钾离子由细胞内移向细胞外，血浆儿茶酚胺及游离脂肪酸增高。此时，受损、缺血、处在低极化状态的心肌细胞应激性、自律性和传导性均增高，所以，心梗后易出现心律失常。

各种心律失常中以室性心律失常为最多，尤其是室性期前收缩，其重要性在于能引发室性心动过速或心室颤动。如室性期前收缩：①频发（>5次/min）；②成对或连续出现；③多源性；④落在前一心搏的T波上（R on T），则常为发生室性心动过速或心室颤动的先兆。半数以上心室颤动的患者有以上“先兆性”室性期前收缩，但“先兆性”室性期前收缩不一定引发心室颤动；反之，心室颤动也常出现在无“先兆性”室性期前收缩的患者。此外，舒张晚期室性期前收缩落在P波上（R on P），在急性期也具有危险性。

室性加速性自主心律（accelerated idio-ventricular rhythm）：这种心律在急性心肌梗死中的发生率为10%～46%，常出现于梗死的起始24 h内，频率55～120次/min；常开始于窦性心动过缓或期前收缩长间歇后的室性逸搏，或一个舒张晚期出现的室性期前收缩，可在3～30个心搏后自然终止，或与窦性心律交替，或在基本节律加快后消失。加速性室性自主心律一般不造成血流动力学障碍，但发生阵发性室性心动过速的可能性增加，特别是心室率较快时。溶栓治疗成功的病例常出现加速性室性自主心律。

各种程度的房室传导阻滞和束支传导阻滞也较多，严重者可发展为完全性房室传导阻滞。完全性房室传导阻滞时为交界性逸搏心律，QRS 形态正常，频率 40～60 次/min。伴发右心室梗死时，房室传导阻滞更为常见。室上性心律失常则较少，多发生在心力衰竭患者中。完全性束支传导阻滞会影响心肌梗死的心电图诊断。前壁心肌梗死易发生室性心律失常。下壁（膈面）心肌梗死易发生房室传导阻滞，其阻滞部位多在房室束以上处，预后较好。前壁心肌梗死而发生房室传导阻滞时，往往是多个束支同时发生传导阻滞的结果，其阻滞部位在房室束以下处，且常伴有休克或心力衰竭，预后较差。

（7）意识障碍：突然出现的神志不清、意识丧失在老年人并不少见，可占所有症状的第 3 位。可能是老年人原有冠状与脑动脉粥样硬化病变较严重，一旦由于某种诱因出现重要脏器供血不足时，首先表现为脑缺血的症候；也可能与脑组织对循环障碍的耐受性下降或发生了小块脑梗死有关，其他可能原因有阵发性心动过速、低血压等。出现意识丧失可持续达 5 min 之久，多数出现这一症状的患者与以往已患过心肌梗死、糖尿病、脑卒中有关；尤其常见于高龄妇女，而且预后较差。

（8）猝死：急性心肌梗死可表现为猝死，发病即为心室颤动，经心肺复苏之后证实为本病。虽然猝死发病年龄高峰在 55～65 岁，随着增龄猝死发生率有所降低，然而发生急性心肌梗死的老年患者以猝死作为临床首要症状者并不少见。因为老年急性心肌梗死时心律失常易导致室颤或心脏停搏，且心脏破裂亦较年轻者多见，而这两者都是猝死的直接原因。

3. 心肌梗死的体征 急性心肌梗死时心脏方面常能发现或多或少的体征，有助于诊断及了解病情的变化。有些病例心脏体征可在正常范围内。约半数病例心脏有轻度至中度增大，这种增大一部分与以往有高血压病有关。在前壁心肌梗死的早期，可能在心尖部和胸骨左缘之间扪及收缩期膨出，是由心室壁反常膨出所致，可在几日至几周内消失。几乎所有患者在病程中都会有血压降低，起病前有高血压者，血压可降至正常，起病前无高血压者，血压可降至正常以下，且可能不再恢复到起病之前的水平。可有与心律失常、休克和心力衰竭有关的其他体征。

心脏听诊可有心率增快、减慢或有各种心律失常。心前区第一、第二心音减弱，出现第四心音或奔马律。如有二尖瓣乳头肌功能失调或断裂，可在心尖区出现粗糙的收缩期杂音。发生心室间隔穿孔者，胸骨左下缘出现响亮的收缩期杂音，常伴震颤。第二心音逆分裂出现较少，表现为呼气时出现第二心音分裂而吸气时消失。发生机制是左室功能失调，收缩期射血时间延长，使正常时先于肺动脉瓣关闭的主动脉瓣关闭延迟。如有反应性纤维素性心包炎，可在起病后 2～3 天出现心包摩擦音。

（五）辅助检查

1. 实验室检查

（1）常规实验室检查：血细胞计数，可有白细胞增多，多见于发病后第1～2天，2～3天开始下降，至1周恢复正常。多数为12×10^9/L～15×10^9/L；少数可达20×10^9/L，中性粒细胞多在75%～90%，嗜酸粒细胞减少或消失。

（2）红细胞沉降率（ESR）和C反应蛋白（CRP）：ESR于心梗后48～72 h内上升，4～5天达高峰，可持续1～3周，能较准确地反映坏死组织被吸收过程。CRP增高均可持续1～3周。

（3）血和尿肌红蛋白（Mb）测定：尿Mb排泄和血清Mb含量测定，也有助于诊断急性心肌梗死。尿Mb在梗死后5～40 h开始排泄，平均持续达83 h。血清Mb的升高出现时间较肌钙蛋白和CK-MB的出现时间均略早，在起病后2 h内升高，12 h内达高峰，多数24 h即恢复正常。Mb测定对心肌梗死诊断十分敏感，但特异性不很强，肌肉损伤时亦可增高。

（4）血肌钙蛋白测定：血清肌钙蛋白T（cTnT）和肌钙蛋白I（cTnI）测定是诊断心肌梗死最特异和敏感的标志物，可反映微型梗死。cTnI或cTnT起病3～4 h后升高，cTnI于11～24 h达高峰，7～10天降至正常，cTnT于24～48 h达高峰，10～14天降至正常。cTnI或cTnT在症状出现后6 h内测定为阴性则6 h后应再复查。

（5）心肌酶测定：血清磷酸肌酸激酶（CK或CPK）在起病6 h内增高，24 h内达高峰，3～4天恢复正常；其同工酶CK-MB诊断透壁心肌梗死的敏感性和特异性均极高，分别达到100%和99%，在起病后4 h内增高，16～24 h达高峰，3～4天恢复正常；其增高的程度能较准确地反映梗死的范围，CK-MB高峰出现时间是否提前有助于判断溶栓治疗是否成功。天门冬酸氨基转移酶（AST）在起病6～12 h后升高，1～2天达高峰，3～6天后降至正常；乳酸脱氢酶（LDH）在起病8～10 h后升高，2～3天达高峰，持续1～2周才恢复正常。

（6）神经酰胺检测：最近，美国Mayo Clinic的Jeff Meeusen研究发现，检测血液中的神经酰胺（ceramide）水平可以预测心脏病的发作，而且比常规监测胆固醇和低密度脂蛋白更为准确。

2. ECG检查

（1）特征性ECG改变：从ECG可了解心肌梗死的部位、范围、病情演变及梗死区的供血情况，对诊断治疗及预后的判断有非常重要的意义。ECG检查AMI典型的改变有：

1）缺血性T波改变，超急性期高尖T波或原倒置的T波突然变直立；

2）损伤型ST段移位：透壁性急性心肌梗死ST段明显抬高与直立T波形成单向曲线，同时伴有对应导联ST段下降。非透壁性急性心肌梗死ST段水平或下斜型压低超过0.1mV，T波倒置，持续24小时以上至数日；

3）坏死型Q波：一般≥0.04秒，深于1/4R波，或为QS波。

越靠近梗死的中央，Q波越明显，S-T段提高也显著，单向曲线也突出。靠近坏死外周的Q波变小，S-T提高及单向曲线的形态也次于以上区域，而T波的倒置都相对明显。在心肌梗死的外缘，已经离开坏死与损伤的区域，只接触到周围血的部分，仅看到倒置的T波。在背向心肌梗死区的导联则出现相反的改变，即R波增高、ST段压低和T波直立并增高。

非ST段抬高心肌梗死者心电图有2种类型：①无病理性Q波，有普遍性ST段压低>0.1 mV，但aVR导联（有时还有V_1导联）ST段抬高，或有对称性T波倒置为心内膜下心肌梗死所致。②无病理性Q波，也无ST段变化，仅有T波倒置改变。老年人无Q波型急性心肌梗死检出率较高。非Q波心梗单凭心电图不易与严重心肌缺血相鉴别，需结合临床症状及血清酶的改变综合判断分析，得出正确的诊断。

（2）动态性改变：ST段抬高性心肌梗死：

1）起病数小时内，可尚无异常或出现异常高大两肢不对称的T波。

2）数小时后，ST段明显抬高，弓背向上，与直立的T波连接，形成单相曲线。数小时至2日内出现病理性Q波，同时R波减低，视为急性期改变。Q波在3~4天内稳定不变，以后70%~80%永久存在。

3）ST段抬高持续数日至两周左右，逐渐回到基线水平，T波变为平坦或倒置，视为亚急性期改变。S-T段长时间不回到基线者，应考虑并发心室膨胀瘤的可能。

4）数周至数月后，T波倒置的形态逐步加深，呈V形倒置，两肢对称，波谷尖锐，视为慢性期改变。T波倒置可永久存在，也可在数月至数年内逐渐恢复。Q波改变一般是永久性的，有的患者在心梗后恢复过程中Q波逐渐降低，甚至消失，恢复正常的心电图图形。

非ST抬高心肌梗死中，上述的类型①先是ST段普遍压低（除aVR，有时V_1导联外），而T波倒置加深呈对称型，但始终不出现Q波。ST段和T波的改变持续数日或数周后恢复。类型②T波改变在1~6个月内恢复。

（3）心肌梗死的定位诊断：急性心肌梗死的定位诊断，要根据ECG改变做出判断。

1）广泛前壁心梗：$V_{1\sim5}$、有时Ⅰ、aVL导联出现异常Q波、S-T段提高及T波倒置等。

2）前壁心梗：在$V_{3\sim5}$导联出现特征性变化。

3）前侧壁心梗：在Ⅰ、aVL、$V_{5\sim7}$导联出现特征性变化。

4）下侧壁心梗：在Ⅱ、Ⅲ、aVF、$V_{5\sim7}$导联出现特征性变化。

5）高侧壁心梗：在Ⅰ、aVL导联出现特征性变化。

6）前间壁心梗：在$V_{1\sim3}$导联出现特征性变化。

7）下壁心梗：特征性改变见于Ⅱ、Ⅲ、aVF，而Ⅰ、aVL导联呈相反变化。

8）后壁心梗：在$V_{7\sim9}$导联有特征性变化。局限性后壁梗死是指较高部位的左心室后壁心肌梗死，在常用的12个导联中不形成Q波。其典型ECG如下：V_1或V_2导联的R波高，QRS波群呈Rs或rsR型，R/S>1，R_{V1}或$R_{V2}\geqslant0.04$秒，R_V下降支可能有切迹或粗钝；$V_{7\sim9}$导联出现宽Q波等特征性变化；$V_{1\sim3}$导联S-T段压低，T_{V1}高耸而对称。

（4）特殊部位心梗的心电图表现

1）右室梗死：①右心导联ST段抬高：$ST_{V3R\sim V5R}$抬高>0.1mV，ST段抬高的程度$V_4R>V_3R>V_1$对诊断更有价值。S-T段抬高发生时间较早，多为短暂性，持续时间可在数小时，若不及时检查则检出率可降低。②胸导联梗死性Q波：V_3R、V_4R出现qs或qr应视为右室梗死性Q波，而V_5R、V_6R出现Q波无价值。出现Q波比ST抬高的诊断价值要低。③有下壁和（或）后壁梗死及缓慢性心律失常则有右室梗死的参考价值。

2）心内膜下心梗：心电图ST段下降伴或不伴T波倒置，持续超过48 h并有进展，无病理性Q波，ST段降低以广泛肢体导联显著下降1 mm以上为特征，aVR导联表现为ST段抬高，T波是先负后正的双向或倒置，R波降低，持续数周或数月，甚至长期存在。

3. 放射性核素检查 放射性核素心肌显像检查一般仅用于临床表现、心电图和酶学检查不能确诊，而又高度怀疑急性心肌梗死的患者的辅助诊断。

（1）热区显像：利用坏死心肌细胞中的钙离子能结合放射性锝焦磷酸盐或坏死心肌细胞的肌凝蛋白可与其特异抗体结合的特点，静脉注射^{99m}Tc-焦磷酸盐（^{99m}Tc-MIBI）或^{111}In-抗肌凝蛋白单克隆抗体，进行“热区”扫描或照相，在急性心肌梗死发病后12 h可在坏死心肌处有不同浓度显影，如为2级以上放射性浓度，即可诊断为急性心肌梗死。多数患者摄取率在48～72 h内，发病1周做此检查则意义不大。

（2）冷区显像：^{201}铊或^{99m}Tc-MIBI能被正常心肌摄取，而坏死心肌血供断绝和瘢痕组织中无血管以致^{201}铊不能进入细胞，静脉注射这种放射性核素进行“冷区”扫描或照相，可使休息时正常心肌显像而梗死和瘢痕组织部位有局限的放射性稀疏或缺损区，可显示心肌梗死的部位和范围。休息时冠状动脉大支高度痉挛引起心肌血供明显减少，发生变异性心绞痛时，也会出现急性缺血心肌的局部灌注稀疏或缺损。目前多用单光子发射计算机化体层显像（SPECT）来检查，新的方法正电子发射体层显像（PET）可观察心肌的代谢变化，判断心肌的死活可能效果更好。

4. 超声心动图 二维超声心动图在心梗急性期可见室壁运动减弱或消失，也可见到矛盾运动，对室壁瘤的检出率很高，可查到瘤体附壁血栓。彩色多普勒可发现室间隔穿孔、乳头肌断裂和左室游离壁破裂并发现心包积液等严重并发症。心电图不易确定有无右心室心梗时，超声心动图可见右室节段性运动障碍，室间隔反向运动及右室腔扩大等，有助于确诊。

（六）诊断

急性心梗诊断主要根据典型的临床表现、特征性和动态心电图及血清心肌标志物浓度的动态结果。三项中具备两项者即可做出诊断。但老年人临床症状常不典型，易被误诊。因此，老年人一旦出现原因不明胸闷伴频繁恶心呕吐，大汗淋漓，或突然发生左心衰竭，严重心律失常，原有高血压突然明显地下降者，均须疑及本病的可能，应按急性心肌梗死进行积极抢救，同时进行心电图、实验室等多方面检查，以有助诊断的早期建立。

cTnI 或 cTnT 不仅比其他检测指标敏感和特异，且能检出酶学检查不出的微小心肌坏死。为此，欧洲心脏病协会和美国心脏病学院联席会议提出了急性心肌梗死新的诊断标准，着重根据生化指标。急性、亚急性心梗诊断标准：心肌坏死后生化指标的典型升高和逐渐降低（cTnI、cTnT、CK-MB），伴下列一条或多条可以诊断：①心肌缺血的临床症状；②心电图有病理性 Q 波；③心电图改变提示心肌缺血（ST 段上抬或下移）；④冠脉血管成形术；⑤急性心肌坏死的各种病理表现。

（七）鉴别诊断

1. 不稳定性心绞痛 本病与急性心肌梗死疼痛部位及性质相同，持续时间较短，不超过半小时，舌下含硝酸甘油后常迅速缓解，且无血清酶变化。自发性绞痛发作持续 10 ~ 15 min 以上或反复发作，心电图上可有 ST 段压低或伴有 T 波倒置，有时表现为 ST 段抬高，T 波直立，可伴有 R 波暂时增高或减低，但随发作缓解，ST 段迅即降至等电位线，可资鉴别。如心绞痛频繁发作，虽然每次发作时间未超过半小时，但多次心肌缺血的累积影响使缺血最严重的心内膜下心肌发生坏死，心肌缺血极严重时，心肌一时性丧失除极和复极功能，成为“电静止”区域，心电图出现异常 Q 波，因缺血性损伤未至不可逆坏死程度，尚能够恢复电功能，R 波能在数小时内再出现，Q 波可消失，此现象被称为心肌震荡综合征（myocardial concussion syndrome），易与急性心肌梗死相混淆，亦应动态观察心电图及标志物浓度的动态改变。

2. 主动脉夹层分离 起病颇似心肌梗死的胸痛，但发作更突然、更急骤，起始即为剧痛并常向背部、腰部、颈部、腹部及下肢放射，痛的性质为烧灼样、撕裂样或刀割样，而非压迫样或窒息样，可同时有相应的脏器受累的症状和体征，常伴有大汗、肢体厥冷、休克症状，但血压可以很高。X 胸片显示主动脉影增宽，心电图无急性心肌梗死的特征性改变，也无血清心肌坏死标记物升高等可资鉴别。此外，超声心动图、CT 或核磁共振检查、数字减影法心血管造影及逆行主动脉造影等检查对诊断主动脉夹层均很有价值。

3. 肺动脉栓塞　骤起胸痛、气急、发绀、咳血为其典型的临床表现，但发热和血白细胞增高多在 24 h 内出现，可发现右心负荷急剧增加的表现如肺动脉瓣区第二心音亢进，颈静脉充盈、肝大、下肢水肿等。心电图示电轴右偏，并出现右心室负荷增加的改变，Ⅰ导联出现 S 波或 S 波加深，Ⅲ导联 Q 波和显著 T 波倒置，右胸导联 T 波倒置，有明显顺钟向转位，其心电图改变快而短暂。血清乳酸脱氢酶（LDH）稍增高，其同工酶 LHD2、LDH3 升高，肌酸激酶不高。此外，放射性核素肺血流灌注扫描有助于确诊。

4. 急性心包炎　胸痛、发热以及心电图有广泛 ST 及 T 改变，甚似心梗，出现与急性心梗时相似的 ST 段抬高，继之 T 波倒置。与急性心梗的鉴别要点：①胸痛的同时或胸痛发生以前即有发热和白细胞增高并在发病当天或数小时内出现心包摩擦音；②疼痛常于深呼吸、咳嗽和（或）平卧位时加重，坐位身体前倾时减轻。急性心梗胸痛与呼吸和体位无关；③心电图 ST 段抬高累及导联广泛，ST 段压低见于 aVR，ST 段抬高程度≤0. 5 mV，其形态在 J 点保持凹面，有时也见斜线升高，伴有心包积液时出现低电压，心包炎不引起 Q 波。急性心梗时心电图 ST 段抬高出现在某些导联有定位诊断意义，ST 段抬高 >0. 5 mV 并不少见，其形态为凸面向上，多有病理性 Q 波；④血清酶一般无明显升高；⑤超声心动图可见心包积液，急性心梗并有心包炎很少有积液，可见梗死区室壁运动异常。

5. 急腹症　消化性溃疡穿孔、急性胰腺炎、急性胆囊炎和胆石症及急性胃肠炎等急性上腹部疾病产生急剧的上腹部疼痛并伴有呕吐和休克，易与急性心肌梗死时疼痛波及上腹部者相混淆而引起误诊。根据病史，腹部体征、ECG 和血清酶检查可以鉴别，诊断多无困难。冠心病患者常并有胆石症，发作胆绞痛时易诱发心绞痛和心肌缺血的心电图改变，应予以注意。

（八）并发症

老年人急性心梗并发症较多，往往危及生命。最常见的三大并发症是心律失常、心力衰竭和心源性休克。此外，还有心脏破裂、乳头肌功能不全、室壁瘤、肺栓塞、心肌梗死后综合征和肩手综合征等。

1. 乳头肌功能失调或断裂　乳头肌功能失调或断裂（dysfunction or rupture of papillary muscle）约见于 50% 的患者，乳头肌因缺血、坏死等使收缩功能发生障碍，造成不同程度的二尖瓣脱垂或关闭不全，常发生于心肌梗死发病 5 日内。心尖区出现收缩中晚期喀喇音和可达 3/6 级吹风样收缩期杂音，杂音多为全收缩期，也可为收缩早期、早中期或晚期；逐日观察时，杂音的强度和类型可发生变化，第一心音可不减弱甚至可增强。轻度乳头肌功能失调二尖瓣反流不严重，可以恢复，杂音也可消失。严重乳头肌功能失调可造成严重的二尖瓣反流，导致左心衰竭甚至肺水肿。

乳头肌整体断裂极少见，约见于1%的患者，多发生在二尖瓣后乳头肌，多见于下壁心肌梗死，心力衰竭明显，可迅速发生肺水肿。

2. 心脏破裂 心脏破裂（rupture of the heart）见于3%的患者，为早期严重的并发症，常在发病一周内出现，多为心室游离壁破裂，前壁透壁性梗死范围较大、老年人、高血压、女性、使用甾类或非甾类抗炎药、发病后未很好休息，以及咳嗽、用力大便等情况下较易发生。破裂时患者常表现为心前区剧烈的撕裂样疼痛，随之血压下降或测不出，心音突然减弱或消失，意识模糊或完全丧失，因产生心包积血以致急性心脏压塞和电机械分离而猝死；偶有心脏破裂口小或有粘连，心包填塞症状发展较慢，病程可自数小时至数天，及时诊断可以挽救生命。心室间隔破裂穿孔少见，在胸骨左缘第3～第4肋间出现响亮的收缩期杂音，常伴震颤，可引起心力衰竭而迅速死亡，小的穿孔分流量小，对血流动力学的影响较轻，患者可以存活。

3. 室壁膨胀瘤 室壁膨胀瘤（cardiac aneurysm），或称室壁瘤。是心梗较常见的并发症，发生率20%～28%，可高达38%。可有以下表现：①心脏搏动范围较广泛，可有收缩期杂音。②心电图胸前导联上显示持久的ST段抬高。③X线胸片可见左心缘有局限性膨隆，但瘤体较大呈弥漫性膨出时，应与左心室增大鉴别。④易发生心力衰竭、心律失常或栓塞，且室性心律失常和充血性心力衰竭常为难治性的，在心梗愈合后少有破裂的危险。⑤二维超声心动图或放射性核素心室造影，可发现左心室局部心缘突出，搏动减弱或有反常搏动。有室壁瘤的患者预后较差。

4. 栓塞 栓塞（embolism）为心室附壁血栓或下肢静脉血栓破碎脱落所致，国外一般发生率在10%左右，我国一般在2%以下。见于起病后1～2周。心肌梗死时的内膜损伤可致血栓形成，心尖为血栓形成的好发部位。如栓子来自左心室，可引起体循环各器官如脑、脾、肾、肝、肠管或四肢等动脉栓塞；如栓子来自下肢及盆腔深部静脉，可产生肺动脉栓塞。心肌梗死时的内膜损伤可致血栓形成，心尖为血栓形成的好发部位。栓子脱落可引起体循环各器官如脑、脾、肾、肝或肠管的梗死，出现相应的临床表现。体循环动脉栓塞也可以是做出心梗诊断的第一个线索，对于这类患者，胸痛可能很轻而被忽视，或者完全无胸痛。

5. 心肌梗死后综合征 心肌梗死后综合征（postinfarction syndrome）发生率约10%，于心梗后数周至数月内出现，偶可发生于数天后，可反复发生。表现为心包炎、胸膜炎或肺炎，有发热、胸痛、气急、咳嗽等症状及心包摩擦音、心包积液和胸膜腔积液等，白细胞增多。发生原因未明，可能是机体对心肌坏死物质的变态反应。需与心梗复发、肺梗死及其他原因引起的发热鉴别。

6. 肩－手综合征 肩－手综合征（shoulder-hand syndrome）于心肌梗死后数周至数月内出现，可持续数周至数月，原因可能是治疗已从过去严格卧床转为现在的较早期活动。主要症状为肩臂强直，活动受限并疼痛；主要累及左侧，也可累及双侧，手和指可有发紧、发亮、肿胀和变色，可出现掌侧面结节和Dupuytren挛缩。

7. 其他　呼吸道（尤其是肺部）或其他部位的感染、胸壁综合征等。

（九）治疗

治疗原则是防止梗死范围进一步扩大，缩小心肌缺血范围，预防并发症，防止猝死。降低心肌需氧量，尽可能恢复冠状动脉灌注，增加心肌氧供以挽救濒死的心肌。PTCA 和支架安置术或溶栓治疗，尽快恢复心肌再灌注是治疗急性心肌梗死的首选方法。

1. 一般治疗

（1）一般护理　完全卧床休息，卧床休息时间根据病情差异较大，除病重者外，卧床时间不宜过长，急性期 12 h 卧床休息，若无并发症，第 1 ~ 第 2 天应鼓励患者在床上行肢体活动，若无低血压，第 3 天可在病房内走动；第 4 ~ 第 5 天，如症状控制，并且稳定者应鼓励早期活动，循序渐进，有利于减少并发症，及早康复；对患者进行必要的解释和鼓励，使其能积极配合治疗而又解除焦虑和紧张，以便得到充分休息和减轻心脏负担；少食多餐，不宜过饱，低钠低脂饮食；保持大便通畅，便时避免用力，如便秘可给予缓泻剂；下肢做被动运动可防止静脉血栓形成。建立静脉通道，保持给药途径畅通。

（2）吸氧　对有呼吸困难和发绀者，最初几日间断或持续通过鼻管面罩吸氧，3 ~ 5 L/min。吸氧对有休克或左心室功能衰竭的患者特别有用，对一般患者也有利于防止心律失常，并改善心肌缺血缺氧，可有助于减轻疼痛。

（3）监测　急性心肌梗死早期易发生心律失常，心率和血压的波动，应尽早开始血压、心电、呼吸、心电图和心功能的监测，必要时做床旁血流动力学监测。

2. 镇静止痛　老年人急性心梗无痛性者多见，但也有疼痛剧烈者，常使患者极度不安，致心动过速、血压增高，缓解疼痛可使患者减少焦虑，安静休息，降低心肌耗氧量。

（1）硝酸酯类：大多数心肌梗死患者均可应用硝酸酯类药物，但有下壁心肌梗死，可疑右室梗死或明显低血压的患者（收缩压低于 90 mmHg），尤其合并明显心动过缓或心动过速时，应慎用或不用。先给予舌下含服硝酸甘油 0.3 ~ 0.6 mg 或硝酸异山梨酯 5 ~ 10 mg，继以静脉点滴，开始 5 ~ 10 μg/min，每 5 ~ 10 min 增加 5 ~ 10 μg/min，直至平均压降低 10%，但收缩压不低于 90 mmHg。静脉用药 2 天后，根据病情继续服用硝酸异山梨酯或 5-单硝酸异山梨酯制剂。

（2）镇痛剂：如硝酸酯类药物不能使疼痛迅速缓解，选用下列药物尽快解除疼痛：①应即用吗啡 10 mg 稀释成 10 mL，每次 3 ~ 5 mL 静脉注射或吗啡 5 ~ 10 mg 皮下注射，注意呼吸功能的抑制；哌替啶（杜冷丁）50 ~ 100 mg 肌内注射，必要时1 ~ 2 h 后再注射 1 次，以后每 4 ~ 6 h 可重复应用。②痛较轻者可用可待因或罂粟碱 0.03 ~ 0.06 g肌内注射或口服。

3. 改善心肌缺血和保护心肌

（1）β受体阻滞剂：急性心肌梗死最初几小时，β受体阻滞剂可缩小梗死的范围，并能缓解疼痛，减少镇痛剂的应用，减少心脏破裂并防止再梗死而降低病死率。急性心肌梗死早期，最适合使用β受体阻滞剂的是有窦性心动过速和高血压的患者。此外，有人提出当溶栓治疗者辅用本品时可使颅内出血的发生率下降。通常老年人对β受体的反应性有所下降，但动物试验发现，缺血可使之逆转，出现较为敏锐的应答反应。β受体阻滞剂在老年病员中出现的良好效应较轻年人显著，但在用药过程中可诱发心衰、心脏传导阻滞、低血压、支气管痉挛及抑郁症等不良反应；若能严格掌握适应证并在治疗期密切观察病情，及时增减药物剂量，该药仍不失为治疗老年急性心肌梗死的一种有效药物。

使用β受体阻滞剂的方案：①首先排除有急性心力衰竭、低血压（收缩压低于90 mmHg）、心动过缓（心率低于60次/min）或有房室传导阻滞（PR间期>0.24 s）的患者。②给予美托洛尔，常用剂量为25~100 mg，每日2次，③亦可给予美托洛尔静脉推注，每次5 mg，共3次。每次推注后观察2~5 min，如果心率低于60次/min或收缩压低于100 mmHg，则停止给药，静脉注射美托洛尔的总量为15 mg，如血流动力学稳定，末次静脉注射后15 min，开始改为口服给药，每6小时50 mg，持续2天，以后渐增为100 mg，2次/日。极短作用的β受体阻滞剂艾司洛尔静脉注射50~250 μg/（kg·min），可用于有β受体阻滞剂相对禁忌证，而又希望减慢心率的患者。

（2）ACE抑制剂：拮抗血管紧张素Ⅱ对心肌蛋白质合成有直接促进作用，防止心肌肥厚；抑制恶性心律失常的发生；改善心肌代谢；防止缓激肽降解，缩小心肌缺血损伤面积及严重程度，对缺血心肌具有保护作用，可逆转异常的节段性室壁活动，改善血流动力学效应，降低心肌氧耗，限制心肌梗死范围扩大。更重要的是ACE抑制剂能通过影响心肌重塑、减轻心室过度扩张而减低充血性心力衰竭的发生率和病死率。

临床随机试验表明，AMI早期使用ACE抑制剂能降低病死率，尤其是前6周的病死率降低最显著，而前壁心肌梗死伴有左心室功能不全的患者获益最大。使用剂量和时限应视患者情况而定，一般来说，AMI早期ACE抑制剂应从低剂量开始逐渐增加剂量，如初始给予卡托普利6.25 mg作为试验剂量，一天内可加至12.5 mg，次日加至12.5~25 mg，每日2次；依那普利，2.5 mg，2次/日；雷米普利，5~10 mg，1次/日；福辛普利，10 mg，1次/日。服用该类药可引起患者咳嗽。如不能耐受ACE抑制剂者可选用血管紧张素Ⅱ受体阻滞剂如氯沙坦和撷沙坦等。

老年患者多有肾功能减退，应注意观察血压、肾功能及血清钾。避免与保钾利尿剂合用，以免引起高血钾。禁忌证：AMI急性期动脉收缩压<12.0 kPa（90 mmHg）；临床出现严重肾功能衰竭（血肌酐>265 μmol/L）；有双侧肾动脉狭窄病史者；对

ACE 抑制剂过敏者。

（3）调脂治疗：血胆固醇增高和冠心病的相关性在观察性和治疗性流行病学研究中都已确认。研究均显示冠心病患者从调脂治疗中受益，达成共识的是他汀类降脂药是目前唯一能降低冠心病患者病死率和致残率的降脂药。多项试验显示他汀类降脂药可稳定斑块，迅速改善内皮细胞功能，非致死性心肌梗死、再发心绞痛及院内病死率较对照组明显下降，因此主张应尽早用他汀类药物，越早越好，如辛伐他汀 20 ~ 40 mg/d、普伐他汀 10 ~ 40 mg/d、氟伐他汀 20 ~ 40 mg/d 或阿托伐他汀10 ~ 80 mg/d。

（4）钙拮抗剂：钙拮抗剂在 AMI 治疗中不作为一线用药。临床试验显示，给予速效硝苯地平均不能降低 AMI 的再梗死率和病死率。对频发变异型心绞痛将发展为急性心梗，或急性心梗后反复发作血管痉挛引起心绞痛伴有 ST 段抬高者，有应用非二氢吡啶类钙拮抗剂的指征，可选用地尔硫䓬或维拉帕米，但不宜选用长效作用、起效慢的钙拮抗剂如氨氯地平等。

1）地尔硫䓬：AMI 并发心房颤动伴快速心室率，且无严重左心功能障碍的患者，可使用静脉地尔硫䓬，缓慢注射 10 mg（5 min 内）随之以 5 ~ 15 μg/（kg · min）维持静脉滴注，静脉滴注过程中需密切观察心率、血压的变化，如心率低于 55 次/min，应减少剂量或停用，静脉滴注时间不宜超过 48 h。对于左心衰竭临床表现的非 Q 波 AMI 患者，服用地尔硫䓬可以降低再梗死发生率，有一定的临床意义，可使用 60 ~ 90 mg/d，分 2 ~ 3 次口服。AMI 对于 AMI 合并左心室功能不全，房室传导阻滞、严重窦性心动过缓及低血压［≤12. 0 kPa（90 mmHg）］者，该药为禁忌。

2）维拉帕米：在降低 AMI 的病死率方面无益处，但对于不适合使用 β 受体阻断药者，若左心室功能尚好，无左心衰竭的证据，在 AMI 数天后开始服用此药，可降低此类患者的死亡和再梗死复合终点的发生率，可使用 120 mg/d，分 3 次口服。该药的禁忌证同地尔硫䓬。

4. 溶栓疗法 及早使闭塞的冠状动脉再通，心肌得到再灌注，濒死心肌可能得以存活或使坏死范围缩小，对梗死后心肌重塑有利，预后改善，是一种关键的治疗措施。还可极有效地解除疼痛。如无禁忌证应立即（接诊 30 min 内）行溶栓治疗。

（1）溶栓治疗的指征

1）Ⅰ类有证据表明或普遍同意治疗是有益的，应用溶栓疗法的指征：①ECG 显示 ST 段抬高 >0. 1 mV（连续 2 个导联以上）。②症状出现至治疗开始时间间隔 12 h以内。③年龄小于 75 岁。④ECG 显示新出现的束支传导阻滞，症状提示为急性心肌梗死。⑤无溶栓治疗禁忌证者。

2）ⅡA 类证据或意见都趋向于应用再灌注治疗，且有效，即 ST 段抬高，出现症状 12 h 内，年龄≥75 岁，无溶栓治疗禁忌证仍可获益。

3）ⅡB 类一般不主张应用，疗效也不肯定。

ST 段抬高，症状出现≥12 h 但 <24 h，收益不大，但有进行性缺血性胸痛也可考虑。

（2）不宜应用溶栓治疗的指征

1）高血压，收缩压 >180 mmHg 和（或）舒张压 >110 mmHg 高危险组 AMI。

2）ST 段抬高，症状出现已超过 24 h，缺血性疼痛已消失。

3）仅有 ST 段压低，但需除外正后壁心肌梗死。

（3）绝对禁忌证

1）有任何出血性脑血管病病史。

2）一年内有任何其他脑血管病病史。

3）体内活动性出血。除外月经。

4）已知有颅内肿瘤。

5）疑有主动脉夹层。

6）3 个月内头面部闭合性创伤。

（4）相对禁忌证

1）有严重、难以控制的高血压病史，入院时血压高于 180/110 mmHg。

2）超过 3 个月缺血性卒中病史，痴呆或有不在上述禁忌证内的颅内病变。

3）3 周内有创伤、心肺复苏超过 10 min 或做过大手术。

4）近期的体内出血。

5）难以压迫的血管穿刺。

6）对链激酶：之前用过（ >5 天前）或有对这类药物的过敏史。

7）妊娠。

8）活动性消化性溃疡。

9）近期使用抗凝剂，INR 升高，高出血风险的患者。

（5）实施方案：溶血栓药为内源性或外源性纤溶酶原激活剂，直接或间接激活纤溶酶原，使其转化为纤溶酶。纤溶酶则能降解血栓中的成分纤维蛋白，从而溶解血栓。溶血栓药可分为 3 代。第一代溶栓药物：包括尿激酶（Urokinase，UK）、链激酶（streptokinase，SK），不具有纤维蛋白选择性。第二代溶栓药物：包括重组组织型纤溶酶原激活药（rt-PA）、茴香酰化纤溶酶原一链激酶激活药复合物（APSAC）、前尿激酶（Pro-UK）。半衰期短，所以再闭塞的发生率较高，需要同时使用肝素。第三代溶栓药物：主要特点是半衰期长，适合静脉推注，包括 tPA 的变异体瑞替普酶（Reteplase）、拉诺普酶（Lanoteplase，nPA）和泰尼普酶（Tenecteplase，TNK-tPA）及葡激酶（SAK）。一次静推的溶栓药物，其优点是方便，并可用于院前溶栓。

1）尿激酶：30 min 内静脉滴注 150 万 ~ 200 万 U；或冠状动脉内注入 4 万 U，继以 0. 6 ~ 2. 4 万 U/min 速度注入，血管再通后用量减半，继续注入 30 ~ 60 min，总量 50 万 U。有效率为 60% ~ 65% 。

2）链激酶或重组链激酶（rSK）：以150万U静滴，60 min内滴完；冠状动脉内给药先给2万U，继以0.2万~0.4万U注人，共30 min，总量25万~40万U。用链激酶时，应注意寒战、发热等过敏反应。链激酶过敏者，宜于治疗前半小时用异丙嗪25 mg肌内注射，并与地塞米松（2.5~5 mg）同时滴注，可防止引起的寒战、发热等不良反应。有效率为50%。

3）重组组织型纤维蛋白溶酶原激活剂：100 mg在90 min内静脉给予：先静脉注入15 mg，继而30 min内静脉滴注50 mg，其后60 min内再滴注35 mg。用rt-PA前先用肝素5000 U静脉注射，用药后继续以肝素每小时700~1000 U持续静脉滴注共48 h，以后改为皮下注射7500 U，每12 h一次，连用3~5天。有效率为70%~75%，用药量与效果有关，药量过大者易出现口腔、胃肠道出血。

（6）溶栓再通的判断指标：溶栓药应用期间密切注意出血倾向，并需监测APTT或ACT、CK-MB和ECG。溶栓再通的判断指标：

1）直接指征：冠状动脉造影检查观察血管再通情况，通常采用TIMI（Thrombolysis In Myocardial Infarction）分级：0级：梗死相关冠状动脉完全闭塞，远端无造影剂通过；1级：少量造影剂通过血管阻塞处，但远端冠状动脉不显影；2级：梗死相关冠状动脉完全显影但与正常血管相比血流较缓慢；3级：梗死相关冠状动脉完全显影且血流正常。根据TIMI分级达到2级、3级者表明血管再通。

2）间接指征：①心电图抬高的ST段于2 h内回降>50%；②胸痛2 h内基本消失；③2 h内出现再灌注性心律失常；④血清CK-MB酶峰值提前出现（14 h内），间接判断血栓溶解。

5. 介入手术　包括经皮冠状动脉成形术（PTCA）和支架置入术。据报道，单独用PTCA处理急性心肌梗死，约80%患者的冠状动脉得以再通，疗效很好。有心源性休克者疗效更佳。

（1）直接PTCA适应证为：①ST段抬高和新出现左束支传导阻滞（影响ST段的分析）的心肌梗死；②ST段抬高的心肌梗死并发心源性休克；③适合再灌注治疗而有溶栓治疗禁忌证者；④无ST段抬高的心肌梗死，但梗死相关动脉严重狭窄，血流<TIMI Ⅱ级。

（2）支架置入术：近年认为其效果优于直接PTCA，可在施行直接PTCA的患者中考虑较广泛地应用。

（3）补救性PCI：溶栓治疗后仍有明显胸痛，抬高的ST段无明显降低者，应尽快进行冠状动脉造影，如显示TIMI 0~Ⅱ级血流，说明相关动脉未再通，宜立即施行补救性PCI。

（4）溶栓治疗再通者的PCI：溶栓治疗成功的患者，如无缺血复发表现，可在7~10 d后行冠状动脉造影，如残留的狭窄病变适宜于PCI可行PCI治疗。

（5）紧急主动脉－冠状动脉旁路移植术：介入治疗失败或溶栓治疗无效有手术

指征者，宜争取 6 ~ 8 h 内施行主动脉 – 冠状动脉旁路移植术。

6. 抗血小板和抗凝治疗 除极少数有十分明确禁忌证外，急性心梗出现症状后 2 h 内均应常规使用阿司匹林，并推荐采用阿司匹林与溶栓药物联合应用的治疗方案。溶栓药物溶解新鲜血栓，阿司匹林防止血小板在遗留破裂的粥样硬化斑块上再聚集，防止血管再阻塞，临床疗效更好。阿司匹林使用剂量每天 300 mg，首次服用应选择水溶性阿司匹林，或肠溶阿司匹林嚼服以达到迅速吸收的目的。3 天后改为小剂量每天 75 ~ 150 mg，每日 1 次，长期服用。氯吡格雷初始剂量应为每天 300 mg，以后剂量每天 75 mg 维持。

抗凝疗法可预防静脉血栓形成、肺动脉栓塞和再发性心梗。对梗死范围大，适用于高血凝状态者，但老年人应慎用。常用药物有：肝素皮下注射 5000 U，每 8 ~ 12 h 一次；广泛性穿壁性心肌梗死者，先静脉注射肝素 5000 U，继以静脉点滴，从 1000 U/ h 开始，使活化的部分凝血活酶时间延长到正常的 1.5 ~ 2.5 倍。低分子量肝素有应用方便、不需监测凝血时间、出血并发症低等优点，可用低分子量肝素代替普通肝素。低分子量肝素由于制作工艺不同，抗凝疗效亦有差异，因此应强调个体化用药，不是泛指所有品种的低分子量肝素都能成为替代静脉滴注普通肝素的药物。抗凝治疗过程中，一旦出现出血，应立即终止治疗并给以相应的处理。

7. 预防心律失常 心律失常是老年人急性心肌梗死最常见的并发症，也是主要原因之一。急性心肌梗死后立即肌内或静脉注射利多卡因（参见本章第五节）。

（1）发生心室颤动或持续多形室性心动过速时，尽快采用非同步或同步直流电除颤或复律。室性心动过速药物疗效不满意时也应及早用同步直流电复律。

（2）一旦发现室性期前收缩或室性心动过速，立即用利多卡因 50 ~ 100 mg 静脉注射，每 5 ~ 10 min 重复一次，至期前收缩消失或总量已达 300 mg，继以 1 ~ 3 mg/min的速度静脉滴注维持。亦可用胺碘酮。

（3）对缓慢性心律失常可用阿托品 0.5 ~ 1 mg 肌内或静脉注射。

（4）房室传导阻滞发展到第二度或第三度，伴有血流动力学障碍者宜用人工心脏起搏器作临时的经静脉心内膜右心室起搏治疗，待传导阻滞消失后撤除。

（5）室上性快速心律失常用维拉帕米、地尔硫䓬、美托洛尔、洋地黄制剂、胺碘酮等药物治疗不能控制时，可考虑用同步直流电转复治疗。

8. 心力衰竭的治疗 老年人急性心肌梗死并发急性左心衰竭者多见。参见本章第七节。

9. 休克的治疗 心源性休克是急性心肌梗死最严重的并发症之一。

（1）补充血容量：循环血容量减少或中心静脉压和肺毛细血管嵌入压低者，用低分子右旋糖酐或 5% ~ 10% 葡萄糖液静脉滴注，输液后如中心静脉压 > 18 cmH_2O，肺毛细血管嵌入压 > 15 ~ 18 mmHg（2.0 ~ 2.5 kPa），则应停止。对右心室梗死时则应提高中心静脉压。老年患者对容量负荷耐受较差，容易发生肺水肿，因此，做血流动力学的监测非常必要。

（2）纠正酸中毒：用5%碳酸氢钠溶液静脉注射。

（3）升压药物：补充血容量后血压仍不回升，而肺毛细血管嵌入压和心排出量正常时，提示周围血管张力不足。应适当选用血管活性药物。可用5%葡萄糖100 mL中加入多巴胺10～30 mg，或间羟胺10～30 mg，或去甲肾上腺素0.5～1.0 mg，或多巴酚丁胺10 mg静滴。

（4）血管扩张剂：经上述治疗后血压仍不能上升，而肺毛细血管嵌入压增高，心排出量低或周围血管显著收缩以致出现四肢厥冷及发绀时，可选用硝酸甘油、硝普钠、酚妥拉明等药静脉滴注，硝普钠15 μg/min开始，每5 min逐渐增量至PCWP降至15～18 mmHg；硝酸甘油10～20 μg/min开始，每5～10 min增加5～10 μg/min直至左室充盈压下降。

（5）主动脉内气囊反搏术：上述治疗无效时，可用主动脉内气囊反搏术进行辅助循环，并可做冠状动脉造影，再施行主动脉冠状动脉供旁路移植手术。此法不能常规应用。

10. 其他疗法

（1）极化液疗法：10%葡萄糖液500 mL中加氯化钾1.5 g，普通胰岛素8 U，静脉滴注，每日1～2次，7～14天为一疗程，可促进心肌摄取和代谢葡萄糖，使钾离子进入细胞内，恢复细胞膜的极化状态，以利心脏的正常收缩、减少心律失常，并促使心电图上抬高的ST段回到等电位线。近年，还有建议在上述溶液中再加入硫酸镁5 g，但不主张常规补镁治疗。

（2）改善循环：低分子右旋糖酐250～500 mL静脉滴注，每日1次，2周为一疗程。可减少红细胞聚集，降低血液黏稠度，有助于改善循环。

（3）促进心肌代谢药物：维生素C（3～4 g）、辅酶A（50～100 U）、肌苷酸钠（200～600 mg）、细胞色素C（30 mg）、维生素B_6（50～100 mg）等加入5%或10%的葡萄糖液500 mL缓慢静滴，每日1次，2周为一疗程。辅酶Q10，150～300 mg分次口服。1，6-二磷酸果糖（FDP）10 g稀释后静滴，15 min滴完，每日1～2次，疗程1周，能促进磷酸果糖激酶及丙酮酸激酶的活性，促使糖酵解产生足够的ATP，提高细胞内外钾离子比及pH比值，有益于缺血心肌。

（4）细胞治疗：干细胞可在体内、外被诱导分化为心肌细胞、内皮细胞等，或通过旁分泌的方式发挥对心肌梗死的治疗作用，给心肌梗死的治疗带来了很大希望。一般认为，用于治疗心肌梗死的理想干细胞应具备以下特征：能增生并分化成具有收缩表型的细胞，能与周围细胞建立良好的电生理联系，容易体外分离、扩增，无免疫原性，不涉及伦理问题。

1）胚胎干细胞（embryonic stem cells，ESCs）：ESCs对治疗心肌梗死有良好的效果，但面临诸多问题：异源人ESCs的免疫原性，社会伦理问题，可能出现的并发症，畸胎瘤等。

2）羊水干细胞（amniotic fluid stem cells，AFSCs）：羊水细胞比其他普通类型的细胞有着很多优点；正常情况下羊水细胞在孕妇临产前就能够被提取，并可以从这些羊水细胞中建立大量的诱导多能干细胞（induced pluripotent stem cells，iPSCs），通过对这些被重组的羊水细胞进行检查来判断孕妇是否患有疾病。羊水混合物中包含各种类型胎儿的体内细胞。由于羊水混合物中所包含细胞的“年龄”都比较小，因此，这些细胞遭受周围环境引起的诱发突变的可能性就很小，从遗传学角度来说它们会更稳定。

3）成体干细胞（adult stem cells，ASCs）：ASCs 治疗心肌梗死较 ESCs 有很多优势，如无伦理问题、取材方便、无免疫排斥问题等。目前常用的 ASCs 主要有骨髓干细胞（bone marrow stem cells，BMSCs）、成肌干细胞等。其中骨髓干细胞包括造血干细胞（hematopoietic stem cells，HSCs）、间充质干细胞（mesenchymal stem cells，MSCs）、内皮祖细胞（endothelial progenitor cells，EPCs）等。BMSCs 能分化为心肌细胞、内皮细胞、平滑肌细胞等。研究表明，心梗发生后，体内注射细胞因子可动员骨髓来源的干细胞自我移植，改善心功能。

2014 年，美国埃默里大学 Quyyumi 报道，自体 BMSCs 移植治疗急性心肌梗死临床试验成功。2016 年，日本科学家利用猕猴皮肤细胞诱导产生 iPSCs，使 5 只患病的猕猴受损的心肌再生。最近 Lancent 报道，Cedars-Sina 心脏研究所临床实验表明，给患者注射干细胞有助于受损心脏再生出健康心肌细胞，接受治疗一年后，患者心脏疤痕面积减小 12% ~24%，明显优于对照组。而且非常安全，未发现不良反应。Circulation Research 报道，将不同类型的干细胞注射到患者体内有助于治疗受损的心脏，但并不是通过增生产生新的心肌细胞而改善心功能，可能是一种旁分泌作用促进原有细胞的再生。

4）脐血干细胞（umbilical cord blood stem cells，UCBSCs）：脐血采集不同于传统的骨髓采集，不需要进行麻醉，无痛、无不良反应。胎盘和脐带原本在胎儿出生后，就是作为废物扔掉的，脐血采集是在胎盘、脐带与母体和胎儿完全分离以后进行的。因此，对母亲和孩子没有任何不良影响，属于“废物利用，变废为宝”。脐带血里头含有大量的干细胞，称为脐带干细胞。2017 年，Stem Cell Translational Medicine 报道，人类脐血 MSCs 通过转入血管内皮生长因子（VEGF）基因，使 MSCs 产生 VEGF，将此类干细胞移植到基质胶上，然后贴附于心肌梗死部位，可以使心肌梗死面积和纤维化减少，改善心肌功能。

11. 非 ST 段抬高心肌梗死的处理 治疗措施与 ST 抬高性心肌梗死有所区别。此类患者不宜实行标准溶栓治疗。其中低危险组（无并发症、血流动力稳定、不伴反复胸痛者）以阿司匹林和低分子量肝素治疗为主；中危险组（伴持续或反复胸痛，心电图无变化或 ST 段压低 1 mm 上下者）和高危险组（并发心源性休克、肺水肿或持续低血压）则以介入治疗为首选。其余治疗原则同上。

12. 并发症的处理 并发栓塞时，用溶解血栓和抗凝疗法。室壁瘤如影响心功能或引起严重心律失常，宜手术切除或同时做主动脉－冠状动脉旁路移植手术。心脏破裂和乳头肌功能严重失调都可考虑手术治疗，但手术死亡率高。心肌梗死后综合征可用糖皮质激素或阿司匹林、吲哚美辛等治疗。

13. 出院前评估及出院后生活与工作安排 出院前可进行 24 h 动态心电监测、超声心动图、放射性核素检查，发现有症状或无症状性心肌缺血和严重心律失常，了解心功能，从而估计预后，决定是否需血管重建治疗，并指导出院后活动量。

14. 家庭康复治疗 急性心肌梗死患者，在医院度过了急性期后，对病情平稳、无并发症的患者，医生会允许其回家进行康复治疗。按时服药，定期复诊；保持大便通畅；坚持适度体育锻炼。不要情绪激动和过度劳累；戒烟限酒和避免吃得过饱。

（十）预后

急性心肌梗死的预后与梗死范围大小、侧支循环形成情况以及治疗是否及时有关。一般梗死后即刻（3 h 内）进行多方面抢救者死亡率低，预后较好。未住院、未及时确诊、未积极治疗和拖延抢救时间者预后较差。死亡多发生在梗死后第一周内，尤其在数小时内，发生严重心律失常、休克或心力衰竭者，病死率尤高。非 ST 段抬高性心肌梗死近期预后虽佳，但长期预后则较差，以致再梗死或猝死。

第五节 心律失常

心律失常（cardiac arrhythmia）是心脏搏动失去正常的节律，出现过快、过慢或搏动不整，甚至绝对不整的现象。老年人心律失常较常见，且随年龄的增长而增多。用24 h 动态心电图监护，发现在一般老年人中心律失常的发生率可高达20%以上。

（一）分类

心律失常以室上性期前收缩最常见，其次为窦性心动过缓、心房颤动、Ⅰ度房室传导阻滞等。

（1）冲动形成异常

1）窦性心律失常：窦性心动过速、窦性心动过缓、窦性心律不齐、窦性停搏。

2）异位心率：①被动异位心率，包括逸搏（房性，房室交界性，室性）；阵发性心动过速（房性，房室交界性，室性）。②主动异位心率，包括期前收缩（房性，房室交界性，室性）；阵发性心动过速（房性，房室交界性，房室折返性，室性）；

心房扑动，心房颤动；心室扑动，心室颤动。

（2）冲动传导异常

1）生理性干扰及房室分离。

2）病理性①窦房传导阻滞，②房内传导阻滞，③房室传导阻滞，④束支或分支阻滞（左，右束支及左束支分支传导阻滞）或室内阻滞。

3）房室间传导途径异常预激综合征。

1. 窦性心动过缓 窦性心动过缓是心脏的激动仍发自正常的窦房结，但频率低于60次/min。老年人由于冠状动脉硬化，心肌供血不足，特别是窦房结动脉的供血不足，使窦房结的功能障碍，兴奋性减低，因而出现心动过缓者也较多见。此外，老年人患高血压服用降压药物，或因应用洋地黄等，均可引起心动过缓。常进行体育锻炼的老年人，或原为运动员的老年人，心率在安静时也可慢达40～50次/min而无明显的自觉症状。严重的窦性心动过缓常可引起头晕、晕厥，但意识丧失出现抽搐者很少见。为进一步确诊，必须做心电图检查。

有症状时，可口服阿托品0.3～0.6 mg，一日3次，或氨茶碱、胆茶碱0.1 g，一日3次。也可舌下含化喘息定（异丙肾上腺素）5～10 mg，一日3～4次，严重时用异丙肾上腺素1 mg加5%葡萄糖液500 mL静脉滴注。发生晕厥、抽搐的阿－斯综合征（心源性脑缺氧综合征）时，应考虑安装人工心脏起搏器。

2. 窦性心动过速 心脏激动仍发自正常的窦房结，但频率高于100次/min。一般节律整齐。如过快达150次/min左右或伴有节律不齐时，应做心电图检查。保持安静，可口服β受体阻滞剂如普萘洛尔10～20 mg，一日3次，或美托洛尔，常用剂量为12.5～100 mg，每日2次，亦可口服安定2.5～5.0 mg，一日3次。如为其他疾病引起的，应同时治疗原发病。心力衰竭时，可静脉注射毛花苷C（0.2～0.4 mg）或口服地高辛等。

3. 期前收缩 期前收缩（早搏）是指在正常窦性心律支配下，规律的心动周期中，偶尔或连续出现一个或数个提前的异位搏动（非窦房结引起的心室搏动）。期前收缩根据其发生的部位不同，可分为房性期前收缩、房室交界性期前收缩及室性期前收缩3种。

期前收缩可因自主神经功能失调引起，也可因各种疾病引起。老年人多因精神紧张及劳累，导致自主神经功能失调，使心脏的异位兴奋灶激动而出现期前收缩，但多在休息后消失。也有在迷走神经紧张性增强而出现的窦性心动过缓时偶发、频发期前收缩，可在活动或心率加快后消失。急性心肌梗死时，因心肌损伤、缺血，可频发期前收缩，且多为频发室性期前收缩，甚至一连串出现，形成阵发性室性心动过速。也可发生在心肌炎或电解质紊乱时，吸烟和饮酒也是引起心脏期前收缩的重要原因之一。

期前收缩患者可有心悸、气短、头晕、头痛等症状。触诊脉搏，可有提前出现的一次跳动，后面为一较长的间歇；听诊时均可清楚地听到提前的搏动和其后有一较长的间歇。至于是否为房性、房室交界性或室性期前收缩，则需用心电图检查才能分辨出来。

偶发期前收缩，不需要药物治疗。频发或有症状的期前收缩，需要除去病因，或对症应用抗心律失常的药物。低钾引起的期前收缩，可口服10%氯化钾液10～20 mg，一日3次。对室上性期前收缩（包括房性和房室交界性期前收缩），可用异搏定40～80 mg，一日3次，胺碘酮200 mg，一日3次，口服。对室性期前收缩，可口服慢心律（美西律）100～200 mg，一日3次，普罗帕酮（心律平）150 mg，每日3次，也可用利多卡因50 mg，肌内注射，或100～200 mg静滴。

4. 心房纤颤　心房呈极不规则的颤动，心电图正常的P波消失，出现极不规则的细小颤动的波，因此称为心房纤颤，简称房颤。房颤波不能每个都下传至心室，因此房颤时心室节律也极不规则。老年人中，房颤的发生率约为1%。根据心室率的快慢不同，又可分为快速型房颤和缓慢型房颤两类。老年人常因冠心病、心肌供血不足，发生的房颤多为缓慢型房颤。

房颤患者常有心慌、胸闷、全身无力、触诊脉搏和听诊心脏跳动均为绝对不整。心电图显示正常的窦性P波消失，而代之以大小不等的f波，心动周期绝对不整。少数患者可因房颤、心腔内有血栓形成，有时血栓碎片脱落，即可引起脑栓塞等，多数可在一段时间后血栓吸收，体征减轻或消失。

老年人缓慢型房颤，多无自觉痛苦，体检时才被发现。但须积极治疗冠心病，心悸、气促者可服胺碘酮200～300 mg，每日3次。心室率快或有心功能代偿不全时，可静注毛花苷C 0.2～0.4 mg，在一般心功能情况改善后，房颤可消失而恢复正常的窦性心律。无效时，可采用直流电同步转复心律，转复后以奎尼丁维持。在老年人应用奎尼丁时，应特别注意奎尼丁晕厥。

5. 房室传导阻滞　正常心脏在窦房结发出的激动，经心房和房室交界部传至心室，房室交界部的传导纤维如果发生障碍，则可引起房室的传导阻滞。根据阻滞的程度不同，临床上可分为3种类型：第一度房室传导阻滞，即房室的传导时间延长，P-R间期>0.20 s。第二度房室传导阻滞，即心房激动不能每个都传至心室，又可分为Ⅰ型（轻型），即房室传导时间逐渐延长，终致出现一次心房激动不能下传到心室（心室漏搏）；Ⅱ型（重型），即房、室不能按1∶1下传，如房室形成2∶1或3∶1阻滞等。第三度房室传导阻滞，即心房的激动均不能下传到心室，形成房、室各自无关的搏动。

房室传导阻滞可因迷走神经的张力增高，或心肌炎、浸润、水肿或供血障碍等引起。老年人发生传导阻滞最常见的原因，是冠状动脉硬化使房室传导系统供血障碍引起房室传导系统的变性、坏死或纤维化，产生激动下传阻滞。因此，对老年人的高血压、糖尿病及高脂血症等，必须积极进行治疗。心动过缓的房室传导阻滞，可应用阿托品及氨茶碱等内服。心动过缓发生晕厥或有阿-斯综合征时，可静滴异丙肾上腺素，但应在医院监护治疗。必要时可考虑安装人工心脏起搏器。

6. 心室的传导阻滞 心室内传导阻滞系指在心室内的右束支或左束支（包括左前分支、左后分支）或末梢纤维等部位发生的传导阻滞，是激动经房室交界部传入心室后，在右左束支或蒲肯野末梢纤维部位发生了阻滞，使激动在心室内的传导时间延长，心电图上出现各种加宽的QRS综合波波形。患者多数无自觉症状，体检时才被发现。听诊时第一心音分裂。有高血压病者左心扩大，升主动脉在X线上可表现为加宽、延长。治疗方面主要是治疗冠状动脉硬化症，可口服扩张冠状动脉的药物，如硝酸异山梨酯10 mg，每日3次。心动过缓发生阿-斯综合征时，应考虑安装人工心脏起搏器。

7. 病态窦房结综合征 病态窦房结综合征简称病窦征，是窦房结及其周围病变所致的窦房结激动形成或传导的障碍，出现严重的心动过缓或心律失常，可发生晕厥或猝死。老年人多因冠状动脉供血不足而引起病窦征。心电图上常表现为窦性心动过缓伴有窦性暂停或窦房传导阻滞；或为窦性心动过缓伴有异位的心动过速（如阵发性心动过速或心房纤颤）等心律失常。患者常表现为心悸、气促、晕厥或伴有抽搐的阿-斯综合征。听诊心音可呈缓慢与快速的短暂交替出现。诊断时应排除老年人的自主神经功能失调以及其他药物如洋地黄、奎尼丁等引起的心动过缓与心律不齐。治疗可用阿托品、异丙肾上腺素等药物，对有反复发生晕厥或阿-斯综合征时的患者，应考虑安装人工心脏起搏器。

（二）射频消融术

心导管射频消融术（catheter radiofrequency ablation）是将电极导管经静脉或动脉血管送入心腔特定部位，释放射频电流导致局部心内膜及心内膜下心肌凝固性坏死，达到阻断快速心律失常异常传导束和起源点的介入性技术。经导管向心腔内导入的射频电流损伤范围在1～3 mm，不会造成机体危害。射频消融术目前已经成为根治阵发性心动过速最有效的方法。主要适应证如下。

1. 房室折返型心动过速 也称预激综合征，房室间存在着先天性“旁路”，导管射频将旁路“切断”，心动过速或预激波将不再存在。

2. 房室结折返型心动过速 房室结形成“双径路”，电流在适宜条件下，两条径路形成的折返环快速运行，引起心动过速；射频消融慢径，只保留快径，心动过速就失去发作条件。

3. 心房扑动 简称房扑，是心房存在大环路，电流在环路上不停地转圈，心房跳动250～350次/min，心室一般在150次/min；射频可以破坏环路，阻滞双向电流，从而根治房扑。

4. 房性心动过速 简称房速，是左心房或右心房的某一局部有异常快速发放电流的“兴奋点”或在心房内有小折返运动；电生理检查标测到异位“兴奋点”或折返环，进行消融根治。

5. 室性期前收缩 简称室早，主要用于临床症状明显的单源性的频发室早；常由于心室“兴奋灶”引起；标测到异位兴奋灶消融，室早即可消失。

6. 室性心动过速 简称室速，包括特发性、束支折返性和疤痕性室速等。特发性室速常见于心脏结构和功能正常人群，没有器质性心脏病证据，但心动过速频繁发作可引起心动过速性心肌病；其发生是由在右或左心室流出道及左心室间隔上的一个“兴奋灶”快速发放电流，导致心动过速。通过导管找到“兴奋灶”，发放射频电流消融，室速可以治愈。束支折返性室速和疤痕性室速多见于扩心病、冠心病和先心病外科手术后等器质性心脏病患者，患者发作时可以出现晕厥、抽搐，往往需紧急抢救。束支折返性室速是电流在心脏的左、右传导束支及左、右心室之间折返环路（“转圈”），导管电极找到并发放射频电流阻断环路；瘢痕性室速是由于心脏纤维疤痕组织间的存活心肌细胞产生的折返环路，发放射频电流阻断环路，心动过速同样得到根治。导管射频消融可以根治室速而不能根治心脏病；消融不成功或室速发作有生命危险时，需植入心脏埋藏式除颤器（ICD），预防猝死。

7. 心房颤动 简称房颤，房颤是最常见的持续性心律失常，研究发现房颤的触发是因为与心房相连的大静脉上的“心肌袖”发放快速电冲动，另外房颤的持续与心房自身重构也有关。采用导管电极在环肺静脉口消融，形成大静脉与心房的“电隔离”，或加上在心房内的某些线形消融，可以达到根治房颤的目的。

第六节　高血压病

高血压病（hypertensive disease，hyperyension）即原发性高血压或简称为高血压。是常见的心血管疾病，与继发于其他疾病的继发性高血压不同，发病原因比较复杂，影响因素也较多，增龄就是一个明显的相关因素，随着年龄的增长，患病率也逐渐地增加。

（一）病因和分类

老年人高血压由于老年人的特点，促发的因素更复杂。①一部分老年高血压是由老年前期（45～59岁）或更早发生的高血压延续至老年期；②老年器官的老化，调节功能下降，血管硬化与粥样硬化，更易促使血管的弹性减退，心脏搏血时的外周阻力增加，产生压力负荷型的血压增高。因此，反映出一些老年人的单纯收缩期高血压的特点；③老年人的精神状态易受环境的影响而不稳定，如离退休后工作及生活习惯的改变，体力减退甚至丧失劳动能力，丧偶或子女赡养等家庭因素或居住与环境因素等，都会引起精神的不安与不稳定，加之老年人的神经内分泌调节功能失衡，因此，老年人易于激动，引起血压的波动与增高；④老年人一般体力活动减少，过于注意营养，更易引起体重增加，出现肥胖，发生容量负荷型的血压增高，舒张压也明显增高；⑤老年人伴有糖尿病，促使动脉硬化，引起高血压；⑥老年女性常在绝经期前后，由于内分泌失调而产生高血压。

根据心血管危险性的绝对水平和血压水平，可将患者分为低、中、高和极高的危险组。

1. 低危组 指男性年龄 <55 岁，女性年龄 <65 岁的 1 级高血压患者，无其他危险因素存在。

2. 中危组 该组包括 1 级或 2 级高血压患者同时有 1～2 个危险因素的患者。

3. 高危组 该组包括 1 级或 2 级高血压患者同时有 3 种或更多危险因素，兼有糖尿病或靶器官损害者，或不伴其他危险因素的 3 级高血压患者。

4. 极高危组 3 级（重度）高血压患者，有一种以上危险因素或有糖尿病、靶器官损害，或 1～3 级高血压患者有临床相关病变。

（二）临床表现

高血压患者一般临床症状较少，约有一多半的老年高血压患者，都是在体格检查时被发现，而平时多无症状或偶有头晕、头痛并未引起注意。说明症状轻微，起病及发病缓慢或感觉迟钝，适应于缓慢升高的血压，只在症状明显时才去就诊。

老年高血压患者血压波动大，收缩压一日内波动可达 40 mmHg，舒张压可达 20 mmHg以上，由于自主神经功能失调，且易出现体位性低血压。高血压时，常可检出已有心、脑、肾等多器官功能的改变，而且终末期进展快，治疗效果及预后均较差。高血压患者常并发冠心病、脑血管意外、肾功能不全等危及生命，或致残而生活不能自理。

（三）并发症

1. 脑血管病 一般发病急，因此又称脑卒中。包括出血性脑血管病（脑出血）和缺血性脑血管病（脑血栓形成等）。

（1）脑出血：起病多急骤，可先有头晕、头痛、呕吐，很快出现嗜睡、昏迷等颅内出血使颅内压增高的症状，也可为脑部局灶性出血，出血部位以内囊出血为最常见，其次为丘脑、脑桥、脑室及小脑出血等，其表现可为中枢性偏瘫、单瘫或交叉瘫等。

（2）脑血栓形成：常在发病后数分钟、数小时或数天后才达到症状的高峰，约 1/5 的患者是在睡眠中发生偏瘫、言语或视力障碍等。缺血性脑血管病中主要有脑血栓形成、脑栓塞、短暂性脑缺血发作（TIA）及腔隙性脑梗死等，其中以脑血栓形成最为多见，但在老年人体检的CT及MRI检查中，腔隙性脑梗死尤为常见。

2. 冠心病　高血压是冠心病的主要危险因素之一，因此老年高血压患者常并发有心绞痛、心肌梗死及各种心律失常、心力衰竭，甚至心脏性猝死。

老年人高血压、动脉硬化引起肾功能不全的并发症亦较常见，但多为慢性经过。血清尿素氮等的增高，也应引起临床的重视。

（四）诊断与鉴别诊断

正常血压与高血压之间很难有绝对的区分界限，所以血压的正常值与确定高血压的标准都是人为规定的，具有一定的主观性。我国高血压的诊断标准于1959年、1964年、1974年及1999年先后进行4次修订。《2005年中国高血压防治指南》摒弃“临界”高血压亚组，保留了1999年中国高血压指南的血压分类。将18岁以上成人的血压，按不同水平分为：

正常血压为<120/80 mmHg（1 mmHg =0.133 kPa）；

正常高值为（120～139）/（80～89）mmHg；

高血压的定义为：在未用抗高血压药物的情况下，收缩压≥140 mmHg和（或）舒张压≥90 mmHg，按血压水平将高血压分为1级、2级、3级。

1级高血压（轻度）：（140～159）/（90～99）mmHg；

2级高血压（中度）：（160～179）/（100～109）mmHg；

3级高血压（重度）：≥180/110 mmHg；

单纯收缩性高血压：收缩压≥140 mmHg，舒张压<90 mmHg。

患者既往有高血压病史，目前正在用抗高血压药，血压虽然低于140/90 mmHg，亦诊断为高血压。在临床工作中应注意老年人血压的特点：

（1）老年人高血压患病率高，血压波动大，脉压增大，易发生体位性低血压，并发症多而严重，病死率较高。

（2）老年人动脉硬化、血栓形成或栓塞引起的外周动脉局部的闭塞或狭窄，使两侧的血压不同而误诊。因而在检测血压时，应测双上肢血压，必要时可测量双下肢的血压。

（3）为了防止测压时有无声的“听诊间歇”（auscultatory gap），应该使气囊充气达250 mmHg以上，然后再缓缓放气测压。

（4）老年人自主神经调节功能障碍，在检测坐位及卧位血压的同时，应注意检测立位的血压，以便全面了解血压的变化。

（5）老年人高血压除收缩压及舒张压均增高的典型高血压外，还有：

1）单纯收缩期高血压型：即SBP≥140 mmHg，而DBP<90 mmHg。此型在老年人高血压中最多见，为高阻力型高血压，常发生在动脉硬化、外周血管阻力增高的患者，易发生脑卒中，病死率较高。

2）单纯舒张期高血压型：即 DBP≥90 mmHg，而收缩压正常。多见于肥胖的老年人，为高容量高血压，应用利尿剂可收到一过性效果，应控制体重和低盐饮食。

3）单纯收缩期高血压伴低舒张压型：即 SBP≥140 mmHg，而 DBP＜60 mmHg 或＜70 mmHg。多发生在大血管硬化，弹性减低或同时伴有主动脉瓣钙化及关闭不全的高龄患者。

老年人高血压绝大多数是原发性，且多数由老年前期（45～59 岁）或青壮年期延续而来，但也要注意是否为其他疾病如急慢性肾炎、肾动脉狭窄、皮质醇增多症、甲状腺功能亢进症、嗜铬细胞瘤、原发醛固酮增多症等引起的继发性高血压，须进一步鉴别给予排除。

（五）治疗

原发性高血压目前尚无根治方法。临床证据表明收缩压下降 10～20 mmHg 或舒张压下降 5～6 mmHg，3～5 年内脑卒中、冠心病与心脑血管病死亡率事件分别减少 38%、16%与 20%，心力衰竭减少 50%以上，高危患者获益更为明显。

老年人高血压的治疗目标是，原则上应将血压降到患者的最大耐受水平，最大限度地防止和减少心、脑、肾等重要器官的并发症及其引起的死亡率和病残率。基于该目标，WHO-ISH 高血压防治指南、美国高血压防治指南、欧洲高血压防治指南等均提出目标血压：普通高血压人群血压应降至 140/90 mmHg 以下，糖尿病或伴有肾病患者血压应控制在 130/80 mmHg 以下，肾病蛋白尿＜1 g/d 者，血压应控制在 130/80 mmHg 以下，肾病蛋白尿＞1 g/d 者，血压应低于 125/75 mmHg。根据临床试验已获得的证据，老年收缩期性高血压的降压目标水平，收缩压（SBP）140～150 mmHg，舒张压（DBP）＜90 mmHg 但不低于 65～70 mmHg，舒张压降得过低可能抵消收缩压下降得到的益处。

1. 基础治疗 生活规律，低盐饮食，控制体重，劳逸结合，稳定情绪、戒烟戒酒等。

2. 药物治疗 高血压 2 级或以上患者（＞160/100 mmHg）；高血压合并糖尿病，或已经有心、脑、肾靶器官损害和并发症患者；血压持续升高 6 个月以上，改善生活行为后仍未获得有效控制患者；从心血管危险分层角度，高危和极高危患者必须使用降压药物治疗。

药物治疗应考虑老年人对药物的吸收慢、代谢排泄亦较慢的特点，动脉硬化的特点。有时精神激动血压可迅速升高，精神稳定后血压又可迅速下降，所以，血压升高时给以大量或多种降压药物会使血压下降过低而短时不能恢复正常，以致发生晕厥或头晕、全身无力、心悸、冷汗等血压过低的现象。也有因药物排泄慢，体内积存渐多，出现长期的中毒现象。因此，老年人高血压用药的原则是从小量开始，逐渐增加至合适的维持量。另外，老年人高血压的用药，应尽量个体化和联合用药，患者在开始时就可以采用两种降压药物联合治疗，处方联合或者固定剂量联合，有利于血压在相对较短的时间内达到目标值，并以每日 1 次内服为宜。口服治疗高血压的药物可分为以下几类：

（1）利尿剂：有噻嗪类、袢利尿剂和保钾利尿剂三类。噻嗪类利尿药物可降低血容量，适用于肥胖的高血压老年人，以及舒张压过高的容量型高血压患者。如氢氯噻嗪 25 mg/d 为宜，或吲哚帕胺 2.5 mg/d。

（2）β 受体阻滞剂：有选择性（β_1）、非选择性（β_1与 β_2）和兼有 α 受体阻滞三类。常用的有美托洛尔、阿替洛尔、比索洛尔、卡维洛尔、拉贝洛尔。如普萘洛尔、美托洛尔（倍他乐克）等可降低血压，减低心肌耗氧量，适用于高血压伴有心动过速或心绞痛患者。

（3）钙通道阻滞剂（CCB）：根据药物核心分子结构和作用于 L 型钙通道不同的亚单位，钙拮抗剂分为二氢吡啶类和非二氢吡啶类，前者以硝苯地平为代表，后者有维拉帕米和地尔硫䓬。根据药物作用持续时间，钙拮抗剂又可分为短效和长效。长效钙拮抗剂包括长半衰期药物，如氨氯地平；脂溶性膜控型药物，如拉西地平和乐卡地平；缓释或控释制剂，如非洛地平缓释片（波依定）、硝苯地平控释片（拜新同）等。

（4）血管紧张素转换酶（ACE）抑制剂：根据化学结构分为巯基、羧基和磷酰基三类。常用的有卡托普利、依那普利、贝那普利、西拉普利、雷米普利和福辛普利。降压作用主要通过抑制周围和组织的 ACE，使血管紧张素Ⅱ生成减少，同时抑制激肽酶使缓激肽降解减少。降压起效缓慢，逐渐增强。不良反应主要是刺激性干咳、血管性水肿和高血钾症。

（5）血管紧张素Ⅱ受体阻滞剂（ARB）：常用的有氯沙坦（losartan）、缬沙坦（valsartan）、伊贝沙坦（irbesartan）、替米沙坦（telmisartan）和坎地沙坦（candesartan）。降压作用起效缓慢，但持久而平稳，作用持续时间能达到 24 h 以上。最大的特点是直接与药物有关的不良反应很少，不引起刺激性干咳，持续治疗的依从性高。

（6）其他降压药：包括交感神经抑制剂，如利血平（resepine）、可乐定（clonidine）；直接血管扩张剂，如肼屈嗪（hydralazine）；α 受体阻滞剂，如哌唑嗪（prazosin）、特拉唑嗪（terazosin）、多沙唑嗪（doxazosin）。因不良反应较多，目前不主张单独使用，但是在复方制剂或联合治疗时仍在使用。

（7）中药制剂：如复方罗布麻。

（六）预防

1. 生活规律　老年人高血压的预防，应强调合适的生活安排与充足的睡眠，调节日常活动的内容，生活既安定而又饶有兴趣，这样就可以减少或防止老年人高血压的发生。

2. 戒烟、酒 在防止高血压的发生中也是很重要的措施之一。

3. 适当锻炼 对血压及呼吸的调整具有一定的作用，但要根据自己的具体情况，进行恰如其分的活动锻炼，以免活动后反而促使血压升高和更不稳定。

4. 注意血压 平时应定时测量血压，如有头晕、头痛或心悸不适时，更应立即测血压以免发生心脑血管意外。在高血压的治疗过程中，也应常规及时复查血压，以防意外。

第七节 心力衰竭

心力衰竭（heart failure）是各种心脏疾病导致心功能不全的一种临床综合征，简称心衰。是指在静脉血液回流正常情况下，由于心肌收缩力下降和（或）舒张功能障碍，使心排血量绝对或相对低于全身组织代谢的需要，导致血流动力学和神经－体液活动失常，临床上可出现动脉系统灌注不足、肺和（或）体循环静脉淤血的各种症状与体征。从血流动力学而言，由于心脏舒缩功能障碍，使心腔压力高于正常（左室舒张末期压或左室充盈压 >2.4 kPa；右室舒张末期压或称右室充盈压 >1.3 kPa）即为心衰，或称心功能不全（cardiac insufficiency）。

（一）病因

心衰的病因很多，主要有以下几类。

1. 原发性心肌舒缩功能减弱

（1）弥漫性和局限性心肌损害：心肌病/炎、心肌纤维化/中毒、异常物质沉积等。

（2）原发或继发心肌代谢障碍：缺血缺氧、维生素 B_1 或维生素 B_{12} 缺乏、电解质紊乱、酸碱平衡失调、内分泌障碍等。

2. 心脏长期负荷过度

（1）压力负荷过度：导致左心系统压力负荷过度的常见疾病如高血压，主动脉瓣狭窄，主动脉缩窄，肥厚性梗阻型心肌病等。导致右心系统压力负荷过度的常见疾病，如肺动脉高压，肺动脉瓣狭窄，肺栓塞，慢性阻塞性肺疾患及二尖瓣狭窄等。导致全心系统压力负荷过度的疾病，如血液黏稠度增加。

（2）容量负荷过度：导致左室容量负荷过度的疾病有主动脉瓣关闭不全，二尖瓣关闭不全，室壁瘤。导致右室容量负荷过度的疾病有肺动脉瓣关闭不全，三尖瓣关闭不全及房室间隔缺损等。导致双心室容量负荷过度疾病有甲亢，慢性贫血，动－静脉瘘等。

3. 心脏舒张充盈受限　使心脏在舒张期充盈受限制的疾病有心包填塞，缩窄性心包炎及桶状胸伴心脏移位等。

4. 静脉回流不足　急性失血或大量体液丧失与渗出致血容量减少和急性小动、静脉扩张（虚脱）均可导致静脉回心血量不足，心排血量减少，出现类似心衰的症状体征。

5. 心律失常　快速型心律失常如心房、心室及房室交界区心动过速，频发期前收缩及心室扑动，颤动等，缓慢型心律失常如房室传导阻滞，左右束支传导阻滞等，均可因其发生的严重程度及持续时间的长短对心脏功能造成不同程度的影响，引起心衰。

（二）诱因

大多数老年心衰都有诱发因素，而且诱发因素对心力衰竭的影响往往大于原有心脏病，故纠正或控制诱因是防治老年人心衰的重要环节。

1. 感染　是诱发和加重心衰的最常见因素，尤以呼吸道感染多见，占所有诱因的一半，患肺炎的老年人9%死于心衰。其次为泌尿系统、胃肠道系统及胆道系统感染等。

2. 过度劳累与情绪激动　是诱发和加重心衰的常见因素。过度劳累可加重心脏负荷，一旦超过心脏的代偿能力，即可诱发心衰；情绪激动时交感神经兴奋，儿茶酚胺类物质增多，可引起心率加快和外周小血管收缩，继而诱发心衰。

3. 电解质紊乱与酸碱平衡失调　亦为心衰的常见诱发因素，它们可通过影响心脏的电功能和机械功能，干扰心肌代谢或直接抑制心肌收缩力等机制诱发心衰。

4. 失血与贫血　输血输液过多过快、药物影响（洋地黄类制剂，β受体阻滞剂量等）、心律失常、伴发其他疾病、麻醉与手术等因素。

（三）发病机制

慢性充血性心力衰竭的基本病理生理改变，为心肌收缩力减退所造成的心室收缩期残余血量的增加与心室舒张期压的升高。临床表现为继发性代偿性改变，如静脉淤血，循环血量增加和体内细胞外水分增加。

心肌缺血、中毒和有炎症时，首先引起细胞膜破坏，胞质内容物漏出，细胞肿胀，随之细胞溶解，死亡。缺血心肌再灌注后，被挽救免于死亡的心肌细胞的舒张功能尚不能及时恢复，这种无功能状态的心肌（顿抑心肌）是冠心病患者阻塞解除后发生心衰的重要原因。

当心肌长期处于低灌流或缺氧情况下，心肌细胞为了节省能量消耗，避免死亡，将收缩功能降低到近于冬眠状态，这是心肌对低灌流状态的一种功能下调的适应现象。是否发生心衰与心衰的程度，主要取决于心肌丧失量，当心肌丧失量超过左室的8%时，左室顺应性降低，>10%时射血分数降低，>20%～25%时则出现心衰，超过40%则发生心源性休克。心肌缺血时心肌间质的改建，胶原网络的破坏，使心肌组织失去胶原网络的支持，顺应性增加，并使心肌收缩时丧失了高度协调性，从而导致心脏射血功能障碍和舒张功能障碍，引发心衰。

心肌收缩力减退，特别是心室肌收缩力减退，是造成充血性心力衰竭的基本病理因素，充血性心衰是指心脏不能正常地排出大静脉回流来的血液，也就是心脏排血功能不能适应心脏的负荷，因而身体各部分发生血供不足（乏力感），以及血液和体液的淤积（气急、水肿）。从临床观点看，充血性心衰可分为左心衰竭和右心衰竭两大类，但左心衰竭迟早会影响右心的功能，最终导致全心衰竭。但在心衰开始时，往往在相当长的时期内可能表现为无症状心衰，即只表现为轻度乏力感或根本无任何症状，但已经有了左室功能障碍。

（四）临床表现

无症状心衰心功能分级接近正常，左室功能低的症状多不典型，常诉不适，乏力，易疲劳，活动后轻度胸闷，或慢性咳嗽，但否认心衰的其他典型症状，无明显呼吸困难，无端坐呼吸，无水肿和胸水、腹水。右心衰竭和左心衰竭的临床表现不尽相同，但无论出现哪一侧心衰，如未能及时纠正，另一侧迟早会出现衰竭。

1. 左心衰竭　以肺循环淤血为主，因肺循环淤血，肺静脉压升高，肺活量减低，肺弹性减退，顺应性降低，且肺淤血阻碍毛细血管的气体交换，从而产生一系列症状和体征。

（1）疲劳和乏力：可出现在心衰早期，平时即感四肢乏力，活动后加剧。

（2）呼吸困难：是患者自觉症状，也是呼吸费力和呼吸短促征象的综合表现。严重时为胸闷气促，辅助呼吸肌参与，鼻翼扇动等。劳力性呼吸困难是左心衰竭的早期症状之一。夜间阵发性呼吸困难是左心衰竭的典型表现。端坐呼吸是左心衰竭较有特征性的表现。

（3）咳嗽，咳痰及声音嘶哑：心衰时肺淤血，气管－支气管黏膜亦淤血水肿、分泌物增多，引起反射性咳嗽，咳痰增多，有时可于心衰发作前成为主要症状。咳嗽多在劳累或夜间平卧时加重，干咳时或伴泡沫痰，频繁的咳嗽可增高肺循环压力和影响静脉回流，诱发阵发性呼吸困难和加重气急，也使右心室负荷加重。急性肺水肿时可咳出大量粉红色泡沫痰，尤在平卧位时更为明显。二尖瓣狭窄时左心房增大或肺总动脉扩张，主动脉瘤等均可压迫气管或支气管，引起咳嗽，咳痰及声音嘶哑，肺梗死。

（4）咳血：心衰时肺静脉压力升高可传递到支气管黏膜下静脉而使其扩张，当黏膜下扩张的静脉破裂时便可引起咳血，淤血的肺毛细血管破裂时也可引起咳血，咳血量多少不定，呈鲜红色，二尖瓣狭窄可有大咳血（支气管小静脉破裂或肺静脉出血），肺水肿或肺梗死可有咳血或咳粉红色泡沫样痰。

（5）发绀：严重心衰患者，面部如口唇、耳垂及四肢末端可出现暗黑色泽，即发绀。二尖瓣狭窄引起的发绀，在两侧面颧部较明显，形成二尖瓣面容。急性肺水肿时由于是肺淤血、肺间质和（或）肺泡水肿影响肺的通气和气体交换，血红蛋白氧合不足，血中还原血红蛋白增高，出现显著的外周性发绀。

（6）夜尿增多：是心衰的一种常见和早期的症状，正常人夜尿与白昼尿的比例为1∶3，白天尿量多于夜间，心衰患者夜尿增多，夜尿与白昼尿的比例倒置为(2～3)∶1。

（7）胸痛：有些患者可产生类似心绞痛样胸痛，原发性扩张型心肌病约半数患者发生胸痛，可能与扩张和肥厚的心脏心内膜下缺血有关。

（8）中枢神经系统症状：失眠，焦虑，噩梦，重者有幻觉，谵妄（伴时间、地点、人物定向障碍），进一步发展为反应迟钝，昏迷，若单独由心衰引起，提示为疾病的终末期。

（9）动脉栓塞症状：原发性扩张型心肌病患者有4%在做出诊断时，有过体循环栓塞的病史。追踪观察发现，未经抗凝治疗的心衰患者有18%将会发生体循环栓塞。临床表现为心源性体循环栓塞的病例，85%栓塞部位是在脑或视网膜。

2. 右心衰竭 右心衰竭主要表现为体循环压增高和淤血，从而导致各脏器功能障碍和异常，体征明显，症状相对较少。

（1）胃肠道淤血症状：食欲不振，厌油，恶心，呕吐，腹胀，便秘及上腹胀痛等。

（2）肝区疼痛：肝脏淤血肿大及肝包膜发胀刺激内脏神经引起疼痛，肝区疼痛明显。

（3）夜尿增多：慢性肾脏淤血可引起肾功能减退，夜尿增多并伴有尿比重(1.025～1.030）增高，可含少量蛋白，透明或颗粒管型，少数红细胞，血浆尿素氮轻度增高。

（4）呼吸困难：右心衰继发于左心衰时，因右心衰竭后心室排血量减少，肺淤血减轻，反可使左心衰竭的呼吸困难减轻。若右心衰因心排出量明显降低而恶化时，呼吸困难反会很严重。孤立的右心衰患者也可有不同程度的呼吸困难。

（5）其他：少数严重右心衰患者因脑循环淤血、缺氧或利尿药的应用诱发水电解质平衡失调等，也可出现中枢神经系统症状，如头痛、头晕、乏力、烦躁不安、嗜睡、谵妄等，心衰代偿时出现高热提示感染或肺梗死。

（6）体征：老年人心衰体征少，无特异性。常见体征为肺部湿啰音，踝部轻微凹陷性水肿，心动过速等。典型的体征包括心界扩大、舒张期奔马律（舒张早期奔马律又称第三心音奔马律，舒张晚期奔马律也称为第四心音奔马律，四音心律和重叠性奔马律又称火车头奔马律，是病理性第三心音和第四心音同时出现），肺动脉瓣区第二心音亢进心衰患者出现肺动脉瓣区第二心音亢进常常提示肺循环阻力增加，心前区收缩期杂音，交替脉。

右心衰竭患者，除原有心脏病体征外，还可出现心脏增大、静脉充盈，怒张与搏动、肝大，压痛，肝颈静脉回流征阳性、低垂性水肿、胸水、腹水、心包积液、发绀、奇脉。严重右心衰竭病例，因精神焦虑，胃肠道淤血导致的厌食，蛋白吸收障碍，水电解质失衡及利尿药的过度应用等，会导致消瘦和心源性恶病质。

（五）分类

1. 按心衰发展进程分类

（1）急性心衰（acute heart failure）：病情进展迅速，心排血量在短时间内急剧下降，甚至丧失。急性心衰，心脏功能来不及代偿，多见于心肌急性弥漫性严重损害，急性心脏排血或充盈受阻，急性心脏容量负荷增加，严重心律失常，慢性心衰急性恶化。临床上表现为急性肺水肿，心源性休克，晕厥及心脏骤停等。

（2）慢性心衰（chronic heart failure）：往往经过两个阶段。代偿期：心脏通过各种代偿机制使心输出量尚能满足或基本满足机体代谢的需要，患者在较长时间内没有心衰症状。失代偿期：经历代偿期后心输出量也不能满足机体代谢的需要，是出现心衰的临床表现。

2. 按心衰发生部位分类

（1）左心衰：左心室代偿功能不全而发生的心衰，较为常见，以肺循环淤血为特征。

（2）右心衰：单纯右心衰主要见于肺心病及某些先心病，以体循环淤血为主要表现。

（3）全心衰（bilateral heart failure）：亦称双侧心衰，是临床上最常见的一类心衰。左心衰竭与右心衰竭可同时发生，如急慢性弥漫性心肌炎时左、右心同时受损，累及左右室的广泛心梗；也可先后发生，如左心衰竭时肺循环淤血，压力升高，最终导致右心衰竭；右心衰竭时一方面因体循环淤血，压力上升，同时右心输出量减少也可影响左室功能，并发左心衰竭。因此，临床上所见到的心衰常常是全心衰竭。

3. 按心衰时心肌机械性能改变分类

（1）收缩性心衰（systolic heart failure）：主要是因心肌收缩功能减退，心脏射血不足所致的心衰。临床上大部分心脏疾病所致的心衰均以心肌收缩功能障碍为主，约占70%。

（2）舒张性心衰（diastolic heart failure）：主要是因心肌舒张功能异常，心室在舒张期充盈不足和（或）障碍所致的心衰。影响心室松弛性能的疾病如高血压病、肥厚型心肌病等，影响心室顺应性能的疾病如心肌淀粉样变性，限制型心肌病等，均可导致舒张性心衰。据报道，单纯舒张性心衰在所有心衰中约占30%。

（3）混合性心衰（mixed heart failure）：心肌收缩与舒张功能障碍并存共同导致的心衰。临床所见的心衰大都为混合性心衰，只是收缩与舒张功能障碍程度轻重有所不同，尤其是所谓单纯的收缩性心衰也可能存在不同程度的舒张功能障碍。因此，临床上很难区分是单纯收缩性或是单纯舒张性心衰。

（六）心功能分级

1. 美国纽约心脏学会（NYHA）分级法

Ⅰ级：一般体力活动不受限制，不出现疲劳，乏力，心悸，呼吸困难及心绞痛等症状，无心衰体征。

Ⅱ级：体力活动稍受限制，休息时无症状，但一般体力活动时（常速步行3～4 km，上三楼及上坡等）出现疲乏，心悸，气短、心绞痛等症状及心衰体征如心率加快，肝脏肿大等。

Ⅲ级：体力活动明显受限，休息时无症状，轻微体力活动（如常速步行1～2 km，上二楼等）即出现心悸，呼吸困难或心绞痛等症状及肝脏肿大，水肿等体征。

Ⅳ级：不能胜任任何体力活动，休息时仍有疲乏，心悸，呼吸困难或心绞痛等症状及内脏淤血，显著水肿等体征，久病者可有心源性肝硬化表现。

该分级法简便易用，但受主观因素，药物治疗等的影响较大。1994 年，美国心脏病协会标准委员会对上述分级做了修订，除原有的Ⅰ～Ⅳ级心功能外，又增加了实验室的客观评价，包括心电图，超声心动图，核素心血管造影，运动试验等，根据实验室检查分成四级：A. 客观检查无异常；B. 轻度异常；C. 中度异常；D. 重度异常。

2. 泵衰竭分级（Killip 分级略增补） 急性心肌梗死泵衰竭分 5 级：

Ⅰ级：无心衰征象，但肺毛细血管楔嵌压（PCWP）可升高，病死率为 0～5%；

Ⅱ级：轻至中度心衰，肺啰音范围小于两肺野的 50%，可出现第三心音，奔马律，持续性窦性心动过速或其他心律失常，静脉压升高，存在肺淤血 X 线征象，病死率 10%～20%；

Ⅲ级：重度心衰，肺啰音范围大于两肺野的 50%，可出现急性肺水肿，病死率 35%～40%；

Ⅳ级：出现心源性休克，血压 <90 mmHg（12.0 kPa），少尿（<20 mL/h），皮肤湿冷，发绀，呼吸加速，脉率 >100 min，病死率 85%～95%；

Ⅴ级：出现心源性休克及急性肺水肿，病死率极高。

（七）心力衰竭诊断标准

美国心脏病协会建议的心力衰竭诊断标准如下。

1. 左心室衰竭的诊断依据 具备下述条件之一者，即可诊断为左心室衰竭：

（1）X线发现左心室突然增大，肺淤血和（或）两肺门有蝶形云雾状阴影。

（2）成年人无二尖瓣关闭不全时，左心室区听到第三心音或奔马律，或触及交替脉。

（3）无主动脉瓣或二尖瓣病变时，心血管造影有左心室扩张，在仰卧位休息时（或基础状态）心脏指数 $<2.6L/(min \cdot m^2)$。

（4）无主动脉瓣或二尖瓣病变时，或左心室无明显肥厚时，出现下列变化：a. 休息时左心室舒张末期压（LV EDP）>1.3 kPa（10 mmHg），或左心房平均压或PCWP>1.7 kPa（13 mmHg），休息时心脏指数（CI）$<2.6L/(min \cdot m^2)$。b. 仰卧位时，下肢做适当运动，左心室舒张末期压（或左心房平均压或PCWP）上升超过1.8 kPa（14 mmHg），氧耗量每增加100 mL，而心排出量增加不超过800 mL，或心搏量不增加。c. 左心室增大伴有肺淤血和肺水肿。d. 主动脉瓣狭窄或关闭不全时，X线检查左心室大小有突然变化，表明当运动和休息时，瓣膜本身受累能使循环血流量降低，以及心室肥厚引起心室舒张末期压升高，而洋地黄类可使这些生理异常逆转，可作为左心衰竭诊断的依据。

（5）二尖瓣狭窄或关闭不全时，左心室舒张末期压上升，表明在休息或运动时，因瓣膜本身的损害，导致左心房压力或肺毛细血管楔嵌压升高及体循环血流量下降，同样，在二尖瓣狭窄时，即使左心房增大，肺淤血亦不能作为左心室衰竭的诊断标准，但当出现奔马律或交替脉时，则可诊断左心室衰竭。

2. 右心室衰竭的诊断依据 具备下述条件之一者即可确诊：

（1）X线发现右心室突然增大和（或）上腔静脉扩张及搏动异常。

（2）成年人右心室区听到第三心音或奔马律，吸气时增强。

（3）在肺动脉有交替脉。

（4）无肺动脉瓣或三尖瓣疾病时，心血管造影有右心室扩张，卧位休息或基础状态时，心脏指数 $<2.6L/(min \cdot m^2)$。

（5）无肺动脉瓣或三尖瓣损害或右心室无明显肥厚时出现下列变化：a. 当患者在仰卧位休息和基础状态时，测量右心室舒张末期压（或右心房平均压）上升超过0.7 kPa（5 mmHg）和心脏指数 $<2.6L/(min \cdot m^2)$。b. 在仰卧位适当做下肢运动时，右心室舒张末期压（或右心房平均压）上升超过0.7 kPa（5 mmHg），以及氧耗量每增加100 mL，心排出量增加不超过800 mL，或心搏出量不增加。c. 右心室增大时，发现有体循环淤血，如颈静脉怒张，肝大，收缩晚期肝脏搏动，肝颈静脉逆流征阳性，下肢或全身水肿等。

（6）在三尖瓣狭窄或关闭不全时，右心室舒张末期压升高，表明在休息或运动时，由于瓣膜本身的病变诱发右心房压力上升和血流量下降。

（7）肺动脉瓣狭窄或关闭不全时，心血管造影发现右心室扩张或X线检查右心室突然增大。对这一标准应指出，在休息和运动时，右心室舒张末期压升高和肺血流量降低，仅仅由于瓣膜损害及瓣膜损伤所致的心肌肥厚引起，而不是单纯由心室衰竭所致。

3. 左心室舒张功能障碍性心力衰竭诊断标准 1995 年 5 月第三届全国心力衰竭学术会议（大连）修订的标准：

（1）诊断依据

①有肯定的左心室衰竭的临床表现：伴易引起舒张功能障碍的心脏病，如高血压病、冠心病、肥厚型心肌病、主动脉瓣狭窄、心肌淀粉样变等；但无瓣膜反流、心内异常分流。

②体检无心界扩大或仅轻度增大。

③胸部 X 线：示明确的肺淤血而心影正常或稍大。

④心电图：收缩功能指标正常；舒张功能指标异常；左心室等容舒张期（IRP）延长（>100 ms），快速充盈期（REP）缩短（<110 ms），缓慢充盈期（SFP）延长（>250 ms）。

⑤超声心动图：左心室舒张末期内径（LV EDD）无增大或稍大，室壁增厚或正常，左心室射血分数（LVEF）正常（>50%），左心室内径缩短率>25%，二尖瓣 EF 斜率降低。

⑥多普勒超声心动图检查：左心室收缩功能参数正常，左心室舒张期快速充盈与左心房收缩期流经二尖瓣口的血流速度之比，即 E/A<1，其他舒张期充盈参数异常。

⑦放射性核素心血管造影：左心室射血分数（LVEF）正常，峰值射血率（PER）正常（>2.5EDV/s），高峰充盈率（PER）降低，高峰充盈时间（TPFR）延长，前 1/3 充盈率（1/3FR）减少。

⑧心导管检查和心血管造影：左心室射血分数正常；舒张期左心室压力下降速率（-dP/dt）减慢，舒张期左心室容积与压力关系（△P/AV）增大。

（2）判断方法

①符合前 6 项者，可作临床诊断（在基层医疗单位，符合前 5 项，亦可作临床诊断）。

②符合前 6 项加 7 或 8 任 1 项，可确定诊断。

若具备 1~5 项诊断标准，而 E/A>1，不能排除左心室舒张功能障碍性心力衰竭的诊断，必须结合年龄，临床表现，左心室前后负荷，二尖瓣结构和功能情况及其他舒张期充盈参数综合判断，尤其应注意重度左心室舒张功能障碍的 E/A 比率为正常化。

（八）辅助检查

1. 血循环时间测定 左心衰者臂至舌循环时间延长，多在 20~30 s（正常值

9～16 s)，右心衰者臂至肺时间延长，可>8 s（正常4～8 s)，同时有左心衰者，臂至舌时间亦可明显延长，单纯右室衰者，臂至舌循环时间应在正常范围。

2. X线检查 心脏的外形和各房室的大小有助于原发心脏病的诊断，心胸比例可作为追踪观察心脏大小的指标，肺淤血的程度可判断左心衰的严重程度。

3. 心电图 可有心房，心室肥大，心律失常，心梗等基础病变，V_1导联P波终末负电势（Ptf-V_1）与肺楔压有关系，无二尖瓣狭窄时Ptf-V_1 < －0.03 mm·s，提示早期左心衰。

4. 超声心动图 测定左室收缩末期，舒张末期内径，并计算出射血分数，左室短轴缩短率和平均周径缩短率，可反映左室收缩功能，测量收缩末期室壁应力（半径－厚度比）/收缩末期容量指数比（ESWS/ESVI)，是超声心动图测定整体左室功能较为精确的指标。

5. 运动耐量和运动峰耗量测定 正常值：运动做功量6～10 METs，运动时LVET增高>5%，运动时最大氧耗量>20 mL/（min·kg)，AT>14 mL/（min·kg)。

6. 放射性核素与磁共振显像（MRI） 通过记录放射活性－时间曲线，可计算出左室最大充盈速度和充盈分数以评估左室舒张功能。MRI能更精确地计算收缩末期容积，舒张末期容积，心搏量和射血分数，MRI对右室心肌的分辨率也较高，故能提供右室的上述参数。

7. 创伤性血流动力学检查 应用漂浮导管和温度稀释法可测定肺毛细血管楔嵌压（PCWP）和心排血量（CO)，心脏指数（CI)。在无二尖瓣狭窄、无肺血管病变时，PCWP可反映左室舒张末期压，PCWP正常值为0.8～1.6 kPa（6～12 mmHg)，PCWP升高程度与肺淤血呈正相关，当PCWP>2.4 kPa（18 mmHg）时即出现肺淤血；>3.3 kPa（25 mmHg）时，有重度肺淤血；达4 kPa（30 mmHg）时，即出现肺水肿，CI正常值为2.6～4.0 L/（min·m^2)，当CI<2.2 L/（min·m^2）时，即出现低排血量症状群。

（九）鉴别诊断

老年人心衰症状和体征缺乏特异性，单凭临床表现很难做出早期诊断。因此，有必要进行客观的仪器检查，如放射性核素心室功能检查，超声心动图，心导管检查等，综合分析以得出正确的诊断。需要与以下疾病鉴别。

1. 支气管哮喘发作 支气管哮喘常有长期反复发作史，应用解痉药物如氨苯碱等有效，抗心衰治疗则无效。肺部以哮鸣音为主，可有细、中湿啰音，具有储气性，常有胸腔过度膨胀，双侧膈肌下移且固定，肺部叩诊可呈过清音，肺气肿征象。此外，心性哮喘呋塞米静脉注射后病情可好转，支气管哮喘则无变化。

2. 支气管炎 哮喘性支气管炎常有明显的上呼吸道感染史，肺部啰音散在且以干性啰音为主，无器质性心脏病病史和征象，按支气管炎治疗可奏效。

3. 间质性肺炎 起病急骤，呼吸窘迫，口唇发绀，肺底湿啰音等，胸片上有斑点状肺纹理增多，提示存在肺间质炎症，抗心衰治疗无效而应用激素可奏效。

4. 急性呼吸窘迫综合征 患者可平卧，但有明显的低氧血症，吸氧不能纠正；有过度换气征象，PaO_2、$PaCO_2$均降低，起病早期有显著增快的呼吸（>28 次/min）和心率（>120 次/min），有特殊发病原因，但无发绀，肺部听诊清晰无啰音，胸部 X 线亦无阳性发现。

5. 肾病，肝硬化 均可出现双下肢水肿，腹水，肝大等，但一般都有各自不同的病史特点，而且常无颈静脉怒张可资鉴别，但应注意慢性右心衰竭可以继发心源性肝硬化。

6. 上腔静脉综合征的鉴别 通常有颈胸部肿瘤病史，可有典型的广泛性颜面及上肢水肿，右心力衰竭一般无，心导管检查可发现上腔静脉综合征无右房右室压增高。

7. 缩窄性心包炎 常见于青少年，可无急性心包炎病史，腹水肝大往往比下肢水肿明显，心脏一般不大，心尖冲动减弱，部分患者呈负性心尖冲动，心音弱，脉压小，约半数患者有奇脉，常有 Kussmaul 征，表现为吸气时颈静脉膨隆更为明显或压力增加，并可出现心包叩击音，使用硝酸甘油则可使之消失，X 线检查见右心缘僵直，可见心包钙化影，超声检查可发现心包增厚，僵硬及粘连，心导管检查可见右室充盈受阻曲线，呈现为舒张早期下陷，后期呈平台，形成所谓平方根号征，临床诊断实难确定而又实属需要时可开胸探查。

8. 大量心包积液 多有下列较特征性表现：心脏浊音界扩大可随体位改变而变化；心音低弱遥远，心尖冲动减弱或消失；有积液所致的压迫征，如大量积液压迫肺脏所致的 Eward 征，在左肩胛下区叩诊浊音伴管性呼吸音；压迫支气管，喉返神经，食管和肺导致干咳，呼吸困难，声音嘶哑和吞咽困难等；有时可闻及心包摩擦音，二维超声心动图可见积液所致的无回声区，不但可明确诊断，还可估计积液量。

（十）治疗

老年人心力衰竭的病因复杂，必须通过各种检查手段探明引起心衰的多种病因及其先后顺序，尽量采用根治病因的疗法，如需要手术者应尽早施行手术治疗，去除各种诱发因素，控制肺部及泌尿或消化系感染，纠正贫血或营养不良，改善心肌缺血，降低心脏前后负荷，纠正水电解质紊乱及酸碱失衡等，加强支持疗法，给予合理的饮食，护理。

从有效性角度，必须要求：①减轻心脏负担，使精神和体力均得到休息，并适当应用镇静剂；②排出体内多余的液体，应用利尿药和限制钠盐摄入量；③增强心肌收缩力，适当应用正性肌力药物；④减轻心脏的前负荷和后负荷，应用扩张血管药物；⑤改善心室舒张功能，减轻前负荷利尿剂和硝酸酯类，减慢心率，延长舒张期时间（β受体阻滞药），逆转左室肥厚（ACEI）；⑥消除心力衰竭的病因和诱因。从安全角度，心衰治疗是长期的，病情复杂多变，用药种类繁多，应时刻将安全放在首位，保证各种治疗措施不增加死亡的危险度。

1. 一般治疗

（1）休息：适当限制运动，减轻心脏负担，改善心肌功能。心衰Ⅱ级应严格限制体力活动，心衰Ⅲ级应卧床休息为主。但长期卧床对患者的恢复和预后不利。

（2）饮食：宜清淡，易消化，低热量和低胆固醇，补充多种维生素，血浆蛋白低下者蛋白摄取量 >1.0 ~1.5 g/（kg · d），限制钠盐摄入量，戒烟酒。

（3）镇静：焦虑和烦躁时可适当服用地西泮（安定）2.5 mg，3 次/d，以保证充分休息。

（4）骨骼肌锻炼：运动强度以不使患者心率超过 170 次/min 为宜，运动时间以 10 min 为基数，根据患者耐受能力逐次延长，以不诱发心功能不全为宜。

（5）液体摄取量：液体摄取量须限制在 1.5 L/d 以下，防止稀释性低钠血症。

（6）适度吸氧。有报道，对重度充血性心衰患者，氧疗反而可使血流动力学恶化。

2. 药物治疗

（1）利尿：利尿剂抑制钠、水重吸收而减少循环血容量、减轻肺淤血、消除两肺啰音、肝淤血、外周水肿、降低前负荷而改善左心室功能。有右心室梗死的患者应慎用利尿剂。常用利尿药有 3 类：

1）襻利尿药：作用于亨氏襻的上行支，该制剂应用后首先分泌到近曲肾小管，到达亨氏襻上行支后，抑制氯、钠、钾的重吸收。襻利尿药有 3 种：依他尼酸（etacrynic acid，利尿酸），口服 20 ~25 mg/d；呋塞米（呋喃苯胺酸，速尿）为 20 ~40 mg/d；布美他尼（bumetanide，丁尿胺）0.5 ~1 mg/d，口服后 30 min 开始出现作用，1 ~2 h 达高峰，持续 6 ~8 h。紧急时可稀释缓慢静脉注射（10 min），依他尼酸 12.5 ~25 mg，呋塞米 20 ~40 mg，布美他尼 1 mg，静脉注射 5 ~10 min 起效果，30 min 后达疗效高峰。

2）噻嗪类利尿药：传统认为作用于亨氏襻上行支皮质段，能抑制氯和钠的重吸收，现已证明实际作用于远曲肾小管的近端，噻嗪类利尿剂有：氢氯噻嗪（双氢克脲塞，DCT），25 ~50 mg/d，分 2 次服用；氯噻嗪（chlorothiazide），0.5 ~1 g/d，分 2 次口服；氯噻酮（chlorothalidone），0.5 ~1 g/d，服药后 1 ~2 h 开始起作用，峰浓度在 2 ~6 h。

3）保钾类利尿药：作用于远曲肾小管远端及集合管，干扰钠钾交换，排钠潴。螺内酯（spironolactone）抑制醛固酮在集合管的作用，20 mg，2 次/d；氨苯蝶啶（triamterene）50 mg，2 次/d，阿米洛利（amiloride）5 ~10 mg，2 次/d，直接抑制钠的运转。螺内酯起效较慢，疗效高峰在服药后 2 ~3 天，因开始服药时肾小管和集合管有关受体上还有醛固酮存在。

（2）扩张血管：血管扩张剂通过扩张动、静脉可减轻心脏前、后负荷，改善肺淤血和水肿，减少心肌耗氧，改善心室功能，已成为治疗心力衰竭的重要措施。适应于中、重度慢性心力衰竭患者。瓣膜反流性心脏病，可减少反流或分流，增加前向心排血量。不宜用于阻塞性瓣膜疾病及流出道梗阻患者，慎用于严重冠状动脉狭窄患者，对于血容量不足、低血压、肾功能衰竭患者禁忌。老年人多有脑动脉，肾动脉粥样硬化，应用血管扩张药的过程中需密切监测血压，勿使血压骤然下降，以免重要器官血液灌注不足，开始剂量宜小（可从常用剂量的1/3或1/2开始），并逐渐加至治疗量。

1）硝酸酯类：主要扩张静脉和肺小动脉，对外周动脉作用较弱，硝酸酯类剂型较多，可通过不同途径给药，用以治疗心衰主要为口服制剂和静脉注射制剂。

2）硝普钠：是强效速效血管扩张药，对动脉和静脉都有扩张作用，故也称均衡性血管扩张药，口服后不产生血管扩张作用，故用其静脉制剂，静脉滴注后在60 s内即起效，但作用持续时间也较短，停止滴注后10 min内即作用消失。

3）酚妥拉明（phentolamine）：直接血管扩张作用。应用酚妥拉明前，先用普萘洛尔（心得安）可阻断它所引起的血压下降和心率加速现象，因而认为具有β受体兴奋作用。

4）哌唑嗪（prazosin）：对血管平滑肌突触后 α_1 受体有高度选择性阻断作用，但对去甲肾上腺素能神经末梢突触前膜 α_2 受体阻断作用较弱，其结果对小动脉和静脉都有舒张作用，使外周血管阻力降低心搏出量略升或不变，对肾血流量或肾小球滤过率则无明显影响。此外对心脏也有直接效应，如对窦房结有直接负性变时性，扩张冠状动脉等，哌唑嗪扩张血管，血压下降时，一般不引起心率加速，血浆肾素也不增高，这与肼屈嗪有所不同。

5）血管紧张素转化酶（ACE）抑制药：贝那普利（benazepril），赖诺普利（lisinopril），雷米普利（ramipril），折诺普利（zefenopril）等。注意：要密切监测血压，以免血压过低影响重要组织器官血液灌注；要监测肾功能，如血肌酐，肌酐清除率，尿素氮，血清钾水平，重度肾动脉硬化者，慎用ACE抑制药；避免同时合用ACE抑制药和保钾利尿药，若必须同时应用，则应注意监测血电解质变化，避免发生高血钾。

（3）正性肌力药物

1）洋地黄类药物：通过对心肌细胞钠－钾－ATP酶的抑制作用，使细胞内 Na^+ 水平升高，继而促进 Na^+-Ca^{2+} 交换，细胞内 Ca^{2+} 随之升高，而有正性肌力作用。还有降低交感神经系统和肾素－血管紧张素系统的活性，恢复压力感受器对来自中枢交感神经冲动的抑制作用，对治疗心衰更为有利。适用于中、重度心衰患者，对伴有快速心房颤动的患者效果更好。不宜用于单纯舒张性心衰患者。

地高辛（digoxin）口服后经小肠吸收，2～3 h 血清浓度达高峰，4～8 h 获最大效应，85% 由肾脏排出，半衰期为 36 h，连续口服相同剂量经 5 个半衰期（约 7 天）血清浓度达稳态。目前多采用维持量疗法（0.125～0.25 mg/d），即开始便使用固定剂量，并继续维持；对 70 岁以上或肾功能受损者宜用小剂量，0.125 mg，每日 1 次或隔日 1 次。如为控制心室率，可用较大剂量 0.375～0.50 mg/d，但不适用于心衰伴窦性心律失常患者。地高辛血清浓度与疗效无关，不需监测剂量。根据目前资料，建议血清地高辛的浓度范围为 0.5～1.0 ng/mL。

2）环磷酸腺苷（cAMP）依赖性正性肌力药：主要是 β 受体激动剂与心肌细胞膜 β 受体结合，通过 G 蛋白偶联，激活腺苷酸环化酶，催化 ATP 生成 cAMP。磷酸二酯酶抑制剂则抑制 cAMP 降解，而升高 cAMP。cAMP 使细胞内 Ca^{2+} 水平增高而增强心肌收缩。

常用的 β 受体激动剂有多巴胺和多巴酚丁胺、普瑞特罗（Prenalterol）和吡布特罗（Pirbuterol）。磷酸二酯酶抑制剂有氨力农（Amrinone）、米力农（Milrinone）。

3. 急性左心衰竭的治疗 急性左心衰以肺水肿为主要表现，治疗应迅速、果断，采取积极有效的措施，力求挽救患者生命，为进一步治疗某些病因创造条件。

（1）体位：取坐位或半卧位，两腿下垂，以减少静脉回心血量，必要时用止血带做四肢轮流结扎，但不超 1 h，轮流放松一肢的止血带，以进一步减少静脉回流。

（2）给氧：高流量吸氧（6～8 L/min），可用双鼻插管法或面罩加压法，最好使氧气先通过 20%～30% 乙醇后再吸入，使肺内泡沫的表面张力降低而破裂，有利于通气的改善。

（3）镇静：可用吗啡 5～10 mg 皮下或肌内注射，以减轻烦躁和呼吸困难，有呼吸抑制、昏迷、休克和严重肺部疾患者不宜用，年老体弱者减量，或改用哌替啶（杜冷丁）50 mg 皮下或肌内注射；地西泮（安定）5 mg 肌内注射。

（4）速效利尿药：呋塞米 20～40 mg 静脉给药，大量快速利尿以减少血容量，但急性心肌梗死并发急性左心衰时，因血容量增多不明显，呋塞米应慎用，以免引起血压降低。

（5）血管扩张药：硝酸甘油舌下含服可迅速扩张静脉床，减少回心血量；亦可用硝普钠，硝酸甘油静脉滴注，最好在血流动力学监护下应用；如有低血压，则可与多巴胺合用。

（6）氨茶碱：氨茶碱 0.25 g 用 25% 葡萄糖液稀释缓慢静注，对解除支气管痉挛有效。

（7）强心药物：1 周内未用过洋地黄者，可用毛花苷 C（毛花苷丙）0.4 mg 或毒毛花苷 K（毒毛旋花子苷 K）0.25 mg 稀释后静脉缓慢推注，以加强心肌收缩力和减慢心率，30～60 min 可重复 1 次；1 周内用过洋地黄者，剂量酌情掌握，对伴快室率房颤或房性心动过速的肺水肿患者洋地黄有显效，对重度二尖瓣狭窄而为窦性心率者无效。

(8) 皮质激素：静注地塞米松（dexamethasone）10 mg，可解除支气管痉挛。

(9) 其他：如急性肺水肿是由于静脉输血或输液过多、过快引起，可考虑做静脉穿刺或切开放血（300～500 mL）以迅速减少过多的血容量。

4. 难治心衰的非药物治疗

(1) 机械辅助循环装置（mechanical circulatory assist device，MCAD）：药物治疗无效者采用MCAD或可维持生命，如心功能不全是可逆的（术后心衰）短期应用即可；如心功能不全为永久的，可作为等待心脏移植的过渡措施，无心脏移植指征者不做MCAD治疗。

(2) 全人工心脏（total artificial heart，TAH）：目前主要用于心脏移植前的过渡及各种急性心源性休克的抢救，但TAH尚属临床试用阶段，疗效远不及心脏移植。

(3) 心脏移植（heart transplantation）：自1967年第1例同种心脏移植成功，至今已有近2万人接受过心脏移植，由于环孢素（cyclosporin）的应用，排异反应可有效控制，移植后生活质量和生存率明显提高，现心脏移植已成为治疗终末期心衰唯一有效的方法。

（十一）预防

加强三级预防是降低老年人心血管病发病率、病死率的根本措施。

一级预防：控制危险因素，从根本上防止或减少疾病的发生。包括全人群策略和高危对象的个体策略，降低心血管疾病发病率，从儿童时期开始，为全面健康打下良好基础。

二级预防：坚持定期体检及疾病的诊断和治疗，对疾病早期发现，早期治疗，尤其对患者系统治疗，可减少患病率及并发症的发生。

三级预防：降低老年人心血管的发病率和病死率，积极开展康复医疗、心理医疗、家庭医疗护理，防止病情恶化，减少病残，延长寿命，提高老年人生活质量。

危险因素及干预措施：流行病学调查及实验研究表明，危险因素主要包括：年龄、性别、高血压、糖尿病、冠心病、吸烟、蛋白尿、肥胖等。

（十二）预后

随着分子克隆和基因重组技术的发展，已经提示出许多心血管病存在基因缺陷或表达异常，可以预示，未来将应用基因工程和细胞生物学技术来改变基因结构，调控基因表达，可预防治疗高血压、冠心病、心衰等，将大大改善人类心衰的预后。

（郭云良　丛羽生　丛伟红）

第三章　神经精神系统疾病

神经系统（nervous system）在机体适应内外环境中起主导作用，因此，神经系统的老化对机体的衰老过程具有重要影响。通常，神经系统疾病是指神经系统（包括大脑）有明显结构异常，临床表现主要为感觉、运动、反射异常者；精神疾病是指大脑功能活动发生紊乱，临床表现主要为认知、情感、意志等精神障碍者。然而，大脑的疾病，几乎均可产生精神活动方面的异常，因此，两者有时很难严格区分，故放在一起论述。

第一节　短暂性脑缺血发作

短暂性脑缺血发作（transient ischemic attack，TIA）是由于某种因素造成脑动脉一过性或短暂性供血障碍，导致相应供血区局灶性神经功能缺损或视网膜功能障碍。症状持续数分钟到数小时，24 h 内完全恢复，可反复发作，不遗留神经功能缺损症状和体征。

TIA 是一个事后诊断，每次发作的持续时间限定为 24 h 是人为规定的。据统计，97% 的 TIA 患者在 3 h 内症状缓解，症状持续超过 3 h 的 TIA 患者中 95% 可有影像学及病理学改变。因此，有学者根据是否出现脑梗死将 TIA 分为真正的 TIA 和短暂症状性脑梗死（cerebral infarction with transient symptoms，CITS）两类。后者是指尽管残留脑梗死，但症状和体征在 24 h 内恢复。临床上 TIA 多持续 5 ~ 30 min，若一次发作持续数小时以上，即使症状和体征在 24 h 内完全恢复，诊断也需慎重，此时影像学有可能已显示脑梗死灶。

TIA 发病率每年（31 ~ 110）/10 万，50% ~ 70% 为老年人。白种人比黑种人和东方人常见，男性发病率比女性高 2 倍。美国估计每年因 TIA 就诊者在 20 万 ~ 50 万人，超过 500 万美国人曾被诊断为 TIA，由于许多患者 TIA 发作未到医疗机构就诊，所以实际发病率会更高。美国高加索人种的调查显示，脑梗死在 65 ~ 74 岁年龄组脑卒中发生的可能性每年 1%，而在 TIA 患者中可能性增加到每年 5% ~ 8%。

（一）病因和发病机制

1. 微栓塞　源于颈部和颅内大动脉，尤其是动脉分叉处的动脉粥样硬化斑块、附壁血栓或心脏的微栓子脱落，随血液流入脑中，引起颅内供血动脉闭塞，产生临床症状，当微栓子崩解或向血管远端移动，局部血流恢复，症状便消失。

2. 脑血管痉挛　狭窄或受压脑动脉粥样硬化导致血管腔狭窄，或脑血管受各种刺激出现血管痉挛时可引起脑缺血发作。颈椎骨质增生如压迫椎动脉可导致椎－基底动脉 TIA。

3. 血流动力学改变　在脑动脉粥样硬化或管腔狭窄的基础上，当出现低血压或血压波动时，引起病变血管的血流减少，发生一过性脑缺血症状，当血压回升后，局部脑血流恢复正常，TIA 的症状消失。血液成分的改变，如真性红细胞增多症，血液中有形成分在脑部微血管中淤积，阻塞微血管可导致 TIA。其他血液系统疾病如贫血、白血病、血小板增多症、异常蛋白血症、血纤维蛋白原含量增高和各种原因所致的血液高凝状态等所引起的血流动力学异常，都可以引起 TIA。

4. 其他　颅内血管炎和脑盗血综合征也会引起 TIA。当无名动脉和锁骨下动脉狭窄或闭塞时，上肢活动可能引起椎动脉的锁骨下动脉盗血现象，导致椎－基底动脉系统 TIA。

由于缺血时间短，多数病例无组织细胞的坏死及形态学上的改变。但有一部分病例，特别是发作时间超过数小时者，可发生脑梗死。

（二）临床表现

TIA 好发于 50 ~ 70 岁，男多于女，患者多伴有高血压、动脉粥样硬化、心脏病、糖尿病和血脂异常等脑血管病的危险因素。起病突然，迅速出现局灶性神经系统或视网膜的功能缺损，持续数分钟至数小时，多在 1 h 内恢复，最长不超过 24 h，不遗留任何后遗症状。常反复发作，每次发作时的症状基本相似。椎－基底动脉系统 TIA 更易反复发作。

1. 颈内动脉系统 TIA　最常见的症状是对侧发作性的肢体单瘫、面瘫或偏瘫。其他的症状还有对侧单肢或偏身麻木；同侧单眼一过性黑蒙或失明，对侧偏瘫及感觉障碍；同侧 Horner 征，对侧偏瘫；对侧同向性偏盲；优势半球受累还可出现失语。

2. 椎－基底动脉系统 TIA　最常见的症状是眩晕、恶心和呕吐，大多数不伴有耳鸣，为脑干前庭系统缺血的表现。少数伴有耳鸣，是内听动脉缺血的症状。脑干网状结构缺血可引起跌倒发作（drop attack），表现为突然出现双下肢无力而倒地，但可随即自行站起，整个过程中意识清楚。脑干和小脑缺血也可引起下列症状，包括复视、交叉性感觉障碍、眼震、交叉性瘫痪、吞咽困难和构音障碍、共济失调及平衡障碍、意识障碍等。大脑后动脉缺血致枕叶视皮层受累可出现一侧或两侧视力障碍或视野缺损。

除上述常见症状外，颈内动脉系统和椎－基底动脉系统 TIA 还可表现有精神症状、意识障碍、半侧舞蹈样发作或偏身投掷、短暂性全面遗忘症（transient global amnesia，TGA）等。TGA 是一种突然起病的一过性记忆丧失，伴时间、空间定向力障碍，无意识障碍，患者自知力存在，较复杂的皮层高级活动如书写、计算力和对话等保留完整，无神经系统其他的异常表现，症状持续数分钟或数小时后缓解，大多不超过 24 h，遗留有完全的或部分的对发作期事件的遗忘（颞叶、海马等部位的缺血所致）。

（三）辅助检查

1. 血液流变学检查 主要表现为全血黏度、血浆黏度、血细胞比容、纤维蛋白原及血小板聚集率等指标均增高。

2. 脑血管检查 如 TCD、颈动脉 B 超、DSA 检查、MRA 检查等。

3. 颈椎检查 可选用颈椎 X 线、颈椎 CT 扫描或颈椎 MRI 检查等。

4. 头颅 CT 扫描或 MRI 检查 观察颅内缺血情况，除外出血性疾病。

5. 心电图 主要是排除诊断。患者是否有房颤、频发期前收缩、陈旧心梗、左室肥厚等。

6. 超声心动图 检查是否存在心脏瓣膜病变，如风湿性瓣膜病、老年性瓣膜病。

（四）诊断

多数 TIA 患者就诊时临床症状已经消失，故诊断主要依靠病史。诊断应符合以下标准：①神经功能障碍的定位必须符合相应的血管分布区；②发作的持续时间通常短于 15 min，最长不超过 24 h；③除非以前有脑梗死，在两次的发作间隙不应有神经系统异常体征。除非伴有其他症状，通常单独出现下列症状不提示是 TIA：包括晕厥在内的意识丧失、头昏、感觉症状、强直和（或）阵挛发作，大小便失禁，伴有意识改变的视力减退、头痛、闪光暗点、眩晕、构音障碍、吞咽困难、复视、意识错乱。

（五）鉴别诊断

1. 部分性癫痫发作 表现为局部肢体抽动，多起自一侧口角，然后扩展到面部或一侧肢体，或者表现为肢体麻木感和针刺感等，一般持续时间更短。EEG 可有异常。老年人癫痫发作绝大多数为脑内病灶引起的继发性癫痫，CT、MR 和 EEG 检查很有必要。

2. 梅尼埃病 好发于中年人，表现为发作性眩晕伴恶心、呕吐，波动性耳聋，耳鸣。除自发性眼震外，中枢神经系统检查正常。冷热水试验可见前庭功能减退或消失。

3. 偏头痛 首次发病多在青年期，多有家族史。头痛前可有视觉先兆，表现为亮点、闪光等，先兆消退后出现头痛。神经系统无阳性体征。麦角胺制剂止痛有效。

4. 心脏疾病　阿斯综合征，严重心律失常，可因发作时的全脑供血不足，出现头晕，晕倒和意识丧失（晕厥），多无神经系统局灶症状和体征，动态心电图、超声心电图和X线检查有异常发现。

5. 其他　某些疾病偶尔也可出现发作性症状，应注意鉴别。多发性硬化的发作性症状可表现有构音障碍、共济失调等，类似于TIA；某些颅内接近于皮层或皮层内的占位性病变，如脑膜瘤和脑转移瘤等，也会引起类似TIA的症状；低血糖、低血压、慢性硬膜下血肿和小灶性脑出血也可以出现TIA的症状。

（六）治疗

TIA是神经科的急症，应该给予足够的重视，及早治疗以防发展为脑卒中。

针对TIA发作形式及病因采取不同的处理方法。偶尔发作或只发作1次在血压不太高的情况下可长期服用小剂量肠溶阿司匹林，或氯比格雷。阿司匹林的应用时间视患者的具体情况而定，多数情况下需应用2～5年，如无明显不良反应出现，可延长使用时间，如有致TIA的危险因素存在时，服用阿司匹林的时间应更长。同时应服用防止血管痉挛的药物，如尼莫地平，也可服用烟酸肌醇酯。TIA发作频繁者如果得不到有效的控制，近期内发生脑梗死的可能性很大，应积极治疗，其治疗原则是综合治疗和个体化治疗。

1. 病因治疗　所有的可干预的危险因素均应积极处理。如高血压、糖尿病、高脂血症、心脏病、血液系统疾病、吸烟、酗酒和肥胖等。羟-甲基-戊二酰辅酶A还原酶抑制剂和血管紧张素转换酶抑制剂，对非高脂血症和高血压患者的预防作用越来越引起重视。同时应建立健康的生活方式，合理运动，避免酗酒，适度降低体重等。

2. 药物治疗

（1）抗血小板聚集药物：能阻止血小板活化、黏附和聚集，防止血栓形成，减少TIA复发。可以选用阿司匹林（aspirin）50～150 mg，1次/d。阿司匹林通过抑制环氧化酶而抑制血小板聚集，长期服用对消化道有刺激性，严重时可致消化道出血，应饭后服用。也可用噻氯匹定（ticlopidine）125～250 mg，1～2次/d。噻氯匹定抑制二磷酸腺苷（ADP）诱导的血小板聚集，与阿司匹林作用不同，疗效优于阿司匹林，不良反应主要为粒细胞减少。氯吡格雷（clopidogrel）75 mg，1次/d。氯吡格雷结构上与噻氯匹定相似，同属ADP诱导血小板聚集的抑制剂，疗效优于阿司匹林，但上消化道出血的发生率显著减少。双嘧达莫（dipyridamole，DPA）是环核苷酸磷酸二酯酶抑制剂，与阿司匹林合用效果比单用好，且不良反应减少，剂量是双嘧达莫200 mg＋阿司匹林25 mg，2次/d。

（2）抗凝治疗：一般不作为TIA的常规治疗，对于伴发房颤和冠心病的TIA患者（感染性心内膜炎除外），建议使用抗凝治疗；经抗血小板治疗仍频繁发作者，应考虑抗凝治疗。有出血倾向、溃疡病、严重高血压及肝肾疾病的患者禁忌抗凝治疗。可用肝素 100 mg 加入 5% 葡萄糖或生理盐水 500 mL 中，以 10 ~ 20 滴/min 速度静脉滴注，同时要监测部分凝血活酶时间（APTT），控制在正常范围的 1.5 倍之内。也可用低分子肝素 4000 ~ 5000 IU 腹壁皮下注射，2 次/d，连用 7 ~ 10 d，与普通肝素相比，低分子肝素的生物利用度较好，使用安全。口服华法林 6 ~ 12 mg，1 次/d，3 ~ 5 d 后改为 2 ~ 6 mg 维持，监测凝血酶原时间（PT）为正常值的 1.5 倍或国际标准化比值（international normalized ratio，INR）2.0 ~ 3.0。

（3）钙拮抗剂：能阻止细胞内钙超载，防止血管痉挛，增加血流量，改善微循环。尼莫地平 20 ~ 40 mg，3 次/d；盐酸氟桂利嗪 5 mg，每日睡前口服 1 次。

（4）其他：可用血管扩张药，如倍他司丁等。如患者血液纤维蛋白原含量明显增高，可以考虑应用降纤酶。

3. 手术治疗 单次或多次发生 TIA 的患者，如抗血小板药物治疗效果不佳，且颈动脉狭窄程度超过 70%，可进行颈动脉内膜切除术。血管成形术和血管内支架对 TIA 的治疗作用尚处于临床研究阶段。

（1）颈动脉内膜剥离术（carotid endarterectomy，CEA）：是切除增厚的颈动脉内膜粥样硬化斑块，预防由于斑块脱落引起脑卒中的一种方法，已被证明是防治缺血性脑血管疾病的有效方法。在国外已开展 50 年的颈动脉内膜剥脱术是一种将关注脑血管病的重点前移，预防脑梗死的疏通式手术。一般这一手术是在患者已出现短暂性脑缺血、脑血栓等临床症状之后。多中心前瞻性随机试验已经发现，在治疗近期有症状的严重颈动脉狭窄患者方面，CEA 比内科治疗更有效。

（2）人造血管手术或血管成形术：颈外动脉狭窄可选择血管成形术、自体大隐静脉搭桥或人造血管移植术。颈部动脉旁路术仅适用于颅外动脉完全闭塞者。Fogarty导管法为替代上述动脉旁路手术不能使用的备选方案。颅内动脉的栓塞狭窄闭塞可选用的手术有：①颅外 - 颅内动脉吻合术常用的有颞浅动脉和大脑中动脉（STA-MCA）吻合术，枕动脉 - 小脑后下动脉（OA-PICA）吻合术。②（带蒂或游离）大网膜颅内移植术（IOT）适用于颈外动脉已结扎或闭塞者，或颅内动脉过于细小而不适合做动脉吻合者。③颞肌脑贴附术适用于大网膜颅内移植不可能者。④颅内动脉血栓摘除术适用于颅内颈内动脉或 MCA 主干栓塞的病例，发病时间 < 24 h者。

（3）血管内支架植入手术：颅内外动脉狭窄所致缺血性脑血管病的支架植入术，已被证明是治疗缺血性脑血管病的有效手段，是目前脑血管病治疗的趋势。

（七）预后

TIA 为慢性反复发作性临床综合征，发作期间可出现明显的局限性脑功能障碍表现。从而影响患者的生活质量和工作能力，不同程度地削弱患者的社会适应能力。

一般认为，TIA 自动停止、继续发作和发生脑梗死者各占 1/3。TIA 发生后 3 个月，发生脑梗死者 11%；TIA 后 3 年，在 TIA 缺血区域发生脑梗死者占 25%；TIA 后 5 年，发生脑梗死的危险性为 25% ~40%，发生心肌梗死或心源性猝死的危险性为 20% ~30%，有半数频繁发作的 TIA 近期发生缺血性脑卒中。TIA 发病后 5 年的平均病死率 20% ~25%，死于心肌梗死者多于死于脑梗死者。颈内动脉系统 TIA 的预后比椎 - 基底动脉 TIA 差。

另外，TIA 的预后与高龄体弱、高血压、糖尿病、心脏病等均有关系，如果不能及时控制 TIA 发作，可能最后导致脑血管病发作，如果及时治疗 TIA 发作则预后良好。

第二节　脑血栓形成

脑血栓形成（cerebral thrombosis）简称为脑血栓，系指由于脑动脉壁病变，尤其是在动脉粥样硬化的基础上发生血流缓慢、血液成分改变或血黏度增高而形成血栓，导致动脉管腔明显狭窄或闭塞而引起相应部位的脑组织梗死（infarction）的一种急性脑血管疾病，是急性脑血管病中最常见、发病率最高的一种临床类型。

（一）流行病学

研究表明，我国脑血管病年发病率为（110 ~120)/10 万；城市人口患病率为(60 ~70)/10 万，农村人口患病率约为 300/10 万。其中缺血性脑血管病约占脑血管病的 60%，脑血栓形成在脑血管病中最常见。目前已知的脑血栓形成的危险因素包括：①动脉粥样硬化：它可使脑动脉管径变细，当遇到血液流变学改变时可促进脑梗死的形成；②高血压：有学者认为，脑出血以舒张压升高最危险，脑梗死以收缩压升高最危险；③糖尿病：易并发脑血管损害，是动脉性脑梗死和腔隙性脑梗死共同的危险因素；④血流变紊乱：红细胞压积增高和纤维蛋白原水平的增高，是脑血栓形成的危险指标；⑤其他：年龄、遗传因素、吸烟与酗酒、肥胖、口服避孕药等对脑血栓形成产生影响。上述诸多危险因素中，仅少数是遗传性或难以干预的，而大多数是属于个人习惯或多因素综合，通过预防和治疗可以改变。

（二）病因和发病机制

脑动脉粥样硬化是脑血栓形成的首要病因，高血压、高脂血症和糖尿病等可加速脑动脉硬化的发展；其次为各种脑动脉炎，包括钩端螺旋体动脉炎、大动脉炎、梅毒性脑动脉炎、结节性多动脉炎、血栓闭塞性脉管炎、结核性脑动脉炎、巨细胞动脉炎、红斑狼疮、胶原系统疾病等；此外，少见的病因有颈部动脉的直接外伤、先天性动脉狭窄、畸形；血液成分的改变、血液凝固性增高、血压降低、心动过缓、心功能不全等均是血栓形成的因素。

脑动脉血管壁病变是脑血栓形成的基础。管壁粥样硬化变性或炎症改变均可使动脉内膜粗糙、管腔狭窄，血液中有形成分如红细胞、血小板、纤维蛋白原等，尤其是血小板易黏附在内膜病变部位；黏附聚集的血小板，又可释放出花生四烯酸、5-HT、ADP 等多种具有使血小板聚集及血管收缩的物质，加速血小板的再聚集，并形成动脉附壁血栓。血栓逐渐扩大，最终使动脉完全闭塞而致脑梗死。在动脉硬化的基础上，如因血液成分变化引起血液黏度增高，因代谢障碍造成高脂血症、异常蛋白质血症和因心血管功能障碍而出现血流动力学变化，也都会促使血栓形成。

在血栓形成过程中，如侧支循环供血充分，可不出现症状或只出现短暂性脑缺血症状，如侧支循环供血不良，则症状严重。血栓一般在数小时内即可形成，形成后可顺行性或逆行性发展，从而使更多的分支闭塞。血栓又可在几天内自行溶解，栓子可破碎流入远端血管或阻塞其分支。

（三）病理

1. 脑动脉粥样硬化性改变

（1）好发部位：在动脉分叉和弯曲部，如颈动脉窦、颈动脉虹吸部，脑底动脉环、大脑前、中、后动脉近端，椎动脉和基底动脉。

（2）动脉壁因局部粥样硬化病变而膨出，即形成梭形动脉瘤。

（3）动脉壁早期显示不规则淡黄色类脂质斑块，晚期为灰白色增生的纤维组织斑块。

（4）颈动脉颅外段动脉粥样硬化可使动脉拉长、迂曲甚至形成扭结，或在动脉内壁形成溃疡性斑块、出血或坏死。

2. 脑血栓形成后改变

（1）由于血栓形成后血流受阻或中断，如侧支循环不能代偿供血，则受累动脉供血区脑组织发生缺血、软化和坏死。此软化坏死灶也可以是多发的。如病灶在深部的白质，多为缺血性梗死；在皮质由于血管比白质丰富，常为出血性梗死。

（2）由于局部 CO_2 蓄积，血管扩张，管壁通性增加，软化坏死灶周围可出现脑水肿。

（3）坏死软化组织被吞噬细胞清除后，可遗留胶质瘢痕。大的软化灶可形成囊腔。

（四）临床表现

一般多见于中年以上和老年人，60 岁以上有脑动脉硬化、高脂血症和糖尿病的患者最易发生。部分患者发病前有前驱症状，如头晕，一过性肢体麻木无力等 TIA 症状。起病较缓慢，多在夜间睡眠中发病，次晨醒来才发现半身肢体瘫痪；部分患者白天发病，常先有 TIA 症状，以后进展为偏瘫。多数患者发病时无意识障碍、头痛、呕吐等症状，局灶征缓慢进展多在数小时或 2 ~ 3 d 内达高峰。少数病例脑梗死范围较大，或累及脑干网状结构，可出现不同程度的意识障碍；如同时合并严重脑水肿，也可伴有颅内高压症状。

（五）临床分型

1. 依据症状体征演进过程分类

（1）完全性卒中：发生缺血性卒中后神经功能缺失症状体征较严重，进展较迅速，常于数小时内（<6 h）达到高峰。

（2）进展性卒中：缺血性卒中发病后神经功能缺失症状较轻微，但呈渐进性加重，直至出现较严重的神经功能缺损。文献报道其发生率为 16% ~43%。有的患者家属不了解脑梗死的这种特点，还误以为是药物导致病情加重。

2. 依据临床表现特别是神经影像学检查证据分类

（1）大面积脑梗死：通常是颈内动脉主干、大脑中动脉主干或皮质支完全性卒中，表现病灶对侧完全性偏瘫偏身感觉障碍及向病灶对侧凝视麻痹。椎 - 基底动脉主干梗死可见意识障碍、四肢瘫和多数脑神经麻痹等呈进行性加重，出现明显的脑水肿和颅内压增高征象，甚至发生脑疝，病情危重，有可能危及生命。

（2）分水岭脑梗死（CWSI）：是相邻血管供血区分界处或分水岭区局部缺血，也称边缘带脑梗死。多因血流动力学障碍所致，典型发生于颈内动脉严重狭窄或闭塞伴全身血压降低时，亦可源于心源性或动脉源性栓塞。

（3）出血性脑梗死：梗死灶的动脉坏死血液漏出或继发出血，见于大面积脑梗死。

（4）多发性脑梗死：两个或两个以上不同供血系统脑血管同时闭塞引起的脑梗死。

3. 定位诊断 临床表现常与闭塞血管的供血状况直接有关。根据症状可定位诊断：

（1）颈内动脉系统：脑血栓的共同特点是一侧大脑半球受累，出现病变对侧三偏症状：中枢性偏瘫、偏身感觉障碍、偏盲，如优势半球损害尚可出现失语。其中：

大脑中动脉（MCA）：供应大脑半球外侧面包括额叶、顶叶、颞叶、脑岛的大脑皮质和皮质下白质，深穿支则支配基底节和内囊膝部及前 1/3。MCA 及其分支是最容易发生闭塞的脑血管。主干闭塞及深穿动脉闭塞时，常可引起对侧偏瘫、偏身感觉障碍、偏盲以及失语；皮层支闭塞则分别可引起失语、失用、对侧偏瘫、感觉障碍等。

大脑前动脉（ACA）：供应大脑半球内侧面前3/4包括旁中央小叶、胼胝体的前4/5和额极，其深穿支供应内囊前肢和尾状核。ACA皮层支闭塞常可引起对侧下肢感觉和运动障碍，伴有排尿障碍，强握、吸吮反射、智力及行为改变。临床ACA闭塞较少见。

（2）椎－基底动脉系统：主要供应脑干和小脑及大脑后动脉血供区。其中：

大脑后动脉（PCA）：主要供应枕叶、颞叶底部、丘脑和中脑等。主干闭塞常引起对侧偏盲和丘脑综合征。深穿支包括丘脑穿通动脉、丘脑膝状体动脉，一旦闭塞时常可引起丘脑综合征，包括偏轻瘫、偏身感觉障碍、丘脑性疼痛、舞蹈手足徐动症、半身投掷症、垂直性凝视麻痹等症状。

椎动脉（VA）：主要供应延髓、小脑后下部及颈髓上部，其分支较多。椎动脉主干闭塞，常引起延髓背外侧综合征，亦称Wallenberg综合征。对侧痛温觉和同侧颜面痛温觉减退、Horner征、前庭神经和Ⅸ、Ⅹ脑神经障碍和小脑共济失调。如累及椎动脉内侧分支，则可引起延髓内侧综合征，对侧上下肢瘫和同侧舌瘫，伴有对侧深感觉丧失。但有时一侧椎动脉闭塞由于对侧代偿可不出现症状，只有两侧椎动脉供血不足时才出现症状。

基底动脉（BA）：基底动脉分支较多，主要分支包括小脑前下动脉、内听动脉、旁正中动脉、小脑上动脉等，闭塞后临床表现也比较复杂，常构成各种综合征。基底动脉主干闭塞可引起脑桥软化，使患者迅速死亡，或产生闭锁综合征，患者四肢瘫痪，不能讲话，但神志清楚，但能用睁眼、闭眼活动表示意思。临床常见的基底动脉分支引起的综合征，如Weber综合征：同侧动眼神经麻痹、对侧偏瘫；Millard-Gubler综合征：同侧面神经和展神经麻痹，对侧偏瘫和感觉障碍；Foville综合征：病侧凝视麻痹。内听动脉病变则常引起眩晕发作，伴有恶心、呕吐、耳聋等症状。

（六）诊断和鉴别诊断

1. 诊断要点

（1）可能有前驱的短暂脑缺血发作史。

（2）安静休息时发病较多，常在清晨睡醒时发病。

（3）症状常在几小时或较长时间逐渐加重，呈进展性中风型。

（4）意识常保持清晰，而偏瘫、失语等局灶性神经功能缺失症状较明显。

（5）发病年龄较高，60岁以上发病率增高。

（6）常有脑动脉硬化和其他器官的动脉硬化。常伴高血压、糖尿病等。

（7）脑脊液清晰，压力正常。

（8）脑CT或MRI检查：在24～48 h后可见低密度梗死区改变。

2. 鉴别诊断 脑血栓形成除了要与出血性脑血管病鉴别外，还需与脑栓塞、TIA鉴别。此外，也要与其他颅脑疾病如颅内占位性病变、脑瘤、硬膜下血肿、脑脓肿、脑炎、脑寄生虫病等鉴别。但根据病史及检查，常不难鉴别。

（七）并发症

1. 肺部感染　是主要并发症之一，重症卧床患者常合并肺部感染。

2. 上消化道出血　是严重并发症之一，即应激性溃疡。为下视丘和脑干病变所致，现在认为与视丘下前部后部灰白结节及延髓内迷走神经核有关。自主神经中枢在视丘下部，但其高级中枢在额叶眶面海马回及边缘系统，消化道出血机制与脑梗死累及上述部位有关。

3. 褥疮　即皮肤压迫性溃疡，主要是躯体长期不变动体位，而致局部皮肤及组织受到压迫时间过长而发生缺血、坏死的一系列表现。脑血管病患者，由于高龄患者较多，肢体瘫痪长期卧床，活动不便，容易对于骨隆起等部位压迫使局部组织缺血坏死溃烂而形成褥疮。

4. 情绪异常　包括抑郁状态和焦虑状态。

（八）治疗

脑血栓形成急性期的治疗原则：①增进缺血区的血液供应，尽早终止脑梗死的进展；②预防和及时治疗脑水肿；③保护“缺血半暗带”，以避免病情进一步加重；④降低脑细胞的代谢、增进氧的利用和供应，应避免发热、高血糖等情况；⑤预防并发症。具体措施包括以下几个方面，可根据具体病情选择应用。

1. 一般治疗　安静卧床，查找出病因，对症处理。定期翻身、拍背、吸痰、注意肢体位置和大小便处理，防止褥疮、肺炎、便秘和尿路感染，注意营养和水、电解质平衡。保持血压稳定，有高血压者可用较缓和的降压药物。有心动过速、过缓、心衰等功能紊乱时应及时处理纠正。有风湿、钩端螺旋体、梅毒等脉管炎，应分别用抗风湿、青霉素治疗。有糖尿病者，应用胰岛素或苯乙双胍及饮食控制疗法。对昏迷患者应按昏迷患者常规护理。

2. 抗脑水肿、降低颅内压　患者有脑水肿时，表现为嗜睡、精神萎靡、呃逆、头痛等。应首先降低颅内压，暂不用血管扩张剂。抗脑水肿治疗应从发病后 24 h 开始，连续 5 ~7 d。常用药物为 20% 甘露醇、每次 125 mL 静脉快速滴注，每 6 ~8 h 一次。此外，可根据高颅压程度及全身情况选择性应用呋塞米、甘油、甘油果糖、清蛋白等。应用脱水剂时应注意患者的心脏功能、血压、血钾情况。

3. 溶栓治疗　用药物溶解阻塞血管的血栓使血管再通，从而恢复脑血流达到治疗的目的，是目前国内外研究的热点，并越来越多地被临床应用。主要用于排除了脑出血、脑血管造影证实有血栓形成，收缩期血压低于 24 kPa；呼吸道通畅无须行气管切开；无活动性溃疡、肺结核、严重肝病；新近未行过手术；发病时间在 3 ~6 h 以内的超早期患者。

（1）第一代溶栓药物：链激酶（SK）和尿激酶（UK）等为非选择性溶栓药物。SK是溶血链球菌产生的一种激酶，有抗原性，不良反应较大，目前已不推荐使用。UK是由人尿或人肾培养物提取的一种蛋白酶，本身无抗原性，可直接激活纤酶原转化为纤溶酶，作用较强，不良反应比较小，且较安全。用法：UK 6万~20万U溶于生理盐水100 mL中静脉滴注，0.5~2 h滴完。非选择性溶栓剂可使纤溶酶很快升高，迅速耗竭纤维蛋白原，溶栓效果确切，但可造成全身抗凝、溶栓状态，出血并发症多，且维持时间较短。

（2）第二代选择性纤溶药物：包括组织型纤溶酶原激活剂（t-PA）、基因重组型纤溶酶原激活剂（rt-PA）、乙酰化纤溶酶原链激酶激活剂复合物、单链尿激酶血浆酶原激活剂等。当前t-PA和rt-PA应用最广泛、效果最理想，t-PA首先和血栓上的纤维蛋白结合，活化纤溶酶原形成纤溶酶进而溶解血栓。与UK不同，t-PA与血浆中纤维蛋白酶原结合较少，一般不会引起全身纤溶，但半衰期短，大剂量使用有增加出血的可能性，且有一定的血管再闭率。t-PA的剂量为每天0.3~0.8 mg/kg体重，至血栓溶解后用UK维持3~5 d。rt-PA用量为0.9 mg/kg，最大剂量不超过90 mg，其中10%先由静脉推注，余下的90%静脉滴注，1 h内滴完。

4. 扩张血管药物 脑梗死发作时，脑血流循环障碍往往是可逆的，如在发病后脑水肿出现前应用扩张血管药物，能立即改善局部缺血，有利于侧支循环建立，效果好。因此，凡在发病24 h内者，均可应用扩张血管药物。48 h以后，梗死区脑组织可因缺血、缺氧、水肿、坏死，易导致过度灌流综合征。在了解局部脑血流量之前，原则上不用扩张血管药而应考虑用脱水剂。发病2周后脑水肿已退，用扩张血管药比较安全。血压偏低时应慎用。

（1）二氧化碳：脑血管的调节主要是由呼吸气体及血液酸碱度进行调节。动脉中的CO_2分压增加能显著地扩张脑血管，增加脑血流，而O_2分压的作用恰好相反。临床可用5% CO_2加85%~90% O_2混合气体吸入，1次/d，10~15 min/次，10~15次为1个疗程。

（2）罂粟碱：对脑血管有直接扩张作用，降低脑血管阻力，增加脑血流，其作用强度仅次于CO_2。可用30~60 mg口服，皮下或肌内注射，1次/（4~6）h，或60~90 mg加入5%葡萄糖盐水500 mL内静滴，1次/d。

（3）西比灵：西比灵除了钙离子拮抗作用外，还有减轻静脉收缩和降低血黏度的作用。常用方法是5~10 mg/d口服。由于其半衰期长，每日口服1次即可，以睡前顿服为宜。主要不良反应是嗜睡，其次为乏力，少见为头晕、口干。

（4）尼莫地平：是一种脂溶性钙通道阻断剂，可通过血脑屏障，能阻断钙离子内流，消除和缓解血管痉挛，选择性地扩张脑血管，保护脑细胞，是治疗脑血栓形成的有效药物。常用方法：尼莫地平口服40 mg/次，3~4次/d；尼莫地平每次12~24 mg加入5%葡萄糖盐水750~1500 mL中静脉滴注，开始滴注时1 mg/h，若患者能耐受，1 h 后增至 2 mg/h，1 次/d，连用 10 d 后改为口服莫尼莫地平。不良反应比较轻微，口服给药可有一过性消化道不适、头晕、嗜睡和皮肤瘙痒等；静脉给药可有血压轻微下降、头痛、头晕等。

（5）改善微循环：低分子右旋糖酐，平均分子量 2 万 ~4 万，是许多脱水葡萄糖分子的集合物。由于分子体积较大，不易渗出血管，所以既可以维持血液透压，又能稀释血液，减少血黏度和血细胞的聚集，从而增加血流速度，有利于促进侧支循环和改善病变区域的微循环。低分子右旋糖酐还能抑制血小板聚集，阻止微血栓形成，并增加血容量，促进利尿。常用剂量：每次 10% 溶液 250 ~ 500 mL 静滴，1 次/d，连用 1 ~ 2 周。间歇一时期，可重复应用，对有出血倾向或左心衰者，可引起出血或急性肺水肿，应慎用。

5. 抗凝治疗　抗凝治疗的目的是干预凝血过程，防止血栓的漫延和再发。常用抗凝药物有肝素、双香豆素、降纤酶、低分子肝素等。参见本章第一节。

6. 抗血小板药物　血小板参与动脉粥样硬化的发展，血栓、栓塞的形成，血管痉挛和缺血后脑组织迟发性损害的各个环节。凡能对抗血小板释放、黏附和聚集等功能的药物均可应用。临床上使用较多的是阿司匹林、噻氯吡啶和双嘧达莫等。参见本章第一节。

7. 抗自由基治疗　脑血栓形成后造成的神经细胞损害有两类：一方面是由于缺血缺氧、葡萄糖无氧代谢、能量耗竭，造成神经细胞、毛细血管内皮细胞水肿、坏死；另一方面由于缺血产生大量自由基所造成的损害。因此，抗自由基治疗就显得特别重要。目前临床上行之有效的抗自由基药物有地塞米松、维生素 E、延胡索酸、尼唑芬诺等。

8. 手术治疗　以下情况可考虑手术治疗：颅外血管如颈总动脉、颈内动脉狭窄，血栓形成，经造影确诊后，可行动脉内膜剥离术、血栓切除术、人造血管手术，以免进一步缺血缺氧，以及新栓子脱落入脑血管造成脑梗死。少数广泛脑软化、脑疝形成的患者，可考虑做去骨瓣减压及清除坏死脑组织，以抢救患者生命。参见本章第一节。

9. 康复治疗　多数脑血栓形成患者都留下不同程度的后遗症，主要症状有偏瘫、失语、吞咽困难、痴呆等。包括物理疗法（physical therapy，PT）、作业治疗（occupational therapy，OT）、言语疗法（speech therapy，ST）、重复工作锻炼（repetitive task training，RTT）。针灸、推拿、导引及锻炼等有助于治疗。

10. 细胞治疗　干细胞在体内有一定的趋向性，当脑血栓形成后干细胞会向梗死区域迁移。临床上一般内科治疗与间充质干细胞治疗相结合，取得了比较理想的效果，尤其是对久治无效的病例更显示出干细胞的治疗作用。干细胞移植治疗，使多数脑梗死患者肢体肌力改善，语言障碍好转，精神智能都有不同程度恢复。干细胞的移植方式有动脉导管介入或静脉输入，静脉输入简单方便，适用于各种体质的人群。2016 年，美国斯坦福大学 Gary Steinberg 报道，向大脑中注射异体骨髓来源的间充质干细胞，能够明显地提高中风患者的讲话能力、身体强度及行动力。患者分别注入 250 万、500 万及 1000 万个细胞。这些细胞经过改造，能够持续性表达 Notch1 蛋白，该蛋白主要负责婴儿期大脑的发育。2017 年，美国科学家 Elkins 等报道，对急性中风（24 ~36 h）患者，一项多国、多中心、随机抽样、双盲对照、不同剂量的异体干细胞移植临床试验，随访 3 个月后证明，大剂量异体干细胞（4 亿和 12 亿）是安全有效的。

（九）预防

本病主要措施在于积极控制中风的各种危险因素，特别是那些高危因素，如已有短暂性脑缺血发作，更应积极治疗，以预防发展成脑梗死。

第三节　脑栓塞

脑栓塞（cerebral embolism）是指血液中各种栓子（血液中异常的固体、液体、气体）随血流进入脑动脉引起血流阻塞使供血区脑组织梗死，造成相应的神经功能缺失，是常见的缺血性脑卒中。近年来由于影像学的高速发展，发现实际脑栓塞的发生率比以往报告的要多，但各家报道尚不一致，一般占脑卒中的 10% ~20%。

（一）病因

根据栓子的来源，可分为 3 类。

1. 心源性脑栓塞　最常见，约 75% 的心源性栓子栓塞于脑部，引起脑栓塞的常见心脏疾病有心房颤动、心脏瓣膜病、感染性心内膜炎、心肌梗死、心肌病、心脏手术、先天性心脏病（来自体循环静脉系统的栓子，经先天性心脏病如房间隔缺损、卵圆孔未闭等的异常通道，直接进入颅内动脉而引起脑栓塞，为反常栓塞）、心脏黏液瘤等。

2. 非心源性脑栓塞　动脉来源包括主动脉弓和颅外动脉（颈动脉和椎动脉）的动脉粥样硬化性病变、斑块破裂及粥样物从裂口溢入血流，能形成栓子导致栓塞；同时损伤的动脉壁易形成附壁血栓，当血栓脱落时也可致脑栓塞；其他少见的栓子有脂肪滴、空气、肿瘤细胞、寄生虫卵、羊水和异物等。

3. 来源不明　少数病例利用现在检查手段和方法查不到栓子的来源。

（二）病理

脑栓塞可以发生在脑的任何部位，由于左侧颈总动脉直接起源于主动脉弓，故以左侧大脑中动脉供血区较多，其主干是最常见的发病部位。由于脑栓塞常突然阻塞动脉，易引起脑血管痉挛，加重脑组织的缺血程度。因起病迅速，无足够的时间建立侧支循环，所以栓塞与发生在同一动脉的血栓形成相比，病变范围大，供血区周边脑组织常不能免受损害。

脑栓塞引起的脑组织缺血性坏死有贫血性、出血性或混合性梗死，出血性更常见，占30%～50%。脑栓塞发生后，栓子可以不再移动，牢固地阻塞管腔；或栓子分解碎裂进入更小的血管，最初栓塞动脉壁已受损，血流恢复后易从破损的血管壁流出，形成出血性梗死。

如栓子的来源未消除，脑栓塞可以反复发作。某些炎症栓子可能引起脑脓肿、脑炎及局灶脑动脉炎等。有时在血管内可以发现栓子，如寄生虫、脂肪球等。

（三）临床表现

多有风心、房颤及大动脉粥样硬化等病史。一般发病无明显诱因，也很少有前驱症状。脑栓塞是起病速度最快的一类脑卒中，症状常在数秒或数分钟内达到高峰，多为完全性卒中。偶尔在数小时内逐渐进展，症状加重，可能是脑栓塞后有逆行性的血栓形成。

起病后多数患者有意识障碍，但持续时间常较短。当颅内大动脉或椎－基底动脉栓塞时，脑水肿导致颅内压增高，短时间内患者出现昏迷。脑栓塞造成急性脑血液循环障碍，引起癫痫发作，发生率高于脑血栓形成。发生于颈内动脉系统的脑栓塞约占80%，而椎－基底动脉系统约占20%。临床症状取决于栓塞的血管及阻塞的位置，表现为局灶性神经功能缺损。约30%脑栓塞为出血性梗死，可出现意识障碍突然加重或肢体瘫痪加重，应注意识别。

由于导致脑栓塞的病因不同，除上述脑部症状外，常伴有原发病的症状。患者可有心房颤动、风湿性心内膜炎、心肌梗死等疾病的表现，或有心脏手术、介入性治疗及长骨骨折等病史。部分患者有皮肤、黏膜栓塞或其他器官栓塞的表现。

（四）诊断和鉴别诊断

病前有风湿性心脏病、心房颤动及大动脉粥样硬化等病史。起病急，症状常在数秒或数分钟达到高峰。表现为偏瘫、失语等局灶性神经功能缺损。本病应与其他脑血管病，如脑血栓形成和脑出血等鉴别。抽搐发作者应与癫痫鉴别。头颅 CT 和 MRI 有助于确诊。

1. 头部 CT 及 MRI 可显示脑栓塞的部位和范围。发病后 24～48 h 内 CT 检查病变部位出现低密度改变，发生出血性梗死时可见在低密度的梗死区出现一个或多个高密度影。

2. 脑脊液检查 压力正常或升高，在出血性梗死时红细胞增多。亚急性细菌性心内膜炎产生含细菌的栓子，故脑脊液中白细胞增加。蛋白常升高，糖含量正常。

3. 其他　常规ECG、胸部X线和超声心动图检查。怀疑亚急性感染性心内膜炎时，应进行血常规、血沉、血细菌培养等检查。特殊检查包括24 h Holter监护、经食管超声心动图等。颈动脉超声、颈部血管MRA和DSA，对评价颅内外动脉狭窄程度和动脉斑块有意义。

（五）治疗

1. 一般治疗　与脑血栓形成相同。颈内动脉或大脑中动脉栓塞可导致大面积脑梗死，引起严重脑水肿和继发脑疝，小脑梗死也易发生脑疝，应积极脱水、降颅压治疗，必要时需行大颅瓣切除减压术。房颤患者可用抗心律失常药物治疗；心源性脑栓塞发病后数小时内用血管扩张剂罂粟碱600～900 mg静滴，能收到满意的疗效；也可采用脑保护性治疗。

2. 抗凝治疗　预防随后发生栓塞性卒中，房颤或有再栓塞风险的心源性病因、动脉夹层或高度狭窄的患者，可用肝素预防再栓塞或栓塞继发血栓形成，栓塞复发的高度风险可完全抵消发生出血的风险。最近证据表明，脑栓塞患者抗凝治疗导致梗死区出血很少，给最终转归带来不良影响。治疗中要定期监测凝血功能并调整剂量。肝素用法见本章第一节。抗血小板聚集药阿司匹林也可试用，可预防再栓塞。

3. 气栓的处理　患者应取头低、左侧卧位，如为减压病应尽快行高压氧治疗，减少气栓，增加脑含氧量，气栓常引起癫痫发作，应严密观察并抗癫痫治疗。脂肪栓处理可用扩容剂、血管扩张剂静脉滴注。感染性栓塞需选用足量有效的抗生素治疗。脂肪栓塞患者除一般治疗外，可用肝素治疗或用氢化可的松或低浓度酒精溶液治疗，也可用5%碳酸氢钠250 mL静滴，均有助于脂肪颗粒溶解。

4. 原发疾病的治疗　对原发疾病的治疗是整体治疗的一部分，应予以重视。如心源性栓塞患者需卧床休息数周，以减少栓塞复发，同时纠正心律失常、心功能不全等，积极治疗细菌性心内膜炎。病情允许的某些有手术适应证的患者，在适当时机进行手术治疗，以根除栓子的来源，防止手术后复发。

5. 手术治疗　对梗死面积大如大脑中动脉主干及颈内动脉栓塞患者，脑水肿较重易导致高颅压及脑疝，应及时进行去颅瓣减压手术治疗。手术指征应限于轻中度昏迷，早期天幕疝。如发展成重度昏迷及枕大孔疝，手术已无济于事，因此，详细观察病情变化尤为重要。

（六）预防

脑栓塞的预防非常重要，主要是进行抗凝和抗血小板治疗，防止被栓塞的血管发生逆行性血栓形成和预防复发，常用药物及用法见本章第一节。同时要治疗原发病，纠正心律失常，针对心瓣膜病和引起心内膜病变的相关疾病进行有效防治，根除栓子来源，防止复发。

（七）预后

脑栓塞急性期病死率为5%～15%，多死于严重脑水肿、脑疝、肺部感染和心力衰竭。心肌梗死所致脑栓塞预后较差，存活的脑栓塞患者多遗留严重后遗症。如栓子来源不能消除，10%～20%的脑栓塞患者可能在病后10 d内再发，再发病死率高。

第四节　腔隙性脑梗死

腔隙性脑梗死（lunar infarction）简称腔梗，是一集病理－CT－临床为一体的概念。病变累及的微小动脉直径在200 μm左右，病理改变为2～20 mm的腔隙或梗死灶，目前临床已可诊断20多种腔隙综合征。

（一）病因和发病机制

1. 高血压　是最主要的直接病因，尤其是慢性高血压超过21.3/12.7 kPa时。文献报告高血压在腔隙性脑梗死患者中的发生率为45%～90%，且舒张压对本病的影响更明显。高血压导致腔隙性脑梗死有两种可能机制：①持续性高血压作用于脑的深穿通动脉或其他微小动脉壁，使血管渗透性增高，凝血功能亢进而抗凝功能减弱，导致微血管壁节段性脂肪透明变性、纤维蛋白坏死及微动脉瘤等改变，致使小动脉阻塞、微栓塞形成。②持续性高血压使脑基底动脉拉长，深穿通动脉移位，血管扭曲，侧支血流减少而发生缺血性微梗死。

2. 动脉硬化　腔隙性脑梗死与动脉硬化紧密关联。Fisher用连续切片方法观测证实，基底节、内囊区腔隙病灶的供血动脉有严重的脑动脉硬化改变，即节段性的动脉结构破坏、纤维素样坏死或血管坏死。其他学者也发现，髓质动脉中明显的改变是管壁的透明样增厚，并血管腔的狭窄，各脑区腔隙性梗死的频度与动脉硬化的程度成正比。

3. 糖尿病　糖尿病可导致远端肢体、肾脏、视网膜、周围神经和颅神经的小动脉梗死性病变，是中风的危险因素之一，但尚缺乏糖尿病和腔隙性脑梗死有联系的证据。Mast等研究也仅确认，糖尿病与多发性的腔隙性脑梗死有关，而与单发的无关。不过糖尿病时血的凝固性和黏度的增高、血小板黏附性的增强，无疑可减少脑的深穿通支动脉的血流供应，对腔隙性脑梗死的形成起了重要的作用。

4. 栓子　风湿性心脏病或非风湿性心脏病的附壁栓子脱落。包括有或无溃疡的动脉粥样硬化、纤维肌肉性血管病、夹层动脉瘤的动脉源性栓子脱落，尤其是升主动脉、颈动脉粥样硬化斑脱落形成的栓子，是引起腔隙性脑梗死的重要原因之一。

5. 其他因素 高脂血症、高黏血症、吸烟、饮酒和脑局部血流改变等因素对腔隙性脑梗死的发生也有一定影响。

（二）病理

病理上的腔隙为脑实质内含水的小空腔，由腔隙性脑梗死与非腔隙性脑梗死病变所致。根据 Fisher 等学者的观点，腔隙性梗死应为缺血性梗死，主要见于深穿通支动脉所供应的基底节区和脑桥基底部，如豆状核、尾状核、丘脑、放射冠、内囊、大脑白质、脑桥等。最近资料表明，除上述部位多发外，其他部位如小脑、大脑皮质、中脑、大脑脚等也可以发生，尤其是大脑皮质并不少见，其中顶叶最多，其次为颞叶和额叶，枕叶最少。

腔隙性脑梗死灶的大小与受累血管的大小有关，最多见于直径为 2～5 μm 的血管。大多数报道的腔隙性脑梗死的直径为 3～15 mm，最大可至 20 mm，可为单发或多发。病灶壁呈不规则形，也有圆形等其他形状。腔内可见纤细的结缔组织，有些尚裹有纤细的动脉或静脉，依梗死灶的新旧不同，其中含有脂质和含铁血黄素的吞噬细胞的数量也不同，有时可见深穿通动脉或其分支。病变的动脉常有透明样变，肌层、弹性纤维层和外膜由均匀一致的嗜酸性物质取代，管腔变窄或增大。病变以外的动脉伴有弹性纤维断裂、内皮增生，或胶原物质沉着等动脉粥样硬化样改变。

（三）临床表现

腔隙性脑梗死是老年人最常见的脑血管疾病，占缺血性中风的 20%。发病高峰年龄在 60～69 岁。男性为女性的 2～6 倍。白质发病者居多，多数无明显诱因，常见于亚急性和慢性起病，症状一般于 12 h～3 d 达到高峰。约 20% 的患者病前有 TIA 表现。

腔隙性脑梗死发生部位、数量、大小等方面的多样性导致其临床表现繁杂不一。除 Fisher 报道的 21 种腔隙综合征及腔隙状态以外，尚有人提出，应将可逆性缺血发作和其他可能由于腔隙损害所致的临床综合征如假性延髓性麻痹、腔隙性痴呆或皮质下动脉硬化性脑病列入其中，并有以往认为不存在或罕见的表现不断地见诸文献。

1. 临床特点 一般症状有头晕头痛、肢体麻木、眩晕、记忆力减退、反应迟钝、抽搐、痴呆，无意识障碍，精神症状少见。主要临床体征为舌僵、说话速度减慢，语调语音变化，轻度中枢性面瘫，偏侧肢体轻瘫或感觉障碍，部分锥体束征阳性，共济失调少见。

2. 临床类型

（1）纯运动性轻偏瘫（PMH）：最常见，占 40%～60%。主要特征为客观检查无感觉障碍、视野缺损、失语、失用或失认；而仅有一侧面部和上下肢无力或不完全性瘫痪。病灶可发生在内囊、脑桥、大脑脚、基底节、大脑皮质、放射冠等处。常于两周内恢复，但易复发。此外，变异型 PMH 有 7 种变异型。

（2）纯感觉性卒中：无肌力障碍、眩晕、复视、失语及视野缺损，而仅有一侧面部及上下肢的偏身感觉障碍。病灶位于丘脑腹后核，通常为大脑后动脉的丘脑穿通支梗死所致。少数病便可由脊髓丘脑束、丘脑皮质束的病灶所致，也可因病灶侵及整个丘脑的外侧及内囊后肢的放射冠而引起。常于数周内恢复。

（3）感觉运动性卒中：表现为一侧头面部、躯干及上下肢感觉障碍和面、舌肌及上下肢的轻瘫。无意识障碍、记忆障碍、失语、失认和失用。以往认为此型较少见，近年来国内外文献报告仅次于纯运动性轻偏瘫。其病灶位于丘脑腹后外侧核和内囊后肢，通常由大脑后动脉的丘脑穿通支或脉络膜后动脉闭塞所致。预后良好。

（4）共济失调性轻偏瘫：表现为病变对侧的轻偏瘫和小脑性共济失调，且下肢重于上肢，有时伴有感觉障碍、眼球震颤、辨距不良、构音障碍、向一侧倾倒。病灶发生在脑桥基底部或内囊，放射冠、小脑等处也可发生。常于数周恢复。

（5）构音不良手笨拙综合征：表现为明显的构音障碍、呐吃、吞咽困难，一侧手轻度无力及精细运动障碍等共济失调，并可伴有同侧中枢性面、舌瘫，反射亢进及病理征阳性，行走时步态不稳，但无感觉障碍。本型病前无 TIA，起病急，症状迅速达高峰。病灶位于脑桥基底部的上 1/3 和 2/3 交界处或内囊最上部分的膝部。

（6）中脑丘脑综合征：通常是大脑后动脉的穿通支丘脑底丘脑亮度正中前动脉和后动脉、中脑旁正中上动脉和下动脉四支动脉中的一支或一支以上阻塞所致。典型的梗死灶呈蝶形，累及双侧中脑旁正中区、丘脑底部和丘脑。临床表现为一侧或双侧动眼神经麻痹、Parinaud 综合征，或垂直性凝视麻痹伴嗜睡、意识丧失和记忆障碍。

（7）基底动脉下部分支综合征：是由于基底动脉下段或椎动脉上段的小分支闭塞，导致下丘脑、脑干被盖部梗死。表现为眩晕、眼球震颤、复视、侧视麻痹、核间性眼肌麻痹、吞咽困难、小脑性共济失调、步态不稳、面肌无力、眼部烧灼感及三叉神经分布区麻木感。

（8）其他：Claud 综合征，合并动眼神经麻痹的小脑性共济失调；半身抽搐，延髓外侧综合征；桥延外侧综合征；遗忘症；一侧下肢无力跌倒；构音障碍，急性丘脑性张力障碍；偏身舞蹈症；丘脑性痴呆；假性延髓性麻痹；假性帕金森综合征；偏瘫伴注视麻痹；纯构音不良。

（9）腔隙状态：目前认为，腔隙状态不仅仅是基底节或脑桥部多发性梗死所致，更主要的病变为额叶白质的腔隙及其弥漫性不完全软化。临床表现为痴呆、发音障碍、吞咽困难、伸舌张口困难、下颌反射亢进、四肢痉挛、双侧病理征阳性、强哭强笑等假性延髓麻痹症状及肌肉僵硬、动作缓慢、短小步态等帕金森病症状，小便失禁。

（10）无症状腔隙梗死：患者头颅CT或MRI扫描提示腔隙性脑梗死，但临床上无明显定位性体征和症状。其梗死部位多见于基底节区、内囊区、放射冠，病灶较小，直径<1.5 cm。部分病变则因其产生的神经功能受损的症状和体征易被忽视或缺乏认识而归入此类。

（四）辅助检查

1. 一般检查 包括血糖、血脂、血流变学、血浆凝血酶原时间、促凝血酶原激酶时间、心电图、血压监测。

2. 脑电图 血管性痴呆患者脑电图（EEG）基本表现为弥漫性低波幅慢波，即以广泛的θ或δ波为背景，呈现明显局灶性或不对称性慢波。少数病变有周期性尖慢慢波融洽。EEG改变不能区分血管性痴呆的类型。腔隙性脑梗死病灶的大小与EEG的异常率有关，如病灶为1.5～3 mL，45%的患者有异常，如小于1.5 mL则65%患者EEG正常。

3. 脑血流图及TCD检查 脑血流图改变主要是血管壁弹性及血流量下降，异常率很高。TCD检查可准确测定血管狭窄程度，动态探察血栓的大小、多少及流动状态。

4. 诱发电位

（1）体感诱发电位（SEP）：SEP异常与病灶的位置有关。如内囊病变大多为N_{20}波幅降低或消失，亦可见P_{22}、N_{30}波幅降低，以及晚成分N_{63}异常；顶叶病变和延髓病变N_{13}、P_{14}波幅降低。血管性痴呆的SEP主要是峰间潜伏期延长，相当于中枢传导时间延长，白质病变广泛时更为显著。借此可以和老年性痴呆鉴别，后者SEP测定大都正常。

（2）脑干听觉诱发电位（BAEP）：由于BAEP记录的电位活动发生源于脑干，因此脑血管疾病的BAEP多着重于检测椎基底动脉系统。BAEP异常与病灶部位的关系：影响到第Ⅷ颅神经及耳蜗循环，BAEP各波均不能引出；脑桥下段累及双耳蜗核病变仅见Ⅰ波；脑桥下段被盖部病变，Ⅲ波及其以后诸波异常；脑桥上段病变，Ⅳ、Ⅴ波异常；一侧脑桥与中脑交界部病变，同侧Ⅴ波消失，对侧BAEP正常。

（3）事件相关电位（ERP）：多发性腔隙性脑梗死患者ERP的P_{300}潜伏期较对照组明显延长。然而P_{300}潜伏期的改变与正常对照组无明显差别，目前报道尚不统一。

（4）视觉诱发电位（VEP）：枕叶的腔隙性梗死不产生VEP的P_{100}潜伏期改变。

5. 头颅CT 临床表现为腔梗的患者，CT示腔隙性梗死灶者占66%～76%。CT易于幕上>5 mm的腔隙病灶，对<5 mm位于脑干的病灶常难以检出。有报道，单纯运动性轻偏瘫综合征者，病后36 h检查阳性率高达97%。一般病后10 d左右更易出现阳性改变。

（1）非增强扫描：病灶主要位于基底节区、丘脑、脑干或放射冠、侧脑室旁，呈圆形或椭圆形低密度灶，边界清楚、直径 2～20 mm，占位效应轻，一般仅为相邻脑室受压，多无中线结构移位。梗死区密度约于 4 周后接近脑脊液密度，并呈现萎缩性改变，即同侧侧脑室和邻近脑池、脑沟局限性扩大，中线结构可有轻度的同侧移位。

（2）增强扫描：梗死后 3 d 至 1 个月，病灶可呈均匀中斑片状强化，以 2～3 周时此效应最明显。待病灶密度与脑脊液密度相等时则不再强化。

6. MRI　对腔隙性脑梗死的检出率明显优于头颅 CT，尤其对脑干及小脑内的病灶。病后 72h 75% 患者的 MRI 可显示≤15 mm 的病灶，5 d 其检出阳性率达 92%。急性期腔梗病灶 MRI 的影像特点为 T_1 信号减低、T_2 信号增高，其中以 T_2 信号增高改变更为敏感。

7. MRA　可清晰显示颈动脉、椎动脉图像，快速检测血管阻塞情况，目前未广泛用于脑梗死的诊断。若条件许可，对脑血管病高危人群应考虑此项检查。

8. SPECT　根据脑组织不同部位的放射性物质摄取梯度，可检测区域脑血流量改变。一般卒中发生后，rCBF 灌注发生严重障碍，因而梗死后 24 h 内 SPECT 即可发现。

9. PET　此项检查可反映脑组织血流量（CBF）、葡萄糖代谢及氧代谢变化。腔隙性梗死患者经 PET 检测，上述各指标无显著改变。但发现位于内囊 25 mm 小梗死病灶邻近的组织及病灶对侧小脑半球 CBF 和脑氧代谢率（$CMRO_2$）明显减少。后者提示腔隙梗死时 PET 的异常不仅与病灶的大小而且与病灶的部位有关。经改进的 PET 检查技术，能分辨 12 mm 及皮质下结构的病理生理改变。

（五）诊断和鉴别诊断

第四次全国脑血管病会议诊断标准：①发病多由高血压动脉硬化引起，呈急性或亚急性起病。②多无意识障碍。③腰穿脑脊液无红细胞。④临床表现都不严重，较常表现为纯感觉性卒中、纯运动性轻偏瘫、共济失调性轻偏瘫，构音不全－手笨拙综合征或感觉运动性卒中等。⑤如有条件时进行 CT 检查，以明确诊断。

本病应与小量脑出血、脱髓鞘病、脑囊虫病及转移瘤等引起的腔隙性软化灶鉴别。

（六）治疗和预后

有效控制高血压和各种类型的脑动脉硬化可减少腔隙性卒中的可能性，是预防本病的关键。与动脉粥样硬化性血栓性脑梗死的治疗类似，一般不用脱水治疗。虽然腔隙性梗死的预后良好，但易反复发作，故预防疾病复发尤为重要。应针对脑血管病的各种危险因素进行积极治疗，做好脑血管病的二级预防。

根据患者年龄、病情程度和基础疾病等采取最适当的治疗；采取支持疗法、对症治疗和早期康复治疗；对卒中危险因素如高血压、糖尿病和心脏病等及时采取预防性干预，减少复发率和降低病残率。本病预后较好。

第五节　脑出血

脑出血（intracerebral haemorrhage，ICH）又称出血性脑卒中，是指各种原因引起的脑实质出血。出血的血管可以是动脉，也可以是静脉和毛细血管，以动脉出血最常见。本节所讨论的原发性颅内出血（primary intracerebral hemorrhage）是指非外伤性脑实质出血，也称自发性颅内出血（spontaneous intracerebral hemorrhage），占全部脑卒中的10%～15%。

（一）流行病学

世界范围颅内出血的发病率为（10～20）/10万，男性比女性多见。不同种族和区域脑出血的发病率不同，北欧、北美较低，亚洲的日本、中国人及在欧美的亚裔人最高，美国每年的发病率是（12～15）/10万，黑种人发病率50/10万，比白种人高2倍，日本发病率55/10万，发病率的区域差异与高血压的发病分布和受教育程度有关。在55～80岁人群中，每隔10年发病率增加1倍。发病30 d后的病死率是44%，美国每年有超过2万人死于脑出血。

（二）病因

1. 高血压　原发性或继发性高血压均可导致脑出血，约半数脑出血由高血压所致。老年人高血压是脑出血的最主要病因。对于65岁以上的老年人，抗高血压治疗可使脑出血的危险降低46%。长期高血压可引起脑内小动脉病变，如动脉壁纤维样坏死、脂质透明变性和微动脉瘤形成，当血压骤然升高时，血液自血管壁渗出或动脉瘤直接破裂，血液进入脑组织形成血肿。另外，高血压可引起小血管痉挛，导致远端缺氧和坏死、血栓形成，斑点状出血及脑水肿，出血可融合成片状，这可能是高血压脑病和子痫引起出血的机制。解剖因素在高血压性脑出血中也起作用：脑动脉壁较其他器官的动脉薄弱；随年龄增长，深穿动脉变得弯曲呈螺旋状，易受高血压的冲击，成为脑出血的好发部位，尤其是豆纹动脉。

2. 脑淀粉样血管病　脑淀粉样血管病（cerebral amyloid angiopathy，CAA）是一种不伴全身血管淀粉样变的脑血管病，脑出血是CAA最常伴随的表现。淀粉样物质沉积在大脑皮质、软脑膜小或中动脉的中层和外膜，损害血管，引起基膜变厚、血管腔狭窄、内弹力膜破碎，导致纤维素样坏死和微动脉瘤形成，易出血。估计大于

60 岁的脑出血患者中有 15% 由 CAA 引起，大于 70 岁的脑叶出血 50% 由 CAA 引起，在伴有阿尔茨海默病和 Down 综合征的老年人中，CAA 引起的脑出血更常见。

3. 抗凝或溶栓治疗 抗凝或溶栓治疗者脑出血危险性增加，口服抗凝剂使 INR 达到 2.5 ~ 4.5 时，脑出血的危险性增加 7 ~ 11 倍。心梗溶栓治疗 0.5% ~ 1% 发生脑出血，静脉溶栓治疗脑梗死发生脑出血的机会可达 10% 。

4. 梗死性脑出血 脑栓塞和大面积脑梗死容易出现出血。由于点状出血较多，病理报告的发病率高于 CT 所见，尸解发现脑梗死中 30% 有出血性改变。原因与血管通透性改变，原闭塞血管的开放和血管受压等因素有关。

5. 脑血管畸形 动静脉畸形（arterovenous malformation，AVM）、海绵状血管瘤、烟雾病（moyamoya）、夹层动脉瘤等破裂出血。

6. 动脉瘤 占颅内出血的 16% ~ 19% ，主要是高血压引起的微动脉瘤。

7. 其他 原发性或继发性颅内转移性肿瘤均可引起颅内出血，占 2% ~ 6% 。白血病、再生障碍性贫血、特发性血小板减少性紫癜、血友病、溶血性贫血和血小板减少等也可引起出血。脑静脉血栓形成也引起颅内出血。大量饮酒通过损害凝血系统和脑血管的完整性增加脑出血的危险，在其他病理因素相似的情况下，中量与大量饮酒者发生脑出血的危险性分别增加 2 倍和 2.4 倍，少量饮酒是否有保护作用仍无定论。

（三）病理生理

1. 急性颅内压增高 脑出血时，除血肿直接压迫外，由于脑组织代谢障碍和血管活性物质的释放，使得血管通透性增加，导致大量血液成分漏入血管外造成脑水肿。另外，脑出血时动脉压升高也是造成脑水肿的主要原因。脑水肿加重导致急性颅内压增高，进一步发展可形成脑疝，脑疝是各类脑出血最常见的直接致死原因。脑水肿通常持续 5 d，长者可达 2 周。脑水肿早期是渗透性水肿，血凝块中血浆蛋白的释放和积蓄造成的渗透压改变，以后由于血脑屏障破坏、Na^+ 泵能量衰竭和神经元坏死，引起血管源性和细胞毒性水肿。

2. 大脑功能损害 脑出血时，除病灶本身产生的特征性局灶性症状外，还可引起血脑屏障破坏和脑水肿的发展，存在神经元损害和脑水肿介导的继发性损害。脑水肿等损害上行网状激活系统，引起意识障碍；损害边缘系统出现精神症状；累及下丘脑和脑干的体温、脉搏、呼吸中枢时，引起生命体征的变化。

3. 血肿周围组织缺血 血肿的直接压迫，血肿释放血管活性物质引起血管痉挛可造成血肿周围组织局部血流量下降，神经元损害。近来研究证实后者的作用更大。

4. 对全身各系统的影响 由于脑水肿和对脑干、下丘脑的影响，可造成肺水肿和呼吸功能障碍，循环系统障碍，应激性溃疡，体温调节障碍，水电解质和酸碱平衡失调。

（四）临床表现

临床表现取决于出血的部位和大小，重者发病后数小时即死亡，轻者可无明显症状（如在“静区”少量出血）。常发生在高血压患者，男性比女性多见，多数无预兆而突然发生，34%～38%在发病后即达到高峰，严重者头痛、呕吐，几分钟后昏迷。早期神经症状的进展大多由于发病后几小时的继续出血和血肿扩大所致。睡眠中发病者很少，有部分患者可有使血压升高的诱因，如情绪激动、紧张、用力、咳嗽、排便和性生活等。

1. 意识改变 半数患者有不同程度的意识障碍，表现为嗜睡、昏睡和昏迷，重症者可在发病后数分钟内意识模糊或昏迷。意识障碍是颅内出血最突出的症状，也是判断预后的主要指标。位于皮质和底节区外侧的少量出血，出现意识障碍较少，而位于底节区内侧、丘脑和脑干的较大量出血，因出现脑水肿和影响网状系统，容易出现意识障碍。患者有意识障碍时，多伴有尿失禁或尿潴留。

2. 头痛、恶心、呕吐 有40%～50%患者出现头痛、恶心和呕吐，常为首发症状。开始表现为病灶同侧剧烈头痛，颅内压增高时为全头痛，伴有喷射样呕吐，转头和翻身时更易发生。有视乳头水肿。病情后期水、电解质和酸碱平衡紊乱，呕吐更加频繁，病情危重者，下丘脑受损，呕吐物为咖啡色。

3. 呼吸、血压和心率 由于呼吸中枢受损、脑水肿等原因，可出现呼吸功能的变化，表现为过度换气、潮式呼吸和不规则呼吸等。大多数患者有血压升高和心率加快，当出现心动过缓时，应警惕颅内压增高较严重。90%的患者血压升高，且升高的程度相当高。

4. 癫痫发作 6%～7%的患者有癫痫发作，大多出现在出血后数小时内，小部分患者是首发症状，可表现为大发作或局灶性发作，脑叶出血比深部出血多见。病情严重者会出现癫痫持续状态，癫痫发作使病情进一步恶化。

5. 脑膜刺激征 颅内血肿破入蛛网膜下隙或破入脑室而流入蛛网膜下隙时，除头痛、呕吐外，可出现颈强直和Kernig征（+）等脑膜刺激征。

6. 不同部位出血的特点

（1）基底节区出血：其中壳核是高血压脑出血最常见的出血部位，占50%～60%，丘脑出血约占24%，尾状核出血少见。

壳核出血主要是豆纹动脉尤其是其外侧支破裂引起。血肿常向内扩展波及内囊。临床表现与血肿的部位和血肿大小有关，但是损伤内囊引起的对侧偏瘫是中等和大量出血较常见的症状。还可表现有双眼向病灶侧凝视，病灶对侧偏身感觉障碍，同向性偏盲，优势半球受累可有失语。出血量大时患者很快出现昏迷，病情在数小时内迅速恶化。出血量较小则可表现为纯运动或纯感觉障碍，仅凭临床表现无法与脑梗死区分。

丘脑出血主要是丘脑穿通动脉或丘脑膝状体动脉破裂引起。中量或大量丘脑出血，常因压迫或损伤内囊而引起病灶对侧偏瘫或偏身感觉障碍。感觉障碍较重，深、浅感觉同时受累，但深感觉障碍明显，可伴有偏身自发性疼痛和感觉过度。优势半球出血者可出现失语，非优势半球受累可有体像障碍及偏侧忽视等。丘脑出血可出现精神障碍，表现为情感淡漠、视幻觉及情绪低落等，还可出现丘脑语言（言语缓慢不清、重复言语、发音困难、复述差、朗读正常）和丘脑痴呆（记忆力减退、计算力下降、情感障碍、人格改变）。丘脑出血向下扩展到下丘脑或中脑上部时，可引起一系列眼位异常如垂直凝视或侧视麻痹、双眼分离性斜视、凝视鼻尖、瞳孔对光反射迟钝、假性外展神经麻痹及会聚障碍等。血肿波及丘脑下部或破入第三脑室，表现为意识障碍加深，瞳孔缩小，中枢性高热及去皮层强直等症状。

尾状核头出血较少见。一般出血量不大，多经侧脑室前角破入脑室。临床表现为头痛、呕吐，对侧中枢性面舌瘫，轻度颈强；也可无明显的肢体瘫痪，仅有脑膜刺激征，与蛛网膜下腔出血的表现相似。

（2）脑叶出血：占脑出血的5%～10%。常见原因有脑动静脉畸形、CAA、血液病、高血压、烟雾病（moyamoya 病）等。血肿常局限于一个脑叶内，也可同时累及相邻的两个脑叶，一般以顶叶最多见，其次为颞叶、枕叶及额叶。与脑深部出血相比，一般血肿体积较大。临床可表现为头痛、呕吐等，癫痫发作比其他部位出血常见，而昏迷较少见。根据累及脑叶的不同，出现局灶性定位症状。额叶出血可有偏瘫、Broca 失语、尿便障碍，并出现摸索和强握反射等。顶叶出血可有偏身感觉障碍，非优势侧受累有体像障碍。颞叶出血表现为 Wernicke 失语，精神症状等。枕叶出血表现为视野缺损。

（3）脑桥出血：约占脑出血的10%，多由基底动脉的脑桥支破裂导致。临床表现为突然头痛、呕吐、眩晕、复视、眼球不同轴、侧视麻痹、交叉性瘫痪或偏瘫、四肢瘫等。出血量少时，患者意识清楚，可表现为一些典型的综合征，如 Foville 综合征、Millard-Gubler 综合征、闭锁综合征等，可以伴有高热、大汗、应激性溃疡、急性肺水肿、急性心肌缺血甚至心肌梗死。大量出血（>5 mL）时，血肿波及脑桥双侧基底和被盖部，患者很快进入昏迷，双侧瞳孔呈针尖样、侧视麻痹、四肢瘫痪、呼吸困难、有去大脑强直发作，还可呕吐咖啡色胃内容物、出现中枢性高热等中线症状，常在 48 h 内死亡。

中脑出血少见，轻症患者表现为突然出现复视、眼睑下垂、一侧或两侧瞳孔扩大、眼球不同轴、水平或垂直眼震、同侧肢体共济失调，也可表现 Weber 或 Benedikt综合征。重者出现昏迷、四肢迟缓性瘫痪、去大脑强直，常迅速死亡。

延髓出血更为少见，临床表现为突然猝倒，意识障碍，血压下降，呼吸节律不规则，心律失调，继而死亡。轻症患者可表现为不典型的 Wallenberg 综合征。

（4）小脑出血：约占脑出血的10%。最常见的为小脑上动脉的分支，病变多累及小脑齿状核。发病突然，眩晕和共济失调明显，可伴有频繁呕吐及枕部疼痛等。出血量不大时主要表现为小脑症状，如病变侧共济失调，眼球震颤，构音障碍和吟诗样语言，无偏瘫。出血量增加时，还可表现有脑桥受压体征，如外展神经麻痹、侧视麻痹、周围性面瘫、吞咽困难及肢体瘫痪和（或）锥体束征等。大量小脑出血尤其是蚓部出血时，患者很快进入昏迷，双侧瞳孔缩小呈针尖样，呼吸节律不规则，有去大脑强直发作，最后致枕骨大孔疝而死亡。

（5）脑室出血：占脑出血的3%～5%。分原发性和继发性。原发性是指脉络丛血管出血或室管膜下1.5 cm内出血破入脑室，继发性是指脑实质出血破入脑室者。原发性脑室出血出血量较少时，表现为突然头痛、呕吐、颈强、Kernig（+），一般意识清楚，有血性脑脊液，应与蛛网膜下腔出血鉴别，预后良好。出血量大时，很快进入昏迷或昏迷逐渐加深，双侧瞳孔缩小呈针尖样，病理反射阳性，早期出现去大脑强直发作，常出现丘脑下部受损的症状及体征，如上消化道出血、中枢性高热、大汗、血糖增高、尿崩症，预后差，多迅速死亡。

（五）辅助检查

1. 头颅CT 是确诊脑出血的首选检查。早期血肿在CT上表现为圆形或椭圆形的高密度影，边界清楚。CT可准确显示出血的部位、大小、脑水肿情况及是否破入脑室等，有助于指导治疗和判定预后。

2. 头颅MRI 对幕上出血的诊断价值不如CT，对幕下出血的检出率优于CT。MRI表现主要取决于血肿所含血红蛋白量的变化。发病1 d内，血肿呈T_1等或低信号，T_2呈高或混合信号；第2 d～1周内，T_1为等或稍低信号，T_2为低信号；第2～4周，T_1和T_2均为高信号；4周后，T_1呈低信号，T_2为高信号。此外，MRI比CT更易发现脑血管畸形、肿瘤及血管瘤等病变。

3. 脑血管造影 MRA、CTA和DSA等可显示脑血管的位置、形态及分布等，并易于发现脑动脉瘤、脑血管畸形及moyamoya病等脑出血病因。

4. 脑脊液检查 在无条件进行CT检查时，对病情不十分严重，无明显颅内压增高的患者可进行腰穿。脑出血时脑脊液压力常升高，呈均匀血性。当病情危重，有脑疝形成或小脑出血时，禁忌腰穿检查。

5. 心电图 脑血管病患者因为脑－心综合征或心脏本身疾病，可有心血管功能改变：①传导阻滞：如P-R间期延长，结性心律或房室分离；②心律失常：房性或室性期前收缩；③缺血性改变：S-T段延长，下降，T波改变；④其他：假性心肌梗死的心电图改变等。

6. TCD 有助判断颅内高压和脑死亡，当血肿>25 mL，TCD显示颅内血流动力学不对称改变，表示颅内压力不对称，搏动指数较平均血流速度更能反映颅内压力的不对称性。

7. 其他　同时要进行血、尿常规，血糖、肝功、肾功、凝血功能、血离子及心电图等检查，有助于了解患者的全身状态。

（六）诊断和鉴别诊断

有长期高血压病史，活动中或情绪激动时起病，发病突然，血压常明显升高，出现头痛、恶心、呕吐等颅内压升高的表现，有偏瘫、失语等局灶性神经功能缺损症状和脑膜刺激征，可伴有意识障碍，应高度怀疑脑出血。头部 CT 检查有助于明确诊断。

1. 有瘫痪体征时，需要与脑炎、脑脓肿和脑肿瘤鉴别。鉴别要点有年龄、起病形式、有无发热、有无外伤史等，脑脊液检查、脑电图、头颅 CT 和 MRI 对鉴别有帮助。

2. 与外伤性颅内血肿，特别是硬膜下血肿鉴别。这类出血以颅内压增高的症状为主，但多有头部外伤史，头颅 CT 检查有助于确诊。

3. 对发病突然，迅速昏迷，局灶体征不明显者，应与引起昏迷的全身性疾病鉴别，如中毒（CO、酒精、镇静催眠药中毒等）和某些系统性疾病（低血糖、肝性昏迷、肺性脑病、尿毒症等）。应仔细询问病史，并进行相关实验室检查，头颅 CT 能除外脑出血。

（七）治疗

基本治疗原则：脱水降颅压，减轻脑水肿；调整血压；防止继续出血；减轻血肿造成的继发性损害，促进神经功能的恢复；防治并发症。

1. 内科治疗

（1）一般治疗：就地诊治，避免长途搬动，一般应安静卧床休息 2 ~ 4 周。保持呼吸道通畅，昏迷患者应将头歪向一侧，以利于口腔、气道分泌物及呕吐物流出，并可防止舌根后坠阻塞呼吸道，随时吸出口腔内的分泌物和呕吐物，必要时行气管切开。有意识障碍、血氧饱和度下降或有缺氧现象的患者应给予吸氧。昏迷或有吞咽困难者在发病第 2 ~ 第 3 d 应鼻饲。过度烦躁不安的患者可适量用镇静药，便秘者可选用缓泻剂。留置导尿时应做膀胱冲洗，昏迷患者可酌情用抗生素预防感染。病情危重时，应进行体温、血压、呼吸和心电监测。加强护理，定期翻身，防止褥疮。注意维持水电解质平衡，加强营养。

（2）脱水降颅压，减轻脑水肿：颅内压（intracranial pressure，ICP）升高的主要原因为早期血肿的占位效应和血肿周围脑组织的水肿。脑出血后 3 ~ 5 d，脑水肿达到高峰。药物治疗的主要目的是减轻脑水肿、降低 ICP，防止脑疝形成。降颅压的目标是使 ICP 控制在 1.961 kPa（200 mmH_2O）以下，并使脑灌注压不低于 0.686 kPa（70 mmH_2O）。

渗透性脱水剂甘露醇（mannitol）是最重要的降颅压药物。20% 的甘露醇用量为

125~250 mL，快速静脉滴注，1 次/（6~8）h，使血浆渗透压维持在 310~320 mOsm/（kg·H_2O），建议 5~7 d 为宜。可同时应用呋塞米 20~40 mg，静脉注射，二者交替使用，维持渗透梯度。用药过程中应该监测肾功和水电解质平衡。20% 人血清白蛋白 50~100 mL 静脉滴注，1 次/d，能提高血浆胶体渗透压，减轻脑水肿，但价格昂贵，应用受限。甘油果糖 500 mL 静脉滴注，1~2 次/d，脱水作用温和，没有反跳现象，适用于肾功不全患者。

（3）控制高血压：脑出血时血压升高，是在 ICP 增高情况下，为了保证脑组织供血出现的脑血管自动调节反应，当 ICP 下降时血压也随着下降，所以首先应脱水降颅压，暂不使用降压药。但血压过高时，容易增加再出血的危险性，则应及时控制高血压。目前理想的血压控制水平还未确定，主张采取个体化原则，根据患者年龄、高血压病史的长短、脑出血病因、发病后的血压情况、颅内压水平及距离发病的时间间隔等，进行血压调控。一般可遵循下列原则：降颅内压治疗后，收缩压≥200 mmHg、舒张压≥110 mmHg 时，应降血压治疗，使血压维持在略高于发病前水平。收缩压＜180 mmHg或舒张压＜105 mmHg 时，不必使用降压药。降压治疗时避免使用利血平等强降压药物，注意血压降低幅度不宜过大，防止因血压下降过快造成脑的低灌注，加重脑损害。血压过低者应升压治疗，以保持脑灌注压。

（4）局部亚低温治疗：是脑出血的一种新的辅助疗法，能减轻脑水肿，减少自由基产生，促进神经功能缺损恢复，改善患者预后，且无不良反应，安全有效。亚低温治疗实施越早，效果越好，建议在发病 6 h 内给予低温治疗，治疗时间应至少持续 48 h。

（5）并发症防治：控制肺部感染、上消化道出血、吞咽困难和水电解质紊乱；中枢性高热主要是由于丘脑下部散热中枢受损所致，表现为体温迅速上升，出现 39~40℃以上的高热，躯干温度高而肢体温度次之，解热镇痛剂无效，物理降温治疗有效。其他常见并发症有下肢深静脉血栓形成、肺栓塞、肺水肿、冠状动脉性疾病和心肌梗死、痫性发作等。要注意识别，并给予相应的治疗。

2. 外科治疗 严重出血危及患者生命时内科治疗通常无效，外科治疗则有可能挽救生命。主要目的是清除血肿，降低颅内压，挽救生命，然后是尽可能早期减少血肿对周围脑组织的压迫，降低致残率。同时可以针对脑出血的病因如脑动静脉畸形、脑动脉瘤等进行治疗。主要方法有：去骨瓣减压术、小骨窗开颅血肿清除术、钻孔或锥孔穿刺血肿抽吸术、内镜血肿清除术、微创血肿清除术和脑室出血穿刺引流术等。

目前对手术适应证和禁忌证尚无一致意见。下列情况考虑手术治疗：①基底节区出血，中等量出血（壳核出血≥30 mL，丘脑出血≥15 mL）可根据病情、出血部位和医疗条件，在合适时机选择微创穿刺血肿清除术或小骨窗血肿清除术，及时清除血肿；大量出血或脑疝形成者，多需外科行去骨瓣减压血肿清除术，以挽救生命。

②小脑出血，易形成脑疝，出血量≥10 mL，或直径≥3 cm，或合并脑积水，应尽快手术治疗。③脑叶出血，高龄患者常为淀粉样血管病出血，除血肿较大危及生命或由血管畸形引起需外科治疗外，多行内科保守治疗。④脑室出血，轻型的部分脑室出血可行内科保守治疗；重症全脑室出血（脑室铸形），需脑室穿刺引流加腰穿放液治疗。

（1）微创血肿平衡灌洗碎吸术：CT导向立体定向血肿平衡碎吸术创伤小，操作简便，目前日益受到瞩目并被广泛采用，主要应用于基底节、丘脑、脑叶及小脑出血，血肿较大者。对于患者一般情况差，有重要脏器功能障碍，不能耐受开颅手术的更为适合。与传统开颅手术比较，该手术具有创伤小，操作简单，术后并发症少，可减轻脑组织损伤、减轻患者致残率，改善患者预后及生活质量等优点。临床实践证实，首次穿刺如能吸出血肿总量的60%~70%，即可达到减压目的，也可避免脑压波动过大及中线移位过快出现的损伤，残余血肿可通过置管、血腔内注入尿激酶或重组链激酶等进行溶解，以利于引流排出。

根据平衡灌洗碎吸理论，采用进出双通道的方式，通过灌洗液实时等量冲洗，辅助以碎吸技术，从血肿中心操作，避免了损伤脑组织，最终将血肿“置换”到颅脑外实现血肿清除。通过在血肿腔内大量灌洗液平衡灌洗使固态血块转化为液态血水，最终将此血水经小孔引出即达到清除血肿目的。清除血肿过程因血肿大小保持恒定，颅腔内容物容积不变从而也保证颅内压基本稳定，进一步保护了脑组织。

平衡灌洗碎吸术在微小骨孔下进行血肿超早期（<5 h）清除，最大限度避免了血肿脑组织继发损伤。血肿一次性清除率可达90%以上。进入与吸出工作液实时等量，保证手术过程中颅压稳定，实时监控、实时显示颅压变化。高精度立体定向仪和神经导航仪，确保精准插入脑血肿中心。血肿清除过程血肿腔内全程可视，实时观察手术状态。

（2）伽马刀治疗：伽马刀又称立体定向伽马射线放射治疗系统，是一种融合现代计算机技术、立体定向技术和外科技术于一体的治疗性设备，它将钴-60发出的伽马射线几何聚焦，集中射于病灶，一次性、致死性的摧毁靶点内的组织，而射线经过人体正常组织几乎无伤害，并且剂量锐减。从安全角度看，伽马刀与普通手术相比，可以治疗比较深在的脑血管瘤，无须开刀也是对患者非常有利的。伽马刀治疗是通过伽马射线进行治疗，无须麻醉，无须切口脑组织，创伤极小。伽马刀对动脉瘤的治疗，具有高精度，安全可靠等特点，该方法极大程度地降低了传统方式治疗脑出血的风险。

3. 康复治疗　只要患者生命体征平稳，病情不再进展，康复治疗应尽早进行。最初3个月内神经功能恢复最快，是治疗的最佳时机。在患者处于昏迷状态时，被动活动可以防止关节挛缩和疼痛，降低褥疮和肺炎的发生率。

（八）预防和预后

因颅内出血的病死率和致残率很高，并且缺乏有效的治疗手段，预防治疗尤为重要。

1. 控制高血压 控制中老年的轻中度高血压，可使脑卒中的风险下降36%～48%，Shep研究证实，对老年人单纯性收缩期高血压的治疗可使颅内出血下降50%，控制高血压可能是预防颅内出血最有效的方法。

2. 其他预防措施 监控抗凝药的用量，严格选择心肌梗死和脑梗死溶栓治疗的适应证。多吃水果和蔬菜，避免大量饮酒和应用拟交感神经药物等。

颅内出血预后很差，病后6周的病死率为23%～58%，其中一半在发病后2 d内病死。出现意识障碍，血肿体积较大，早期CT发现血肿破入脑室者预后差，脑叶出血者预后较好，出现脑积水者预后差。

（于竹芹　张美增　李　旭）

第六节　血管性痴呆

血管性痴呆（vascular dementia，VD）是指由缺血性卒中、出血性卒中和造成记忆、认知和行为等脑区低灌注的脑血管疾病所致的严重认知功能障碍综合征。

（一）流行病学

血管性痴呆在欧美等国家是仅次于阿尔茨海默病（AD）的第2位常见的痴呆原因，患病率0.9%～3.0%，占所有痴呆的10%～50%。在亚洲及发展中国家，VD患病率与西方国家的水平无大差异，一般在2.0%～3.8%，但VD和AD之间的比值不同。流行病学研究表明，VD的发病率随年龄而直线上升，各国家之间有很大差异。在调整年龄和性别之后，65岁以上的老年人年发病率为1.2%～4.2%，其发病率比患病率更具有同种性，估计70岁以上老年人每年患病人数在（6～12）例/1000人。平均病程5年，而且存活者低于普通人群和AD患者。我国VD的患病率为1.1%～3.0%，年发病率在（5～9）例/1000人。

（二）病因

血管性痴呆的病因涉及两个方面，即脑血管病和危险因素。主要的脑血管病包括与大动脉病变、心源性脑栓塞、小血管病变及血流动力学机制有关的脑梗死、脑出血、脑静脉病变等。梗死、白质病变、不完全的缺血性损伤、局部和远处的缺血性功能改变等均与VD有关。血管性痴呆的危险因素包括脑血管病的危险因素（如高血压、高血脂、心脏病、糖尿病、动脉硬化及吸烟等）、卒中、缺血性白质病变、高龄及受教育程度低等。

（三）临床表现

VD 的主要特征为“伴有脑血管病局灶性症状和体征的痴呆”及“显著的波动性病程”。尽管 VD 患者的临床表现纷繁多样，总的来说是由脑血管病的表现和痴呆的表现两大部分构成。前者主要为神经症状与体征，一般较为明显，容易识别；而后者包括认知症状、精神行为症状（非认知特征），以及日常生活活动能力衰退。上述 4 个方面存在着内在联系，其中认知障碍是 VD 的核心症状。

VD 有皮质性（多梗死性）、关键部位梗死性（小血管性）、皮质下性、低灌注性、心源性、出血性、遗传血管性、AD 合并血管性痴呆等多种类型。下面介绍前 3 类。

1. 多梗死性痴呆　多梗死性痴呆（multi-infarct dementia，MID）为最常见的类型，主要由脑皮质和皮质 - 皮质下血管区多发梗死所致的痴呆。常有高血压、动脉硬化，反复、多次缺血性脑血管事件发作的病史。典型病程为突然（数天至数周）发作、阶梯式加重和波动性的认知功能障碍。每次发作后留下或多或少的神经与精神症状，最终发展为全面和严重的智力衰退。典型临床表现为一侧的感觉和运动功能障碍，突发的认知功能损害、失语、失认、失用、视空间或结构障碍。早期可出现记忆障碍但较轻，多伴有一定程度的执行能力受损，如缺乏目标性、主动性、计划性、组织能力减退和抽象思维能力差等。

2. 关键部位梗死性痴呆　关键部位梗死性痴呆（strategic infarct dementia）是与高级皮质功能有关的特殊关键部位缺血性病变引起的梗死所致的痴呆。这些损害常为局灶的小病变，可位于皮质或皮质下。皮质部位有海马、角回和扣带回等。皮质下部位有丘脑、穹隆、基底节等。可出现记忆障碍、淡漠、缺乏主动性和忍耐力、发音困难、意识障碍等。

3. 皮质下血管性痴呆　皮质下血管性痴呆（subcortical vascular dementia），或称小血管性痴呆（small vessel dementia），包括腔隙状态和 Binswanger 病，与小血管病变有关，以腔隙性梗死、局灶和弥散的缺血性白质病变和不完全性缺血性损伤为特征。皮质下 VD 多发生于前额皮质下区域。皮质下综合征是其主要的临床表现，如纯运动性偏瘫、延髓体征和构音障碍、步态障碍、抑郁和情绪不稳，执行功能缺失明显。影像学常表现为多灶腔隙和广泛的白质损害，而临床可仅表现为持续时间较长的 TIA 或多发的 TIA（多为小卒中），不遗留神经症状或仅有轻微的局灶表现（如漂浮感、反射不对称、步态障碍等），因此影像学检查对此型诊断很重要。

皮质下血管性痴呆早期认知综合征的特点是：①执行障碍综合征，包括信息加工减慢；②记忆障碍（可轻度）；③行为异常及精神症状。执行功能减退，包括制定目标、主动性、计划性、组织性、排序和执行能力、抽象思维能力等。记忆障碍相对于

AD较轻，特点是回忆损害明显而再认（recognition）和提示再认（cue recognition）功能相对保持完好，遗忘不太严重；行为异常和精神症状包括抑郁、人格改变、情绪不稳、情感淡漠、迟钝、尿失禁及精神运动迟缓。起病常隐袭，病程进展缓慢、逐渐加重。

（四）辅助检查

1. 神经影像学 脑部CT扫描显示脑血管病变的征象，如不同部位的梗死灶及白质疏松，表现为相应部位的低密度。脑部MRI则显示为相应部位的长T_1、长T_2信号，病灶周围可见局限性脑萎缩。白质损害常由于小血管病变所致，但也可见于其他痴呆，如AD。

2. 神经心理学检查 VD的认知综合征是神经心理学研究的内容，指各种不同的认知功能障碍。认知损害的检测目前多采用量表的形式，常用的有以下几种：简易精神状态检查（mini-mental state exa mination，MMSE）、长谷川痴呆量表（Hasegawa dementia scale，HDS）、剑桥认知检查（CAMCOG）、韦氏成人智力量表（WAIS）等。在评价这些量表的结果时，应充分考虑患者的心理状态、文化程度、测试环境、测试者的方式等客观因素。

（五）诊断和鉴别诊断

目前VD的诊断标准很多，尚缺乏一致的认识。以下是使用较广的4种诊断标准：美国精神疾病统计和诊断手册第4版（DSM-IV）、WHO疾病分类第10修订版（ICD-10）、美国加州AD诊断和治疗中心（ADDTC）标准及NINDS-AIREN。

这些诊断标准的共同特点都包括3个步骤：①先确定有无痴呆；②再确定脑血管病尤其是卒中是否存在；③最后确定痴呆是否与脑血管病相关。但以上各标准中有关痴呆的诊断，主要依据AD的特征性症状，如记忆力下降和一个或多个认知功能损害、症状明显影响日常生活能力等。这些标准往往偏重于记忆障碍，而VD的记忆力减退相对于AD较轻或不是主要症状，但可有严重认知功能损害。VD患者通常因执行功能障碍而非记忆障碍影响生活质量，但以上标准所用的量表等却很难查出执行功能障碍。我国于2002年由中华医学会神经病学分会制定了血管性痴呆的诊断标准（草案）要点如下。

1. 临床很可能（probable）血管性痴呆

（1）痴呆符合DSM-IV-R的诊断标准：主要表现为认知功能明显下降，尤其是自身前后对比，记忆力下降，以及2个以上认知功能障碍，如定向力、注意力、语言、视空间功能、执行功能、运动控制等，其严重程度已干扰日常生活，并经神经心理学测试证实。

（2）脑血管疾病诊断：临床检查有局灶性神经系统症状和体征，如偏瘫、中枢性面瘫、感觉障碍、偏盲、言语障碍等，符合 CT、MRI 上相应的病灶，可有/无卒中史。影像学表现：多个腔隙性脑梗死或者大梗死灶或重要功能部位的梗死，或广泛的脑室周围白质损害。

（3）痴呆与脑血管病密切相关：痴呆发生于卒中后 3 个月内，并持续 6 个月以上；或认知功能障碍突然加重、或波动、或呈阶梯样逐渐进展。

（4）支持血管性痴呆诊断：①认知功能损害不均匀性（斑块状损害）；②人格相对完整；③病程波动，多次脑卒中史；④可呈现步态障碍、假性延髓麻痹等体征；⑤存在脑血管病的危险因素。

2. 可能为（possible）血管性痴呆

（1）符合上述痴呆的诊断。

（2）有脑血管病和局灶性神经系统体征。

（3）痴呆和脑血管病可能有关，但在时间或影像学方面证据不足。

3. 确诊血管性痴呆 临床诊断为很可能或可能的血管性痴呆，并由尸检或活检证实不含超过年龄相关的神经元纤维缠结和老年斑数，以及其他变性疾患的组织学特征。

4. 排除性诊断 排除其他原因所致的痴呆。

（1）意识障碍。

（2）其他神经系统疾病所致的痴呆（如阿尔茨海默病等）。

（3）全身性疾病引起的痴呆。

（4）精神疾病（抑郁症等）。

注：当 VD 合并其他原因所致的痴呆时，建议用并列诊断，不用“混合性痴呆”的诊断。

5. 鉴别诊断 VD 应与以下疾病进行鉴别：

（1）Alzheimer 病：二者都是老年期常见的痴呆，临床表现有不少相似之处。但 VD 的认知功能障碍与 AD 有不同，如 AD 以记忆障碍为主，其发展有明显的阶段性。而 VD 以执行功能障碍为主，脑血管病的病史及神经影像学改变可帮助诊断 VD。

（2）正常颅压脑积水：当 VD 出现脑萎缩或脑室扩大时，常需与正常颅压脑积水鉴别。后者表现为进行性智力衰退、共济失调步态、尿失禁三大主征。发病比较隐匿，无明确卒中史，影像学缺乏脑梗死的证据而主要是脑室扩大。结合临床与 CT 或 MRI 可以鉴别。

（六）治疗

治疗原则包括防治卒中、改善认知功能和控制行为及精神症状。

1. 防治卒中 控制危险因素如高血压、高血脂、糖尿病及心脏病、吸烟等；早期诊断和治疗卒中；预防卒中再发，如抗血小板聚集、抗凝治疗及颈动脉内膜剥离术等。

2. 钙离子拮抗剂 尼莫地平是一种钙离子拮抗剂，能有效调节细胞内钙水平，使细胞内钙离子浓度降低，促进受伤神经元的恢复，维持正常生理功能；可选择性作用于脑血管平滑肌，增加脑血流量，显著减少血管痉挛引起的缺血性神经损伤，具有保护和促进记忆作用；增强衰老动物中枢神经系统可塑性，改善学习和记忆能力。每日 40～90 mg，分 2～3 次口服或每日 10 mg 静滴，维持 6 h 以上。口服可见头晕、头痛、胃肠不适。静滴时可出现血压下降、心率加快、静脉炎、肝功异常等。

3. 脑循环促进剂 有麦角碱类药如氢麦角碱、尼麦角林，5-羟色胺受体拮抗剂如萘呋胺酯，α-肾上腺素能受体抑制剂如活脑灵（fonzylane，弗斯兰），具有直接扩张脑血管的作用。己酮可可碱（pentoxifylline，巡能泰 trental），能改善血液流变性、脑部血液循环、脑组织细胞血氧供应、物质及能量代谢，改善 VD 患者认知功能或延缓痴呆进程。

（1）尼麦角林（nicergoline）：也称麦角溴烟酯，商品名为脑通，该药主要作用有 α 受体阻滞的扩张血管作用，增加脑血流量，加强脑细胞的新陈代谢，增加血氧和葡萄糖的利用，促进神经传递物质多巴胺的替换，刺激神经传导，以改善精神和情绪上的异常。此外，还能增进蛋白质的生物合成，改善记忆与学习能力，并有恢复神经元的功能，改善脑功能不足引起的临床症状。用于治疗脑血管疾病及其所造成的智能障碍有较好的疗效。口服 10～20 mg/次，3 次/d。不良反应少，偶见耳鸣、倦怠、食欲不振、尿频等。

（2）氢麦角碱：商品名为喜得镇（hydergin）。该药可直接作用于 DA 和 5-HT 受体，降低脑血管阻力，增加脑血流量及脑氧利用率，并有增强突触前神经末梢释放递质与突触后膜受体的刺激作用，改善突触神经传递功能。过去曾认为该药通过扩张脑血管产生疗效，现在多认为是作用于多种神经递质系统的代谢增强剂。喜得镇口服每次 1～2 mg，3 次/d。不良反应少，偶见恶心、呕吐、眩晕、皮疹等。急慢性精神病、低血压、心肾功能损害者禁用。

（3）萘呋胺酯（naftidrofuryl）：又名克拉瑞啶，商品名为脑加强，是一种 5-HT 受体拮抗剂，具有直接扩张血管作用，还能拮抗因缺血等应激产生的 5-HT，解除 5-HT介导的血管收缩；它具有促进细胞有氧代谢作用，直接刺激三羧酸循环，促进细胞内代谢，使组织缺氧情况下 ATP 生成增加，乳酸减少；同时又具有罂粟碱样作用，松弛平滑肌，使小动脉舒张，缓解血管痉挛并有温和的抗抑郁作用，用量600 mg/d。

（4）都可喜（duxil）：为烯丙三嗪和阿吗碱组成的复方制剂，烯丙三嗪可作用于人和动物的颈动脉体化学感受器，兴奋呼吸，在肺泡间和肺血管循环间的血氧供给障碍时，可增加动脉血氧浓度；阿吗碱可提高脑血管功能不全者脑神经元内线粒体吸收控制率，增强大脑有氧代谢，使氧代谢物质增加，乳酸减少，ADP 含量增加及 ATP/ADP 比值恢复正常，增加供氧，并可改善组织水肿。主要应用于血管因素引起的大脑功能不全所引起的智能损害，如记忆力、注意力下降等。口服 1 片/次，1～2 次/d。偶见恶心、头晕。

（5）银杏叶制剂（extract of ginkgo biloba，EGb）：商品名金纳多，主要活性成分为黄酮类和萜类，是从中药银杏叶中提取的一种较强的自由基清除剂，能降低过氧化脂质的产生，抑制细胞膜脂质过氧化反应，提高红细胞 SOD 活性，增强红细胞的变形能力，降低血液黏度，改善心、脑血液循环和脑细胞代谢。还具有抑制血栓的形成和抗血小板聚集的作用。对 VD 有一定疗效。口服 40～80 mg/次，3 次/d。对 VD 伴有精神症状者使用注射剂静滴疗效较好。目前注射剂为金纳多注射液，87.5 mg 加入 250 mL 液体中静滴，1 次/d，10～15 d 为 1 疗程。少数患者可有皮肤过敏反应、胃肠道不适和头痛。

4. 改善脑组织代谢药物

（1）吡咯烷酮衍生物：一般认为其作用机制可能是增强神经传递；调节离子流，增加钙、钠内流，减少钾外流；影响载体介导的离子转运。常用药物如下。

吡拉西坦（piracetam）：又称脑复康，化学名为 2-吡咯烷酮乙酰。该药可激活细胞内腺苷酸激酶活性，提高大脑 ATP/ADP 的比例，通过增强神经元及突触体的磷酸二酯酶活性，刺激突触传导，增强大脑皮层对皮层下神经结构的控制，拮抗如缺氧、电击、酒精中毒等有害因素引起的学习能力下降。常被用作促智药研究的阳性对照药，主要用于治疗记忆和思维减退，以及轻、中度痴呆。口服 800 mg/次，3 次/d。或 8～12 g 加入 250 mL 液中静滴，1 次/d，15d 为 1 疗程。不良反应少，偶有口干、胃纳减退、失眠、荨麻疹、呕吐等。

回拉西坦（aniracetam）又称阿尼西坦、三乐喜，是吡拉西坦衍生物。可刺激中枢神经系统中的某些谷氨酸受体，特别是 AMP 和亲代谢受体。前者被认为在学习和记忆过程及在“长时程增强”神经元反应的维持期中起关键作用，后者导致蛋白质合成和生成新的神经突触。药理作用强、起效快，口服 200 mg/次，3 次/d，1～2 个月为 1 个疗程。

（2）丙戊茶碱（propentofylline，PPF）：一种黄嘌呤衍生物，能抑制神经元对腺苷的重摄取和抑制磷酸二酯酶；增强脑海马锥体细胞的功能，使长期记忆得以保持；可抑制因缺血引起的脑神经细胞的坏死，抑制脑神经细胞内钙的蓄积；改善脑线粒体的呼吸功能，促进氧化磷酸化效率等，而起到脑神经细胞保护作用。餐前 1 h 空腹服用 300 mg，3 次/d，安全而且具有很好的耐受性。

（3）爱维治（actovegin）：由小牛血液中经过滤等方法提取的一种去蛋白血液衍生物，含有小分子肽、氨基酸、核苷、糖脂、低聚糖和碳水化合物及其他生物活性物质。药理研究表明，爱维治能增加葡萄糖的穿透能力，显著增强脑组织细胞对葡萄糖和氧的摄取和利用，大量增加脑细胞内能量的产生，即大量 ADP 转化成 ATP，改善了脑缺血组织的细胞能量状态，而促进其功能代谢，达到治疗的目的。

（4）施普善：原名脑活素（cerebrolysin）或依比威（ebewe），是用生物技术标准化的酶学降解法由纯化的猪脑蛋白所制造的一种肽制剂，不含蛋白、脂肪及其他抗原性物质。肌内注射每次5 mL；静滴每次10～30 mL，加入250 mL生理盐水中缓慢滴注。1次/d，10～20次为1疗程。偶有过敏反应，严重肾功能障碍者忌用，过敏体质者慎用。

5. 作用于神经递质的药物

（1）胆碱能药物：包括胆碱酯酶抑制剂、胆碱受体药物和乙酰胆碱（Ach）释放增强剂。

多奈哌齐：可在脑中选择性地抑制胆碱酯酶而增加细胞间和细胞外Ach的含量。用法：5 mg或10 mg/次，1次/d，一般需连服12～24周。如对于每次10 mg的患者，建议在前28 d接受每次5 mg，28 d后视患者反应可加至10 mg。

加兰他敏：为第二代胆碱酯酶抑制剂。用法：每天8 mg、16 mg、24 mg不等，最大剂量34 mg，依患者的耐受力大小而定。每天1次，一般4周起效，可连服5个月。主要有恶心、呕吐、厌食、激动不安、腹泻等，但发生率都相对较低。

石杉碱甲：对记忆衰退、重症肌无力和MID均有效。用法：100～200 mg/次，2次/d。剂量过大时可出现头晕、乏力及胃肠道症状，停药可缓解和消失。

他克林：剂量为80～160 mg/d，分4次口服。主要是恶心、呕吐、头晕、头痛、腹泻、尿路感染等不良反应，半数患者出现肝功能损害，停用后可恢复正常。

此外，尚有M-受体激动剂（萘必西坦）、M_2受体拮抗剂、烟碱（N）型受体激动剂（烟碱）、乙酰胆碱释放增强剂（乙酰左旋毒碱）、促甲状腺激素的类似物泊替瑞林等。

（2）非胆碱能药物：脑功能衰退与其他神经递质如去甲肾上腺素、多巴胺、5-羟色胺、γ-氨基丁酸、神经肽等的代谢紊乱也有关系。能影响这些神经递质代谢的物质，具有抗衰老和改善智力的作用，如司立吉林（selegiline）、T-588等。

6. 控制行为和精神症状 对于出现的特殊行为和精神症状的治疗，一般主张选择精神安定剂。参见本章第八、第九、第十节。

（七）预后

VD的预后与引起血管损害的基础疾病和颅内血管病灶的部位有关。通过改善脑循环、预防脑血管病复发可减轻症状、防止病情进一步恶化。

第七节　帕金森病

帕金森病（Parkinson disease，PD）是一种中老年人常见的运动障碍疾病，又称震颤麻痹，以黑质及黑质-纹状体通路变性所致的黑质多巴胺（dopa mine，DA）能神经元变性缺失和路易小体（Lewy body）形成病理特征，临床表现为静止性震颤、运动迟缓、肌强直和姿势步态异常等。由于本病没有真正意义上的麻痹（即锥体系损害所致的瘫痪），所以“震颤麻痹”一词不确切，已经趋向废弃不用。

（一）流行病学

帕金森病随增龄发病率增高，50岁以上人群为500/10万；60岁以上为1000/10万；并存在人种差异。据报道，白种人发病率为（12～20）/10万，黄种人为10/10万，黑种人为4.5/10万。世界各国的发病率为（5～24）/10万。我国PD发病率和患病率显著低于世界其他地区，约为1.5/10万。1983年，我国6个城市调查发现，居民PD和PD综合征的总患病率为44.3/10万，其中PD患病率约为34.8/10万。1986年，我国29个省市调查PD患病率为14.6/10万，不同地区存在差异，中南地区最高，华北地区最低。

（二）病因

PD并非单一因素致病，可能多种因素参与。遗传因素使患病易感性增加，在环境因素及年龄老化共同作用下，通过氧化应激、线粒体功能衰竭、钙超载、兴奋性氨基酸毒性及细胞凋亡等机制引起黑质DA能神经元变性，导致发病。

1. 年龄老化　本病主要发生于50岁以上的中老年人，40岁以前极少发病，60岁以上发病明显增多。有研究证实，随着年龄增长，黑质多巴胺能神经元数目逐渐减少，纹状体内多巴胺递质水平逐渐下降。而实际上，只有当黑质多巴胺能神经元数目减少50%以上，纹状体多巴胺递质含量减少80%以上，临床上才会出现PD的运动障碍症状。正常神经系统老化并不会达到这一水平，故年龄老化只是PD发病的一个促发因素。

2. 环境因素　PD是一种世界范围的疾病，流行病学调查明显地显示了环境致病因素的存在。在农村尤以富产水果和蔬菜的区域，PD发病率最高，因而有人认为可能与广泛使用农药有关。对微环境的进一步研究证实，PD与饮水中钙、镁含量及锰有关。改变生活环境和地区供水，减少摄入当地食物后，能明显地改变关岛帕金森病痴呆，充分展示了环境因素在致病中的作用。

3. 神经毒素　20世纪80年代，美国加州的吸毒成瘾者在应用人工合成的一种吡啶衍生物1-甲基-4-苯基-1，2，3，6-四氢吡啶（MPTP）后，出现了酷似人类PD的病理改变及临床症状，而且对左旋多巴亦有较好的治疗反应。随后，在灵长类、猫、狗、小鼠等动物实验证明，MPTP可选择性地引起黑质致密区多巴胺能神经元损伤，黑质-纹状体内的多巴胺递质排空。神经毒理研究发现，MPTP在脑内星形胶质细胞中经B型单胺氧化酶（MAO-B）作用转变为有毒性的甲基-苯基-吡啶离子（MPP^+），后者经多巴胺能神经元的转运蛋白摄取后聚集在线粒体内，产生过量的氧自由基，抑制线粒体呼吸链复合物Ⅰ的活性，使ATP生成减少，并促进自由基生成和氧化应激反应，导致多巴胺能神经元变性死亡。

4. 遗传因素 在PD发病中起着重要作用，线索来自以下4个方面的证据。

（1）病例对照研究：有10%～15%的患者有家族患病情况，6%～30%的先证者其一级或二级亲属有PD患者，患者的亲属患病危险度增加2～14倍。有明显家族聚集性，支持本病为常染色体显性外显率不全的遗传病。

（2）双生子研究：有人发现，同卵双生子中同病一致率为45%，异卵双生子中为29%。正电子发射体层摄影术（PET）测定纹状体对^{18}F-多巴摄取率以确定有黑质、黑质－纹状体多巴胺能投射功能损害的亚临床患者，无PD表现的孪生兄弟中约2/3的人存在PD样黑质变性，壳核摄入^{18}F-多巴下降至正常的86%左右，有较高的患病一致性。

（3）家系研究：有人报道20个家系，除先症者外，至少均有1个一级亲属患病（19%），父母、同胞和祖父母的遗传分离率相近，支持是一种外显率不全的常染色体显性遗传病。

（4）基因研究：迄今已确定*PARK 1～10*等10个单基因与PD有关，其中已确认3个基因产物与家族性PD有关：①α突触核蛋白为*PARK1*基因突变，基因位于4号染色体长臂*4q21～23*，α突触核蛋白可能会增高DA能神经细胞对神经毒素敏感性；②Parkin为*PARK2*基因突变，位于6号染色体长臂*6q25.2～27*；③泛素蛋白C末端羟化酶-L1为*PARK5*基因突变，位于4号染色体短臂*4p14*。细胞色素$P450_2D_6$基因和某些线粒体DNA突变可能是PD发病易感因素，能使P450酶活性下降，肝脏解毒功能受损，造成MPTP等毒素对黑质纹状体损害。以上说明PD具有遗传性，至少有一部分家族性PD患者是单基因遗传病。

（三）病理

脑外观无明显改变，切面上主要改变是中脑黑质和脑桥的蓝斑及迷走神经背核等处脱色，其中尤以黑质最为显著，外观颜色变浅甚至完全无色。光镜下可见该处的神经细胞脱失，残留的神经细胞中有Lewy小体形成及胶质细胞增生。黑质神经元消失具有特殊分布区，主要见于致密带的腹外侧部，腹内侧部次之，背侧部较轻。出现临床症状时，该处多巴胺能神经元丢失达50%以上，症状明显时细胞丢失更严重。

Lewy小体见于黑质、蓝斑、迷走神经背侧运动核、丘脑、下丘脑和无名质残存的神经元胞体中。HE染色呈圆形的嗜伊红包涵体，直径8～30 μm，周围有一淡染的空晕，中央为一玻璃样变的核心，该核心可被Masson三色染成亮红色，但尼氏染色则不着色。神经元胞质内一般可见一个或数个大小不等的Lewy小体。电镜观察，

Lewy 小体中心部为颗粒状物与微纤维混杂成团状，周围的空晕部位为细纤维，呈放射状排列并含中心高电子密度的小泡。Lewy 小体内含 α-突触核蛋白和泛素等，与 PD 发病有关。目前对 Lewy 小体的进一步分离尚有一定的困难，该小体内一定还有目前尚无法确定的其他多种蛋白成分存在。

此外，在黑质和蓝斑神经元胞质中还有一种苍白小体，HE 染色为圆形颗粒状、伊红淡染小体。电镜观察见均质结构，其中散在稀疏颗粒物、小空泡及丝状物，周边可有散在黑色素。该苍白小体不同于 Lewy 小体，系另一种包涵体，其意义不明。

（四）发病机制

目前，对 PD 发病机制研究最活跃的领域为自由基学说与线粒体学说。有资料表明，多巴胺神经元变性主要与自由基增多、氧化反应增强、谷胱甘肽功能改变及线粒体功能异常等有关。多巴胺和乙酰胆碱是纹状体内两种重要的神经递质，功能相互拮抗，维持二者之间的平衡对于基底节环路活动起着重要的调节作用。PD 患者脑内黑质－纹状体通路的于黑质多巴胺能神经元变性、缺失，纹状体多巴胺含量显著降低（超过 80%），造成乙酰胆碱系统功能相对亢进，导致肌张力增高、运动减少等临床表现。

1. 自由基学说 自由基能使不饱和脂肪酸发生脂质过氧化（LPO）而氧化损伤蛋白质和 DNA，导致细胞变性死亡。PD 患者单胺氧化酶 B（MAO-B）活性增高，产生过量的 $\cdot OH^-$，破坏细胞膜。与此同时，黑质细胞内 DA 氧化产物聚合形成神经黑色素，与铁结合产生 Fenton 反应，也可形成 $\cdot OH^-$。正常情况下，细胞内有足够的抗氧化物质，如脑内的谷胱甘肽（GSH）、谷胱甘肽过氧化物酶（GSH-PX）和超氧化物歧化酶（SOD）等，及时清除 DA 氧化产生的过量自由基，保证细胞免受自由基损伤。但是，PD 患者黑质内还原型 GSH 降低和 LPO 增加，铁离子（Fe^{2+}）浓度增高和铁蛋白含量降低，从而使黑质成为易受氧化应激侵袭的部位。

2. 线粒体学说 线粒体功能缺陷在 PD 发病中起重要作用。MPTP 通过抑制黑质细胞内线粒体呼吸链复合物Ⅰ活性，导致细胞损伤引起 PD。体外实验证实，MPTP 的活性成分 MPP 能造成 MES23. 5 细胞线粒体跨膜电位（$\Delta\Psi m$）下降，氧自由基生成增多。PD 患者黑质细胞内线粒体复合物Ⅰ活性可降低 32% ~38%，使黑质细胞对自由基损伤敏感性显著增加。在多系统萎缩及进行性核上性麻痹患者的黑质中未发现复合物Ⅰ活性改变，表明 PD 黑质复合物Ⅰ活性降低可能是 PD 的相对特异性改变。PD 患者存在线粒体功能缺陷可能与遗传和环境因素有关，研究提示，PD 患者存在线粒体 DNA 突变，复合物Ⅰ是由细胞核和线粒体两个基因组编码翻译，两组基因任何片段缺损都可影响复合物Ⅰ功能。

3. 兴奋性毒性作用 应用微透析及 HPLC 检测发现，由 MPTP 制备的 PD 猴模型纹状体中，兴奋性氨基酸（谷氨酸和门冬氨酸）含量明显增高。细胞外间隙谷氨酸浓度异常增高，会过度刺激受体，对中枢神经系统产生毒性作用。动物实验发现，脑内注射微量谷氨酸可导致大片神经元坏死，谷氨酸神经毒通过受体发挥作用，N-甲基-D-门冬氨酸（NMDA）受体介导兴奋性神经毒作用与DA能神经元变性有关。谷氨酸可通过激活NMDA受体产生一氧化氮（NO）损伤神经细胞，并释放更多兴奋性氨基酸，进一步加重神经元损伤。

4. 钙细胞毒作用 人类衰老可伴神经细胞内游离Ca^{2+}浓度增加、Ca^{2+}/Mg^{2+}-ATP酶活性降低，线粒体储钙能力降低等。细胞内Ca^{2+}浓度变化影响神经元的功能，如细胞骨架维持、神经递质、蛋白质合成及Ca^{2+}介导酶活性等。钙结合蛋白尤其28kD维生素D依赖性钙结合蛋白（Calbindin-D28K）可能扮演重要角色，与钙/镁-ATP酶激活有关，具有神经保护作用。Icopini和Christakos等报道，PD患者黑质、海马、缝背侧核内Calbindin-D28K含量及mRNA表达明显低于正常人，提示钙结合蛋白基因表达降低也可导致细胞毒作用。

5. 免疫学异常 1978年，Abramsky提出PD发病与免疫异常有关。临床研究发现，PD患者细胞免疫功能降低，白细胞介素-1（IL-1）活性降低。McRae-Degueurce等报道，PD患者脑脊液（CSF）存在抗DA能神经元抗体。细胞培养发现，PD血浆及CSF可抑制大鼠中脑DA能神经元功能及生长。将PD患者血IgG立体定向注入大鼠一侧黑质，黑质TH及DA能神经元明显减少，提示可能启动或参与免疫介导的黑质细胞损伤。此外，肿瘤坏死因子α（TNFα）、IL-6、表皮生长因子（EGF）、转化生长因子α（TGFα）和β_2-微球蛋白（β_2-MG）等，可能与PD发病有关。

6. 细胞凋亡： 研究表明，PD发病过程存在细胞凋亡，自由基、神经毒素及神经营养因子缺乏等。PD患者黑质DA能神经元存在凋亡形态学和生化特征，以及TNFα受体和Bcl-2原癌基因表达。细胞凋亡可能是DA能神经元变性的基本步骤。

（五）临床表现

多见于50岁以后发病，男性稍多于女性。起病缓慢，逐渐进展。初始症状以震颤最多，依次为步行障碍、肌强直和运动迟缓。症状常自一侧上肢开始，逐渐扩展至同侧下肢、对侧上肢及下肢，呈“N”字形进展。患者最早的感受可能是肢体震颤和僵硬。

1. 静止性震颤（static tremor） 常为首发症状。多自一侧上肢远端开始，表现为规律性的手指屈曲和拇指对掌运动，如“搓丸样”（pill-rolling）动作，频率为4～6 Hz，幅度不定，以粗大震颤为多。震颤可逐渐扩展至四肢，通常上肢比下肢明显，下颌、口、唇、舌及头部受累较晚。震颤在静止时明显，精神紧张时加重，做随意动作时减轻，睡眠时消失。疾病晚期，震颤变为经常性，做随意运动时亦不减轻或停止。部分病例尤其是高龄老人可不出现震颤，此点应引起注意。当患者坐位双手放于膝部时不易检出静止性震颤，只有当行走、兴奋和焦虑时才出现。震颤对天气变化比较敏感，有时也是全身情况好坏的标志。老年 PD 患者出现感染时，静止性震颤可减轻甚至消失，随全身情况的好转再度出现。

2. 肌强直（rigidity）　系锥体外系性肌张力增高，即伸肌和屈肌的张力同时增高。当腕、肘关节被动运动时，检查者感受到的阻力增高是均匀一致的，称为“铅管样肌强直”（lead pipe rigidity）；如患者合并有震颤，则在伸屈肢体时可感到在均匀阻力上出现断续的停顿，如同齿轮转动一样，称为“齿轮样肌强直”（cogwheel rigidity）。另外，有一种具有早期诊断价值的体征称为“路标现象”，即嘱患者将双肘关节立于桌面上，使前臂和桌面呈垂直位置，双臂及腕部肌肉放松，正常人腕关节和前臂成90°角，而 PD 患者由于腕部肌肉强直而使腕关节呈伸直位置，很像铁路上竖立的路标。此外，PD 患者常因肌强直严重而出现腰痛及肩、髋关节疼痛，尤其在老年患者有时被误诊为骨关节病或其他疾病等。

3. 运动迟缓（bradykinesia）　是 PD 一种特殊的运动障碍。患者可表现多种动作的缓慢，随意运动减少，尤以开始动作时为甚。如坐下时不能起立，起床、翻身、解系纽扣或鞋带、穿鞋袜或衣裤、洗脸和刷牙等日常活动均发生困难。由于臂和手部肌肉的强直，使患者上肢不能做精细动作，表现为书写困难，所写的字弯弯曲曲、越写越小，尤其是在行末时写得特别小，呈现“写字过小征”（micrographia）。面部表情肌少动，表现为面部无表情、不眨眼、双眼凝视，称为“面具脸”（masked face）。

4. 姿势步态异常　由于四肢、躯干和颈部肌肉强直，常呈现一种特殊的姿势，即患者表现头前倾、躯干俯屈、肘关节屈曲、腕关节伸直、前臂内收、髋和膝关节略弯曲，称为“屈曲体姿”。手部亦呈特殊姿势，表现为指间关节伸直、手指内收、拇指呈对掌位置。患者走路转弯时平衡障碍极为明显，此时因躯干和颈部肌肉强直，必须采取连续原地小步行走，使躯干和头部一起转动。步态异常最为突出，表现为走路拖步、迈步时身体前倾，行走时自动摆臂动作减少或消失。“慌张步态”（festination）是 PD 人的特有的体征，表现为行走时起步困难，一迈步时即以极小的步伐前冲，越走越快，不能立刻停下脚步。

5. 自主神经障碍　自主神经障碍（disturbance of autonomic nerve）患者常大量出汗、皮脂溢出增多、唾液增多（与吞咽减少也有关）、体温升高、下肢水肿和纳差等。出汗可以仅见于震颤同侧，有人认为是肌肉活动增多所致。皮脂溢出增多在脑炎后患者更为常见。少数患者有膀胱括约肌功能障碍如排尿不畅；可以发生动眼危象（ocular crisis），表现双眼下视障碍。胃肠道蠕动功能障碍引起顽固性便秘，而便秘几乎见于所有的 PD 患者。

6. 其他　有些患者出现视空间知觉功能障碍，包括刺激物在空间中相对位置的评估、将一些物体综合到一个统一的空间框架中的能力及与空间概念有关的心理操作的执行能力、人面再认 3 个方面的能力障碍。精神症状包括情绪障碍和人格改变，还可以有焦虑、激动和谵妄-错乱状态。睡眠障碍也是脑皮质高级功能障碍的常见表现之一。嗅觉障碍是原发性 PD 的常见症状，但又是患者最常忽略的症状，需要通过检查发现。

（六）辅助检查

血、脑脊液常规化验，CT、MRI 检查等无特征性改变。下列检测有一定意义。

1. 生化检测 高效液相色谱可检测到脑脊液和尿中高香草酸（HVA）含量降低。脑脊液虽然有报告 DA 代谢产物 HVA 和 5-HT 产物 5-羟吲哚醋酸含量减少。

2. 基因检测 DNA 印迹技术、PCR、DNA 序列分析等可能发现基因突变。

3. 脑电图 偶有慢波改变，但无特征性改变。

4. 影像学 头颅 CT，MRI 在少数帕金森病例晚期可见普遍性脑萎缩，但无局灶性改变，MRI 在血管病性帕金森综合征可在基底节区有多发腔隙性梗死和梗死软化灶。正电子发射断层扫描（PET）18 氟多巴（^{18}F-dopa）可见纹状体区摄取降低。

PET 或 SPECT 进行特定的放射性核素检测，显示可见纹状体区^{18}F 多巴（^{18}F-dopa）摄取降低，脑内多巴胺转运体（DAT）功能显著降低，多巴胺递质合成减少以及 D_2型多巴胺受体活性早期超敏、晚期低敏等，对早期诊断、鉴别诊断及监测病情有一定价值。

（七）诊断

根据病史、症状和体征，PD 临床诊断不难：中老年发病，缓慢进行性病程；4 项主征（静止性震颤、肌强直、运动迟缓、姿势步态异常）至少具备 2 项，前 2 项至少具备 1 项，症状不对称；左旋多巴治疗有效；患者无眼外肌麻痹、小脑体征、直立性低血压、锥体系损害和肌萎缩等。

帕金森病的严重程度一般可采用 H & Y（Hoehn & Yahr）分级来评估，H & Y 分级：

0 = 无体征；

1.0 = 单侧患病；

1.5 = 单侧患病，并影响到中轴的肌肉；

2.0 = 双侧患病，未损害平衡；

2.5 = 轻度双侧患病，姿势反射稍差，但是能自己纠正；

3.0 = 双侧患病，有姿势平衡障碍，后拉试验阳性；

4.0 = 严重的残疾，但是能自己站立或行走；

5.0 = 不能起床，或生活在轮椅上。

（八）鉴别诊断

1. 特发性震颤 约 1/3 患者有家族史，起病年龄轻，震颤为姿势性或动作性，多影响头部引起点头或晃头，无肌强直和少动。饮酒后震颤减轻，服普萘洛尔或阿尔马尔有效。

2. 帕金森综合征　有明确的病因可寻，如药物、中毒、感染、外伤和脑卒中等。

（1）药物性：与 PD 在临床表现上很难区别，重要的是有无吩噻嗪类、丁酰苯类、利血平、锂剂、α 甲基多巴、甲氧氯普胺、氟桂利嗪等用药史。停药数周至 6 个月后帕金森综合征的症状即可明显减轻或消失，可以鉴别。

（2）中毒性：以一氧化碳和锰中毒较为多见，其他有甲醇、汞、氰化物等。一氧化碳中毒患者有急性中毒史，苏醒后逐渐发生弥散性脑损害征象，可有强直及震颤。锰中毒多有长期接触史，出现锥体外系症状前常有精神异常如情绪不稳、记忆力下降等。

（3）脑炎后：甲型脑炎（昏睡性脑炎）病愈后数年内可发生持久和严重的帕金森综合征表现，但甲型脑炎仅在 1920 年前后广泛流行，目前极少见。其他病毒性脑炎如乙型脑炎，在病愈期也可能呈现轻微、短暂的帕金森综合征症状。

（4）外伤性：颅脑外伤后遗症可以有类似 PD 表现，在频繁遭受脑震荡的患者多见。

（5）血管性：见于部分多发性腔隙性脑梗死患者，有卒中病史、假性延髓麻痹、腱反射亢进、锥体束损害体征等可以区别，与 PD 的另一不同之处是震颤不明显。

3. 帕金森叠加综合征（Parkinson plus syndrome）

（1）多系统萎缩（multiple system atrophy，MSA）：又称多系统变性，病变累及基底节、脑桥、橄榄、小脑和自主神经系统。临床上除有 PD 的锥体外系症状外，尚有小脑系、锥体系及自主神经系损害的多种临床表现，且绝大多数患者对左旋多巴反应不敏感。

（2）进行性核上性麻痹（progressive supranuclear palsy，PSP）：表现步态姿势不稳、平衡障碍、易跌倒、构音障碍、核上性眼肌麻痹、运动迟缓和肌强直，但震颤不明显。常伴有额颞叶痴呆、假性延髓麻痹及锥体束征，对左旋多巴治疗反应差。

（3）皮质基底节变性（corticobasal degeneration，CBGD）：除表现肌强直、运动迟缓、姿势不稳、肌阵挛外，尚可表现为皮质复合感觉消失、一侧肢体失用、失语和痴呆等皮质损害症状，左旋多巴治疗无效。

4. 弥散型 Lewy 小体病　弥散型 Lewy 小体病（diffuse Lewy body disease）包括弥散型 Lewy 小体病、Lewy 小体痴呆和老年性痴呆 Lewy 小体型 3 种疾病。这些疾病的共同点是首先出现痴呆，然后逐渐出现帕金森综合征表现及颞、顶叶损害所致的认知功能障碍（包括记忆、语言和视空间觉障碍）。患者的症状往往有波动的特点（即异常和正常状态交替出现）。约 80% 的患者有视幻觉等特点，可以与老年性痴呆鉴别。PD 也可以合并痴呆，但与弥散型路易小体病比较，在运动障碍方面，前者出现较早，后者出现较晚。

5. 功能性精神病 早期以精神症状为主者易误诊，躯体检查可发现证据，精神症状常带器质性损害色彩，如意识、人格、记忆、智能障碍。此外，应注意功能性精神病在抗精神病药治疗中出现假性帕金森病症状。

（九）治疗

包括药物治疗、手术治疗、细胞移植、基因治疗和康复治疗等。

1. 药物治疗 药物治疗是 PD 最主要的治疗方法，通过维持纹状体内乙酰胆碱和多巴胺两种神经递质的平衡，使临床症状得以改善。药物治疗时要注意：①掌握好用药时机，即早期症状轻微、日常活动影响不大者，无须特殊治疗，应鼓励患者进行适度的活动如体育锻炼；中期症状明显影响日常生活和工作能力时，则需要抗 PD 药物治疗；晚期因病情进展，会逐渐出现对左旋多巴治疗无效或不敏感的症状和体征，要根据局具体情况，选择联合用药。②坚持“细水长流，不求全效”的用药原则。③“low”和“slow”的原则，即尽可能地维持低剂量，增加剂量应缓慢。④强调治疗个体化原则。

（1）抗胆碱药：对震颤和肌强直有效，对运动迟缓疗效较差。适于震颤突出且年龄较轻的患者。常用药物：①苯海索，也称安坦（artane），口服 1 ~ 2 mg/次，3 次/d；②开马君（kemadrin），口服 2.5 mg/次，3 次/d；③其他，如苯甲托品（benztropine）、环戊丙醇（cycri mine）、安克痉（akineton）等，作用与安坦相似。其不良反应主要来源于对周围副交感神经的阻遏，可有口干、唾液和汗液分泌减少，瞳孔扩大和调节功能不良（视物模糊），便秘和尿潴留等，也可发生中枢症状如不宁、幻觉、妄想、精神错乱等，停药或减少剂量即可消失。青光眼和前列腺肥大者禁用。长期使用抗胆碱药物可影响记忆功能，对老年患者尤应引起注意。

（2）金刚烷胺（amantadine）：可促进神经末梢释放多巴胺和减少多巴胺的再摄取，能改善 PD 的震颤、肌强直和运动迟缓等症状，适用于轻症患者，可单独使用，但疗效维持不过数月。常规剂量 100 mg/次，2 次/d。不良反应较少见，如不宁、失眠、头晕、头痛、恶心、下肢网状青斑、踝部水肿等。癫痫患者慎用，哺乳期妇女禁用。美金刚烷（memantine）为金刚烷胺衍生物，也可治疗本病。

（3）多巴胺替代疗法：补充黑质纹状体内多巴胺的不足，是 PD 最重要的治疗方法。

左旋多巴（L-DA）：由于多巴胺不能透过血脑屏障，故采用替代疗法补充其前体 L-DA，当 L-DA 进入脑内被多巴胺能神经元摄取后脱羧转化为多巴胺而发挥作用。L-DA 可以改善 PD 患者的所有临床症状。最初口服 125 mg/次，3 次/d。每隔 7 d 增量 250 mg/d，同时服药次数逐渐增至 4 ~5 次/d。患者的需求量和对不良反应的耐受程度差异很大。常用维持量为1.5～4.0 g/d，最大剂量不应超过5.0 g/d。L-DA的不良反应，在消化系统表现为恶心、呕吐、腹部不适、肝功能变化等；心血管系统表现为心律失常、直立性低血压等；泌尿系统有尿潴留、尿失禁、加重便秘、血尿素氮升高等；神经系统可表现为不宁、失眠、幻觉、妄想等。L-DA类药物在青光眼、前列腺肥大和精神分裂症患者应禁用。

复方左旋多巴：系由L-DA和外周多巴胺脱羧酶抑制剂（dopa decarboxylase-inhibitor，DDC-I）组成。主要有两种：①美多巴（madopar），由L-DA 200 mg和苄丝肼（benserazide）50 mg组成；②心宁美（sinemet），又称息宁或帕金宁，由L-DA 200 mg和卡比多巴（carbidopa）20 mg组成。开始小剂量服用，每次1/4片，逐渐增量至1/2片或1片，3次/d，每日总量（以L-DA计算）300～600 mg已足够，少数患者总量可达800～1000 mg/d。复方左旋多巴已完全取代了单一的L-DA制剂，治疗剂量仅为原来的1/4，而临床疗效相同且不良反应明显减少。换算关系为：美多巴125 mg（L-DA 100 mg+苄丝肼25 mg）=心宁美110 mg（L-DA 100 mg+卡比多巴10 mg）=L-DA 500 mg。

复方左旋多巴又分为标准剂（普通剂）、控释剂和水溶剂三大类。其中标准剂应用最普遍，控释剂次之。标准剂有美多巴和心宁美两种片剂，每日服用2～3次，少数患者达4次以上。而控释剂如息宁控释片（sinemet，CR），每日2次即可。优点是有效血药浓度稳定、作用持续时间较长、有利于控制症状波动、可减少服药次数，适用于早期轻症的患者或长期服药出现症状波动者；缺点是起效较慢、不适用于晨僵的患者，生物利用度相对较低，服用剂量应比标准剂增加25%左右。水溶剂为弥散型美多巴（madopar dispersible，DM），吸收迅速，起效快，约30 min即可改善症状，药效维持时间与标准剂基本相同，适用于清晨运动不能、吞咽片剂有困难者、需要缩短"关期"而迅速起效者或剂末肌张力障碍患者。

长期（5～12年）服用L-DA制剂可以引起许多并发症，主要有以下几种：症状波动（motor fluctuation），包括疗效减退（wearing-off）或剂末恶化（end of dose deterioration）和开－关现象（on-off phenomenon）2种形式。运动障碍（dyskinesia），又称异动症，表现为舞蹈症或手足徐动样不自主运动、肌强直或肌阵挛，主要有剂峰运动障碍（peak-dose dyskinesia）、双相运动障碍（biphasic dyskinesia）和肌张力障碍（dystonia）3种形式。精神症状，如抑郁、焦虑、幻觉、欣快、轻度躁狂、精神错乱等。

（4）多巴胺受体激动剂：多巴胺受体激动剂直接刺激突触后膜多巴胺受体而发挥作用，克服了L-DA的不良反应，已逐渐成为治疗PD的另一类重要药物。主要有如下药物。

溴隐亭（bromocriptine）：为D_2受体激动剂，开始0.625 mg/d，每隔3～5 d增加0.625 mg，通常治疗剂量7.5～15 mg/d，分3次服用，最大剂量不超过20 mg/d。

可作为 L-DA 的加强剂使用，或单独应用于轻症患者。不良反应主要为恶心、呕吐、直立性低血压及精神症状等，加用外周多巴胺受体阻断剂多潘立酮（吗丁啉）可减轻恶心、呕吐症状。

培高利特（pergolide）：商品名协良行，对 D_1 和 D_2 两类受体均有激动作用，作用可维持 6 h 以上，在改善症状波动方面优于溴隐亭。有效剂量 0.375～1.5 mg/d，最大剂量不超过 2.0 mg/d，给药应从小剂量（0.025 mg/d）开始，每隔 5 d 增加 0.025 mg，逐渐加量直至达到最小有效剂量。最常见的不良反应亦为恶心、呕吐，可用多潘立酮缓解症状。

吡贝地尔（piribedil）：又名泰舒达，目前剂型为泰舒达缓释片（trastal SR），是一种非麦角类多巴胺受体激动剂，主要作用于 D_2 和 D_3 受体，该药单用或与 L-DA 合用可改善 PD 的症状，对震颤的改善较为明显，对部分患者的抑郁症状也有改善作用，可能与其 D_3 受体激动作用有关。初始剂量为 50 mg/d，2 次/d，口服，逐渐增至 150～250 mg/d。不良反应仍以恶心、呕吐最为常见，亦可同服多潘立酮减轻呕吐症状。

此外，还有普拉克索（pramipexole）可选择性作用于 D_3 受体，罗匹尼罗（ropinirole）对 D_2 受体具有高选择性刺激作用，长效麦角类 D_2 受体激动剂卡麦角林（cabergoline）等。

（5）单胺氧化酶 B（MAO-B）抑制剂：可阻止多巴胺降解，增加脑内多巴胺含量。与复方左旋多巴合用有协同作用，可减少约 1/4 的 L-DA 的用量，能延缓“开关”现象的出现。该药可单独应用或与 L-DA 联合用于治疗早期或中晚期帕金森患者。常用药为司立吉林（selegiline），或称丙炔苯丙胺（deprenyl），2.5～5 mg/次，2 次/d，宜早、午服用。不良反应有疲倦、口干、恶心、失眠、多梦、幻觉等。该药与维生素 E 合用，被称为经典的 DATATOP 方案。精神病患者慎用，不宜与氟西汀合用。

（6）儿茶酚－氧位－甲基转移酶抑制剂（COMTI）：该类药物单独使用无效，需与美多巴或息宁等合用方可增强疗效，减少症状波动反应。①托卡朋（tolcapone）又称答是美（tasmer），该药容易通过血脑屏障，100～200 mg/次，3 次/d，口服。不良反应有运动障碍、恶心、呕吐、腹泻、转氨酶升高等。②恩托卡朋（entacapone）又称柯丹（comtan），很少透过血脑屏障，是外周儿茶酚－氧位－甲基转移酶抑制剂。200 mg/次，5 次/d。本药安全性好，不良反应短暂而轻微，仍以运动障碍、恶心为主，以及腹泻、食欲减退、尿液颜色加深等。

（7）精神障碍的治疗：痴呆、抑郁、幻觉、妄想等，参见本章第八、第九、第十节。

2. 外科手术治疗 对于长期服药疗效不满意或有明显药物不良反应的患者，可以考虑手术治疗。一般来说，手术的最佳效果与服用大剂量的药物相似。手术主要通过抑制帕金森病患者脑内过度兴奋的多巴胺神经元，减轻帕金森病的症状。手术方法目前主要分两类。

（1）第一类：神经核团毁损术，如丘脑、苍白球切开术等。目前国内有一些医院还在开展这种手术，但这种手术有一定的不良反应，并发症较多。

（2）第二类：脑深部电刺激术（DBS），又称脑起搏器，在脑内特定的神经核团植入电极，释放高频电刺激，抑制了这些因多巴胺神经元减少而过度兴奋的神经元的电冲动，减低了其过度兴奋的状态，从而缓解帕金森病的主要症状：震颤、僵直和运动迟缓等，尤其对中线症状有很好的改善，如起步和翻身困难等。脑起搏器是一套小巧的微电子装置，部件均植入体内，植入体内的部件不会影响患者的日常生活。无论是哪种手术，都有严格的手术适应证，不是任何确诊为帕金森病的患者都可以进行手术治疗。

3. 细胞移植及基因治疗　酪氨酸羟化酶和神经营养因子基因转染及干细胞治疗都是在探索中的具有广阔前景的治疗方法，均为在探索中具有广阔前景的治疗方法。

（1）细胞移植：自体或胎儿肾上腺髓质或胎脑移植到壳核或尾状核治疗研究报告较多，但存在的问题有供体来源有限、远期疗效不肯定和免疫排斥等。目前的研究主要集中在3种来源的干细胞，即胚胎干细胞、神经干细胞和间质干细胞，帕金森病模型动物的干细胞移植实验证实细胞替代治疗有缓解症状和恢复受损细胞功能的作用。

胚胎干细胞（ES）是最有用的细胞移植来源，但它存在着可形成肿瘤和基因组改变两个缺陷，所以临床上必须定期观察，对Cripto的遗传修饰或抗体阻遏也可一定程度上抑制其转化为肿瘤。还可以用表达自杀基因的方法。

神经干细胞（NSCs）存在于中枢系统中用于自我更新并且只转化为神经元、星形胶质细胞和少突胶质细胞，经过在终脑脑室的对称和不对称分裂迁移形成皮质，虽然在成年人脑中还存在神经干细胞，但由于其较差的分化潜能，只能外源输入神经干细胞用于治疗PD。

NSCs比ES细胞移植的范围更广、整合得更好，并且没有发生肿瘤的报道，但其载体的增生和存活不如ES细胞。

骨髓基质干细胞（MSCs）的自移植是防止免疫排斥的最好方法，并且它们可以十分方便地从外周循环迁移到脑部并在受损处聚集。但MSCs不能像ES细胞那样易存活和有效。纯化和培养技术进一步提高可能会帮助抵消这些缺点。

（2）基因治疗：细胞移植帕金森病的脑中病变的部位范围小、易于局部移植治疗，且在所有的神经系统疾病中，该病的病理机制相对被了解得最清楚，因此帕金森病一直是神经系统疾病中进行基因治疗研究的热门病种。在美国，以腺相关病毒（aav）为载体、以谷氨酸脱羧酶（glutamic acid decarboxylase，GAD）为目标靶基因、以立体定向局部脑注射为移植途径的基因治疗帕金森病患者的试验正在进行当中。相信在不远的将来，基因治疗帕金森病会给广大帕金森病患者带来实实在在的帮助。

4. 康复治疗 康复治疗包括语音及语调锻炼，面部肌肉的锻炼，手部、四肢及躯干的锻炼，松弛呼吸肌的锻炼，步态平衡的锻炼及姿势恢复锻炼等，对缓解 PD 症状有一定作用，可改善患者的生活质量。晚期卧床者应加强护理，减少并发症的发生。

（十）预防

目前尚无有效的预防措施阻止疾病的发生和进展。当患者出现临床症状时黑质多巴胺能神经元死亡至少在 50% 以上，纹状体 DA 含量减少在 80% 以上。因此，早期发现临床前患者，并采取有效的预防措施阻止多巴胺能神经元的变性死亡，才能阻止疾病的发生与进展。如何早期发现临床前患者已成为帕金森病研究领域的热点之一。基因突变及快速动眼睡眠行为障碍、嗅觉减退等 PD 的非运动症状可出现在运动症状出现之前数年，它们可能是 PD 发生的早期生物学标记物。多个生物标记物的累加有可能增加罹患 PD 的风险。有关多巴胺能神经元的保护性药物目前尚在研究之中。流行病学证据显示每天喝 3 杯绿茶可以降低患帕金森病的风险。维生素 E、辅酶 Q10 及鱼油等可能对神经元有一定的保护作用。

（十一）预后

PD 是一种缓慢进展的神经系统变性疾病，生存期 5～20 年。目前尚无根本性治疗方法，若能得到及时诊断和正确治疗，多数患者发病数年内仍能继续工作或生活质量较好，仅少数迅速致残。疾病的晚期，由于严重的肌强直、全身僵硬终致卧床不动。本病的直接死亡原因是肺炎、骨折等各种并发症。

第八节　阿尔茨海默病

阿尔茨海默病（Alzheimer disease，AD）是老年人常见的神经系统变性疾病，是痴呆最常见的病因。病理特征为老年斑、神经元纤维缠结、海马锥体细胞颗粒空泡变性和神经元缺失。临床特征为隐袭起病、进行性智能衰退，多伴有人格改变。一般症状持续进展，病程通常为 5～10 年。

（一）流行病学

1906 年，德国 Alois Alzheimer 最先描述本病，发病率随年龄增高，65 岁以上患病率为 5%，85 岁以上为 20% 或更高，女性多于男性。AD 通常为散发，约 5% 患者有明确的家族史。如果家族中有 AD 患者，一级亲属的女性较男性具有更高的发病风险。通常女性患者病程较男性患者长。1995 年，张明园等报道，上海社区不同年龄组 AD 年发病率，65 岁以上为 1.15%，70 岁以上 1.54%，75 岁以上 2.59%，80 岁以上 3.54%，85 岁以上 3.23%。

（二）病因

AD 病因至今仍不清楚，目前有多种学说，但是任何一种学说都不能完全解释 AD 所有的临床表现，说明 AD 是多种原因引起的。

1. 遗传因素 AD 与遗传有关是比较肯定的。绝大部分的流行病学研究都提示，痴呆家族史是 AD 的危险因素。调查发现，AD 病患者的一级亲属有较高患病风险。对欧洲的 11 项病例对照研究的再分析显示，如果至少有一位一级亲属患痴呆的话，则痴呆的患病危险增加 3 倍以上。双生子研究发现如一方患 AD 病，单卵双生的另一方患病率为 90%，而双卵双生的另一方患病率为 45%，较普通人群患病率显著增高。家族性 AD 病为常染色体显性遗传，为多基因遗传病，具有遗传异质性，迄今为止发现与 AD 病相关的染色体有 1、14、19、21 号染色体，染色体上的基因突变引起 AD 病或改变 AD 病的易感性，如淀粉样前体蛋白（APP）基因、早老素 1（presenilin 1，PS1）基因、早老素 2（presenilin 2，PS2）、载脂蛋白 E ε4（ApoE4）等。对载脂蛋白 E（ApoE）基因型在人群中的分布频率的研究，进一步支持遗传因素对 AD 的发病作用。已经证明，ApoE 等位基因 *ε4* 是 ApoE *ε4* AD 的重要危险因素。ApoE *ε4* 基因的频率在家族性和散发性 AD 中都明显增高。基因在尸解证实的 AD 患者中的频率为 40% 左右，而在正常对照人群中约为 16%，携带一个 *ε4* 等位基因患 AD 的危险是普通人群的 2～3 倍，而携带两个 *ε4* 等位基因的患病危险约为普通人群的 8 倍。现在已经清楚，ApoE *ε4* 等位基因并不是 AD 发病的必备因素，它对 AD 发病的预测作用还有待前瞻性研究来证实。

2. 环境因素 动物实验显示，铝盐对学习和记忆有影响，铝可导致神经生化改变；流行病学研究提示，痴呆的患病率与饮水中铝的含量有关。低教育水平与 AD 的病因联系仍不太清楚，可能的解释是早年的教育训练促进了皮质突触的发育，使突触数量增加和“脑储备”（brain reserve）增加，而推迟了痴呆的诊断时间。Robert等平均随访严重脑外伤患者 2.5 年，结果有大约 1/3 的患者的脑组织中出现类似于 AD 的 β 淀粉样蛋白沉积。临床和流行病学研究提示，严重脑外伤可能是某些 AD 的病因之一。

3. 神经递质系统功能障碍 AD 患者的脑内存在广泛的神经递质水平下降，可累及乙酰胆碱系统、氨基酸类、单胺系统、神经肽类等，这些递质系统与学习和记忆密切相关。神经递质系统功能障碍包括神经递质减少和递质受体减少，目前最为明确的是乙酰胆碱（Ach）和谷氨酸（Glu）的减少。由这一病因学说获得了多种治疗策略，如胆碱酯酶抑制剂经临床实验证实对 Alzheimer 病的治疗具有长期稳定的效果。

4. 感染 AD与亚急性海绵状脑病（CJD）的病灶内都存在淀粉样物质，将CJD患者的脑细胞接种到猴脑内，可使猴子发生类似人类的CJD，将AD患者血液的血沉棕黄层（buffy coat）接种到仓鼠脑内，也可使仓鼠发生类似人类CJD的海绵状脑病。推测AD可能为慢病毒感染所致，感染源为一种不含核酸的朊蛋白（prion），但至今未分离出病毒。

5. 胰岛素耐受 神经细胞也可以产生胰岛素，不仅帮助细胞吸收葡萄糖，同时是神经细胞存活和形成记忆的关键物质。神经细胞对胰岛素的敏感性降低或产生耐受性时，胰岛素就不能吸附在细胞膜上，导致神经细胞死亡，产生空斑，即AD，也称为3型糖尿病。此外，大脑中胰岛素分泌不足时，也会导致记忆不能形成，神经细胞不能生存。

6. 其他 AD还可能与炎症反应、神经毒性损伤、氧化应激、自由基损伤、血小板活化、雌激素水平低下、维生素B_{12}缺乏和免疫功能缺陷等有关。

（三）病理和生化

1. 病理 AD患者大体病理呈弥漫性脑萎缩，重量常较正常大脑轻20%以上或小于1000 g，脑回变窄，脑沟变宽，尤以颞、顶、前额叶萎缩更明显，第三脑室和侧脑室异常扩大，海马萎缩明显，而且这种病理改变随着病变程度而加重。镜下病理包括老年斑、神经元纤维缠结、颗粒空泡变性、广泛神经元缺失及轴索和突触异常、星形胶质细胞反应、小胶质细胞反应和血管淀粉样变，并以老年斑、神经元纤维缠结和神经元减少为主要特征。

（1）老年斑（senile plaques，SPs）：是含β淀粉样蛋白（Aβ）、PS1、PS2、ApoE、α_1抗糜蛋白酶、α_2巨球蛋白和泛素等的细胞外沉积物，其中Aβ由APP衍生而来。镜下表现为退变的神经轴突围绕中心淀粉样物质，形成50～200 μm直径的球形结构，HE、Bielschowsky及嗜银染色下形似菊花。可见于全身多处器官，以脑、肾常见。在脑中，Aβ沉积于脑膜、皮质、深部核团及血管周围。

（2）神经元纤维缠结（neurofibrillary tangles，NFTs）：是含过磷酸化Tau蛋白（微管相关蛋白）和泛素的细胞内沉积物，存在于神经元胞质。HE染色、Bielschowsky染色、刚果红染色和某些特殊染色均可显示，电镜下呈螺旋样细丝，主要组分是Aβ和Tau蛋白，后者在细胞凋亡中有重要作用。虽然NFTs也可见于正常老年人颞叶和其他神经系统变性疾病，但在AD患者的脑中数量多，分布广，与临床症状相关。

（3）广泛的神经元缺失：是AD特征性病理表现，神经毡广泛，神经元缺失，代之以星型胶质细胞增生和小胶质细胞增生。

（4）其他：包括海马锥体细胞的颗粒空泡变性（granulovacuolar degeneration），轴索、突触异常断裂和血管淀粉样变等。

2. 神经递质改变

（1）最恒定的改变是乙酰胆碱转换酶活性降低50%～90%，以致乙酰胆碱合成减少，主要发生于NFT密集处，胆碱能神经元也呈选择性丧失。

（2）在变性神经轴突内，促肾上腺皮质激素释放因子与生长抑素等肽类物质减少。

（3）嗅皮质和海马内谷氨酸能神经元发生变性，谷氨酸水平降低。

（4）大脑皮质与脑干缝际核5-HT能神经元数量减少。

（5）脑干的蓝斑神经元数量减少，去甲肾上腺素浓度显著下降。

（四）发病机制

1. β级联假说 Aβ异常聚集和沉积形成的SPs以及形成的复杂的级联反应是引起AD的主要原因。正常人大脑中Aβ的产生和降解保持平衡，当APP基因和PS基因发生突变或者Aβ降解酶功能发生异常时，Aβ的生成和降解之间的平衡被打破，从而导致了Aβ过度沉积。以往研究表明，异常沉积的Aβ具有广泛的神经毒性，可以引起复杂的级联反应，如Tau蛋白过度磷酸化、神经胶质细胞增生、递质丢失、突触改变和炎症反应等。这些级联反应会产生一系列的病理变化，包括SPs的形成及NFTs，引起神经元损伤和认知功能障碍，甚至神经元死亡，从而导致AD。体外实验证实，Aβ对神经细胞的毒性作用。针对Aβ级联假说所开发的药物主要围绕抑制Aβ的合成、促进Aβ的清除、防止Aβ的异常聚集3个方面进行。

2. 胆碱能假说 Ach在某些神经元中由葡萄胆碱乙酰转移酶（CAT）合成，并且由转运到神经末端的胆碱形成Ach。研究发现，AD患者死后大脑皮层和海马区乙酰胆碱合成酶即CAT的活性降低。AD患者基底神经核（NBM）中的神经元是一种会向上皮层递送胆碱能纤维的皮层下结构，这一发现解释了大脑皮层和海马中CAT活性下降这一现象。进一步证明了在AD发病过程中，患者神经系统中的乙酰胆碱酯酶（AchE）活性升高和CAT活性下降，导致了Ach的合成、释放、转运等功能障碍。1988年，Whitehouse等通过放射自显影技术证实了AD患者大脑皮层中烟碱型乙酰胆碱结合位点减少。从而形成了AD发病的胆碱能假说，即AD发病时，CAT活性下降、AchE活性升高，导致了ACh合成、释放、转运障碍，并伴有胆碱能神经元的缺失和变性，进而引起患者记忆和认知功能障碍为主要症状的一系列临床表现。这些发现有助于开发增加胆碱能水平以恢复AD患者认知缺陷的药物。

3. 炎症假说 炎症反应是机体免疫系统对机体内外有害刺激的保护性应答，涉及广泛的细胞、分子机制。在AD情况下，尽管没有明显的白细胞进入大脑，但是存在小胶质细胞激活趋化因子、蛋白酶、自由基和其他可能参与神经变性的潜在炎性因子。炎症假说认为，AD中的炎症可能是由于Aβ引起，通常含有与免疫激活相关的主要补体蛋白。Aβ与神经胶质细胞的受体结合，从而激活脑中的小胶质细胞和星形胶质细胞，使其产生大量的炎性因子。研究显示，在AD脑中，聚集在SPs的活化的小胶质细胞产生大量的氧化自由基和炎性因子，引起炎症反应可以导致神经元功能损伤，进而导致认知功能障碍。与此同时，炎性因子释放还可以激活免疫系统，产生大量补体成分，导致大脑发生自身免疫反应，加重神经元损伤和功能障碍。动物实验表明，小神经胶质细胞和星形胶质细胞的持续炎症反应导致了神经元的损伤，加快了AD发病。流行病学调查显示，非甾体抗炎药可以降低AD的发病率，但是关于该类药物治疗AD的试验没有得到统一的结论。因此，抗炎药物在治疗AD方面存在一定的局限性，但是炎症假说与AD之间的关系仍然受到人们的广泛关注。

4. 氧化应激假说 氧化应激一般发生在AD之前或者痴呆进展期间。在AD脑中可见丙二醛（MDA）、过氧亚硝酸盐（RNO）、血红素加氧酶-1（HO-1）和促炎细胞因子等大量氧化应激标记物。同时，铁的氧化还原反应、小胶质细胞的激活、线粒体代谢异常等可引起脑内氧化应激，产生大量的自由基无法被及时清除，从而引起AD的发生。研究发现，AD主要致病因素为Aβ过度聚集后所引起的神经性毒性。有研究表明，AD患者脑中，Aβ的过度沉积会刺激小胶质细胞分泌活性氧自由基和其他影响因子，从而引起氧化应激反应，而氧化应激反应的产物又能刺激Aβ的产生。从而加重AD的发病进程。由于氧化应激能促使Aβ生成，并与AD其他致病因素存在一定的相关性。因而临床上采用一些抗氧化的药物，抑制氧化应激反应、清除自由基，达到减轻炎症反应，延缓AD发病进程的目的。

5. Tau蛋白假说 微管（microtubule）是一种重要的细胞骨架的主要成分，对细胞内的细胞器移动和胞质内物质转运起着重要作用，它从远端轴突转运细胞内信号，从而使神经元能够对其外部环境做出反应。Tau蛋白是一种重要的微管结合蛋白，广泛分布于中枢神经系统的神经元中，能与微管结合，从而起到合成及稳定神经细胞骨架的作用。Tau蛋白的异常修饰和含量减少与AD有关。正常生理情况下，Tau蛋白会通过磷酸化、硝化和乙酰化小泛素样因子等修饰发挥作用。Tau蛋白异常磷酸化，使其与微管的结合能力下降，也使其促进微管形成和维持微管稳定的功能丧失，进而形成了破坏微管功能的不溶性。NFTs是AD形成的一个典型特征。以往研究显示，AD患者脑中NFTs数量更多，分布更广，随着AD的发展，NFTs数目不断增加，并且NFTs的密度与AD患者痴呆的程度呈正相关。

6. 基因假说 AD发病与某种基因突变有关。与AD有关的基因突变会影响Aβ生成和清除失去平衡，也会是Tau蛋白过度磷酸化，最终加快AD发病进程。早期研究证实，与AD发病有关的基因包括APP基因、PS1基因、PS2基因、ApoE基因。其中，ApoE基因的四等位基因（$\varepsilon 4$）是目前唯一确定的导致散发性AD发病的危险基因。近来研究较多的基因包括：脑咖啡肽酶（NEP）基因、尿激酶性纤溶酶原激活因子（PLAU）基因、脑源性神经营养因子（BDNF）基因、胰岛素降解酶

（IDE）基因、低密度脂蛋白受体相关蛋白（LRP）基因等。基因学说为从基因入手治疗和诊断 AD 提供了新的思路和新的领域。

（五）临床表现

AD 起病隐匿，主要表现持续进行性的认知功能衰退而无缓解。临床表现包括认知损害症状、非认知性神经精神症状及社会生活功能减退 3 个方面。社会生活功能减退是认知损害和非认知性神经精神症状的后果，表现为学习、工作能力和生活自理能力下降。

1. 认知功能损害症状 通常包括记忆障碍、失认、失用和失语及由于这些认知功能损害导致的执行功能障碍。

（1）记忆障碍：是诊断痴呆的必备条件。记忆过程包括识记、储存、回忆和再认。痴呆患者的记忆损害有以下一些特点：新近学习的知识很难回忆；事件记忆容易受损。因此，大部分记忆测验都要检查事件记忆；近记忆比远记忆更容易受损。研究发现，词汇学习测验和物品回忆测验、语义记忆测验，对发现早期痴呆的敏感性比较好。但对中、重度痴呆来说这些测验显得难度比较大。

（2）语言障碍：主要表现为语言内容空洞、重复和累赘。语言功能损害可分为 3 个方面，即找词（word finding）能力、句法知识和论说（discourse）能力。询问患者物品的名字即命名测验可以反映找词能力。患者可能以物品的用途指代名字，例如，用装墨水的东西代替“钢笔”。语言词汇在语句中的相互关系及排列次序与句法知识有关。句法知识一般不容易受损，如有损害说明痴呆程度较重。当痴呆程度较轻时，可发现患者的语言和写作的句法比较简单。论说能力指将要说的句子进行有机组合，痴呆患者论说能力的损害通常比较明显，可能过多地使用代词，而且指代关系不明确，交谈时语言重复较多。除上述表达性语言损害外，通常还有对语言的理解困难，包括词汇、语句的理解，此时称皮质性失语症（aphasia）。

（3）视觉空间感知障碍：指非优势侧大脑半球的额顶叶损害所致的认知功能损害，表现为对空间结构的辨别障碍。有许多简单的神经心理测验可揭示视觉空间感知障碍。例如，画钟测验、MMSE 中的描图测验等。

（4）失认症：指在大脑皮质水平难以识别或辨别各种感官的刺激。失认症（agnosia）可分为视觉失认、听觉失认和体感觉失认。视觉失认可表现为对物体或人物形象、颜色、距离和空间环境等的失认。患者容易迷失方向，不能阅读，不能通过视觉来辨别物品，严重时不能辨别亲友甚至自己的形象，患者最终成为“精神盲”（mind blind），但没有视觉障碍。听觉失认表现为对声音的定向反应和心理感应消失或减退。体感觉失认的患者难以辨别躯体上的感觉刺激，对身体上的刺激不能分析其强度、性质、距离等。

（5）失用症：指感觉、肌力和协调性运动正常，但不能进行有目的性的运动，可分为观念性失用症（ideational apraxia）、观念运动性失用症（ideomotor apraxia）和运动性失用症（motor apraxia）。观念性失用症指患者不能执行命令，可有模仿动作。观念运动性失用症的特点是不能模仿一个动作如挥手、敬礼等。运动性失用症指不能把命令转化为有目的性的动作，患者能清楚地理解并描述命令的内容。随着病情进展，运动性失用逐渐影响患者的吃饭、穿衣及其他生活自理能力。

（6）执行功能障碍：是痴呆的常见表现，与额叶或有关皮质下通路功能障碍有关。执行功能（executive function）包括动机，抽象思维、复杂行为的计划和组织等高级认知功能。表现为日常工作和学习能力下降，组织、计划和管理能力减退。分析事物的异同、连续减法、词汇流畅性测验和连线测验等神经心理测验，可反映执行功能的受损情况。

2. 非认知性精神症状 主要表现为妄想、幻觉、情感异常等以下几种。

（1）妄想：痴呆患者由于容易忘记物品的放置位置。因此，认为物品被窃或被藏匿是最常见的妄想。严重时确信有人入室偷窃，并倾听或与偷窃者对话。有些患者由于失认而认为自己的家不属于自己，常要求回家；认为自己的配偶或亲人系别人装扮的而发怒。少数患者认为配偶不忠。其他猜疑或妄想还有认为陌生人住在家里，死去的亲人仍活着，别人企图伤害自己，自己仍然在工作等。痴呆患者的妄想往往不系统、结构不严密，时有时无，故按传统的精神病学的妄想分类常有一定困难。

（2）幻觉：各种幻觉都可出现，以视幻觉多见。常见有看见偷窃者或入侵者，看见死去的亲人等。偶尔，在没有视幻觉的情况下可听到偷窃者或死去的亲人说话，也可有其他言语性幻听。较少见的幻觉有嗅幻觉和味幻觉，如闻到物质燃烧的异味等。

（3）情感障碍：大约1/3的痴呆的患者伴有抑郁。在痴呆的早期可能主要是反应性抑郁。抑郁可分为抑郁症状和抑郁发作。轻度痴呆时，焦虑比较常见，患者可能担心自己的工作能力和生活能力，还可能担心自己的钱财、生命等。血管性痴呆患者可见情绪不稳、失禁和激惹等情感障碍。痴呆较重时，情感平淡或淡漠日趋明显。

（4）攻击行为：包括语言攻击和身体攻击两类。痴呆患者最常见的攻击行为是抗拒为其料理生活，如洗澡、穿衣等。常见的躯体攻击行为有咬、抓、踢等。虽然痴呆患者可出现多种攻击行为，但造成严重伤害的事件极少见。

（5）活动异常：因认知功能下降，可出现多种无目的的或重复的活动，如反复搬移物品，反复收拾衣物，将贵重物品收藏在不恰当的地方。不少患者出现“徘徊症”（wandering），表现为整天不停漫步，或跟随照料人员，或晚间不恰当地要求外出等。有些患者表现活动减少、呆坐，有时描述为意志缺乏。

（6）饮食障碍：主要表现为饮食减少、体重减轻。约50%的住院痴呆患者有营养不良。也有一些患者饮食不知饱足，饮食过多，导致体重增加。还有极少数患者出现嗜异食，吃一些通常不吃的东西。

（7）生物节律改变：老年人睡眠时间减少，慢波睡眠减少和白天疲劳。痴呆患者上述变化特别明显，晚上觉醒次数增加。随着痴呆的进展，眼快动睡眠减少，白天睡眠增加，最后睡眠节律完全打乱。患者行为异常在傍晚时更明显，称为日落综合征（sundown syndrome）。

（8）性功能障碍：男性患者常有性功能减退。偶尔可有不适当的性行为和性攻击。

（9）其他：少数患者有尖叫、扯衣服和怪异行为。

（六）分期

按照最新分期，AD包括两个阶段：痴呆前阶段和痴呆阶段。

1. 痴呆前阶段　分为轻度认知障碍发生前期（Pre-MCI）和轻度认知障碍期（MCI）。

2. 痴呆阶段　即传统意义上的AD，此阶段患者认知功能损害了日常生活能力下降，根据认知损害的程度大致可分为轻、中、重三度。

第一阶段；为轻度痴呆期。表现为记忆减退，对近事遗忘突出；判断能力下降，患者不能对事件进行分析、思考、判断，难以处理复杂的问题；工作或家务劳动漫不经心，不能独立进行购物、经济事务等，社交困难；尽管仍能做些已熟悉的日常工作，但对新的事物却表现出茫然难解，情感淡漠，偶尔激惹，常有多疑；出现时间定向障碍，对所处的场所和人物能做出定向，对所处地理位置定向困难，复杂结构的视空间能力差；言语词汇少，命名困难。

第二阶段：为中度痴呆期。表现为远近记忆严重受损，简单结构的视空间能力下降，时间、地点定向障碍；在处理问题、辨别事物的相似点和差异点方面有严重损害；不能独立进行室外活动，在穿衣、个人卫生及保持个人仪表方面需要帮助；计算不能；出现各种神经症状，可见失语、失用和失认；情感由淡漠变为急躁不安，常走动不停，可见尿失禁。

第三阶段：为重度痴呆期。患者已经完全依赖照护者，严重记忆力丧失，仅存片段的记忆；日常生活不能自理，大小便失禁，呈现缄默、肢体僵直，查体可见锥体束征阳性，有强握、摸索和吸吮等原始反射。最终昏迷，一般死于感染等并发症。

（七）辅助检查

1. 影像学检查

（1）结构性脑成像检查：MRI和CT能提供解剖结构的大小形状和密度的信息，并对信息进行定性和定量分析。MRI对软组织的区分能力、多面成像、避免伪影等方面都优于 CT，而且 MRI 在显示与衰老和痴呆患者脑结构的准确性及敏感性方面也比 CT 好。

（2）功能性脑成像检查：是用放射性标记物来分析大脑糖代谢或脑血流，从而间接反映神经元的活动。常用方法是 PET 和 SPECT。目前，PET 检查已发展了两种技术来测量大脑葡萄糖代谢和脑血流。^{18}F 脱氧葡萄糖技术通过静脉注射人工放射性标记的葡萄糖来估计大脑的葡萄糖代谢。根据探测的 γ 射线而形成脑的 PET 影像。γ 射线是由同位素 ^{18}F 衰减时释放电子和正电子产生的，PET 照相功能记录同位素衰减的部位和程度，通过计算机分析可形成放射性衰减分布图。另一种技术是用 $^{15}O_2$ 同步测量脑的氧代谢和脑血流。已经建立的复杂的代谢动力模型，使两种技术都能根据血浆注入值和重建的影像准确测量代谢和脑血流值。SPECT 能够估计脑的血流灌注，与 PET 不同的是它不能测量葡萄糖代谢。SPECT 用的是亲脂性示踪剂 ^{99}Tc 六甲基丙稀氨（HMPAO）或 N-异丙基-P-碘苯丙胺。这两种物质能通过血脑屏障，并代谢为低脂溶性产物。一般认为，降解产物的分布能反映脑血流的情况。

2. 脑脊液检查　AD 患者的脑脊液常规检查一般没有异常，但如果要与慢性或亚急性的脑部炎性疾病鉴别，脑脊液检查自然是有必要的。脑脊液中 Tau 蛋白和 Aβ 水平显著增高，$A\beta_{42}$ 清除率下降，可望作为生化诊断指标之一。

3. 神经心理学测验　可发现认知功能损害，常用量表有简易精神状态量表（MMSE）、长谷川痴呆量表（HDS）、韦氏成人智力量表（WAIS-RC）、Hachinski 缺血积分（HIS）和临床痴呆评定量表（CDR）。在阿尔茨海默病中，记忆功能受损最严重，而短期记忆又比某些长期记忆容易受损。智力测验发现操作智商对 AD 最敏感。

4. 脑电图检查　AD 的常规脑电图可显示与年龄相关的脑电减弱的表现，即对称性的枕部 α 优势节律减慢，波幅降低，在晚期 θ 和 δ 波增加。比较早期的 AD 可有以下改变：EEG 脑电波的平均频率有轻度减慢；枕部 α 节律变慢，α 波与 θ 波的比值降低；θ 功率的相对值和绝对值都增加，光反射受损。有研究显示，相对 θ 功率是鉴别正常衰老与痴呆的敏感指标，而枕叶与额叶 α 波的比值有助于鉴别 AD 和血管性痴呆。

5. 神经生理学检查　用胆碱能激活剂托吡卡胺（tropicamide）滴眼液研究 AD 患者的散瞳反应。结果发现，AD 和可疑 AD 患者的瞳孔扩大程度与对照组相比有显著差异。

6. 基因检测　可为诊断提供参考。淀粉样蛋白前体蛋白基因（APP）、早老素 1、2 基因（PS1、PS2）突变在家族性早发型 AD 中占 50%。载脂蛋白 ApoE4 基因检测可作为散发性 AD 的参考依据。

（八）诊断

临床表现为隐袭性起病，进行性智能衰退，记忆、认知障碍与精神症状明显，神经功能缺失症状轻微和典型影像学改变。目前，AD 的诊断仍然依靠排除法，即先根据临床表现做出痴呆的诊断，然后对病史、病程、体格检查和辅助检查的资料进行综合分析，排除特殊原因引起的痴呆后，才能得出 AD 的临床诊断。确诊 AD 有赖于脑组织病理检查。

1. CCMD-3 《中国精神疾病分类方案与诊断标准》第 3 版（CCMD-3，2001）标准：

（1）症状标准

1）符合器质性精神障碍的诊断标准。

2）全面性智能性损害。

3）无突然的卒中样发作，疾病早期无局灶性神经系统损害的体征。

4）无临床或特殊检查提示智能损害是由其他躯体或脑的疾病所致。

5）下列特征可支持诊断但非必备条件：①高级皮层功能受损，可有失语、失认和失用；②淡漠、缺乏主动性活动，或易激惹和社交行为失控；③晚期重症病例可能出现帕金森症状和癫痫发作；④躯体、神经系统，实验室检查证明有脑萎缩。

6）神经病理学检查有助于确诊。

（2）严重标准：日常生活和社会功能明显受损。

（3）病程标准：起病缓慢，病情发展虽可暂停，但难以逆转。

（4）排除标准：排除脑血管病等其他脑器质性病变所致智能损害、抑郁症等精神障碍所致的假性痴呆、精神发育迟滞，或老年人良性健忘症。

说明：AD 性痴呆可与血管性痴呆共存，如果脑血管病发作叠加于 AD 的临床表现和病史之上，可引起智能损害症状的突然变化，这些病例应作双重诊断（和双重编码）。如血管性痴呆发生在 AD 之前，根据临床表现也许无法做出 AD 的诊断。

2. NINCDS-ADRDA 诊断标准 由美国国立神经病语言障碍卒中研究所和阿尔茨海默病及相关疾病学会于 1984 年制定，2011 年美国国立老化研究所和阿尔茨海默病协会对此标准进行了修订，制定了 AD 不同阶段的诊断标准，并推荐 AD 痴呆阶段和 MCI 期的诊断标准用于临床。

（1）AD 痴呆阶段的临床诊断标准

1）很可能的 AD 痴呆

①核心临床标准：a. 符合痴呆诊断标准；b. 起病隐匿，症状在数月至数年中逐渐出现；c. 有明确的认知损害病史；d. 表现为遗忘综合征（学习和近记忆下降，伴 1 个或 1 个以上其他认知域损害）或者非遗忘综合征（语言、视空间或执行功能三者之一损害，伴 1 个或 1 个以上其他认知域损害）。

②排除标准：a. 伴有与认知障碍发生或恶化相关的卒中史，或存在多发或广泛脑梗死，或存在严重的白质病变；b. 有路易体痴呆的核心症状；c. 有额颞叶痴呆的显著特征；d. 有原发性进行性失语的显著性特征；e. 有其他引起进行性记忆和认知

功能损害的神经系统疾病，或非神经系统疾病，或药物过量或滥用证据。

③支持标准：a. 在以知情人提供和正规神经心理测验得到的信息为基础的评估中，发现进行性认知下降的证据；b. 找到致病基因（APP、PS1 或 PS2）突变的证据。

2）可能的 AD 痴呆：有以下任一情况时，即可诊断。

①非典型过程：符合很可能的 AD 痴呆诊断标准中的第 1 条和第 4 条，但认知障碍突然发生，或病史不详，或认知进行性下降的客观证据不足。

②满足 AD 痴呆的所有核心临床标准，但具有以下证据：a. 伴有与认知障碍发生或恶化相关的卒中史，或存在多发或广泛脑梗死，或存在严重的白质病变；b. 有其他疾病引起的痴呆特征，或痴呆症状可用其他疾病和原因解释。

（2）AD 源性 MCI 的临床诊断标准

1）符合 MCI 的临床表现：①患者主诉，或者知情者、医师发现的认知功能改变；②一个或多个认知领域受损的客观证据，尤其是记忆受损；③日常生活能力基本正常；④未达到痴呆标准。

2）发病机制符合的 AD 病理生理过程：①排除血管性、创伤性、医源性引起的认知功能障碍；②有纵向随访发现认知功能持续下降的证据；③有与 AD 遗传因素相关的病史。

在临床研究中，MCI 和 Pre-MCI 期的诊断标准还采纳了两大类 AD 的生物标志物。一类反映 Aβ 沉积，包括脑脊液 $A\beta_{42}$水平和涉及 PET 淀粉样成像；另一类反映神经元损伤，包括脑脊液总 Tau 蛋白和磷酸化 Tau 蛋白水平、结构 MR 显示海马体积缩小或内侧颞叶萎缩、氟脱氧葡萄糖 PET 成像、SPECT 灌注成像等。目前对这些生物标志物的理解还很有限，其临床应用还有待进一步改进和完善。

3. AD 的分型

（1）老年前期型：起病 <65 岁，症状进展迅速，较早出现失语、失写、失用等症状。

（2）老年型：起病 >65 岁，病情进展缓慢，以记忆损害为主要临床表现。

（3）非典型或混合型：临床表现不能归结于上诉二型者。

（4）其他或待分类的 AD 病。

（九）鉴别诊断

1. 血管性痴呆 以缺血性脑血管疾病所致颇为多见，包括多发性脑梗死、多发性腔隙性脑梗死、单发性脑梗死、皮质下动脉硬化性脑病及淀粉样脑血管病等，其中以多梗死性痴呆（MID）尤为常见。血管性痴呆具有起病急，智能呈阶梯状恶化，病情波动，可查及局限性神经系统受损体征，影像学检查能见梗死病灶，常有吸烟史、高血压史、动脉粥样硬化、糖尿病史和以往多次卒中史的特点。循证医学证据表明，此类痴呆可能是老年期痴呆的重要原因。混合性痴呆指兼有 AD 和 VD，具备二者的特点。Hachinski 缺血量表对鉴别 AD 和 MID 有较大价值（表 3－1）。

表 3－1　Hachinski 缺血量表

特点	评分	特点	评分
1　突然起病	2	8　情感不稳定	1
2　阶梯状恶化	1	9　高血压史	1
3　波动性病情	2	10　卒中史	2
4　夜间精神错乱	1	11　伴动脉硬化	1
5　人格保存良好	1	12　局灶性神经系统症状	2
6　抑郁	1	13　局灶性神经系统体征	2
7　躯体疾病	1		

注：①总分大于 7 分者为血管性或混合性痴呆；总分小于 4 分者为 AD 的可能性大。

②修订评分表（除去 3、4、6、11 项）在 4 分以上提示血管性或混合性痴呆。

2. Pick 病　早期出现人格、精神障碍，遗忘出现较晚，影像学示额叶和颞叶脑萎缩，与 Alzheimer 病弥漫性脑萎缩不同，故又称为额颞叶痴呆。病理表现在新皮质和海马的神经细胞内出现银染的胞质内包涵体——Pick 小体。

3. Lewy 体痴呆　表现为波动性认知功能障碍、反复发生的视幻觉和自发性锥体外系功能障碍三主征。患者一般对镇静药异常敏感。

4. 老年人良性健忘症　神经心理学量表显示，其近记忆力正常，无人格、精神障碍，且健忘经提醒可改善。

5. 抑郁症等精神障碍所致的假性痴呆　明显的抑郁倾向，抗抑郁治疗有效。

6. 轻度认知障碍　过去多认为轻度认知障碍（mild cognitive impairment，MCI）是 Alzheimer 病的早期表现，目前认为是一独立疾病，患者仅有记忆障碍，无其他认知障碍。

7. 帕金森病　合并锥体外系运动障碍症状，多巴类药物治疗有效。

8. 正常颅压脑积水　表现为痴呆、步态不稳、尿失禁三联征。

9. Creutzfeldt-Jakob 病　急性或亚急性起病，迅速进行性智力丧失伴肌阵挛，脑电图在慢波背景上，出现广泛双侧同步双相或三相周期性尖－慢复合波（PSWCs）。

（十）治疗

目前无特效疗法，主要是对症支持综合治疗，针对主要病因进行重点治疗的策略。

1. 一般支持治疗　给予扩张血管、改善脑血液供应、神经营养和抗氧化等治疗，饮食中减少糖类摄入量、保持血糖稳定、提高神经细胞对胰岛素的敏感性，这些治疗可作为基础药物治疗，也可以单独用于可能的AD或症状轻微的AD的治疗。常用药物有银杏叶制剂、阿米三嗪、萝巴新、血管α受体阻滞剂、吡拉西坦、维生素E等。

2. 心理社会治疗 社会心理治疗是对药物治疗的补充，目的主要是尽可能维持患者的认知和社会生活功能，同时保证患者的安全和舒适。对轻症患者应加强心理支持与行为指导，对重症患者应加强护理，保证适当的营养。要开展社会心理治疗，必须与患者和家属建立良好的合作关系，应对患者的诊断，痴呆严重程度，精神症状，躯体健康状况及药物治疗情况进行详细的评估。社会治疗的主要内容是帮助患者家属决定患者是住院治疗还是家庭治疗或日间护理等；帮助家属采取适当的措施以防患者自杀、冲动攻击和“徘徊”（wandering）等，以保证患者的安全。帮助家属解决有关法律问题如遗嘱能力及其他行为能力问题。

3. 认知功能缺损的药物治疗 治疗目的是希望减轻认知功能障碍，减缓或阻止认知功能的恶化，抑制或逆转已造成的损害。目前主要是针对AD发病机制的几种假说，开发相应的治疗药物。

（1）抗Aβ药物：主要是抑制Aβ的合成、促进Aβ的清除、防止Aβ的异常聚集，在动物模型试验中取得了较为明显的效果，但是受多方面因素的制约和药物不良反应的限制，临床试验阶段均没有取得明显的进展，尚未研制出确切有效的治疗AD的药物。目前常用的有美国辉瑞Elan/Wyeth/Pfizer公司的Bapineuzumab（AAB-001），礼来（Eli Lilly）公司的Solanezumab（LY2062430），Semagacestat（LY450139），ACC-001。

Aβ单克隆抗体可预防甚至逆转AD的进程，因为被动免疫是一种更安全的治疗策略。这些药物也可能会通过靶向作用于Tau蛋白，抑制神经纤维缠结的形成。目前，礼来公司的Solanezumab和强生公司/辉瑞公司的Bapineuzumab抗Aβ单抗，在美国处于治疗轻中度AD的Ⅱ期临床研究阶段，有可能会减缓神经变性和记忆减退的速率。

（2）乙酰胆碱酯酶抑制剂（AchEI）：是研究得最多、临床证实疗效较好的药物。已被FDA批准用于临床治疗有以下几种。

1）他克林（taerine）：商品名Cognex，又名四羟基吖啶氨（THA）。起始剂量40 mg/d，分4次服用，每隔6周增加剂量40 mg/d，直至最高剂量160 mg/d。一般应使用最高耐受量（达160 mg/d），因认知功能改善多发生在较高剂量时。由于他克林有肝脏毒性作用，在治疗开始前应检测患者的基础血丙氨酸氨基转移酶水平（ALT），如有升高则不宜用药。一旦开始用药，应每2周查ALT 1次，持续到完成剂量增加后约3个月。剂量稳定3个月后可每3个月查1次。如果ALT水平升高至正常值上限的3～5倍，应将剂量减少到增加前的剂量。当ALT降至3倍以下后再增加剂量，常不会有明显的再次升高。如果ALT升至正常值上限的5～10倍，应暂时停药，等 ALT 降至基础水平后才可考虑再次用药。再次用药有时可能不出现明显 ALT 升高。如果 ALT 大于正常值上限的 10 倍，应永久停药。

2）多奈哌齐（donepezil，E2020）：商品名安理申（aricept），通过竞争和非竞争性混合机制抑制乙酰胆碱酯酶，从而提高脑内的细胞外乙酰胆碱浓度。其特点是半寿期长［（103.8 ±40.6）h］，血浆蛋白结合率高（92.6%），2 周后才能达稳态血浓度。口服药物后吸收较好，达峰时间为（5.2 ±2.8）h，因此可每日单次给药，推荐起始剂量为5 mg/d，1 周后可增加至 10 mg/d。如果能耐受，尽可能用 10 mg/d 的剂量，因为较高的剂量可获得较好的疗效，但也可能更容易产生胆碱能系统的不良反应。

3）重酒石酸卡巴拉汀（rivastig mine）：商品名为艾斯能（exelon），属氨基甲酸类，能同时抑制乙酰胆碱酯酶和丁酰胆碱酯酶。其半寿期约 10 h，药物的生物利用度为 40%，达峰时间为 0.5 ~2 h。它可与一些食物发生交互作用，与血浆蛋白的结合率是 40%。药物不通过肝脏代谢，因此不会发生药物间的交互作用。根据上述药效动力学和药代动力学特性，该药可每日 2 次给药，推荐剂量为 6 ~12 mg/d。临床试验表明，疗效与剂量相关，日剂量大于 6 mg 时，其临床疗效较为肯定，但高剂量治疗时，不良反应也相应增多。

4）加兰他敏（galanta mine）：选择性作用于乙酰胆碱酯酶，对丁酰胆碱酯酶的作用较小，同时还是烟碱变构位点的激动剂。半寿期为 9 h，比 THA 和毒扁豆碱的半寿期长。每日给药两次，推荐剂量 24 mg/d。随机双盲安慰剂对照试验表明，加兰他敏可显著改善日常生活和行为功能。口服吸收快，药物在中枢的浓度为外周血浆浓度的 3 倍。不良反应主要包括激越、睡眠障碍和易激惹及胃肠道不适。缓慢加量可减少胃肠道不适。

5）石杉碱甲（huperzine A）：动物试验证实，能显著提高小鼠的学习和记忆功能。临床试验显示，对老年人良性记忆功能下降和 AD 均有疗效。不良反应相对较少，包括头晕、食欲缺乏、心动过缓。大剂量时可引起恶心和肌肉震颤等。常用剂量 0.15 ~0.3 mg/d。

（3）抗炎抗氧化制剂：目前常用的有非甾体抗炎药、维生素 E、谷胱甘肽、磷酸二酯酶抑制剂、褪黑素等。但也有证据显示，使用抗氧化剂不会延缓 AD 的发病。需要进行更深入的研究来进行验证。吲哚美辛（消炎痛）能改善 AD 的认知功能及延缓病情发展。秋水仙碱和羟基氯喹都具有抗炎作用，认为能干扰 Aβ 的产生，治疗 AD 有效。

（4）其他：雌激素替代治疗能影响认知功能。金刚（memantine）能改善中、重度痴呆的日常生活能力和运动功能。钙离子拮抗剂尼莫地平（nimodipine）等有一定的治疗作用。

（5）疫苗：据报道，抗老年斑的 Aβ“疫苗”已在动物实验获得成功，并已进入临床实验阶段，将使 AD 的预防和治疗效果大为改观。

4. 精神症状的药物治疗 目的是希望减轻症状，增加患者、家属或照料者的舒适和安全。应明确症状类型，以便选择合适的药物。如果痛苦和危险程度很小，通常只需心理支持和分散患者的注意力。如果症状使患者很痛苦或伴随的激越、冲动攻击行为，使患者或他人处于危险之中，则是药物治疗的适应证。目前，治疗 AD 精神行为症状的药物主要有以下几类：抗精神病药、抗抑郁药、抗焦虑药。

（1）抗精神病药：主要用于治疗精神病性症状，如幻觉、妄想和冲动攻击行为等。常用的典型抗精神病药有氯丙嗪、奋乃静、氟哌啶醇、氯普噻吨和舒必利等。主要缺点是锥体外系不良反应、抗胆碱能不良反应、过度镇静、体位性低血压和迟发性运动障碍比较多。AD 患者由于脑器质性病变和躯体衰老，对抗精神病药的耐受性较差，治疗剂量通常只需 1/3 ~ 1/2 的成人剂量。治疗起始剂量，氟哌啶醇 1 ~ 2 mg/d，奋乃静 2 mg/d、舒必利 100 ~ 200 mg/d。

（2）抗抑郁药：有效的抗抑郁治疗能改善认知功能和患者的生活质量。伴抑郁的痴呆患者即使不符合重性抑郁诊断标准也应考虑治疗。各种抗抑郁药的疗效差异不大，有效率多在 70% ~ 80%，但不良反应差别很大。参见本章第九节。

（3）抗焦虑药：用于焦虑、激惹和睡眠障碍的治疗。苯二氮䓬类药分为长效制剂（半寿期 $T_{1/2}$）20 h 如地西泮、氯硝西泮、氟西泮等；中效制剂（$T_{1/2}$）12 h 如阿普唑仑、氧西泮、劳拉西泮等；短效制剂（$T_{1/2}$）3 h 如三唑仑、咪达唑仑等。参见本章第十节。

5. 细胞治疗 干细胞类型包括胚胎干细胞（ESCs）、诱导型多能干细胞（iPSCs）、组织来源干细胞如骨髓间充质干细胞（BMSCs）和脂肪间充质干细胞（ADSCs）。干细胞衍生的神经元须具备能够整合到现有神经网络的潜力，动物实验结果显示，干细胞移植治疗可以增加脑组织乙酰胆碱水平，从而提高认知功能和记忆力，与此同时，干细胞尚具有分泌神经营养因子的功能，以调节神经可塑性和神经发生。间充质干细胞（MSCs）为多能干/祖细胞，主要来源于骨髓、脂肪和脐带。骨髓间充质干细胞可以增加脑组织中分泌胆碱酯酶的细胞数。动物实验显示，其可通过激活内源性小胶质细胞以清除海马组织中的老年斑，经抗 Aβ 治疗后，阿尔茨海默病模型小鼠细胞自噬能力增强，从而促进 Aβ 清除，增加神经元存活。

6. 中医中药 AD 属于中医学的“呆病”“健忘”“虚劳”“善忘”等范畴，且多以中医的“虚证”表现出来。中医学认为其病位在脑，与心肝脾肾功能失调关系密切。基本病机是髓减脑消，神机失用，脑髓空虚，气血不足致心神失养。多表现为本虚标实，以心肝脾肾虚为本，痰瘀内生，气血逆乱为标。中医药治疗则以辨证与辨病相结合，或从虚论治，或祛邪为主，或补泻兼施。从虚论治以补肾填精为主，因肾藏精，生髓通脑，补肾已成为目前治疗虚证痴呆的重要一环。祛邪以活血化瘀，理气化痰为主，补泻兼施则以补肾活血化痰为主。已有多种文献报道应用辨证组方、单方及中药提取物对老年痴呆进行治疗，并取得较好的疗效。另外配合采用体针、穴位注射、食疗及太极拳等祖国传统医学的方法进行综合治疗，可使老年痴呆的疗效更佳。鉴于老年痴呆发病率的上升及其危害性，如何早期预防已更显必要。中药对防治老年痴呆也有较强的优势，且不良反应少，可使用补肾，调理心脾，活血化瘀，安神健脑开窍的中药。

（十一）预后

因目前的治疗方法都不能有效遏制AD的进展，即使治疗，病情仍会逐渐进展，通常病程5～10年，有报道可更长。患者多死于并发症，如肺部感染、褥疮和深静脉血栓形成等，所以加强护理对AD患者的治疗尤为重要。

（叶学敏　刘天蔚　杨　芩）

第九节　抑郁症

老年期抑郁症（depression）指发病在60岁以后的抑郁性精神障碍，表现为以持久的抑郁心境为主的精神障碍，其特点是情绪低落、焦虑、迟滞和繁多的躯身不适症状，这种精神障碍不能归于躯体疾病或脑器质性病变所致，一般为病程长，具有缓解与复发倾向，部分患者预后不良。目前，神经系统疾病的抑郁表现引起了全世界越来越多的关注和重视，它泛指患者在各种神经系统疾病中或疾病后所表现出来的情绪低落、兴趣丧失等情感（心境）障碍（affective disorders or mood disorders），如卒中后抑郁、癫痫后抑郁、帕金森病后抑郁等。由于这类患者原发病的表现较为突出，往往掩盖了抑郁的情绪或症状，导致患者和家属忽略了抑郁的存在；另外，即便是患者被发现有情绪的改变，也易被误认为是原发病所致而未能及时就医。因此，加强对这类疾病的认识，提高识别率和检出率，并给予恰当的治疗，将会明显改善原发疾病的转归和预后。

（一）流行病学

本病是老年最常见的功能性精神障碍之一。目前，国内对本病研究不多，缺乏大规模的调查资料。1990年Perez-stable统计发现，在老年内科或综合科门诊就诊的患者中，有50%的重症抑郁障碍未被发现，只有20%的老年抑郁患者得到专科医生治疗。1991年美国国立研究所调查发现，老年人看护机构中有20%的老年抑郁症患者被当作痴呆受到禁闭样看护。

1. 发病率　据调查大约1%的老年人患有重性抑郁症，其中男性0.4%，女性1.4%。另外大约2%的老年人有心境恶劣障碍，4%的老年人有适应障碍，还有大约15%的老年人有抑郁症状，但不符合特定的抑郁综合征诊断标准。在基层医疗机构中就诊的老年人有17%～37%是抑郁症患者，其中的30%是需要治疗的重型抑郁症和不同程度的抑郁综合征。

2. 性别差异 女性各种类型抑郁症均比男性多。老年期抑郁症常见的社会和人口学危险因素有：女性，单身（尤其是丧偶），生活事件应激，缺乏社会网络支持。

3. 死亡率 患抑郁症的老年人由于自杀或其他原因的死亡率高：自杀在老年人死亡原因中的比例高达12.4%，而且是独立的死亡危险因素。在所有年龄阶段，老年期的自杀危险性最高。老年人自杀的主要社会和人口学危险因素有：老年，男性，白种人，未婚者。在美国老年男性白种人自杀率是普通人群的5倍。

（二）病因和发病机制

老年期抑郁症系内生性抑郁症之一，但多数患者均有较明显的外界诱发因素，如处境困难、意外遭遇、过度紧张及其他精神创伤等，加之心理、生理发生变化，大脑解剖结构变化，许多患者同时并存其他疾病，如高血压、脑动脉硬化、冠心病等。另外，老年人普遍存在的优势心理倾向是固执、偏执、不安全感，对疾病具有一定影响。

本病的病因及发病机制还未得到肯定结论，目前较为一致的观点是，老年人老化过程中心理和生理变化及大脑解剖结构病理变化，是共同构成本病发生的主要原因。

1. 心理社会因素 老年人遭受各种各样的心理社会事件较年轻人机会增加，同时由于生理和心理的老化，使其承受和缓冲精神创伤的能力下降，往往成为本病发生发展的重要因素。20世纪50—60年代研究表明，退休、社交减少和经济困难者发病率高，发生严重生活事件的发病率高达33%～78%。精神刺激以亲属死亡，社会和经济地位下降、离婚，特别是近期丧偶事件中，发病率达35%。

2. 大脑解剖病理改变 随年龄增长，人体各器官功能下降、对各种危害因素的抵御能力降低。调查表明，有22%～48%的抑郁症患者合并慢性躯体疾病。近年来，随着CT和MRI等新技术对本病的研究，认为脑室附近白质信号改变是大脑老化的象征。应用CT发现，晚年的抑郁患者脑室扩大和脑实质密度改变者占22%。也有人发现有脑皮质萎缩，壳核体积减小。虽然如此，本病有无大脑形态或病理改变尚需进一步研究。

3. 神经内分泌改变 进入老年期后，下丘脑的神经内分泌系统的功能发生紊乱，在神经递质、释放激素、垂体的促激素功能、相应的靶器官分泌激素等方面，均可能出现变化，如皮质醇、女性生长激素（GH）等改变，可能是老年人易患本病的重要因素。

4. 电生理改变 近年来有人对老年期抑郁患者进行了觉醒EEG检查，证明α频率比对照组降低。正常老人觉醒EEG快活动减少或慢活动增加，REM潜伏期缩短，NREM 第三、四期 S 波减少等提示老年人精神功能不足，可能是易患本病的原因之一。还有人发现，抑郁症患者的听觉诱发电位潜伏期比正常对照组明显延长。

5. 其他　抑郁可继发于以下疾病：神经系统变性疾病 AD、PD、Huntington 舞蹈症；中枢神经局灶性疾病：脑卒中、脑肿瘤和损伤、多发性硬化。另外，一些治疗神经系统疾病常用药物，如皮质类固醇、左旋多巴、5-羟色胺拮抗剂、非甾体抗炎药也能引起抑郁症状。

（三）临床表现

老年期抑郁症的发病多为渐进而隐伏，患者开始呈现闷闷不乐、悲观，有的患者开始时表现为神经衰弱症状，如头痛、头昏、食欲不振、消化不良、便秘、倦怠、乏力等。

抑郁发作（depressive episode）：抑郁发作以心境低落为主，与其处境不相称，可以从闷闷不乐到悲痛欲绝，甚至发生木僵。严重者可出现幻觉、妄想等精神病性症状。某些病例的焦虑与运动性激越很显著。抑郁发作的临床表现包括三部分。

1. 核心症状　主要包括情绪低落、兴趣缺乏及乐趣丧失。

（1）情绪低落：常常表现为心情不好，高兴不起来；感到自己无用（worthlessness）、无助（helplessness）或绝望（hopelessness），认为生活毫无价值；或感到自己的疾病无法好转，对治疗和康复失去信心；对前途感到绝望，认为自己给别人带来的只有麻烦，连累了家人，甚至厌世、不愿活下去，产生自杀观念。最危险的病理意向是自杀企图和行为，一旦有自杀决心，常比青年患者更坚决，行为更隐蔽，成功率更高。老年期抑郁常伴有焦虑，表现为捶胸顿足、坐立不安、惶惶不可终日，或徘徊于斗室之中。

（2）兴趣缺乏：对以前的各种业余爱好和文体活动如下棋、打牌、读书、看电视、听音乐等均缺乏兴趣，或不愿见人，不愿讲话，对任何事物不论好坏都缺乏兴趣。

（3）乐趣丧失：或快感缺失（anhedonia），无法从家庭、工作或生活中体验到乐趣。

上述 3 个核心症状相互联系、互为因果，可以在一个患者身上同时出现，也可以只表现其中的一种或两种症状。有些患者虽然可以单独参加一些活动，或在家人、朋友的劝说下勉强参加一些活动，但却无法从中获得任何乐趣，从事这些活动的主要目的是消磨时间。亦有些患者不承认自己情绪不好，但对周围的事物不感兴趣或丧失乐趣。

2. 心理症状　主要包括焦虑、自罪自责、妄想或幻觉等 7 个方面。

（1）焦虑：往往与抑郁同时存在，有时常成为抑郁的主要表现之一。患者在焦虑时常可伴发躯体症状，如心悸、胸闷、汗多、尿频等，甚至这些躯体症状可成为患者的主诉。

（2）自罪自责：常无端内疚，认为自己的疾病给家人带来了负担，对不起父母、子女或亲朋，甚至对过去的错误或过失痛悔不已，妄加责备，严重时会达到妄想的程度。

（3）妄想或幻觉：一种是所谓与心境相和谐（mood-congruent）的妄想，即妄想的内容与抑郁状态相称，如脑血管病无法恢复妄想、罪恶妄想、灾难妄想、无价值妄想或常听到一些谴责自己、嘲弄自己的听幻觉等。另一种称为与心境不和谐（mood-incongruent）的妄想，即妄想的内容与抑郁状态不相称，如被害妄想、被折磨妄想、无任何情感成分的幻听等。但所有这类妄想均不具备精神分裂症妄想的特征，如荒谬性、怪诞性、原发性等。

（4）认知症状：抑郁所伴发的认知症状往往是可逆性的，如记忆力的下降、注意力的分散等，这些症状常随着治疗的好转而缓解。有些患者可出现认知扭曲，如把周围的一切都看成是灰色的，对任何事物都做出悲观失望的解释等。

（5）自杀观念和行为：患者常常会出现自杀观念，轻者觉得活着没意思，经常想到与死有关的事情；重者会主动寻找自杀的方法并付诸实施，甚至有患者在杀死数人后再自杀，从而酿成极为严重的后果。因此，对这类患者要高度警惕，积极给予干预治疗，同时应请精神科专业医生会诊，必要时要到精神病院住院治疗。

（6）自知力：抑郁患者的自知力受其意识障碍的程度影响很大，意识障碍严重的患者自知力亦完全丧失；相当部分意识完全清楚的患者自知力完整，会主动求医并配合治疗。

（7）精神运动性迟滞或激越：精神运动性迟滞（psychomotor retardation）的患者常表现为思维缓慢、大脑反应迟钝、记忆力和注意力下降；行动迟缓，做事慢慢腾腾，重者可达到木僵的程度。精神运动性激越（psychomotor agitation）的患者则表现为思维跳跃混乱，大脑处于紧张状态，但其思维毫无条理、毫无目的；行动上也表现为紧张不安，烦躁激越，甚至动作失控。思维内容贫乏、迟缓，似乎想不起什么来，部分患者常回忆不愉快的事件；在抑郁心境的背景上，患者过低评价自己，常认为自己是无用之人，自责自罪，产生厌世观念。有 80% 的患者有记忆功能障碍，有的可表现有书写、计算、理解、判断力下降，有类似痴呆的表现，国内外作者将此种表现命名为抑郁性假性痴呆。

3. 躯体症状　主要包括睡眠紊乱、精力丧失、食欲紊乱等 6 个方面。

（1）睡眠紊乱：常诉说入睡困难，夜间多梦或早醒，而且醒后无法再入睡，睡眠感丧失等，这是卒中后抑郁患者较常见的症状，尤以早醒最具特征性。但也有部分患者恰恰相反，表现为睡眠增多。

（2）精力丧失：表现为懒惰、疲乏、整日无精打采，不愿讲话、不愿见人，常与精神运动性迟滞相伴随。

（3）食欲紊乱：常表现为食量减少，没有食欲，长久则出现体重减轻，甚至营养不良。部分患者可表现为食欲亢进和体重增加。

（4）晨重夜轻：常表现为在清晨醒后即开始为这一天担忧，不知该怎样度过，从而忧心忡忡，心情郁闷，至午后或傍晚才有所减轻。但也有少数患者的表现与之相反。

（5）性功能减退：可从性欲减退到完全丧失，或勉强有性行为而无法从中体验到乐趣。

（6）非特异性躯体症状：可主诉各种症状，如头痛头昏、肢体疼痛、周身不适、心慌气短、恶心嗳气、尿频多汗等，常被诊为各种自主神经功能紊乱等，应注意鉴别。

（四）辅助检查

影像学检查如颅脑 CT、MRI 可以提供神经系统疾病的病变证据。功能影像学检查如 SPECT、PET 可用于抑郁症的筛查。研究发现，抑郁症患者脑前额叶靠背侧皮质、额叶近眶部皮质、下丘脑、小脑及尾状核、海马、杏仁体等边缘系统部位的代谢或脑血流异常。但神经系统疾病本身也可引起脑功能影像检查的异常，因此，这些检查结果的诊断意义不大。而抑郁本身的实验室检查，如脑内 5-羟色胺、去甲肾上腺素水平的检测，目前在临床上还无法常规进行。血液生化检查也可能存在异常，如血糖、血脂、胆固醇、血小板的异常等。

（五）诊断

诊断老年期抑郁最关键的是症状识别。由于各种精神障碍，如恶劣心境、适应障碍、躯体疾病所致心境障碍、药物依赖所致心境障碍、睡眠障碍、疑病症，甚至精神病均可以有抑郁表现。所以，老年期抑郁症尚无统一的特异性的诊断标准。目前国外常用的抑郁发作的诊断标准有，《国际精神疾病分类（第 10 版）》（ICD10）和《美国精神疾病诊断和治疗手册（第 4 版）》（DSM-4）。我国最新的《中国精神疾病分类方案与诊断标准（第 3 版）》（CCMD3）已于 2001 年 4 月正式出版使用。

1. 症状标准　以心境低落为主，并至少有下列 4 项：

（1）兴趣丧失、无愉快感。

（2）精力减退或疲乏感。

（3）精神运动性迟滞或激越。

（4）自我评价过低、自责，或有内疚感。

（5）联想困难或自觉思考能力下降。

（6）反复出现想死的念头或有自杀、自伤行为。

（7）睡眠障碍，如失眠、早醒，或睡眠过多。

（8）食欲降低或体重明显减轻。

（9）性欲减退。

2. 严重标准　社会功能受损，给本人造成痛苦或不良后果。

3. 病程标准

（1）符合症状标准和严重标准至少已持续2周。

（2）可存在某些精神分裂性症状，但不符合分裂症的诊断。若同时符合分裂症的症状标准，在分裂症状缓解后，满足抑郁发作标准至少2周。

4. 排除标准　排除器质性精神障碍，或精神活性物质和非成瘾物质所致抑郁。本抑郁发作标准仅适用于单次发作的诊断。

（1）轻性抑郁症（mild depression）：除了社会功能无损害或仅轻度损害外，发作符合抑郁发作的全部标准。无精神病性症状的抑郁症（depression without psychotic symptoms）除了在抑郁发作的症状标准中，增加“无幻觉、妄想，或紧张综合征等精神病性症状”之外，其余均符合该标准。

（2）有精神病性症状的抑郁症（depression with psychotic symptoms）：除在抑郁发作的症状标准中，增加“有幻觉、妄想，或紧张综合征等精神病性症状”之外，其余均符合该标准。

（3）复发性抑郁症（recurrent depression）：①目前发作符合某一型抑郁标准，并在间隔至少2个月前，有过另一次符合某一型抑郁标准的发作；②以前从未有符合任何一型躁狂、双相情感障碍或环性情感障碍标准；③排除器质性精神障碍，或精神活性物质和非成瘾物质所致的抑郁发作。

（六）鉴别诊断

内源性抑郁没有神经系统疾病病史，不难鉴别。另外，抑郁症可以表现为慢性疲劳状态或其他内科疾病的假象，这些情况称为隐匿性抑郁或抑郁等位症。同时由于神经系统疾病患者的痴呆、失语等原因，无法准确描述自己的各种情绪改变，以致临床医生不能获得完整准确的信息而做出正确判断，所以诊断较困难，存在较高的漏诊率和误诊率。

1. 血管疾病伴发精神障碍　临床上许多脑血管的患者常出现抑郁症状及神经衰弱症状，据报道，额叶和皮质下血管病有50%抑郁症状发生，多为老年首次发病，但患者常有高血压，脑动脉硬化病史中有多次“中风”病史，抑郁症状随血管病波动而波动，神经系统可发现阳性体征，CT或MRI可发现病灶。卒中发作的老年患者20%～25%有抑郁症，其中高达50%是在卒中后的第一个月出现。脑血管疾病可以诱发老年期抑郁综合征，并使有些老年期抑郁综合征表现更加明显或使其顽固化。基底节、左半球损害，尤其是额极损害容易出现应激后抑郁症。皮质和腔隙性脑梗死伴发最多的是抑郁症。

2. 药物源性抑郁 有些药物可引起抑郁情绪，如利血平、普萘洛尔、类固醇等，如有用药史，在病情允许情况下停药观察，抑郁好转，即可鉴别。

3. 阿尔茨海默病 早期可能表现为抑郁，反过来讲，隐匿性抑郁常引起思维和记忆困难，称为假性痴呆，注意要与AD等以痴呆为主要表现的疾病鉴别。但这类患者常在抑郁症状出现之前已有记忆障碍、人格障碍，或有定向力障碍，且病情为进行性发展为痴呆。大约50%的痴呆患者有不同程度的抑郁症状，AD患者15%～20%有重症抑郁表现。

4. 帕金森病 PD估计有40%伴发抑郁症。心境和运动的关系很复杂。PD可能被诊为原发性抑郁症，PD有神经系统症状体征，伴发的抑郁症状应用抗抑郁药物无效。

5. 其他 许多抑郁综合征的症状和体征可重叠于内科和神经科疾病的表现上。如失眠，疲乏，激越和精神活力的阻滞都可以由内科疾病和痴呆引起。情感淡漠可以是额叶综合征的一种表现，也可以被错认为是抑郁症的阻滞特征。情感淡漠还可以存在于各种不同的内科疾病和精神障碍，包括帕金森病、谵妄、痴呆和精神分裂症、淡漠型甲状腺功能亢进症。情感淡漠有时很难与精神分裂症的阴性症状（情感平淡，思维贫乏，孤僻，退缩）区别。

（七）治疗

治疗应包括心理治疗和药物治疗两方面，这需要心理医生与临床医生相互配合。抑郁发作的治疗要达到3个目标：①提高临床治愈率，最大限度减少病残率和自杀率，关键在于彻底消除临床症状；②提高生存质量，恢复社会功能；③预防复发。

1. 药物治疗 首先是对原发病如脑血管病、PD、AD或高血压、糖尿病的治疗，同时应针对其抑郁症状进行治疗。应用抗抑郁药物治疗时，应选择药物之间相互作用小，对细胞色素P_{450}酶影响小的药物，在此方面，新型抗抑郁药物较具优势，更适合于神经系统疾病后继发性抑郁的治疗。用药要从小剂量开始，一般不超过青年患者的1/3～1/2，缓慢增加剂量。要达到充分的血药浓度，要有足够的治疗时间。治疗期一般长于年轻成人，达12个月。

治疗原则：尽管目前有很多的抗抑郁药，但在实际应用时，还需遵循一定的原则来选择合适的药物。①首先选用第一线抗抑郁药，异环类抗抑郁药（包括三环类、四环类等）、5-羟色胺再摄取抑制剂，而且尽可能单一用药；②安全性及耐受性好；③抗抑郁药的典型作用及范围；④药物动力学及药物药效学的相互作用特点；⑤不良反应轻，而且服用方便，增强患者对药物的耐受性及依从性；⑥用药的信心（有大量的临床试验证明该药是有效而安全的）；⑦价格合理。

药物选择：抗抑郁药物是一类治疗多种抑郁状态的药物，不会提高正常人的情绪。目前分为4类：三环类抗抑郁药物（TCA_S），包括在此基础上开发出来的杂环或四环类抗抑郁药；单胺氧化酶抑制剂（$MAOI_S$）；选择性5-羟色胺再摄取抑制剂（$SSRI_S$）；其他递质机制的抗抑郁药。前2类属传统抗抑郁药物，后2类为新型抗抑郁药物。

（1）TCA_S：是临床上治疗抑郁症的首选药物，从25 mg/d开始，第一周不应超过50 mg/d，如果患者能够耐受，没有血压改变和心脏节律变化，以后每周增加25 mg，直至达到有效剂量。据报道，老年人口服TCA_S抗抑郁药50～100 mg/d即可达到有效治疗浓度。治疗时间要长，达到有效剂量6～8周后病情改善不明显时再换其他药物，换药过程也应缓慢。

针对临床症状特点选用药物。如睡眠过多选用丙咪嗪、去甲丙咪嗪、普罗替林；睡眠障碍或焦虑选用阿米替林、多塞平、去甲替林等。但这类药物由于毒副作用大，不良反应多，患者常无法耐受，加之其治疗剂量与中毒剂量相近，老年人对于TCA_S的治疗反应和毒性反应均较敏感，目前已较少使用。不良反应有口干、出汗、视物模糊、便秘、头昏、体位性低血压、排尿困难、心率增快、心律不齐、周身乏力、嗜睡、睡眠障碍、手指轻微震颤。

（2）$MAOI_S$：二线药物，主要用于三环类或其他药物治疗无效的抑郁症。以肼类化合物及反苯环丙胺为代表的老一代$MAOI_S$不良反应大、禁忌较多，临床上已基本不用。另一类可逆性$MAOI_S$是以吗氯贝胺为代表的新一代$MAOI_S$，禁忌证较老一代$MAOI_S$少，但服药期间仍不能同时食用含有酪胺的食品，不良反应也常见，故$MAOI_S$目前主要用于精神药理学的研究。

（3）$SSRI_S$：是目前治疗老年期抑郁症最为优先选择的药物，因为其在大剂量时的不良反应轻，安全性高，使用方便，剂量调整范围小，有很好的依从性。对心血管系统的影响很小，抗胆碱毒性很弱，不损害认知功能。老年人使用$SSRI_S$出现的不良反应有过度抗利尿激素分泌作用、锥体外系不良反应和心动过缓。随着年龄的增加，尤其是女性，使用$SSRI_S$时有可能出现暂时的、轻度的和无症状的低血钠。有报道，老年人使用$SSRI_S$出现药源性帕金森综合征，包括肌张力增高和静坐不能，将加重特发性帕金森症的运动障碍。

目前已用于临床的$SSRI_S$有5种：帕罗西汀、氟西汀、舍曲林、西肽普兰、氟伏沙明，这类药物通过选择性抑制神经突触前膜对5-羟色胺的再摄取，从而增加突触间隙5-羟色胺的浓度，增强5-羟色胺的功能。总体上说，这些$SSRI_S$的疗效相近，药物的剂量-效应曲线平坦，意味着剂量增加，效应的变化很少。

（4）它递质机制型抗抑郁药物：主要作用增强去甲肾上腺素及5-羟色胺功能。①曲唑酮和奈法唑酮，药理作用既阻滞5-羟色胺受体又选择性地抑制5-羟色胺再摄取，适用于伴有焦虑、激越、睡眠障碍的抑郁患者，以及对$SSRI_S$治疗不能耐受、出现性功能障碍或无效的抑郁患者。②万拉法辛是一种选择性去甲肾上腺素及5-羟色胺再摄取抑制剂，与$SSRI_S$相反，万拉法辛的剂量-效应曲线较陡，在较高剂量时，疗效明显增加。

相互作用：单胺氧化酶抑制剂（$MAOI_S$）类药物是唯一一种绝对不能与TCA_S、$SSRI_S$类或万拉法辛合用的药物。氟伏沙明通过抑制多种细胞色素酶系统，有增加茶硷、氯氮平和其他药物血浆浓度的倾向，西沙比利禁止与氟伏沙明共同使用（因为抑制了CYP3A4酶），联合使用时会增加西沙比利的血浆浓度，从而增加西沙比利的心脏毒性。

2. 心理治疗 心理治疗主要是通过解释、鼓励、支持安慰、提高认知功能等方法，涉及内容包括认知行为、人际关系、精神分析和婚姻家庭等方面，这些需要患者、家属、亲友共同配合来进行。针对本病患者的心理社会致病因素及不良环境选用支持性心理治疗方法，针对依赖性和回避行为可选用认知、行为疗法等。

3. 电休克治疗 适用于对于药物治疗无效或因不良反应而不能耐受的患者、有严重自杀企图或行为者或伴有顽固的妄想患者、严重躯体疾病不能使用药物治疗者。治疗时通常用巴比妥麻醉并用肌肉松弛剂减轻抽搐程度。使用电休治疗，可迅速缓解病情，一般不超过6次，总有效率尚达70%～90%。对于严重或顽固性老年期抑郁症是一常用的治疗方法，危险性小，安全有效，治疗充分，效果不会随年龄的增长而降低。

心理治疗、药物治疗或电抽搐治疗单独或合并治疗，对于老年期抑郁症都是有效的治疗方法。治疗的目的是消除症状、预防复发和复燃，提高生活质量和功能水平，促进健康状况的改善，降低医疗保健费用，降低死亡率。

4. 替代疗法 对于传统西医不能治疗的抑郁症，可以使用替代性疗法，包含从饮食运动到社会环境生活方式等一系列手段。包括针灸、意向引导、瑜伽、催眠、草药、按摩、放松疗法、香料按摩疗法、脊柱指压疗法、生物反馈疗法。单独使用替代性疗法只能对轻度抑郁症有作用，对重度抑郁症效果并不明显。

（八）预防

治疗的一个中心问题是预防复发。多数的抑郁症要复发，因此需要维持治疗和长期治疗，尤其是老年患者。有研究表明，与安慰剂比较抗抑郁药物的持续使用使复发率明显降低，有预防复发的作用。对于老年人，临床医生常在维持阶段减小剂量，这样欠妥。有证据显示，需继续急性期的有效剂量和血药水平才能有效控制复发。推荐的维持治疗时间是，首次发病在恢复后至少6个月，复发至少12个月。在维持治疗后可酌情减量进行长期治疗。

老年期抑郁患者自杀是一个严重的社会问题，因此，除药物治疗外，积极组织和鼓励抑郁患者进行各种活动，参加轻度体育锻炼，争取社会、亲友、邻里对他们的支持，改善和提高包括家庭成员在内的人际关系，必然有助于老年期抑郁症的康复，也是预防本病的复发和预防患者产生自杀企图的有效措施。

第十节　焦虑症

焦虑（anxiety）通常指一种情绪反应，是人们面对环境中一些即将来临、可能发生的灾祸或重大生活事件时，机体适应环境变化而产生的一种复合情绪反应。焦虑症状可以是某些躯体疾病的主要临床表现，在所有进行精神治疗的患者中，有5%～42%患者的焦虑症状因躯体疾病所致。引起焦虑的躯体疾病中，25%是继发于神经系统疾病，25%是内分泌原因，12%是循环系统疾病、慢性感染等，14%是其他科疾病的误诊。

老年焦虑症（anxiety disorder）是发生在老年期以表现为与现实处境不相称的，没有明确对象和具体内容的担心和恐惧，并伴有显著的自主神经症状、肌肉紧张和运动不安为特征的神经症性障碍。综合医院老年病专科门诊及病房，有这样一类老年焦虑症的患者，常被误诊为高血压、冠心病、胃肠功能紊乱，即使确诊为焦虑症，经药物治疗，仍然不能改善症状。对这一类老年患者，给予心理干预，可收到较好的效果。

（一）病因和发表机制

焦虑的病因尚不清楚，已认识到该病的发生与社会心理因素、遗传因素、发育因素、人格因素、个体神经因素、生化因素、内分泌因素、药物因素有密切关系。焦虑是心因性疾病，存在着心身两方面的病理过程，是生物、心理、社会因素综合作用的结果。临床上焦虑症状的医学原因涉及人体多系统、多器官、多病种。许多躯体疾病可以表现有焦虑症状，甚至是首发症状或主要症状。大部分躯体疾病、精神疾病均可引起焦虑，而焦虑也可躯体化。焦虑与躯体性疾病、精神疾病间存在着相互作用、相互影响的复杂关系。

在生理生化方面，已经观察到愤怒可以诱发和增加去甲肾上腺素分泌，而恐惧时伴随出现肾上腺素增多。目前研究的焦点集中于蓝斑和脑干上部的核团，考虑其可能为焦虑发病的解剖学部位，另一些研究则集中在5-羟色胺能中枢。焦虑患者自主神经系统的反应性持续增高，许多刺激如疼痛、寒冷、肌肉运动等可以产生脉搏、呼吸、氧消耗等方面的异常反应。但这些生化紊乱并不一定是造成本病的原因。近期有些研究提出，二氧化碳、γ氨基丁酸和异丙基肾上腺素可以诱发惊恐发作。

（二）临床表现

焦虑作为一种复杂的心理过程，包含心理、行为（运动）、生理 3 个方面的反应。

1. 心理症状　主要是心理上的体验和感受。觉得自己无能力面对威胁，感到危险马上发生，内心处于警觉状态，或怀疑自己应对行为的有效性。患者表述的症状通常是与处境不相符合的痛苦情绪体验，如担忧、紧张、着急、烦躁、害怕、不安、恐惧、不祥预感等情绪反应。心理方面的焦虑症状又称精神性焦虑。

2. 躯体症状　多系交感神经兴奋的反应性症状，严重反应则称为躯体性焦虑。表现多种多样，缺少阳性体征，以呼吸系统、心血管系统、神经系统、泌尿生殖系统及皮肤血管反应性症状较常见，如自述胸闷、气短、气促、憋气、窒息感、过度换气；心前区不适、胸痛、局部压痛感、心慌、心悸、血压轻微升高；头昏、头晕、耳鸣、视力模糊、记忆障碍、入睡困难、似睡非睡、多梦、梦境有威胁性或有灾难性主题、时睡时醒、失眠、全身肌肉紧张或僵硬、全身或局部疼痛、抽搐；尿频、尿急、排尿困难、阳痿、早泄、性冷淡、月经紊乱；食欲减退、腹泻、瞳孔扩大、面红、皮肤出汗、寒战、手足发冷或出汗等。

3. 行为表现　是心理痛苦、生理反应的外在表现。焦虑反应表现在行为方面，主要是外显情绪和躯体运动症状为主的表现。如表情紧张、双眉紧锁、眼睑和面部肌肉痉挛、笨手笨脚、姿势僵硬、坐立不安、来回走动、小动作多（抓耳挠腮、搓手、弹指、踢腿）、不自主震颤或发抖、奔跑呼叫、哭泣等；说话唐突、语无伦次、言语结巴；注意力不集中、思绪不清，或警觉性增高，情绪易激动等，极度焦虑患者还可出现回避行为。

（三）辅助检查

焦虑情绪反应一般都伴有生理、运动指标的改变，因此生理指标可间接反映焦虑的水平。通常使用的指标包括：皮肤电反应（GSR）、皮肤导电性（SC）、皮肤温度（ST）、皮肤血流容积（BVP）、肌电图（E mg）、脑电图（EEG）、心率（HR）、血压（BP）、呼吸频率（RR）和掌心出汗（PS）等。以生理指标测量焦虑的优点是具有一定的准确性，但因缺少常模数据或解释困难，应用还有局限性，多用于研究领域，临床应用较少。

通过对焦虑心理感受的表述和外观行为变化的观察，评定焦虑水平的方法称量表评定法。量表评定已有较长的历史，积累了较多经验，产生了较多成熟的评定量表。如焦虑自评量表（SAS），主要用于评定焦虑患者的主观感受，在国内被广泛应用。汉密尔顿焦虑量表（HAMA），为经典的焦虑评定量表，量表分出躯体性、精神性两项因子分，可进一步了解患者的焦虑特点，主要用于评定神经症和其他患者的焦虑程度。焦虑状态－特质问卷，前 20 项评定状态焦虑，后 20 项评定特质焦虑，具有广泛的适应性。贝克焦虑量表，适合具有焦虑症状的成年人，主要用于测量受测者主观感受到的焦虑程度。综合性医院焦虑抑郁量表，主要应用于综合医院患者中焦虑和抑郁情绪的筛查。

（四）诊断

神经系统疾病伴发的焦虑多属于焦虑综合征。焦虑综合征是介于焦虑症状与焦虑障碍之间的一组症状，包括情绪体验、自主神经系统及运动行为特征的表现。焦虑症状是任何一个人在社会生活中都会表现出来的对现实不适的反应，如紧张、担心、恐惧反应，而焦虑障碍是症状严重达到变异水平的焦虑，是一种变态情绪，应按照精神性疾病的（焦虑障碍）分类、诊断标准进行诊断、处理。综合医院以躯体疾病引发的焦虑较常见，一般较轻，焦虑症状出现的同时，多伴有生理症状（躯体性焦虑），有人称为“器质性焦虑综合征”，其诊断必须排除原发性焦虑症，符合焦虑症的症状标准。

正确的诊断基于对病史、症状、体征的全面掌握，采集临床资料应注意：详细了解患者的主观感受，焦虑和担心症状是否与坐立不安、容易疲劳、难以集中注意力、易激惹、神经病学肌肉紧张、睡眠问题并存；详细观察了解患者的外表、行为、语言、思维内容、智力功能、对疾病的认识、判断力、社会适应功能情况；伴发神经系统疾病的情况，收集区分躯体疾病焦虑、精神疾病焦虑、原发性焦虑症的资料；选择合适的量表评定焦虑状况，根据评定结果，参考常模值、焦虑水平的界值，了解患者焦虑的程度或做出辅助性诊断。

（五）鉴别诊断

焦虑发作常出现一些自主神经症状，易被误诊为心肌缺血，可行心脏功能检查鉴别。如患者表现为头晕、步态不稳、意识丧失等，易被误诊为神经系统疾病。复杂部分性癫痫、低血糖可以有一些焦虑状态的表现，但一般不是持续性，应严格按照这些疾病的诊断标准进行诊断，与急性焦虑鉴别开来。

（六）治疗

1. 药物治疗 神经系统疾病伴发焦虑在治疗原发病的前提下，对症状较严重者要使用药物治疗。药物可有效地抑制焦虑性躯体反应，改善患者躯体状况。传统的苯二氮䓬类、TCA_S类药物应用广泛、有效，但有不良反应多。TCA_S类药物对负性情绪和认知症状有效，对躯体症状效果不佳。轻症病例可以间断地应用苯二氮䓬类药物，但对恐慌发作无效。$SSRI_S$类药物（如帕罗西汀、舍曲林、氟西汀、西酞普兰等）安全有效，已成为间歇发作性焦虑的首选药物；而且治疗恐慌发作也有效。广泛性焦虑患者较多应用苯二氮䓬类药物，近年帕罗西汀、丙米嗪也广泛应用；丁螺环酮作为一种选择性5-羟色胺激动剂，对广泛性焦虑障碍及其他焦虑性障碍有效，且没有明显的镇静、嗜睡及体重增加的不良反应，尤其适用于门诊治疗，逐渐成为苯二氮䓬类的替代品。普萘洛尔可以有效地控制许多自主神经症状，但对于焦虑的其他症状疗效不肯定。一般来说对于迁延性、程度较轻的焦虑患者可不给予药物治疗。

2. 心理干预　治疗干预的中心问题是增强支持因素，减少不利因素，处理焦虑反应引起的各种心身反应问题，协助处理来自医疗、家庭、社会各方面的影响因素等。向患者讲解焦虑有关的知识及相关躯体疾病的知识，帮助患者明确病因、诱因，确定影响因素，学习控制焦虑症状的简便方法等，既有直接治疗作用，又能帮助患者建立治疗信心。其他有效的心理学治疗手段有认知治疗、行为治疗、认知行为疗法等。

（七）预后

越早诊断，越早治疗，焦虑症的预后就越好。经过专科规范治疗后，绝大多数患者会得到临床康复，恢复往日愉快心情。

特别应该强调的是：症状缓解后，仍需要坚持服用1～2年时间抗抑郁药物；停药及减药需咨询专科医生，千万不要擅自调整药物治疗方案。

（丛羽生　张　睿　李　珊）

第四章　内分泌与代谢疾病

本章主要介绍甲状腺功能障碍、糖尿病、肥胖症、脂代谢紊乱和痛风等内分泌代谢疾病。更年期综合征和骨质疏松症的发病与内分泌功能障碍有密切关系，将分别在生殖系统疾病和运动系统疾病叙述，此处不再赘述。

第一节　甲状腺功能减退症

甲状腺功能减退症（hypothyroidism）简称甲减，是由多种原因引起的甲状腺激素（thyroid hormone，TH）合成分泌或生物效应不足，引起机体代谢和各系统功能降低的临床综合征。成人甲减也称黏液性水肿（myxedema）。多见于40～60岁，女性多发，发病率约为男性的5倍。

（一）病因和发病机制

甲减的病因较复杂，分为原发性或甲状腺性甲减，继发性或下丘脑－垂体性甲减及促甲状腺素或甲状腺激素不敏感综合征三大类。老年人不可逆甲状腺衰竭的最常见原因是慢性淋巴细胞性甲状腺炎（慢性自身免疫性甲状腺炎）、放射或手术切除腺体及特发性甲状腺功能减退。少见的病因包括伴促甲状腺素（TSH）缺乏的垂体和下丘脑损伤、碘诱发性甲状腺功能低下、抗甲状腺药物及食物中高含量的某种自然物质（如芜菁、甘蓝中的致甲状腺肿素、卷心菜中的硫氰酸盐）导致的TH合成障碍。暂时性的甲状腺功能减退可在手术、用放射活性碘^{131}I治疗后或亚急性甲状腺炎发作期发生。

慢性淋巴细胞性甲状腺炎即桥本病（Hashimoto病）为一种甲状腺的自身免疫性炎性过程。目前已分离出可与TSH受体结合的抑制性抗体，取代TSH与受体结合，导致甲状腺功能减退；抗微粒体抗体实际上是一种抗甲状腺过氧化酶（抗TPO）抗体，可引起TH合成不足。随病情发展，可见到甲状腺滤泡破坏的组织学表现，伴随甲状腺上皮细胞浆内大量淋巴细胞浸润和嗜酸细胞出现。部分病例可并发纤维化，腺体最终失去所有的甲状腺上皮。

血清抗甲状腺抗体和慢性淋巴细胞性甲状腺炎的临床或组织学表现频率，随年龄的增长而明显上升，尤其是妇女。因此，发展成甲状腺功能减退的可能性，不论是自发的还是甲状腺次全切除术后，都随年龄增长而增加。老年人DNA对放射诱发的损伤比较敏感且修复能力较差，因此，^{131}I 治疗后的甲状腺功能减退也随年龄的增长而增多。

人体内 2/3 的碘存在于甲状腺中，甲状腺可以控制代谢，而甲状腺又受碘的影响。所以，若碘不足的话，就可能引起心智反应迟钝、身体变胖及活力不足。

碘缺乏病是由于自然环境缺碘，使机体因摄入碘不足而产生的一系列损害，除常见的地方性甲状腺肿和地方性克汀病两种典型表现外，还可导致流产、死产、先天畸形和新生儿死亡率增高，其最主要的危害是影响胎儿的脑发育，导致儿童智力和体格发育障碍，造成碘缺乏地区人口的智能损害。

膳食中的碘大部分在胃肠道中转变为碘化物，几乎被机体完全吸收，在进入血液后分布于全身的细胞外液。肾脏是碘的排泄器官。

20 世纪 80 年代以前，人们对于缺碘的危害局限于甲状腺肿和克汀病，防治的措施是在病区供应加碘食盐或碘油。在这种情况下，我国将地方性碘缺乏病区的标准修订为 7～14 岁学生中甲状腺肿患病率大于 5%。为解决广泛存在的碘缺乏问题，世界卫生组织呼吁全民食盐加碘。从 1995 年起，我国开始实施全民食盐加碘。十年后，我国 7～14 岁学生的甲状腺肿大率由平均 20.4% 降低到 5% 以下，在占人口 90% 以上的合格加碘食盐覆盖地区，完全消灭了克汀病的发生，过去隐性缺碘地区新出生儿童的平均智商提高了 11～12 个智商点。

目前有专家表示，盐中加碘是功大于弊的策略。但是在实施 15 年后，可以考虑不再实施一刀切的加碘策略，对不同区域内的群众添加适量的碘盐。有专家甚至表示，由于甲亢患者的增多，公众已不再需要加碘盐。

（二）临床表现

根据疾病的演变过程及临床症状轻重，可表现为重度甲减（黏液性水肿甚至昏迷）、轻度甲减、暂时性甲减和亚临床甲减。亚临床甲减的特征是血 T_4 正常或降低，T_3 正常，TSH 轻度升高，但没有明显的临床症状，多见于慢性淋巴细胞性甲状腺炎，经药物、手术或放射性碘治疗后的甲亢患者。如病情持续发展，可导致临床型甲减，女性多见。除手术切除或放疗毁损腺体者外，多数起病隐袭，发展缓慢，有时长达 10 余年后始有典型表现。

1. 一般表现 怕冷、少汗、乏力、少言懒动、动作缓慢、体温偏低、食欲降低，但体重不减或增加。典型的黏液性水肿往往呈现表情淡漠，面色苍白，眼睑浮肿，唇厚，皮肤干燥发凉、肿胀、增厚、粗糙、多脱屑，毛发稀少、眉毛稀疏（外 1/3 脱落）。少数患者甲厚而脆、多裂纹。由于贫血与胡萝卜素血症，手、脚掌常呈姜黄色。

2. 精神神经系统 记忆力减退，智力低下，反应迟钝，嗜睡，精神抑郁，有时多虑而有神经质表现，严重者发展为猜疑型精神分裂症。重症者伴痴呆、幻想、木僵、昏厥或惊厥，称黏液水肿昏迷。黏蛋白沉积致小脑功能障碍时，出现共济失调、眼球震颤等。

3. 肌肉与关节 主要表现为肌软弱乏力，也可有暂时性肌强直、痉挛、疼痛等，偶见重症肌无力。嚼肌、胸锁乳突肌、股四头肌及手部肌肉可出现进行性肌萎缩。少数病例有肌肥大，叩击肌肉时可引起局部肿胀（“肌肿”或“小丘”现象）。肌肉收缩后弛缓延迟，握拳后松开缓慢。腱反射的收缩期正常或延长，但弛缓期呈特征性延长，常超过350 ms（正常240～320 ms），其中跟腱反射的半弛缓时间延长更为明显，对本病有重要诊断价值。黏液性水肿患者可伴有关节病变，偶有关节腔积液。

4. 心血管系统 心动过缓，常为窦性。心浊音界扩大、心音减弱。超声检查可发现心包积液，一般为高比重浆液性渗出物。同时可有胸腔或腹腔积液。久病者由于血胆固醇增高，易并发冠心病，但因心肌耗氧量减少，心绞痛与心力衰竭者少见。

5. 消化系统 常有厌食、腹胀、便秘，严重者可出现麻痹性肠梗阻或黏液水肿性巨结肠。由于胃酸缺乏或维生素 B_{12}吸收不良，可致缺铁性贫血或恶性贫血。

6. 内分泌系统 性欲减退，男性阳痿，女性月经过多、经期延长及不育。约1/3患者有溢乳。原发性甲减伴自身免疫性肾上腺皮质功能减退和1型糖尿病，称Schmidt综合征。

7. 黏液水肿性昏迷 见于病情严重者。诱因多为严重躯体疾病、中断TH替代治疗、寒冷、感染、手术和使用麻醉、镇静药等。表现为嗜睡、低体温（<35℃）、呼吸徐缓、心动过缓、血压下降、四肢肌松、反射减弱或消失，甚至昏迷、休克、心肾功能不全而危及生命。

（三）实验室检查

1. 一般检查

（1）血红蛋白和红细胞：由于TH不足，影响促红细胞生成素的合成而骨髓造血功能减低，可致轻、中度正常细胞正常色素性贫血；由于月经量多而致失血及铁缺乏，可引起小细胞低色素性贫血；少数由于胃酸减少、缺乏内因子和维生素 B_{12}或叶酸，可致大细胞性贫血。由于可能同时存在多种自身免疫性疾病，约2%的甲减患者可发生症状明显的恶性贫血。老年人血循环抗利尿激素（血管加压素）浓度较青年人高，故对低钠血症有更大的易感性。甲减可加重这种过度水潴留的倾向。

（2）血脂和血氨基酸：病因始于甲状腺者，胆固醇（TC）常升高。病因始于垂体或下丘脑者TC多属正常或偏低，三酰甘油（TG）和低密度脂蛋白（LDL）增高，高密度脂蛋白（HDL）降低，LDL中的B颗粒比例增加或正常。但后者可能与甲减患者的心血管并发症无直接病因关系。甲减患者由于TH缺乏，氨基酸的代谢异常也很明显，其中最有意义的是血浆同型半胱氨酸增高，认为其是导致心血管病变的独立性危险因子。已有研究表明，甲减患者的心肌梗死发病率明显升高。

（3）跟腱反射恢复时间延长，基础代谢率降低：血胡萝卜素增高，尿17-酮类固醇、17-羟皮质类固醇降低；糖耐量试验呈扁平曲线，胰岛素反应延迟。

（4）甲减性心肌病变和心电图改变：心电图示低电压、窦性心动过缓、T波低平或倒置，偶有P-R间期延长及QRS波时相增加。有时可出现房室分离节律、Q-T间期延长等异常或发生变异型心绞痛、急性心包填塞等。甲减患者的心功能改变多种多样，可有心肌收缩力下降、射血分数减低和左室收缩时间间期延长。患者亦常伴心肌肥厚、肥大，水肿、间质黏蛋白沉着增多，血清肌酸磷酸激酶升高等。

2. 激素测定　甲减的诊断建立在精确的、可靠的血清TSH和T_4检查的基础上。血清TSH极具敏感性，是原发性甲减的最早表现。血清T_4降低早于T_3，游离T_4（FT_4）低于正常则更为特异，因为它校正了甲状腺素结合蛋白的异常。血清T_3意义相对小，因为约30%甲减患者的T_3正常，仅在后期或病重患者中出现下降。因血清TSH的较高敏感性和一定的特异性，故应对疑患甲减和那些需除外该病的患者单独测试TSH水平，以作为筛选指标。

3. 病变部位检查　原发性甲减患者血TSH增高，下丘脑-垂体性甲减者常降低。促甲状腺素释放激素（TRH）兴奋试验可进一步判断发病部位：静注TRH 400 μg后，血TSH不升高提示为垂体性甲减；延迟升高者为下丘脑性甲减；如血TSH基值已增高，刺激后更高，提示为原发性甲减。血T_4增高，血TSH（基础值或TRH兴奋后）正常或增高，临床无甲亢表现，或甲减患者使用较大剂量TH仍无明显疗效，提示为TH不敏感性甲减。影像学检查有助于异位甲状腺及下丘脑-垂体病变等的确定。

4. 病因检查　根据病史、体征、辅助检查和特殊检查，可做出病因判断。如抗甲状腺球蛋白抗体（TGAb）、抗甲状腺过氧化酶抗体（TPOAb）升高，表明原发性甲减由自身免疫性甲状腺疾病所致。过氯酸钾排泌碘试验阳性，有助于先天性甲状腺素合成酶缺乏的诊断。

（四）诊断和鉴别诊断

1. 诊断　老年人甲减有很大的隐匿性，具有典型临床表现的患者不足33%。而上述症状和体征常被归因于年龄老化而漏诊。除临床表现外，主要依靠激素检测及TRH兴奋试验等确立诊断；在确诊甲减的基础上，应进一步检查鉴定病变部位，并做出可能的病因诊断。

2. 鉴别诊断

（1）包括正常老龄、抑郁症、各种原因的痴呆症、特发性肥胖、库欣综合征、肌病、神经病变、各类关节炎性皮疹、肌炎、帕金森病、引起便秘或肠梗阻的各种结肠疾病、心包炎、心力衰竭、肝硬化、肾病及各种皮肤病。

（2）溢乳伴蝶鞍增大、高催乳素血症者，应排除垂体瘤尤其是催乳素瘤的可能。原发性甲减在治疗后血催乳素恢复正常，而垂体瘤者无效。

（3）老年人，应注意将甲减与严重的低 T_3或低 T_4综合征或称正常甲状腺性病态综合征（euthyroid sick syndrome）加以鉴别，或检出在该综合征基础上重叠的甲减。引起低 T_3综合征的病因多为急慢性重症非甲状腺疾病，临床上无特异性，有时易误为甲减。低 T_3综合征血清 FT_4一般正常（有时可稍下降或稍升高），TSH 正常，在急慢性重症疾病恢复前很难与继发性及散发性甲减鉴别，而两者的鉴别又十分重要。因为在患有甲减的基础上合并糖尿病酮症酸中毒、非酮症高渗性综合征、急性肾上腺皮质功能减退、垂体卒中、多发性创伤、心肌梗死、急慢性肝肾功能不全等疾病时，若不及时治疗甲减将造成严重后果。另外，将低 T_3综合征误为甲减而给予 TH 治疗又会导致疾病的恶化甚至死亡。因此，在疾病恢复后应注意检查下丘脑－垂体－甲状腺轴功能，排除下丘脑性和垂体性甲减的可能。低 T_3综合征不必治疗，FT_3明显下降伴 rT_3显著升高提示病情危重，预后不良。低 T_3综合征亦常见于无急慢性重症疾病并发症的老年人，其原因未明，这些患者一般不必治疗。低 T_4综合征可认为是低 T_3综合征的一种亚型，除见于重症疾病过程中外，较多见于重症肝硬化患者。

（五）治疗

1. 一般治疗　贫血者可补充铁剂、叶酸及维生素 B_{12}等，但须与 TH 合用才有效。

2. 左甲状腺素钠（L-T_4）替代治疗　商品名优甲乐，作用缓慢持久，患者容易耐受。65 岁以上的患者，L-T_4的平均替代剂量是 75～100 μg/d（年轻人 125～150 μg/d）。除非患者即将发生或已处于黏液水肿性昏迷状态，替补治疗应谨慎进行，起始剂量为 12.5～25 μg/d，加量的间隔时间应为 2 周或 2 周以上，一次增加的剂量不应超过 25 μg/d。1～2 个月后 L-T_4剂量达到 75 μg/d。应测血清 TSH 水平，据结果谨慎增减。

3. 亚临床甲减的处理　近年来受到广泛关注，因为亚临床甲减引起的血脂异常可以促进动脉粥样硬化的发生发展，部分亚临床甲减会发展为临床甲减。目前认为在下述情况需要给予 L-T_4治疗：高胆固醇血症、血清 TSH $>$10 mU/L。

4. 黏液水肿性昏迷的治疗　需要紧急抢救，方法如下。

（1）即刻补充 TH：严重者静脉注射左旋 T_3（liothyronine sodium），即碘赛罗宁，作用快、持续时间短，L-T_3首次 40～120 μg，以后注射 5～15 μg/6 h，至患者清醒后改为口服；或首次静注 L-T_4 100～200 μg，以后注射 50 μg/d，待患者苏醒后改为口服；如无注射剂，可以 T_3片剂（20～30 μg/次，1 次/4～6 h）或 T_4片剂（量同前）或干甲状腺片［30～60 mg/次，1 次/（4～6）h］经胃管灌胃给药，清醒后改为口服。有心脏病者，起始量为一般用量的 1/5～1/4。

（2）保温，供氧，保持呼吸道通畅。必要时行气管切开、机械通气等。

（3）氢化可的松300 mg静滴，待患者清醒及血压稳定后减量。

（4）补液，5%～10%葡萄糖生理盐水每日500～1000 mL，缓慢静滴，必要时输血。入水量不宜过多，并随时监测水电解质、血 T_3、T_4、皮质醇、酸碱平衡及尿量和血压等。

（5）控制感染，抢救休克、昏迷，并加强护理。

第二节　甲状腺功能亢进症

甲状腺功能亢进症（hyperthyroidism）简称甲亢，是由多种原因引起的甲状腺功能过高和甲状腺激素合成分泌异常的内分泌疾病，在内分泌疾病中发病率仅次于糖尿病。女性多见，起病缓慢，多数患者难以明确起病日期，少数人在应激情况下急性起病。

（一）病因和发病机制

甲亢的病因和发病机制目前尚未完全阐明，一般认为与下列因素有关。

1. 甲状腺性甲亢

（1）甲状腺肿伴甲亢：Graves病（毒性弥漫性甲状腺肿），占甲亢的85%以上，是在遗传基础上，因精神刺激等应激因素而诱发的自身免疫性疾病。多见于中青年女性，也是老年人甲亢的常见原因之一。

（2）自主性高功能腺瘤：多见于中年以上妇女，单结节，不受TSH调节。

（3）结节性甲状腺肿伴甲亢：多见于中老年人。

（4）碘源性甲亢：因长期大量摄入碘诱发的甲亢，如服用胺碘酮等可诱发。

（5）滤泡性甲状腺癌。

2. 垂体性甲亢　因垂体瘤分泌TSH过多所致，多伴有肢端肥大症及高泌乳素血症。

3. 异源性TSH综合征　罕见于绒毛膜癌、葡萄胎、肺癌等处，可分泌TSH样物质。

4. 其他　卵巢甲状腺肿、多发性骨纤维性异常增生症伴甲亢。还有一些血循环中甲状腺激素过多而甲状腺功能不高的患者，如亚急性甲状腺炎和慢性淋巴性甲状腺炎，由于滤泡破坏释放甲状腺素入血，暂时引起甲亢；服用过多甲状腺素引起的药源性甲亢。

（二）临床表现

大多数老年甲亢临床表现不典型，也称为隐蔽性甲亢（masker hyperthyroidism）。

1. 甲状腺素分泌过多综合征

（1）基础代谢率增高：甲状腺素使基础代谢率增高，产热与散热过多，以至皮肤潮红、温暖、多汗、怕热，甚至体温升高，表现为低热。

（2）糖代谢异常：由于餐后肠道吸收葡萄糖加速，而出现餐后血糖升高，糖耐量降低，但空腹血糖可以正常。

（3）蛋白质代谢：由于甲状腺素增多，促进蛋白质、脂肪分解，机体负氮平衡，因而体重减轻、易疲劳，血脂降低。

（4）神经精神症状：神经过敏、易激动、烦躁多虑、多言多动，注意力不集中，甚至出现幻觉、躁狂，神经肌肉兴奋性增高，出现舌、手细颤，腱反射活跃。

（5）心血管系统：表现为窦性心动过速、心律失常、心脏扩大、心功能不全。收缩压升高而舒张压正常或稍低，脉压增大，有水冲脉、毛细血管搏动和枪击音。

（6）消化系统：食欲亢进、多食易饥。但老年患者常厌食、消瘦，肠蠕动加快、大便频数，肝脂肪浸润而肿大，肝功能可能受损。

（7）运动系统：肌负氮平衡，肌酸磷酸分解从尿中排出增多，而进入肌肉减少，可引起肩胛肌群及骨盆肌群萎缩，软弱无力，行走困难，出现急性或慢性甲亢性肌病，甚至出现周期性瘫痪。骨质疏松与脱钙，25%的病例有高钙血症，尿钙磷增多，可引起纤维囊性骨炎。

（8）造血系统：外周血淋巴和单核细胞增多，白细胞和粒细胞偏低，血小板寿命短。

（9）内分泌系统：女性月经稀少、闭经，男性阳痿，偶伴有乳房发育，生育能力底下。由于皮质醇降解增快，可代偿性促肾上腺皮质激素释放激素增高，皮肤色素沉着。

2. 甲状腺肿大 Graves 病为弥漫性对称性甲状腺肿大，质地柔软，随吞咽上、下移动。但老年人甲状腺肿大少见，可有单结节或多结节。

3. 眼征 表现为非浸润性突眼（突眼度 <18 mm）和浸润性突眼（突眼度 >19 mm），双眼突出多不对称。老年人甲亢突眼多不明显。

4. 特殊表现

（1）甲亢性心脏病：中老年多见。心脏病发生在甲亢同时或以后，并具备以下条件之一：严重心律失常以房颤最多见；心脏扩大；心功能不全；心绞痛或心梗；二尖瓣脱垂。但必须排除其他心脏病，且甲亢控制后甲亢性心脏病能够缓解。

（2）淡漠性甲亢：老年多见。神情淡漠、嗜睡、厌食、腹泻、消瘦，甚至恶病质；也可有心律失常、心绞痛等症状。常无突眼，甲状腺不大或轻度肿大伴有结节。

（3）T_3型甲亢：有甲亢症状，但T_4不高，T_3增高。可见于结节性甲状腺肿、甲亢早期、甲亢复发或甲亢术后，病情较轻。

（4）甲亢伴周期性瘫痪：并发率 1.9%，以下肢麻痹多见，由低钾引起。低钾原因可能是骨骼肌内甲状腺激素增加了 $Na^+ - K^+ - ATP$ 酶的活性，使 K^+ 向细胞外转移所致。常由于摄取高碳水化合物、过度运动、感染、精神紧张、寒冷等因素诱发。

（5）其他：局限性胫骨前或桡骨前黏液性水肿、肢端肥厚症。

（6）甲状腺危象（thyroid crisis）：若重症甲亢未及时治疗、术前未准备好、各种应激刺激或 ^{131}I 治疗早期，可诱发甲亢危象。血中游离 T_3 和 T_4 高于正常人 5～10 倍。初期症状表现为：高热 >39℃或过高热；心率 >140 次/min，常有房颤或房扑；烦躁不安、大汗淋漓；腹泻、剧吐甚至脱水；血压早期升高、晚期降低、休克，甚至昏迷。

（三）辅助检查

1. 总甲状腺素（T_4）和三碘甲状腺原氨酸（TT_3）　放射免疫测定正常值分别为 5～13 μg/dL 和 70～200 μg/dL。血清甲状腺素 99.95% 以上与甲状腺结合蛋白（TBG）结合，而 TBG 常受某些因素的影响，所以，不如测游离 T_3、T_4（FT_3、FT_4）更能反映甲状腺的功能。

2. ^{125}I-T_3 吸收试验（^{125}I-T_3 U）　可排除 TBG 的影响，间接反映血中 T_4 水平。

3. 血清 FT_3、FT_4　不受 TBG 的影响，直接反映甲状腺的功能。

4. 放射免疫法测定 TSH　0.03 mIU/L，甚至测不出。

5. 甲状腺摄 ^{131}I 率　可受碘物质、抗甲状腺药物等因素的影响，已少用。

6. TRH 兴奋试验　甲亢时血中 T_3、T_4 升高，反馈抑制 TSH 释放，故 TSH 不被 TRH 兴奋。该试验安全，可用于老年人、有心脏病患者。方法：静脉注射 200～300 μg TRH 后，正常人 TSH 反应升高，高峰在用药后 20～30 min，甲亢患者 TSH 不升高。

7. 甲状腺刺激性抗体（TSI）或 TSH 受体抗体（TRAb）检测　阳性患者有诊断意义，可以判断预后，治疗中由阳性转为阴性者预示可以停药。

（四）诊断与鉴别诊断

1. 老年性甲亢　以甲亢性心脏病、淡漠型甲亢多见，甲状腺肿大、突眼不明显。若 TT_3、TT_4 均高可以确诊；有症状而 TT_3、TT_4 不高，可测 FT_3、FT_4、TSH，或 TRH 兴奋试验。

2. 单纯甲状腺肿　TT_4 不高，TT_3 正常或稍高，FT_3、FT_4、TSI 正常。TRH 试验正常。

3. 神经官能症　心率加快，但休息后恢复正常 <85 次/min，T_3、T_4 正常。

4. 消耗性疾病　肿瘤、结核等，有原发性疾病的特征，T_3、T_4 正常。

（五）治疗

1. 一般治疗 解除精神紧张，避免情绪激动等不良刺激。发病初期注意休息、高热量、高蛋白、高维生素饮食。酌情给予镇静剂、β阻滞剂，但合并冠心病和传导阻滞时慎用。

2. 特殊治疗 有抗甲状腺药物、放射性^{131}I治疗和手术治疗3种基本方法。老年性甲亢大多需要药物治疗。若甲状腺较大、反复发作、伴有甲亢性心脏病、周期性瘫痪等情况，可以考虑手术或同位素治疗。若甲状腺太大，有压迫症状或有结节者，必须手术治疗。

（1）药物治疗：常用药物有甲硫氧嘧啶、丙硫氧嘧啶、甲巯咪唑、甲亢平等。作用机制相同，主要抑制过氧化物酶使无机碘不能氧化为有机碘、碘化酪氨酸形成减少，阻止甲状腺激素的合成；轻度抑制免疫球蛋白的生成，使血中TRAb减少。丙硫氧嘧啶还可抑制T_4转化为T_3，T_3是主要发挥生物效应的激素。

根据病情决定剂量：开始可用甲巯咪唑10 mg、3次/d，或硫氧嘧啶100 mg、1次/8 h直至症状缓解、心率下降至80次/min或T_3、T_4恢复正常，以后可每2周减总量的1/3～1/2，直至维持剂量：甲巯咪唑2.5～10 mg/d、硫氧嘧啶25～100 mg/d，持续用药1.5～2年。如果用药期间虽然甲亢症状缓解，但有甲状腺增大、突眼加重，可能因用药过量使血中T_3、T_4减少而减弱了对TSH的反馈抑制，以至于TSH分泌增多导致甲状腺增生肥大，此时应酌情减量，并加用甲状腺片每日或隔日20～30 mg。

（2）药物疗效：上述药物并非病因治疗，停药前最好做TRH兴奋试验或TSI检测，在正常范围内可考虑停药。短疗程＜半年者，缓解率40%；疗程＞1.5年者，缓解率达60%。

（3）不良反应：粒细胞减少、皮疹及肝功能损害。应每周检测周围血白细胞及分类，若总数低于4000/μL，应服用升白细胞药如维生素B_4、鲨肝醇、利血生等，严重者可加用泼尼松。用药初期应每2周至1个月检查肝功，发现肝功损害者应酌情减量和给予保肝治疗。

3. 甲亢危象 属于危重病例，应及时抢救。经以下处理，可在36～72 h内缓解。

（1）抑制甲状腺激素合成药：首选丙硫氧嘧啶，首剂600 mg，口服或灌胃，以后200 mg/（6～8）h。或甲巯咪唑首剂60 mg，口服或灌胃给药，以后20 mg/（3～4）h。症状减轻后改用一般剂量。

（2）抑制甲状腺激素释放药：复方碘溶液（Logol's液），首剂30～60滴，口服，以后（5～10）滴/（6～8）h。或碘化钠0.5～1.0 g加入10%葡萄糖盐水，24 h内静滴，以后逐渐减量至停用。

（3）降低周围组织对甲状腺素的反应：如无心功能不全，可口服普萘洛尔

(40～80) mg/ (6～8) h，或缓慢静脉注射 1 mg，根据病情需要可间歇给 5 次，或肌内注射利血平 1 mg/ (6～8) h，并注意检测血压和心率。

(4) 拮抗应激：氢化可的松 100 mg/ (6～8) h 或地塞米松 10 mg/ (6～8) h，静脉点滴。

(5) 物理降温，镇静、吸氧。禁用阿司匹林（促进去甲肾上腺素释放，FT_4升高）。

第三节　更年期综合征

更年期综合征（climacteric syndrome）系指在妇女从生育期向老年期过渡的生理转化期间，由于卵巢功能衰退引起的下丘脑－垂体－卵巢轴功能障碍而出现一系列躯体症状的综合征候群。绝经前期是指绝经发生前、更年期过程的一个阶段，此期月经周期不规律，可有更年期的症状或主诉。男性在 50～60 岁或 60 岁以上才出现更年期综合征，而且一般无明显自觉症状，故多被忽略。

（一）病因和发病机制

自然绝经是由于卵泡数逐年减少和排卵停止所致。少女初潮时，双卵巢的卵细胞总数为 40 万～50 万个，发育期排卵 400～500 个，余者闭锁，30 岁时卵泡数开始减少，35 岁时急剧减少，同时促性腺激素敏感性下降，40 岁时只剩余 1 万～2 万个。进入更年期，当卵泡消耗殆尽或残留卵泡对促性腺激素不发生反应时，卵泡停止发育，不再合成激素而发生绝经。卵巢体积随上述变化而逐渐缩小，下丘脑－垂体－卵巢轴出现相应的变化。病理性绝经是由于下丘脑－垂体－卵巢轴病变（性染色体异常、卵巢发育不全、肿瘤、炎症、药物）和全身性疾病（甲状腺疾病、肾上腺疾病、贫血、营养不良、免疫缺陷等）所致。人工绝经是基于某些疾病治疗的需要，手术切除或放疗致卵巢功能永久性损害而致。

男性 60 岁以后睾丸功能退化，睾酮水平下降，但通常类固醇激素并不像女性那样明显减少。由于游离的激素能直接为组织所摄取或利用，血浆中游离睾酮明显减少。60 岁以后，血浆性类固醇结合球蛋白的浓度逐渐升高。促性腺激素在 50 岁以后呈逐渐增高趋势。

（二）临床表现

临床症状存在显著的个体差异，可能与生活环境、文化修养、精神状态及性格有关。人工绝经者症状常比自然绝经者更重。症状可以是短暂的，也可以持续很长时间。绝经早期主要表现为血管舒缩综合征；晚期（＞5 年）相继出现各器官系统衰老性疾病。

1. 雌激素缺乏相关的症状

（1）血管舒缩综合征：绝经后1～5年发生率为75%～85%。<25岁行双卵巢切除后1～6周的发生率为76%。血管舒缩综合征系因雌激素匮乏、自主神经功能障碍所引起以阵发性发作的轰热、潮红、自汗和心悸为特征的综合征。潮红先始于面、颈、前胸部，后波及下腹、躯干和四肢，皮肤血管扩张，片状红润充血，温度升高，伴头痛、头晕、心悸、烦躁、口干。为散热，患者多脱衣、袒臂、开窗、打扇或走向户外以驱热。潮红持续3～4 min后继以出汗、血管收缩、体温恢复正常而结束，发作周期为（54±10）min。夜间发作时，多突然从梦中惊醒，大汗淋漓，浸湿衣被，伴失眠焦虑。次日神志恍惚、健忘，伴恶心、呕吐、眩晕等不适。

（2）各器官系统衰老性疾病

1）性征退化和性器官萎缩、外阴干枯、阴毛脱落、外阴瘙痒、继发感染、性功能减退，膀胱、直肠膨出、子宫脱垂等。部分妇女出现多毛、脂溢、痤疮等男性化征象。

2）乳房萎缩、下垂，乳头乳晕色素减退，乳房坚挺性减弱，组织软塌。

3）皮肤黏膜干枯、多皱、毛发脱落、色素沉着和老年斑，易发生皮肤病。可出现口干、咽炎和声音嘶哑。

4）高血压、动脉硬化、冠心病及栓塞性疾病发生率随绝经后年龄增长而增高。低于55岁的妇女，冠心病发生率低于同龄男性5～8倍。

2. 精神、神经系统 更年期妇女易患精神抑郁症，健忘、强迫观念、偏执、情感倒错、情绪不稳、迫害妄想、焦虑、多疑、感觉异常、自觉无能和厌世感。部分呈躁狂、思维错乱和精神分裂症。

3. 肿瘤易发倾向 与免疫监视功能减退和衰老有关。据统计，妇科肿瘤发生率随年龄增长而升高，宫颈癌、宫体癌、卵巢癌发病高峰均为40～60岁。宫颈浸润癌41.8～48.7岁。

4. 泌尿系统 尿频、尿急，张力性或尿急性尿失禁。尿道黏膜脱垂、尿道肉阜、肾下垂、肾盂－输尿管积水和易尿潴留及感染。

5. 骨骼肌肉系统 骨关节（腕、肘、肩、髋和腰）、韧带、肌肉萎缩、酸痛和功能障碍等。骨质疏松是更年期影响最重要的病变之一。由于雌激素缺乏及T_3、T_4、降钙素的变化，发生骨质丢失、骨密度降低，表现为身材变矮，驼背，易发生骨折、骨关节痛。

6. 内分泌代谢变化

（1）高脂血症：表现为胆固醇、LDL、TG、VLDL增高，而HDL和HDL_2降低，故易致动脉粥样硬化和高血压。

（2）糖尿病倾向：因β细胞胰岛素分泌减少和外周组织胰岛素抵抗作用增强所致。

（3）水肿：甲减引起黏液性水肿、血管神经性水肿，或低蛋白血症、营养不良性水肿。

（4）免疫功能减退：易并发感染和肿瘤。

7. 绝经前卵巢切除与更年期综合征 绝经前妇女切除双侧卵巢越早，卵巢脱落症状出现的时间越早而频率高，症状明显。<25 岁卵巢切除者，术后 1 ~6 周即出现雌激素缺乏症状，发生率 76%，≥40 岁切除者，6 ~18 个月才出现症状。

（三）诊断和鉴别诊断

1. 病史 仔细询问月经史、婚育史、绝经年龄、卵巢和子宫切除时间。有无绝经后流血，既往史和家族史（心血管疾病、糖尿病、肿瘤）及诊疗史（激素和药物）。

2. 查体 全身查体。注意有无心血管疾病、肝肾疾病、肥胖、水肿、营养不良及精神神经系统功能状态。妇科查体应常规做宫颈细胞学检查，并注意有无性器官炎症、肿瘤。有绝经后流血者，应做分段诊刮和内膜病检。细胞学异常者，应做宫颈多点活检和颈管搔刮。卵巢增大者，应注意排除肿瘤。乳房常规检查。

3. 特殊检查 有指征时实行。

（1）激素测定：包括下丘脑 - 垂体 - 卵巢、肾上腺、甲状腺、胰腺功能的激素测定。

（2）血生化：包括血钙、磷、血糖、血脂、肝肾功能。

（3）影像学检查：重点是确诊骨质疏松症。包括骨密度、骨皮质厚度单/多束光吸收测量、中子活性测定、CT 和 MRI 检查。

4. 鉴别诊断

（1）非卵巢性闭经：包括神经性厌食症、高泌乳素血症、多囊卵巢综合征等。这些疾病均有其固有的临床表现，虽然也存在雌激素水平降低，但血管舒缩性症状少见。

（2）血管运动性潮红：甲亢、嗜铬细胞瘤、类癌综合征、结核及慢性感染等，亦可产生皮肤潮红，但一般不具备发作性的特点，必要时应完善检查鉴别。

（3）异常阴道出血：如出现月经频发、经量增多、间期出血或绝经后阴道出血，常与器质性病变有关。均应引起重视，认真对待。

（四）并发症

1. 自主神经系统功能紊乱伴有神经心理症状的综合征 精神神经症状：临床特征为围绝经期首次发病，多伴有性功能衰退，可有 2 种类型：兴奋型和抑郁型。

2. 泌尿生殖道症状 可出现外阴及阴道萎缩；膀胱及尿道的症状；子宫脱垂及阴道壁膨出等。

3. 心血管症状 部分患者有假性心绞痛，有时伴心悸、胸闷。少数患者出现轻度高血压，特点为收缩压升高、舒张压不高，阵发性发作，血压升高时出现头昏、头痛、胸闷、心悸。

4. 骨质疏松 妇女从围绝经期开始，骨质吸收速度大于骨质生成，促使骨质疏松。

（五）治疗

1. 性激素疗法（雌/孕激素替代治疗）

（1）指征：血管舒缩综合征、骨质疏松症、萎缩性阴道炎、早绝经、复发或顽固性尿道－膀胱炎。

（2）禁忌证：栓塞病史、慢性肝肾功能不全、性激素依赖性肿瘤、吡咯紫质沉着症、严重高血压、糖尿病、严重静脉曲张、嗜烟、不能坚持长期随诊者。

（3）方法：推荐口服用药，摒弃皮下埋植和肌内注射。局部用药仅限于老年性阴道炎，不宜长期应用。

1）雌－孕激素周期疗法：为规范的替代治疗。联合雌激素 0.625 mg/d×25 d（或相当于该剂量其他雌激素）于第 16～第 25 d 辅加分泌化剂量孕激素共 10 d。3～6周期为 1 疗程。凡有周期性撤血者，应继续辅加孕激素。若连续 3 个周期无撤血者，可停用孕激素。

2）单纯雌激素周期疗法：即以替代剂量雌激素每月服用 25 d。仅限于已行子宫切除而更年期症状明显者。未行子宫切除而黄体酮撤血阴性者，虽也可试用单纯雌激素疗法，但每隔 2～3 个月必行黄体酮撤血 1 次。凡撤血阳性者，应改为雌－孕激素周期疗法。若连续 3 次黄体酮撤血阴性者，可继续单纯雌激素周期疗法，但原则不超过 3～6 周期。

3）雌－雄激素疗法：适用于伴乳痛、性功能减退的妇女，且有遏制雌激素促内膜增生过长之作用。雌激素配伍甲睾酮 5～10 mg/d，含化。

（4）疗效

1）雌－孕激素治疗：可显著地改善精神－躯体症状。总有效率 84%～97%。遏制潮红有效率，单－雌激素为 96%，雌－孕激素为 95%，雌－雄激素为 91%，单－孕激素≥56%。头痛缓解率，雌激素或雌－雄激素为 93%。

2）雌激素治疗可明显改善骨质疏松症：使骨折率从 50%～70% 降至 3%。雄激素或同化类固醇治疗骨折率仍为 40%。然停用雌激素治疗后，骨折率复又升至 25%。

3）雌－孕激素周期治疗：97% 妇女出现周期性撤血并可持续至 60 岁。60～65 岁接受治疗者，仍有 60% 出现撤血，但经量日趋减少。也有坚持 17 年治疗撤血仍为正常者。

（5）不良反应：胃肠道反应与雌激素剂量和剂型有关，但妇女耐受性良好。为减少不良反应，应遵循个体化原则，采用最小有效剂量，待症状体征缓解后减量或停药。

（6）监测和随诊：重点是防止子宫内膜过度增生和癌变、乳腺增生反应和全身代谢异常变化。凡接受性激素替代治疗者，应每 3 个月门诊复查或信访 1 次。6 个月 1 次妇科检查，必要时做超声和子宫内膜活检。乳房检查注意有无小叶增生或肿块，并注意心、肝、胆、血液功能的监测。

2. 药物疗法

（1）α_2受体激动剂：可乐定，系咪唑啉衍生物、α_2受体激动剂、中枢性抗高血压药，并较好地遏制潮红发作，尤对夜间发作、褥汗失眠为佳。最初剂量 0.075 mg/次，3 次/d，可逐渐增大剂量至 0.45～0.9 mg/d。不良反应为头晕、嗜睡和口干。

（2）β 肾上腺素能阻断剂：柳氨苄心定可缓解心悸。

（3）镇静－抗焦虑剂和抗抑郁剂：镇静药如安定、苯巴比妥，以及抗抑郁药如丙咪嗪、多塞平，仅在精神神经症状明显时应用。

（4）其他：钙剂、维生素 D、降钙素和氟化物配伍性激素，可有效遏制骨质疏松症的发展并降低骨折率。

3. 精神心理保健　更年期妇女心身保健是全社会的任务。应加强社会卫生宣教和保健措施，开设心理保健咨询门诊，定期进行心理疏导。更年期妇女还应学会自我保健，以降低更年期综合征发生率。

4. 全身疾病的防治　积极防治更年期易患的全身性疾病，早期诊治心血管疾病、骨质疏松症、内分泌代谢疾病和肿瘤。

第四节　骨质疏松症

骨质疏松症（osteoporosis）是一种常见老年性疾病，其主要特点是骨量减少和骨的力学强度减弱，因而骨折危险性增加。不论男女，在其正常的退化和老化过程中，一般从 35 岁开始，骨组织中的骨质量即逐渐减少。这种非病理性骨组织量减少可称为“骨质贫乏”（osteopenia）。如果这种减少速度受各种因素影响而加快，导致全身骨量减少、骨皮质变薄、小梁骨减少、变形及变细、排列紊乱、骨骼多孔缺钙、质地疏松脆弱并出现骨痛等症状，从而易发生病理性骨折时，即为骨质疏松症。

（一）病因

骨质疏松症是一个复杂的病理生理过程，发病原因既有骨组织本身的因素，也有骨外的其他因素。前者包括骨量减少、骨修复不足、骨组织结构紊乱、骨骼的强度下降，特别是骨代谢机制异常等；后者主要受生物力学方面变化的影响，特别是应力作用、慢性劳损、创伤。与生活习惯和质量等也有关，如吸烟、过量饮酒、脑力劳动、钙的摄取不足、维生素 D 的缺乏、月经失调和异常、甲状旁腺功能亢进、糖皮质激素的使用、胃切除术等都是骨质疏松的危险因素。

（二）分类

目前广泛被接受的骨质疏松症的分类方法是按照原发性和继发性的分类方法。

1. 原发性骨质疏松症 分为两型：

（1）单纯型原发性骨质疏松症：病因较为单纯，可因性别而异。在女性，是因骨吸收增加伴停经的结果；在男性发病可能与睾丸素和（或）肾上腺雄性激素生成减少有关。

（2）加速型原发性骨质疏松症：本型的有些致病因素，如长期饮酒及原发性胆汁性肝硬化等，可加速骨质疏松症的发生。

近年来，又有人将原发性骨质疏松症分为以下两型，即Ⅰ型绝经后骨质疏松症和Ⅱ型老年性骨质疏松症。

2. 继发性骨质疏松症 类型繁多，分类亦较杂乱重复。目前多倾向于分为两类：

（1）激素代谢紊乱性骨质疏松症：肾上腺皮质功能亢进、甲状腺功能亢进及甲状旁腺功能亢进的患者常发生本症。

（2）废用性骨质疏松症：由于肢体长期制动和失用使骨吸收明显增加，新骨形成相应减少，小梁骨亦迅速丢失。

（三）临床表现

早期可无明显症状和体征，往往在病理变化已达到相当严重的程度，特别是发生病理性骨折时才会发现。有时是在体格检查时偶然查出的。本症比较常见的症状和体征包括：老年人逐渐出现驼背、腰背痛及肢体痛，疼痛症状多系长期存在，也可急性发作，常在用力或活动时出现。疼痛的性质及程度差异很大，轻者仅有酸胀或轻痛不适感，重者可剧痛难忍。出现病理性骨折时可有相应的症状和体征，脊椎、髋部和腕部骨折，即所谓的骨质疏松症三大骨折。原发病如甲状旁腺功能亢进、糖尿病、库欣综合征等，也可有其相应的临床表现。

（四）检查

双能 X 线吸收法（DXA）的测定值是目前全世界公认的诊断骨质疏松症的金标准。临床上推荐的测量部位是腰椎 1～4、总髋部和股骨颈。T 值 =（测定值 - 同性别同种族正常成人骨峰值）/正常成人骨密度标准差。

正常：T 值≥ -1，骨量低下： -2.5 < T 值 < -1，骨质疏松：T 值≤ -2.5。

（五）诊断

骨质疏松的诊断以骨量减少为标准。有以下情况的患者，应考虑有骨质疏松症的可能：①年龄超过 45 岁；②女性长期停经或绝经；③营养差；④饮食习惯不良；⑤长期坐、卧、缺少活动者；⑥嗜烟酗酒；⑦性功能低下；⑧长期使用激素类药物者；⑨曾行卵巢和子宫手术切除者；⑩患有糖尿病、库欣综合征、甲状旁腺功能亢进等疾病者。

随着影像学的发展，常规的 X 线检查已不能满足骨质疏松诊断的需要。近年来，从单光子吸收仪、双光子吸收仪、定量计算机断层，直到双能 X 线吸收仪，可更准确地测定骨密度和骨矿含量。必要时还可以进行骨形态计量学检查。相应的实验室检查有助于了解有无其他疾病和用于鉴别诊断。

（六）预防

1. 合理活动、适当锻炼　肌肉对骨组织是一种机械应力的影响，肌肉发达则骨骼粗壮。为此，应自幼加强身体的锻炼。在青壮年期，应尽量参加多种体育活动。到老年则要根据自身情况和具体条件，进行合理活动和适当锻炼。

2. 合理饮食、适当补钙　骨量的维持在很大程度上与营养及合理摄入的矿物盐密不可分。养成自幼合理饮食的良好习惯，多食含钙食物，对骨的发育和骨峰值十分重要。对于饮食钙低者，应给予补钙。

（七）治疗

目前对本症尚无理想和特殊有效的治疗方法，但如能积极预防、早期检查、早期发现并给予正确的处置，则可控制其发展，也能获得较好的治疗效果。

1. 药物治疗

（1）雌、孕激素替代疗法：雌激素替代疗法能有效地延缓或阻断绝经后快速的骨丢失，降低骨折发生率。目前多数主张雌、孕激素合用，认为不但有更强的骨合成促进作用，还可抑制子宫内膜增生和降低子宫颈癌的发病率。常用的方案为合成雌激素 0.625 ~1.25 mg/d，第 1 ~第 25 d 用药；甲羟孕酮 5 ~10 mg/d，第 15 ~第 25 d 用药，其余时间停药。

（2）降钙素：降钙素尤其适用于糖皮质激素所引起的骨质疏松症。常用制剂有鲑鱼降钙素，有效剂量为每次 50 ~100 IU，每周 3 次。

（3）钙制剂：任何一种方法治疗骨质疏松症，都应配合补充钙剂。摄入钙的定量标准各国不一，美国科学院对于 50 岁以上男性及女性推荐的钙摄入量是 1200 mg/d。膳食摄入不足的部分应给予钙剂补充，目前医用钙剂较多，可根据情况适当选用。

（4）其他：临床为促进骨形成常用的药物有，维生素 D、氟化物、二磷酸盐等。

2. 其他治疗 使用胸围、腰围、护腕等；理疗；吲哚美辛等解痉镇痛类药物。

第五节 糖尿病

糖尿病（diabetes mellitus）是一组以高血糖为特征的代谢性疾病，老年人较常见。由于平均寿命的延长、人口老龄化及生活模式改变等因素的影响，老年人糖尿病患病率逐年增加。60 岁以后患糖尿病或 60 岁以前患病延续到 60 岁以后者，称为老年糖尿病。老年人糖尿病大多为 2 型糖尿病，仅有极少数属 Ⅰ 型糖尿病。而全部 2 型糖尿病患者中年龄超过 60 岁的约占 50%，其中近一半的患者未予以及时诊断。本节主要阐述老年人 2 型糖尿病。

（一）病因和发病机制

目前认为，2 型糖尿病有着很强的遗传基础，存在多个基因的微效累积作用，其发病情况也与环境因素密切相关，老龄化本身即是其发病的危险因素。

1. 胰岛素抵抗 老年人胰岛素抵抗（insulin resistance，IR）较为常见，这种现象本身具有遗传倾向，循环中游离脂肪酸（FFA）、瘦素（leptin）、胰淀素（amylin）、脂源性肿瘤坏死因子 α（TNF-α）等，对胰岛素抵抗的产生起重要作用。FFA 可在肝脏和肌肉组织内抑制由胰岛素介导的葡萄糖摄取和利用，促进肝糖异生，还可引起胰岛 β 细胞中脂质堆积而影响胰岛素的分泌。瘦素可促进脂肪分解，产生大量 FFA，并能强烈而特异地削弱胰岛素的代谢作用。胰淀素能抑制胰岛素分泌，与糖负荷后血糖下降的延迟有关。TNF-α 能诱导胰岛素受体底物 - 1（IRS - 1）的丝氨酸磷酸化，并使之成为胰岛素受体酪氨酸激酶的抑制剂，抑制胰岛素受体活化，对脂肪细胞中葡萄糖运载体 4（GLUT4）有下调作用，抑制胰岛素依赖性葡萄糖转运。另外，TNF-α 可促进脂肪分解释放 FFA，并能升高循环中多种升糖激素（如胰高糖素、儿茶酚胺、皮质醇等）的水平。胰岛素抵抗可能是肥胖型老年糖尿病的主要致病因素。

近年来研究发现，中枢神经系统内的神经细胞也可以像胰岛 β 细胞分泌胰岛素，不仅能够帮助脑内神经细胞吸收葡萄糖，同时是神经细胞存活和形成记忆的关键物质。在长期的高血糖状态下，神经细胞对胰岛素的敏感性降低或产生耐受性，胰岛素就不能吸附在细胞膜上，导致神经细胞死亡，产生类似阿尔茨海默病（AD）的症状，也称为 3 型糖尿病。此外，脑内神经细胞胰岛素分泌不足时，同样会导致记忆不能形成，神经细胞不能生存。

2. β细胞代偿功能不全　老年糖尿病的发生还与胰岛素β细胞代偿功能的丧失（即β细胞功能衰竭）有关。有观点认为，老年糖尿病主要由于胰岛素缺乏所致。血中胰岛素原水平及胰岛素原/胰岛素比值的升高是胰岛功能衰竭的早期标志，在糖尿病前期老年患者可见胰岛素原不适当分泌增高的现象，而胰岛素的早期分泌相和迟发分泌相均有降低。2 型糖尿病中导致β细胞功能衰竭的原因可能有：①遗传因素决定的β细胞颗粒减少；②慢性高血糖对β细胞的毒性作用；③胰腺淀粉样纤维化破坏β细胞，老年 2 型糖尿病患者胰腺组织中胰淀素含量显著升高。β细胞功能不全在非肥胖型老年糖尿病发病过程中可能起主要作用。

老年人体内胰岛素抵抗和β细胞功能不全常同时存在，它们对老年人糖尿病发病的作用大小常因人而异。老年人易并发其他慢性疾病（如高血压），服用干扰糖代谢的药物（如β受体阻滞剂、利尿剂等），活动量减少及某些特殊心理压力的影响均对老年人糖尿病的发生、发展起一定作用。因此，老年人 2 型糖尿病的发生是在多基因遗传基础上，各种后天环境因素共同作用、累积的结果。

（二）临床特点

老年发病的 2 型糖尿病临床表现可分 3 种类型。

1. “三多一少”　即吃得多，喝得多，尿得多，消瘦。有报道称，老年人糖尿病以“三多一少”为首发症状者仅占 17%，且其中部分人说不清具体起病时间，实际病程已非一日，只是近来症状明显而已。

2. 病情隐匿　本型占 1/3 ~ 2/5，无明显“三多一少”症状，而是在体检或其他疾病检查中发现血糖高，而进一步检查糖耐量后确诊的。因为大多数 2 型糖尿病患者早期，尤其是老年人 2 型糖尿病早期，并无特异性临床症状，往往首先表现的是餐后高血糖，而清晨空腹血糖可正常或稍高，空腹尿糖也是阴性。这种餐后血糖高而空腹血糖可高或不太高的糖尿病患者，临床口渴、多饮、多尿、消瘦的症状多不明显。这是因为，在老年人糖尿病早期，胰岛素释放的第一时相延迟，胰岛素分泌量不足，因此餐后血糖增高，但胰岛素释放的第二时相多正常，且分泌峰值可较正常稍高，时间延长，导致胰岛素释放总量不减少，有时还增多，因此清晨空腹血糖多正常。

目前，糖尿病诊断标准大多仍采用 1985 年 WHO 的标准：空腹血浆血糖≥7. 8 mmol/L；服葡萄糖或餐后 2 h 血糖≥11. 1 mmol/L。但 40 岁以上的人的糖耐量检查中，若以空腹血糖≥7. 8 mmol/L 作糖尿病的诊断标准与服葡萄糖 2 h 血糖≥11. 7 mmol/L作诊断标准对照时，空腹血糖标准的漏诊率可达 56. 5%。说明临床大量糖尿病的早期被漏诊，失去早期发现、早期治疗的机会。因此，疑有糖尿病时，应首先查餐后 2 h 血糖或尿糖，在大量体检筛查中也应查餐后尿糖以减少漏诊。

3. 特殊表现 由于长期、慢性高血糖的毒性作用，引起了以各种急、慢性并发症如糖尿病非酮症高渗性综合征、心脑血管并发症、糖尿病眼病、神经病变、皮肤及会阴瘙痒或感染等前来就诊时，才被发现有糖尿病。因此，许多老年糖尿病患者失去了早期诊断和治疗的机会，应提高警惕。

另外，10% 的患者可有肩周关节疼痛伴中、重度关节活动受限。糖尿病性肌病，包括不对称的肌无力、疼痛和骨盆肌、下腹肌萎缩。精神心理改变表现为精神萎靡、悲观。足部皮肤大疱。肾乳头坏死往往无腰痛和发热的表现。

由于脑内神经细胞胰岛素分泌不足时，神经细胞发生变性、凋亡，引起细胞功能减退，表现为记忆力减退、焦虑、抑郁等认知功能障碍，类似于阿尔茨海默病的表现。

（三）并发症

1. 急性并发症 主要有非酮症高渗性综合征、酮症酸中毒、药物性低血糖或诱发乳酸酸中毒。对已有多种慢性并发症的老年糖尿病患者，这些急性并发症易诱发心、脑、肾等多器官功能衰竭，导致死亡。

（1）非酮症高渗性综合征（DNHS）：为糖尿病急性并发症，过去称为糖尿病非酮症高渗性昏迷。以严重的高血糖、高血浆渗透压、严重脱水、无明显酮症伴进行性意识障碍为主要特征，其中部分患者无昏迷而表现为轻度的中枢神经系统功能障碍，故将“昏迷”一词改为“综合征”。主要见于老年 2 型糖尿病或以往无糖尿病史的老年人（尤其后者极易误诊）。发病机制主要是，患者胰岛 β 细胞有功能缺陷，胰岛素分泌不足，但平时仍有一定的分泌功能。一般情况下，空腹血糖不高或稍高，无“三多一少”的症状。但在感染、创伤、急性心脑血管并发症或手术等应激情况下，拮抗胰岛素的激素如糖皮质激素、儿茶酚胺、胰高糖素等分泌增多，拮抗了胰岛素的作用。使糖异生增强，糖原分解增多，组织对葡萄糖的摄取减少，加重了内源性葡萄糖负荷，血糖明显升高；由于血糖升高引起高渗性利尿，水分大量丢失。有时老年人由于渴饮中枢功能障碍，渴觉不敏感，水分补充不足，进一步加重脱水。由于脱水，血容量不足，使醛固酮分泌增多造成高血钠、电解质紊乱，血浆渗透压增高，并发生肾前性尿少、尿闭。在胰岛素不足时，葡萄糖通过脑细胞膜的速度异常缓慢，因而细胞外液渗透压高于脑细胞内的渗透压，脑细胞内水分向细胞外转移，形成脑细胞内脱水，脑供血不足而产生精神、神经症状，甚至昏迷。虽然此时 DNHS 患者的胰岛素水平对血糖的作用明显不足，但尚足以抑制脂肪过度分解，从而能防止酮症的发生。

临床表现：①诱发因素的症状，各种应激疾病的症状如感染、外伤等。②严重脱水的症状，如头晕、无力、食欲缺乏、恶心、体重下降、心率加快、心音弱、四肢厥冷、尿少或无尿。③神经系统有不同程度的意识障碍、神智淡漠、迟钝、昏睡、昏迷；运动神经受累的症状，不同程度的偏瘫、全身性或灶性运动神经发作，包括失语、偏瘫、眼球震颤、斜视，灶性或全身性癫痫样发作。由于高血糖、高渗、脱水，血液浓缩黏度增高，易形成脑血栓。

DNHS 的诊断依据：①血糖明显增高≥33.3 mmol/L，甚至可达 83.3 mmol/L 以上。②血钠增高 >150 mmol/L，但也可轻度增高或正常。③血清钾可增高、正常或降低。主要受脱水、肾功能损害程度及血容量减少所致的继发性醛固酮分泌的影响。④血尿素氮升高，大多系由于肾前性失水、循环衰竭所致，也可因伴急性肾功能不全所致。血尿素氮可达 28.56～32.13 mmol/L。血肌酐也可升高。⑤血浆渗透压（正常范围为 280～300 mOsm/L）增高≥350 mOsm/L，或有效渗透压 >320 mOsm/L。因为葡萄糖、钾、钠为限制性溶质，不能自由通过细胞膜，其浓度的变化影响渗透压。而尿素氮为非限制性溶质，可以自由通过细胞膜，所以不影响渗透压，因此有学者认为可以计算有效渗透压。

血浆渗透压（mOsm/L）=2（钠+钾）mmol/L+血糖（mmol/L）+尿素氮（mmol/L）。

有效渗透压（mOsm/L）=2（钠+钾）mmol/L+血糖（mmol/L）。

（2）酮症酸中毒：多见于 1 型糖尿病和 2 型糖尿病应激状态如严重精神刺激、感染、创伤、手术、心梗、妊娠，以及治疗中断等。由于体内缺乏胰岛素，促使脂肪动员和分解加速，产生大量酮体（β-羟基丁酸、乙酰乙酸和丙酮）。血酮体升高称酮血症，尿排出酮体称酮尿。如 pH 在正常范围称代偿性酮症酸中毒，pH <7.35 时称失代偿性酮症酸中毒。

临床表现：代偿期症状不严重，仅有多尿、口渴、多饮、乏力、头晕、恶心、进食明显减少，如能及时发现并给予治疗，很快能予以纠正。否则，将发展到失代偿性期，上述症状加重，并有烦躁不安、呼吸加深，有烂苹果味。后期严重脱水、口干、尿少、血压下降、四肢厥冷。进一步发展到意识障碍、反射消失、昏迷。

实验室检查：尿糖和酮体阳性，可有蛋白尿和管型尿。血糖多数为 16.7～33.3 mmol/L，血酮体超过 4.8 mmol/L，CO_2CP 降低，pH <7.35 时剩余碱负值加大（< -2.3 mmol/L）。血 Na^+、Cl^- 降低，初期血 K^+ 正常或偏高，用胰岛素治疗后，血 K^+ 可降至 3 mmol/L 以下。血尿素氮、肌酐、渗透压、中性粒细胞均升高。

（3）乳酸性酸中毒：多见于老年人 2 型糖尿病，1 型糖尿病发生酮症酸中毒常合并高乳酸血症。1 型糖尿病时由于动脉缺氧和血压降低，葡萄糖无氧酵解加强，产生过多乳酸。2 型糖尿病虽无缺氧，但由于乳酸产生过多，老年人的肝肾功能常减退使乳酸消除过慢，以及在用降糖药治疗时易引起药物性低血糖，从而诱发乳酸性酸中毒。

临床表现为疲乏无力，神志模糊、嗜睡、呕吐、呼吸深快而昏迷。剧烈吐泻者可有脱水、休克。有 10%～15% 合并酮症酸中毒，50% 合并非酮症高渗性综合征。

实验室检查：pH<7.3；血乳酸>3 mmol/L为高乳酸血症，>5 mmol/L为乳酸性酸中毒；丙酮酸0.2～1.5 mmol/L，乳酸/丙酮酸≤30/1。阴离子间隙（血浆阳阴离子之差）扩大，[Na^+ − K^+] − [HCO_3^- + Cl^-] 正常值8～16 mEq/L，若>18 mEq/L表示血循环中未测定的酸性阴离子增多。如无酮症，无尿毒症，未服水杨酸制剂，无饮酒史等可提示乳酸性酸中毒。

2. 慢性并发症 老年糖尿病患者因年龄大、病程长、治疗延误等原因，慢性并发症较多，其中心脑血管并发症是老年糖尿病的主要致死原因。其表现与其他2型糖尿病患者相同，但发生率、严重程度、致残率、致死率在老年患者中更高。

（1）心血管病变：国内有报道，老年人糖尿病并发冠心病的患病率为45%～70%，高出非糖尿病者2～3倍，且随增龄而增加。老年糖尿病患者并发无痛性心肌梗死（34%）的比例高于非糖尿病者（24.2%），心梗死亡率（44.2%）远高于非糖尿病患者（27.5%）。此外，老年糖尿病可引起心肌损害，心脏自主神经功能紊乱等。参见第二章第五节。

（2）脑血管病变：糖尿病患者合并脑血管病变的比率是非糖尿病患者的4～10倍，其中85%为缺血性脑卒中，为反复、多发的腔隙性脑梗死，其死亡率2倍于非糖尿病患者。据统计，糖尿病心梗死亡与脑血管病的比率为73.6%∶13.6%，日本为（25.7%～41.6%）∶（15%～36%），我国的资料两者大致相同。参见第三章第四节。

（3）糖尿病肾病：是全身微血管病变的一部分，常与视网膜病变同时存在，也是2型糖尿病的主要死亡原因之一，仅次于冠心病和脑血管病变。糖尿病肾病包括肾小球硬化、肾小管上皮细胞变性、肾盂肾炎和肾乳头坏死等。参见第七章第五节。

（4）糖尿病眼病：包括糖尿病性白内障、青光眼、虹膜睫状体病变和微血管病变引起的视网膜病变。据北京协和医院报道，老年糖尿病患者并发白内障的达48%，上海眼耳鼻喉科医院报道，老年糖尿病患者视网膜病变的发病率为35.6%。参见第十一章。

（5）周围血管病变：糖尿病下肢动脉硬化闭塞症（DLASO），是糖尿病的大血管并发症。主要病理改变为动脉粥样硬化、管壁增厚、管腔狭窄及血栓形成，最终导致动脉闭塞，局部组织缺血，主要病变部位为胫前动脉、胫后动脉及腓动脉供血区。DLASO多发生于40～70岁的中老年2型糖尿病。随病程延长、年龄增加，患病危险性亦加大。DLASO较非糖尿病患者发病率高7～10倍，且占非外伤性截肢的50%以上。

临床表现：早期为小腿、足部发凉，若影响到神经干的供血，可有麻木、蚁行、斜刺感，小腿乏力，行路不能持久。当动脉管腔狭窄时，可有间歇性跛行、疼痛。下肢疼痛部位可反映DLASO病变部位。若为腘动脉远侧小动脉闭塞，仅为足部疼痛；若为腘动脉远侧及近侧均受累则为小腿及足部均有疼痛。早期热水洗脚，血管扩张，血供增多可减轻疼痛，若血管已闭塞不能扩张，热疗则使疼痛加重。此时可表现有静息痛，即肢体痛夜间休息时加重，疼痛难以入睡，起床行走、局部按摩以减轻疼痛，严重时夜间和白昼均有持续性疼痛与感觉异常（蚁行、麻木、烧灼、刺痛及肢端发凉等感觉）。本病应与糖尿病周围神经病变鉴别，后者多为双侧、对称性感觉异常，呈手套、袜子式，肢体远端更明显，但很少有痉挛性疼痛，膝反射、跟腱反射减弱或消失，踝部音叉震动阳性。

糖尿病足是指糖尿病肢端坏疽。是指与下肢远端神经异常和不同程度周围血管病变相关的足部溃疡、感染和（或）深层组织破坏。1972 年，Cattend 将其定义为"已因神经病变失去感觉及因缺血失去活力合并感染的足"。糖尿病足坏疽多发生在 50 岁以后，60~70 岁更多见。病因主要由于缺血、神经病变、感染 3 个因素协同作用而引起。糖尿病足的坏疽多为湿性坏疽，非糖尿病性血管病变引起的坏疽，多为干性坏疽。坏疽可突然发生，疼痛剧烈。但多数为缓慢发病，由于多伴有神经损害，可无疼痛。病初由于局部轻微损伤、感染、小水泡而诱发。足坏疽的好发部位为足趾及足跟，因足趾易受鞋袜挤压、足跟受重力挤压所致。

（四）诊断

老年人糖尿病应力争早期诊断，如能在糖耐量异常（IGT）阶段发现并予以干预措施，可阻断或减缓慢性并发症的出现。诊断主要依靠血糖检测，必要时做糖耐量检查。其他还包括血糖化血红蛋白（HbA_{1c}）、糖化血清蛋白、果糖胺及 1，5-脱水山梨醇等。但这些检查结果受许多因素的影响，对老年人糖尿病诊断的敏感性和特异性均较低，故诊断价值有限。

1997 年美国糖尿病协会及 1998 年 WHO 对糖尿病的诊断标准未提出年龄界限。由于老年人糖代谢有一定的特殊性，有人提出诊断标准应体现老年人糖耐量随年龄增加而减低的特点。1981 年我国糖尿病协作组会议提出了老年人糖尿病修订诊断标准（表 4-1）。当明确糖尿病的诊断后，应进一步了解胰岛素、C 肽释放情况，对糖尿病分型并指导治疗。对老年人糖尿病的并发症也要力争早诊断，可做相关检查，如 24 h 尿蛋白测定、眼底造影等。

表 4-1 老年人糖尿病诊断标准（OGTT），1981 年

	血糖（mmol/L）			
	0	1 h	2 h	3 h
<50 岁	≥6.9	≥10.5	≥8.3	≥6.9
50~59 岁	≥6.9	≥11.1	≥11.1	≥6.9
60~70 岁	≥6.9	≥11.7	≥8.9	≥6.9
>70 岁	≥6.9	≥12.2	≥9.1	≥6.9

（五）治疗

治疗目标是良好地控制代谢，预防和延缓急、慢性并发症，提高生活质量。治疗关键是控制高血糖，同时也应注意治疗高血脂、高血压。对老年糖尿病患者进行降糖治疗时，又必须防止低血糖，因老年人常有肝肾功能减退、摄食减少、应急能力下降、并发其他消耗性疾病，或服用与降糖药有协同作用的其他药物等，而易于发生药物性低血糖，后者又可导致跌倒、心肌缺血、脑梗死，甚至昏迷、死亡。故对于老年人糖尿病的血糖控制标准仍存在分歧，有人建议为了防止低血糖，应对老年人放宽血糖的控制标准。但多数学者认为，除非对那些非常高龄或寿限不长的老人及单独居住、就医困难或有严重痴呆者，血糖控制标准可适当放宽，其余的老年糖尿病患者仍应严格抑制血糖，尽可能将血糖控制在：$HbA_{1c}<7\%$，空腹血糖 <7.8 mmol/L，餐后血糖 <10 mmol/L。糖尿病的治疗应当是长期的、综合性的，具体治疗包括心理治疗、饮食治疗、运动治疗和药物治疗，同时应加强糖尿病知识的宣传教育。

1. 糖尿病教育和自我防治　对糖尿病患者进行教育是非常重要的基本治疗措施。糖尿病教育是糖尿病防治的核心，应贯穿于糖尿病诊治的整个过程。通过教育，应使患者了解到糖尿病的基础知识，正确掌握饮食和运动治疗的原则和方法，认识到代谢控制不佳的严重后果，对自我病情进行初步的观察，学会血糖检测、低血糖的识别和处理等基本技能，以达到提高糖尿病治疗和检测的依从性，使病情得到良好控制的目的。

2. 饮食治疗　饮食治疗是糖尿病治疗的基础。新发现的老年糖尿病且空腹血糖 <11.1 mmol/L 者，首先可单纯予以饮食控制及适当运动，1 个月后观察疗效，血糖达正常者继续饮食治疗并定期检查，未达正常者可加用口服降糖药治疗。

饮食治疗的目的是维持标准体重，纠正已发生的代谢紊乱，减轻 β 细胞负担。合理的饮食结构应为：高碳水化合物、高纤维素、低脂肪。一般碳水化合物占总热量的50% ~60%，蛋白质占15% ~20%，脂肪20% ~25%，增加饮食中纤维素的含量，尤其是可溶性纤维素的含量可降低血糖和血脂，而适量饮酒可减低老年糖尿病患者的冠心病死亡率，故予推荐。老年人一般不需要人为地增加蛋白质的摄入，除非存在蛋白质需要量明显增加或蛋白质丢失过多的情况。

3. 运动疗法　运动有助于血糖的利用，减轻体重，改善胰岛素敏感性。治疗原则是要注意运动方案的个体化。运动量应从小量开始，逐步增加，长期坚持。运动的时机以进餐后 1 h 为宜，但可灵活掌握。由于老人易合并心、脑血管病变，因此不宜做剧烈运动。

4. 药物治疗　饮食和运动不能使血糖达到满意的控制时，应使用降糖药物治疗。目前临床中使用的降糖药主要有五大类：磺脲类、双胍类、α-葡萄糖苷酶抑制剂、噻唑烷二酮类及胰岛素。对老年糖尿病患者应根据其临床情况（如体重、疾病进展阶段等）和药物的药理特性选药。老年糖尿病主要是2型糖尿病，故首选口服降糖药，对于肥胖且血糖轻度升高（尤其以餐后血糖升高为主）的患者，宜选用α-葡萄糖苷酶抑制剂、双胍类及噻唑烷二酮类药物。而非肥胖者及血糖较高者则应选用磺脲类药物，磺脲类可与其他类口服降糖药合用以控制血糖。因为2型糖尿病是一种缓慢进展性疾病，随着时间的推移，残存β细胞功能缓慢下降，许多2型糖尿病患者最终往往必须用胰岛素治疗。老年患者有以下几种情况时必须用胰岛素：1型糖尿病患者；老年患者如用最大剂量口服降糖药仍不能将血糖控制在11.1 mmol/L以下，血糖过高（>16.7 mmol/L），有高渗性危险者；有急性并发症者；有较严重的慢性并发症者；拟手术者（尤其是大、中型手术）。胰岛素可与各类口服降糖药合用，使血糖达到稳定控制并可减少胰岛素用量，减少由于使用胰岛素引起的体重增加和心血管方面可能存在的不良反应（高胰岛素血症）。比如使用口服降糖药时，在晚餐前加用中效或长效胰岛素常能有效控制全天血糖。对老年人选用降糖药时必须考虑各种药物的安全性。

（1）磺脲类药物：是常用的降糖药，长期使用这类药物一般可降低空腹及餐后血糖3～5 mmol/L，降低 HbA_{1c} 约20%，但存在原发性和继发性失效的问题。不良反应主要是易引起低血糖，尤其是长效制剂，如格列本脲（优降糖）和氯磺丙脲，危害性更持久。因此，对老年人应选用短效制剂，如格列吡嗪（美吡达）、格列齐特（达美康），格列喹酮（糖适平）等。新近研制的格列美脲起效快，作用时间短，对心血管钾通道、血管及心脏的影响较小，故对老人比较适宜。

瑞格列奈，作用机制与磺脲类相似，但药物的化学结构和作用的受体位点不同，起效迅速，代谢快，进餐时服用，不进餐则不服，称为“餐时血糖调节剂”，因服药方式灵活且减少了由误餐或用餐推迟导致的低血糖，适用于老年患者。

（2）双胍类：可减少糖异生，抑制肠道对葡萄糖的吸收，改善胰岛素敏感性，增加周围组织对葡萄糖的利用，不会引起体重增加，单独使用不会导致低血糖，还可降低三酰甘油和低密度脂蛋白（LDL）并增加高密度脂蛋白（HDL）水平，减少心血管并发症的危害性。

二甲双胍于1957年首次用于临床，以其卓越的降糖作用及相对安全性被医学界认可，成为最常用的口服降糖药之一。二甲双胍的毒副作用较少，主要是胃肠道反应，一般可耐受，对肥胖型患者适用，但亦有引起乳酸中毒的危险性，所以，80岁以上老人、肝肾功能不全、合并较重的心肺疾病者均不宜使用。

近年来研究发现，二甲双胍除了降低血糖、降血脂、减轻体重外，二甲双胍还可以使轻中度男性高血压患者血压显著下降，减少高血压患者的微量蛋白尿的产生，降低动脉粥样硬化的危险性，治疗心肌肥厚；同时还可以调节多卵巢综合征患者的月经周期、促进排卵、提高妊娠率、减少流产的发生。另外，二甲双胍可治疗或延缓乳腺癌的复发，预防因吸烟引发的肺癌及有效降低罹患肠癌风险。

（3）α-葡萄糖苷酶抑制剂：分为不吸收型和可吸收型两类，分别有阿卡波糖和米格列醇，可吸收型亦不经代谢而从肾脏快速排泄，通过竞争性抑制 α-葡萄糖苷酶而降低肠道的糖吸收，减缓餐后血糖高峰形成，使血糖趋于平稳，亦有益于改善高胰岛素血症和高脂血症。这类药单独应用不引起低血糖和体重增加，对老年人和肥胖者尤为适用，对 2 型糖尿病单用饮食治疗而血糖控制不佳者可作为一线用药。亦可与其他降糖药合用。不良反应主要为腹胀与肛门排气增多，从小量开始服用，可逐渐耐受。对有胃肠疾病及肝功能不全者慎用。

（4）噻唑烷二酮类：可增加胰岛素敏感性，降低三酰甘油，增加高密度脂蛋白的水平；该类药物有以下几种：曲格列酮、赛格列酮、帕格列酮、罗格列酮、恩格列酮。由于曲格列酮可致严重的肝损害，因此，目前在英国和美国 FDA 已禁止使用。该类药物可显著减轻外周组织的胰岛素抵抗。

（5）胰岛素：对老年糖尿病患者如使用得当，可成功地控制代谢，改善症状。许多地方已推广每天注射 2 次中效或预混胰岛素的方案，或与口服降糖药交替或联合使用。胰岛素的主要不良反应是易引起低血糖和体重增加，后者可通过合用双胍类、α-葡萄糖苷酶抑制剂或噻唑烷二酮类药加以改善。新的胰岛素类似物起效快，半衰期短，引起低血糖的危险性较小，使用灵活方便，对老年人较为适用。胰岛素笔和胰岛素泵的应用使患者对胰岛素的依从性显著提高。血糖水平是调整胰岛素剂量的依据，一般 3 ~4 d 调整 1 次，每次不超过 8 U。

（6）酪氨酸磷酸酶抑制剂：胰岛素抵抗是肥胖型 2 型糖尿病和代谢综合征发病的关键机制。2017 年，Nature Chemical Biology 报道，一只小分子抑制剂在酪氨酸磷酸酶上有一个特异性结合位点，可竞争性抑制此酶的活性，可有效逆转实验性 2 型糖尿病。口服生物利用度好，是一种有前途的药物。

老年人常合并其他疾病，服用多种药物，在降糖治疗时还应注意其他药物对降糖药在药代动力学和药效动力学方面的影响，有些药物（如 β 阻滞剂）还可能掩盖低血糖症状，只有对老年患者血糖严密监测，熟悉各种药物的适应证及禁忌证，才能保障降糖药物安全而有效地发挥作用。

5. 中医中药 中医将糖尿病称为“消渴症”。我国最早的医书《黄帝内经素问》及《灵枢》中就记载了“消渴症”这一病名。汉代名医张仲景《金匮要略》之消渴篇对“三多”症状亦有记载。消渴症的成病机制主要是素体阴虚，五脏柔弱，复因饮食不节，过食肥甘，情志失调，劳欲过度，而导致肾阴亏虚，肺胃燥热；病机重点为阴虚燥热，而以阴虚为本，燥热为标；病延日久，阴损及阳，阴阳俱虚；阴虚燥热，耗津灼液使血液黏滞，血行涩滞而成瘀；阴损及阳，阳虚寒凝，亦可导致瘀血内阳。常见的纯中药有恒济悦泰胶囊等，主要由玉竹、山茱萸、葛根、苍术、山药、麦冬、知母等多味中药精炼而成。

6. 细胞治疗　通过胰腺移植、胰岛移植及干细胞移植，重建糖尿病患者体内的功能性胰岛 β 细胞总量，达到治疗目的。

（1）胰腺移植：1966 年，胰腺移植开始用于治疗糖尿病，此后不断改进，迄今全球已开展胰腺移植 30 000 例以上。胰腺移植可有效缓解糖尿病，由于移植后发生的免疫排斥反应，往往会导致移植失败，故必须长期应用免疫抑制剂。

（2）胰岛移植：1967 年，同种异体胰岛移植首次被用于治疗 1 型糖尿病患者。其后相继出现了多种针对 1 型糖尿病的胰岛移植方案，其中包括最为著名的“埃德蒙顿方案”，接受这种治疗方案的部分 1 型糖尿病患者体内的血糖水平能维持正常达数年。然而，供体来源的短缺和需要长期应用免疫抑制剂限制了其临床推广应用。而且移植后患者体内功能性胰岛细胞无法长期维持存活，移植后随访 5 年的患者中不依赖胰岛素治疗的比率低于 10%。

（3）干细胞移植：目前体外研究和动物实验研究中发现，可能具有分化为胰岛 β 细胞潜力的干细胞类型主要包括：胚胎干细胞（embryonic stem cells，ES 细胞）、诱导性多能干细胞（induced pluripotent stem cells，iPS 细胞）及成体干细胞（adult stem cells），成体干细胞可来源于胰腺、骨髓、肝、肠上皮、神经上皮等不同组织，其中间充质干细胞（mesenchymal stem cells，MSCs）尤其受到关注。目前，人们尚不能在体外从 ES 细胞、iPS 细胞等各种类型干细胞中成功诱导出能够用于开展人类胰岛移植的功能成熟的胰岛细胞。

美国 Ramiya 等从尚未发病的糖尿病小鼠胰岛导管中分离出胰岛干细胞，在体外诱导分化成产生胰岛素的 β 细胞。实验表明，接受移植的糖尿病鼠血糖浓度控制良好，而对照组小鼠死于糖尿病，为干细胞治疗糖尿病奠定了实验基础。胰岛细胞移植和干细胞移植尚处在研究阶段，有待充分的临床证据证实其有效性和实用性。

7. 并发症治疗　在常规治疗的基础上，针对不同并发症进行对症治疗。

（1）非酮症高渗性综合征：去除诱因。大量补液纠正脱水（可达体重的 12% 以上），开始以等渗生理盐水为主，若血渗透压过高可用低渗盐水（0.45%），并检测血糖、血钠和血浆渗透压，及时调整输液量和输液速度。小剂量胰岛素（0.1 U/kg 体重）静脉持续点滴，使血糖每小时降低 3.9～6.1 mmol/L。降至 13.9 mmol/L 时改为皮下注射（每 3～5 g 葡萄糖用 1 U 胰岛素），1 次/（4～6）h。及时纠正水电解质和酸碱平衡紊乱。控制感染、心衰、肾衰等。

（2）酮症酸中毒：去除诱因。大量补液纠正脱水（可达体重的 10%），补液以生理盐水为主，当血糖降至 13.9 mmol/L（250 mg/dL）时可改用 5% 葡萄糖溶液。小剂量胰岛素静脉持续点滴，同上。及时纠正水电解质和酸碱平衡紊乱。控制感染、心衰、肾衰等。

（3）乳酸性酸中毒：去除诱因。吸氧。纠正低血压或循环性休克及心衰。及时纠正水电解质和酸碱平衡紊乱，补充生理盐水和等渗碳酸氢钠（1.25%），力争在2～8 h内使血pH恢复正常。小剂量应用胰岛素，同上。静脉注射亚甲蓝1～5 mg/kg，2～6 h作用达高峰，并持续14 h，具有促进乳酸转变为丙酮酸的作用。

（4）糖尿病慢性并发症：参见本书其他有关章节。

第六节　肥胖症

肥胖症（obesity）公认的定义是体内贮积的脂肪量超过理想体重20%以上，而不是指实际体重超过理想体重20%以上。后一种定义对于某些特别的个体如健美和举重运动员是不适用的。肥胖可由许多疾病引起，故肥胖症并非一种病名，而是一种症候。根据病因肥胖症可分为单纯性与继发性肥胖两类，本节重点介绍单纯性肥胖症。

（一）病因与发病机制

单纯性肥胖的病因和发病机制尚不完全清楚，可能与下列因素有关。

1. 遗传因素　流行病学调查表明，单纯性肥胖者中有些有家庭发病倾向。肥胖父母所生子女中患单纯性肥胖者，比父母双方体重正常者所生子女高5～8倍。1994年，Zhang等用酵母菌克隆出ob/ob小鼠的肥胖基因（*ob*基因）。*ob*基因位于第6号染色体上，其表达产物称瘦素（leptin）。其重要生理作用之一是将体内脂肪贮存的信息传送到下丘脑和弓状核，通过使神经肽Y减少而使摄食减少。ob/ob小鼠由于缺乏*ob*基因，在生命的早期即有多食、肥胖、高血糖和高胰岛素血症、糖尿病、低体温和不育。据此推论，可能与肥胖的发生有关。

2. 精神神经因素　下丘脑的食欲中枢和个体的摄食行为受许多激素和细胞因子的调节。刺激下丘脑中的腹内侧核可使动物拒食，而完全破坏该神经核则引起多食。脑室内直接注射瘦素比在中枢神经系统以外的全身注射引起的反应更为强烈，提示中枢神经系统为瘦素作用的重要部位。周围神经系统对摄食也具调节作用。人进食后的“饱感”就是通过周围神经将感受到的信号传送到中枢神经，因而停止继续进食。人们在悲伤或过于兴奋的情况下进食减少，说明精神因素对摄食也有调节作用。临床上可见下丘脑发生病变所引起的肥胖或消瘦，肥胖是下丘脑综合征的常见临床表现之一。

3. 内分泌因素　许多激素如甲状腺素、胰岛素、糖皮质激素等可调节摄食，推测这些激素可能参与了单纯性肥胖的发病机制。肥胖者对胰岛素抵抗而导致高胰岛素血症，高胰岛素血症可使胰岛素受体表达下调而增加胰岛素抵抗，从而形成恶性循环。胰岛素分泌增多可刺激摄食增多，同时抑制脂肪分解，因此引起体内脂肪堆积。

4. 生活方式与饮食习惯 运动员在停止运动后、经常摄入高热卡饮食或食量大，吸烟者在戒烟后、睡前进食，喜欢吃油腻食物，每天进餐次数少而每餐进食量大等，都与单纯性肥胖的发生有关，但都不是单纯性肥胖的唯一病因。

（二）临床表现

单纯性肥胖可因体形引起自卑、焦虑、抑郁等身心相关问题，并可引起许多不良的代谢紊乱和疾病。如高脂血症、糖耐量异常、高胰岛素血症、高尿酸血症。肥胖还易引起下述疾病：高血压、冠心病、中风、动脉粥样硬化、2 型糖尿病、胆结石及慢性胆囊炎、痛风、骨关节病、子宫内膜癌、绝经后乳癌、胆囊癌、男性结肠癌、直肠癌和前列腺癌发病率均升高。呼吸系统可发生肺通气减低综合征、心肺功能不全综合征和睡眠呼吸暂停综合征。严重者可导致缺氧、发绀和高碳酸血症。

（三）诊断

单纯性肥胖的诊断应包括病因诊断、肥胖诊断和并发症诊断。单纯性肥胖病因目前尚不明了，主要靠询问病史，了解肥胖发病的可能因素，并发症诊断则多依赖于实验室，评判肥胖的方法则有许多种。下面介绍单纯性肥胖的诊断方法。

1. 病史

（1）发病年龄：一生任何年龄都可发生肥胖，女性发病多在分娩后和绝经后，男性则多在 35 岁以后。

（2）性别：肥胖女性比男性多，特别是体内总脂量比男性多，这可能与性激素有关。

（3）职业：职业的不同意味着体力劳动强度的不同。少动的脑力劳动者比体力劳动者肥胖发生率要高。

（4）家庭经济状况：家庭经济状况一般反映一个家庭的营养供给情况。经济状况差，摄入的能量少，肥胖发生率比家庭经济富裕者少。

（5）发病特点和自觉症状：单纯性肥胖一般是缓慢长胖（除女性分娩后长胖），短期内快速长胖应多考虑继发性肥胖。一般轻、中度单纯性肥胖无自觉症状，重度肥胖者多有不耐热，活动能力减低甚至活动时有轻度气促，睡眠打鼾，饭量不增加甚至比以前相对减少。有的可有并发症如高血压、糖尿病、痛风等临床表现。约1/2成年肥胖者有幼年肥胖史。

2. 体格检查 着重于检查肥胖的特征及其所带来的不良后果和疾病的体征。

肥胖者特征是身材显得矮胖、浑圆，脸部上窄下宽，双下颏，颈粗短，向后仰头枕部皮褶明显增厚。胸圆，肋间隙不可见，乳房因皮下脂肪厚而增大。站立时腹部向前凸出而高于胸部平面，脐孔深凹。短时间明显肥胖者在下腹部两侧、双大腿和上臂内侧上部和臀部外侧可见白纹。手指、足趾粗短，手背因脂肪增厚而使掌指关节骨突处皮肤凹陷，骨突变得不明显。前述肥胖特征，不是每个肥胖者均具有，这取决于肥胖的程度及肥胖的速度。

3. 辅助检查 肥胖本身实验室检查无特别异常，主要是检查有无肥胖所引起的不良后果。

（1）血液生化：单纯性肥胖者可有口服糖耐量异常、合并有高脂血症，故应检测空腹及餐后2 h血糖，定期检查血脂全套，常见有三酰甘油、胆固醇和低密度脂蛋白－胆固醇升高。血尿酸可以升高，但机制不大清楚。严重脂肪肝者可有肝功能异常。

（2）腹部B超：检查肝脏和胆囊，有无脂肪肝、胆结石和慢性胆囊炎。

（四）肥胖的评定及脂肪分布的检测

迄今为止尚无直接测定体内脂肪总量的方法。目前都是通过间接方法来测量。

1. 人体测量法 大多数人体测量的方法所得结果只算出体重，并不真正反映体内脂肪量，因此，根据人体测量结果来评定肥胖，必须结合肉眼观察是否肥胖做出判断。

（1）理想体重：理想体重＝身高（cm）－105，或等于身高（cm）减100后再乘以0.9（男性）或0.85（女性）。实际体重超过理想体重20%则判定为肥胖。

（2）体重指数（BMI）：BMI＝体重（kg）/身高^2（m）。为常用指标。1997年WHO根据BMI结果对肥胖的分级标准为：正常BMI为18.5～24.9；≥25为超重；25～29.9为肥胖前期；30.0～34.9为Ⅰ度肥胖（中度）；35.0～39.9为Ⅱ度肥胖（重度）；≥40为Ⅲ度肥胖（极重度）。2000年国际肥胖特别工作组提出，亚洲成年人BMI正常范围是18.5～22.9；≥23为超重；23～24.9为肥胖前期；25～29.9为Ⅰ度肥胖；≥30为Ⅱ度肥胖。

根据世界卫生组织定下的标准，亚洲人BMI若高于22.9便属于过重。亚洲人和欧美人属于不同人种，WHO的标准不是非常适合中国人，为此制定了中国参考标准（表4－2）。

（3）腰臀比值（WHR）：为以肋骨下缘与髂前上棘之间中点的径线（腰围）与股骨粗隆水平的径线（臀围）的比值。正常成人男性＜0.90，女性＜0.85。超过此值为腹型肥胖。

2. 人体总脂测定 人体总脂测定是间接测定体内脂肪总重量的方法。大多数方法是测定无脂肪组织的重量，再从人体总重量中减去无脂肪组织的重量，即得体脂总重量。这些方法的前提是假定身体组成只有两部分，即脂肪组织和无脂肪组织。

表 4-2　体重指标参考标准

	WHO 标准	亚洲标准	中国标准	相关疾病发病危险性
偏瘦	<18.5			低（但其他疾病危险性增加）
正常	18.5~24.9	18.5~22.9	18.5~23.9	平均水平
超重	≥25	≥23	≥24	
偏胖	25.0~29.9	23~24.9	24~27.9	增加
肥胖	30.0~34.9	25~29.9	≥28	中度增加
重度肥胖	35.0~39.9	≥30	—	严重增加
极重度肥胖	≥40.0			非常严重增加

（1）总体水（TBW）测量法：原理是体内贮存的脂肪是无水的，水都存在于无脂肪组织中，且其含量比较恒定；用同位素稀释法即用^{3}H或^{2}H标记的水测量总体水，从而将无脂肪组织重量测定出来，即可知道体脂总量。

（2）总体钾测定：用$^{40}K^{+}$来测定身体中无脂肪组织的重量，再从实际体重中减去无脂肪组织的量，即得体脂重量。方法也是用同位素稀释法。

（3）生物电阻抗测定法：根据测定生物电阻抗测量人体脂肪。人体脂肪越多，电阻抗值越大。肥胖检出率高于单用体重法。

（4）双功能 X 线吸收法：原理是 X 射线球管发生的 X 射线经边缘滤波后，形成两个能量不同的峰，它们经过密度不同的组织则有不同的衰减率。可测全身，也可测局部，无创伤、有较高的准确性。与其他方法测定全身脂肪量的结果有很好的相关性。

3. 皮下和腹部脂肪测定法　有 X 线照片、B 超、CT、MRI 和红外线相互作用法。CT 是诊断内脏型肥胖最精确的方法。一般采用第 4~第 5 腰椎水平扫描，计算腹内脂肪面积。通常把≥120 cm^2作为诊断内脏性肥胖的标准。

（五）鉴别诊断

单纯性肥胖的诊断必须首先排除继发性因素。常见的有内分泌源性如皮质醇增多症、多囊卵巢综合征、下丘脑性肥胖、胰岛素瘤、原发性甲减、泌乳素瘤等；其他包括药物引起的肥胖，如氯丙嗪、胰岛素等。根据有原发疾病的典型的临床特征，辅以相关激素测定及功能试验，不难鉴别。

（六）治疗

肥胖是由于每日摄入热能总量超过机体消耗能量总量，剩余热能以脂肪形式储存于体内导致。因此，肥胖的治疗主要包括两个方面：减少摄入、增加消耗。

1. 教育与行为治疗　是肥胖治疗的重要基础。包括肥胖症的危害、营养教育、运动治疗、社会和家庭的支持、情绪心理调适等。除由内科医师、心理学家、营养医师和护士组成指导小组外，还应取得家庭配合，指导患者制订计划。

2. 饮食治疗 通过限制能量的摄入，使总热量低于消耗量以减轻体重，应注意减肥并非简单地减轻体重，而是去除体内过多的脂肪，并防止其再积聚。

低热量饮食（1ow calorie diet，LCD）每公斤理想体重给予热量 42～84 kJ（10～20 kCal），极低热量饮食（very low calorie diet，VLCD）每公斤理想体重给予热量 42 kJ（10 kCal）或更低。

轻度肥胖者，根据患者的代谢率，算出其 24 h 需热量，再扣除 600 kCal/d，使每周体重下降 0.5～1.0 kg。蛋白质含量为 1 g/（kg·d），并有足够维生素和其他营养素，适当增加蔬菜以满足饱腹感。中度肥胖者，限制每日摄入总热量在 5020 kJ（1200 kCal）以下，或按每日每公斤标准体重 63～84 kJ（15～20 kCal）计算，使每日体重减轻 1～2 kg，蛋白质含量不低于每日每公斤标准体重 1 g 或占总热量的 20%，可适当增加蔬菜以满足饱腹感，应避免、减少吃甜食、油煎食物、巧克力等食物，饮食中应含有足够的维生素和其他营养，饮食治疗数周后应根据体重下降情况调整计划。重度肥胖者，每日摄入总热量限制在 3347 kJ（800 kCal），但热量过低可引起衰弱、脱发、抑郁、甚至心律失常。而且不能超过 12 周，否则会带来危险。

饮食疗法中最简单的疗法就是饭前喝汤，原理是通过胃黏膜迷走神经末梢向脑干食欲中枢发出冲动，可抑制食欲中枢兴奋性，使食欲自动减少 1/3，进食速度也变慢。

3. 体育锻炼 不仅使体重减轻，而且能减少体脂，使下降的体重得以维持。应与饮食治疗同时配合，根据自己的情况和爱好自行选择，并长期坚持，否则体重不易下降，或下降后又复上升。应进行有氧运动，循序渐进。运动方式应适合患者具体情况。运动程度可用最大心率来估计：最大心率 = 220 - 年龄，运动疗法要达到有效减肥效果，需保证每周至少 3 次，每次 30 min 以上，并长期坚持。运动方式应适合患者具体情况（表 4－3）。

表 4－3　各项运动所耗热量表（60 min）

逛街	110 大卡	游泳	1036 大卡
骑脚踏车	184 大卡	泡澡	168 大卡
开车	82 大卡	熨衣服	120 大卡
打网球	352 大卡	洗碗	136 大卡
看电影	66 大卡	爬楼梯	480 大卡
遛狗	130 大卡	洗衣服	114 大卡
郊游	240 大卡	打扫	228 大卡

续表

有氧运动	252 大卡	跳绳	448 大卡
打拳	450 大卡	午睡	48 大卡
念书	88 大卡	跳舞	300 大卡
工作	76 大卡	慢走	255 大卡
打高尔夫球	186 大卡	快走	555 大卡
看电视	72 大卡	慢跑	655 大卡
打桌球	300 大卡	快跑	700 大卡
骑马	276 大卡	体能训练	300 大卡
滑雪	354 大卡	健身减肥操	300 大卡
插花	114 大卡	练武术	790 大卡
买东西	180 大卡	仰卧起坐	432 大卡

4. 药物治疗　理想的减肥药应能减少能量摄取，增加能量消耗，并改善与肥胖症相关情况的危险因素。目前常用的有以下几种：

（1）儿茶酚胺刺激剂：这类药物主要作用在中枢神经系统以抑制食欲，通过神经末梢释放去甲肾上腺素介导。但由于其成瘾性，现已禁用作减肥药。其他同类制剂有：芬特明、安非拉酮、吗吲哚等，既保留了抑制食欲的作用，又只有很弱的兴奋性，且不成瘾。

（2）血清素能协同剂：使突触前神经元释放血清素并抑制其重新摄取，从而达到抑制食欲，增加饱腹感的目的。过去曾用芬氟拉明或右芬氟拉明，但因其潜在心血管不良反应而备受关注，临床上已少用。

（3）血清素和去甲肾上腺素能重新摄取抑制剂：代表药物为西布曲明，它具有抑制神经末梢重新摄取血清素和去甲肾上腺素的双重作用，也可阻断多巴胺重新摄取，以减少食物摄入，同时增加代谢率和产热。

（4）脂肪吸收抑制剂：主要为四氢脂酶抑制素，又称奥利司他。该药可抑制胰和胃的脂酶，使肠道脂肪吸收减少，体重减轻与剂量相关。

5. 中医中药　祖国医学对肥胖治疗有独到之处。肥胖病中医辨证分为：脾虚湿阻型，胃热湿阻型，肝瘀气滞型，脾肾两虚型，阴虚内热型 5 型，此为基本分型，并以此为基础辨证施治。常用减肥中药有决明子，荷叶，泽泻，番泻叶，汉防己，防风，黄芪，白术，何首乌，山楂，海藻，大黄等。

6. 干细胞治疗　研究发现，在一定的条件下，成体肌肉干细胞可以转变为棕色脂肪。棕色脂肪是一种在对抗肥胖症中有关键作用的有益脂肪，它是一种燃烧能量的组织，对于机体保持温暖和调节温度的能力很重要。此外，棕色脂肪越多意味着肥胖的可能性越小。目前，这一研究还处于初步阶段，还有许多问题有待研究。

7. 手术治疗 仅限于严重肥胖且上述措施疗效不佳的患者，必须严格掌握手术适应证。手术方式有吸脂、切脂和减少食物吸收，包括空－回肠分流术、胃减容术等。

第七节 脂质代谢紊乱

血浆脂质有一种或以上的成分浓度超过正常高限时称高脂血症（hyperlipidemia）。有一种或以上的血浆脂蛋白浓度超过正常高限时称高脂蛋白血症（hyperlipoprotememia）。血浆中脂类除游离脂肪酸与白蛋白结合外，其他脂类均与球蛋白结合。血脂为脂溶性，必须与蛋白质结合形成水溶性复合物才能运转到全身，故高脂血症也常表现有高脂蛋白血症。

（一）正常血脂和脂蛋白代谢

1. 血脂 主要成分有三酰甘油（TG）、胆固醇（TC）、游离脂肪酸和磷脂等。

（1）三酰甘油：TG 来源于 2 个途径。外源性 TG 从食物消化吸收的三酰甘油在乳糜微粒（CM）中以 CM 的形式进入血循环；内源性 TG 在肝脏内由脂肪酸和 α-磷酸甘油合成，也可由糖类合成。

（2）胆固醇：TC 来源也有 2 个途径。外源性 TC 来自动物脂肪如蛋黄、奶油、脑、内脏（尤其肝、肾等）；内源性 TC 主要在肝及肠黏膜由乙酰辅酶 A 合成。

（3）影响因素：血脂浓度可受年龄、性别、地区、饮食种类等多种因素影响，TC 与 TG 随年龄增长而增高，至60 岁达到高峰，后稍有下降。女性稍高于男性，尤其在绝经期后较平时为高。多进荤食比长期素食为高，多吃动物油或动物脏器等食物使血胆固醇升高，多吃糖类可使三酰甘油升高，而体力活动常可使血脂下降，多食不饱和脂肪酸食物（如植物油等）可使血脂浓度下降。升糖激素如胰高糖素、儿茶酚胺、生长激素等皆可动员脂肪，因而使游离脂肪酸、三酰甘油等升高。遗传基因、神经精神及某些药物也可影响血脂浓度。

（4）正常值：血浆总胆固醇：2.82～5.93 mmol/L（110～230 mg/dL），胆固醇酯约占总胆固醇的2/3。血清三酰甘油：0.23～1.81 mmol/L（20～160 mg/dL）。血浆游离脂肪酸：200～600 mEq/L。磷脂：1.42～2.71 mmol/L（110～210 mg/dL）。脂蛋白电泳：α-脂蛋白占 30%～40%，β-脂蛋白占 60%～70%。

2. 血浆脂蛋白 脂蛋白是血脂的存在形式又是血脂的运输工具。目前常用的脂蛋白分类法有两种。

（1）超速离心法：根据脂蛋白的不同密度将血脂分为 6 类。

1）乳糜微粒（CM）：脂类含 90%，蛋白质 10%，脂类部分主要由 TG 组成。

2）极低密度脂蛋白（VLDL）：脂类含88% ~95%，蛋白质5% ~12%。脂类部分主要由 TG 和 TC 组成。80% VLDL 在肝细胞内合成，20% 来自小肠。

3）中间密度脂蛋白（IDL）：是 VLDL 向 LDL 转化中的中间产物。

4）LDL：LDL 是血浆 TC 运输的主要载体。正常空腹血浆总 TC 的 60% ~70% 存在于 LDL 中。LDL 主要是由 VLDL 及 CM 分解过程中形成的。

5）脂蛋白 a 或 LP（a）：密度介于之间，其脂质成分类似于 LDL，载脂蛋白部分由载脂蛋白 B_{100} 和载脂蛋白 A 组成，富含 TC。

6）高密度脂蛋白（HDL）：含蛋白质 40% ~ 50%，磷脂 30%，TC20%，TG5%。HDL 在肝脏及小肠内合成。

（2）电泳法：根据脂蛋白表面电荷的不同将脂蛋白主要分为 CM、前 β 脂蛋白［VLDL 和 LP（a）］、β 脂蛋白（IDL 和 LDL）和 α 脂蛋白（HDL）。

3. 载脂蛋白 脂蛋白中的蛋白质部分称为载脂蛋白（apoprotein，Apo），已知有几十种。其中重要的有 ApoA（HDL 中的主要蛋白质）、ApoB、ApoC、ApoD、ApoE 等。其主要功能有：

（1）维持脂蛋白的分子结构及理化特性的必需成分。

（2）与脂质结合后，成为水溶性物质才能运输到全身而发挥作用。

（3）参与酶活动的调节，如 $ApoA_1$、C_{II} 是卵磷脂胆固醇转酰酶（LCAT）的激活剂，而 $ApoA_2$ 为 LCAT 的抑制剂。HDL 接受周围组织中的游离胆固醇和脂类，在 LCAT 催化下形成胆固醇酯而储存于 HDL 中心，使盘状新生 HDL 转化为球状成熟的 HDL。另外，$ApoC_{II}$ 为脂蛋白脂酶（LpL）的激活剂，C_{II} 为 LpL 的抑制剂，而 LpL 可催化 CM 及 VLDL 中的三酰甘油的水解作用。

（4）参与脂蛋白与细胞膜受体的识别与结合反应。例如，$ApoB_{100}$ 在肝内合成，在 VLDL、LDL 运转至周围组织及与细胞 LDL 受体的结合中起重要作用。

4. 关于胆固醇的争论 TC 遍布全身，起着非常重要的作用。一百年来，人们逐渐认识到 TC 是 AS 的主要原因，是导致冠心病和中风的危险因素。1910 年，德国化学家阿道夫·温道斯（Adolf Windaus）发现，人体 AS 斑块内有大量 TC 沉积，其 TC 含量是正常动脉壁的 20 ~26 倍，推测血 TC 水平升高促发了 AS。3 年后，俄罗斯学者给兔大量喂养高 TC 饮食，发现短期内可诱发 AS 病变，大幅度降低血 TC 水平可以逆转斑块。20 世纪 40 年代，美国心脏病态势愈演愈烈，引起社会担忧。明尼苏达大学生理学家安塞尔键（Ancel Keys）在 1958—1968 年组织了一项 7 国研究，通过 10 年观察了万名中年男性，证实心血管疾病的死亡率随血 TC 水平的增高而增高。研究表明，总 TC 水平增加 1%，冠心病危险性增加 2% ~3%。1984 年，时代杂志封面刊登，饱和脂肪胆固醇是导致心脏疾病的原因之一。但到 2014 年，科学家时代杂志封面刊登，饱和脂肪不会引起心脏疾病。

血液中的 TC 与心血管疾病有确凿的关系，但饮食中的 TC 和血液中的 TC 不同。

TC 主要靠人体自身的合成，约占 80%，食物中的 TC 是次要补充，占 20% 左右。TC 的吸收率只有 30%，随着食物 TC 含量的增加，吸收率还要下降。因此，美国饮食指南指出，饮食中 TC 和心脏病之间没有明确相关性，但该指南没有否认血中 TC 和心血管病的关系。

2000 年，《营养学——概念与争论》指出，食物中 TC 对血液中 TC 影响并不严重，但多数食物中的 FA，尤其是饱和 FA，比食物中 TC 对血液中 TC 影响更大。美国饮食指南指出，将饮食中饱和脂肪的摄入量从供热量的 14% 降至 5% ~6%，可显著降低 LDL 的水平。

（二）病因分类与类型

分原发性与继发性。原发性病因未明，大多有遗传史，可能由于先天性酶缺陷引起。继发性见于糖尿病、甲状腺功能减退、肾病综合征、胆道梗阻、各种肝病、胰腺炎、痛风、酒精中毒、女性避孕药等。

根据化验可将高脂血症分为单纯性高胆固醇血症、单纯性高三酰甘油血症及二者都高于正常。60 岁以上人群中 17% 的人血脂增高（胆固醇 >250 mg/dL，血三酰甘油 >300 mg/dL）。老年人肥胖与血 TC 及 TG 成正比，每减 10 kg 体重血 TC 可减少 50 mg/dL，肥胖度每增加 10%，61 岁以上者血 TG 增加 10 mg/dL，而青壮年则增加 20 ~40 mg/dL，所以，从青壮年开始肥胖者预后不良。肥胖与脂蛋白的关系取决于 $ApoB/ApoA_1$，比值高易患冠心病。1970 年 WHO 将原发性高脂蛋白血症分为五型（表 4 -4）。

表 4 -4　原发性高脂蛋白血症的病因分类

类型	病名	TC	TG	CM	LDL	VLDL	HDL	主要缺陷
Ⅰ型	家族性高 CM 血症（家族性高 TG 血症）	常升高	升高	明显	降低	正常/降低	降低	LpL 或 $ApoC_{Ⅱ}$ 缺乏
Ⅱ型 Ⅱa 型	家族性高 TC 血症（家	升高	正常	无	升高	正常/降	正常	LDL 受体
Ⅱb 型	族性高 β 脂蛋白血症）	升高	正常	无	升高	低升高	正常	缺乏有关
Ⅲ型	家族性异常 β 脂蛋白血症	升高	升高	无/少量		升高		
Ⅳ型	高前 β 脂蛋白血症	正常	升高	无	正常/降低	升高	正常/降低	
Ⅴ型	混合性高 TG 血症	升高	升高	有	降低	升高	降低	不明

经常进食过饱、饮酒、吃糖过多时，血中 VLDL 可升高，进入高龄期 VLDL 的合成与转化能力逐渐减退，血中 VLDL 浓度可下降。老年人高 VLDL 血症属Ⅳ型，亦称为高三酰甘油血症。症因不十分清楚，可能与肝合成 TG 亢进有关，多有家族史。也见于尿毒症、酒精中毒、肝炎、糖尿病、甲状腺功能低下、高尿酸血症、异

种球蛋白血症等疾病。

老年人高 LDL 血症又称为高胆固醇血症，与 LDL 受体数量减少或受体缺陷有关。多与遗传因素有关。亦可继发于甲状腺功能低下、肾病综合征，属于Ⅱ型高脂蛋白血症。

老年人低 HDL 血症：当患低 HDL 血症时，可同时患有动脉粥样硬化、冠心病，脑血栓形成。而肥胖、糖尿病、肝硬化、肾病综合征，药物如黄体酮、噻嗪类、摄入过多的糖类或多价不饱和脂肪酸也可使 HDL 下降。高 HDL 血症（血浆 HDL >70 mg/dL）寿命比非高 HDL 者长，心梗死亡率下降。

（三）防治

以控制饮食与体力活动为主，不可完全依赖药物，因长期服药可以发生不良反应。

1. 饮食治疗　是基本措施，要长期坚持。因为高热量饮食可转化为脂肪储存，同时内源性 TG 增高，VLDL 也增高，LDL 增高，而 HDL 下降。低热量饮食 <4000 kJ/d 时，则 HDL 与 LDL 均降低。摄取中等热量（4800 ~6000 kJ 即80 ~100 kJ/kg）可使 HDL 升高，LDL 下降，减少胆固醇在周围动脉的沉积，对防治动脉硬化有效。

Ⅰ，Ⅱ型高乳糜血症需低脂肪饮食，每日摄取脂肪 20 ~40 g，Ⅱ型应该低脂肪、低糖、高蛋白饮食，适当限制胆固醇（<300 mg/d），使体重降至正常范围。对于内源性高三酰甘油血症（Ⅳ，Ⅱ，Ⅲ型），应该低热量、低糖、低脂肪和高蛋白饮食。忌食果汁、蔗糖、酒、奶油、椰子油等，降低体重。

高胆固醇血症（Ⅱa，Ⅱb，Ⅲ）应该摄入低胆固醇（<300 mg/d）、低动物脂肪，加用多链不饱和脂肪酸（亚油酸、亚麻油酸、花生油酰酸、大豆油、玉米油），因多链不饱和脂肪酸可促进肝内胆固醇氧化为胆酸而排出，并与胆固醇结合成酯向血管外转移，又可形成磷脂稳定脂蛋白分子，防止胆固醇及其酯化物沉积。

2. 有氧运动　有氧运动是指人体在氧气充分供应的情况下进行体育锻炼，消耗体内过多的热量。即在运动过程中，人体吸入的氧气与需求相等，达到生理上的平衡状态。简单来说，有氧运动是指任何富韵律性的运动，其运动时间较长（约 15 min或以上），运动强度在中等或中上程度（最大心率值 75% ~80%）。有氧运动包括的项目很多，如爬山、跑步、骑自行车、游泳、跳绳等。

3. 药物　饮食不能控制，且 TG >500 mg/dL（6.75 mmol/L）和（或）TC >350 mg/dL（7.8 mmol/L）时必须用降脂药。

（1）苯氧芳酸（fibrate）或氯贝丁酯衍生物：能抑制胆固醇和三酰甘油合成，加强 VLDL 的清除，抗血小板黏聚。为Ⅲ型首选药。常用非诺贝特（fenofibrate，力平脂），100 ~200 mg/次，2 次/d，血脂降低后减为 100 mg/次，1 ~2 次/d；吉非贝齐（gemfibrozil，lopid，诺衡），200 mg/次，2 次/d；苯扎贝特（bezafibrate，必降脂)，200 mg/次，2 次/d；益多脂（etofibrate)，25 ~37.5 mg/次，2 ~3 次/d。不良反应有恶心呕吐、食欲不振、偶有粒细胞减少、肝功能损害、脱发等，孕妇禁用。可以加强华法令（warfarin）作用，合用时应减量。

（2）羟甲戊二酰辅酶 A（HMG-CoA）还原酶抑制剂：洛伐他汀（lovastatin)，口服 20 mg，2 次/d；普伐他汀（pravastatin)，每日睡前口服 10 mg；辛伐他汀（simvastatin)，每次 5 ~10 mg，晚间顿服。不良反应有恶心呕吐、食欲不振、肝功能损害、脱发等，孕妇禁用。

（3）烟酸：抑制 VLDL 及 LDL 合成，使 HDL 增高。开始用量 0.1 g/次，3 次/d，每 4 天加 100 mg，直至 1 ~2 g/次，3 次/d。不良反应有皮肤潮红、消化性溃疡加重、加重糖尿病、谷丙转氨酶增高、偶有黄疸、加重痛风等，孕妇禁用。其他制剂有烟酸肌醇酯，0.2 ~0.4 g/次，3 次/d，用于Ⅳ、Ⅱ型。

（4）降低胆固醇为主、加强 LDL 分解的药物。

降脂树脂类：胆固醇酰胺（胆胺 cholestyra mine)，能与胆酸结合，干扰肠肝循环，使胆固醇与胆酸排出增多，促进肝内胆固醇降解成胆酸使血胆固醇下降，适用于Ⅱa 型。6 ~10 g/d，分 4 次口服，维持量 1.6 ~3.2 g/d，分 2 ~3 次口服。用量过大易引起腹胀、便秘、恶心呕吐、脂肪泻。长期服用可使脂溶性维生素 A、维生素 D、维生素 E、维生素 K 吸收不良。

不饱和脂肪酸类：亚油酸能与 TC 结合成酯促其降解为胆酸排出，也有降低三酰甘油的作用。0.2 ~0.4/次，3 次/d。制剂还有益寿宁、脉通、血脂平等。

β 谷固醇（β-Sitosterol，cytellin）为玉米油等提炼后剩料制备，可抑制肠吸收胆固醇，3 ~6 g/次，3 次/d。

大剂量维生素 C，1 g/次，3 次/d。

中草药泽泻、首乌、虎杖、山楂、桑寄生、毛冬青、灵芝等均有降血脂作用。

第八节　痛　风

痛风（gout）是一组嘌呤核苷酸代谢紊乱疾病。好发年龄 >40 岁，高峰年龄 40 ~50岁，50 岁以后发病者占 63%，其中男性占 95%，女性多在更年期以后发病，常有家族遗传史。其特点有高尿酸血症（hyperuricemia)；痛风石（尿酸钠盐）沉积；反复发作的痛风性关节炎和关节畸形；肾病，有肾小球和肾小管及间质组织病变，以及尿路结石形成。

（一）病因和发病机制

尿酸为嘌呤代谢的最终产物。内源性尿酸系体内细胞代谢分解的核酸和其他嘌呤类化合物经酶作用分解而来。外源性系从富含核蛋白的食物中嘌呤核苷酸氧化分解而来。尿酸2/3经肾排泄，1/3经肠道排泄或被肠道细菌分解。若进食无嘌呤食物时，体内嘌呤的合成与分解速度相对稳定。当尿酸生成增多或排泄减少或二者同时存在时可发生高尿酸血症。在37℃时血浆尿酸的饱和度为0.42 mmol/L（7 mg/dL），高于此值为超饱和，此时尿酸盐可在组织内沉积造成痛风的组织学改变，发生痛风性关节炎或肾尿酸结石的危险性增加。高尿酸血症只有一部分人发展为临床痛风，其转变的确切机制未明。高尿酸血症与痛风可分为原发性疾病与继发性疾病。

1. 原发性　由于先天性嘌呤代谢紊乱引起，部分遗传缺陷比较明确，有关因素如下：

（1）尿酸排泄减少：属多基因遗传缺陷。大多数患者尿酸生成正常，主要由于肾小管分泌尿酸减少。

（2）尿酸生成增多：占少数，<10%。主要由于酶的缺陷。限制嘌呤饮食5 d后，若尿液中尿酸>600 mg/d，为尿酸生成增多。酶缺陷部位可能有：①1-焦磷酸-5-磷酸核苷（PRPP）合成酶（E_3）活性增强使PRPP量增多；②磷酸核糖焦磷酸酰胺转换酶（E_1）活性增强，对PRPP的亲和力增强，降低对嘌呤核苷酸负反馈作用的敏感性；③次黄嘌呤－鸟嘌呤磷酸核糖转移酶（E_2）部分缺乏，使鸟嘌呤转变为鸟嘌呤核苷酸及次黄嘌呤转变为次黄嘌呤核苷酸减少，因此对嘌呤代谢的负反馈作用减弱；④黄嘌呤氧化酶（E_6）活性增加，加速次黄嘌呤转变为黄嘌呤、黄嘌呤转变为尿酸。以上前3项酶缺陷已证实可引起临床痛风症，证明为性连锁遗传。

（3）诱因：高嘌呤食物可促进具有痛风素质者发病。伴发病有肥胖、糖尿病、动脉粥样硬化、冠心病与高血压等，但发病机制方面并无证据表明彼此间的关系。

2. 继发性

（1）继发于某些先天性代谢紊乱病：如Ⅰ型糖原累积病，缺乏6-磷酸葡萄糖，可伴有嘌呤合成增加、尿酸生成过多和排泄减少导致高尿酸血症。Lesch-Nyhan综合征，完全缺乏次黄嘌呤－鸟嘌呤磷酸核糖转移酶导致尿酸生成增多。

（2）继发于其他疾病或药物：引起高尿酸血症但发展为临床痛风少见。如骨髓增生性疾病和淋巴增生性疾病，如白血病、多发性骨髓瘤、淋巴瘤、慢性溶血性贫血、癌、肿瘤化疗和放疗后，由于核酸转换增加致尿酸生成增多。慢性肾病、铅中毒肾病、药物（嘌呤类利尿剂、呋塞米、小剂量阿司匹林、乙胺丁醇、烟酸、乙醇等）可使尿酸排出减少。饥饿、糖尿病酮症酸中毒、酒精性酮症、乳酸性酸中毒等，由于过多的有机酸如β-羟丁酸、游离脂肪酸、乳酸等对肾小管分泌尿酸起竞争性抑制作用，使尿酸排出减少。

（二）临床表现

1. 无症状高尿酸血症　从血尿酸增高到症状出现时间为数年至数十年之久，有人终身无症状。痛风发生率与年龄、高尿酸血症的浓度及持续时间成正比。

2. 急性痛风性关节炎 体液 pH = 7.4 时，尿酸盐最高溶解度为 0.38 mmol/L（6.4 mg/dL），当血尿酸长期在超饱和浓度以上时，尿酸盐与血浆白蛋白及 α_1、α_2 球蛋白结合减少，在局部 pH 降低、温度降低等条件下，可沉淀为无定形尿酸钠结晶沉积在滑膜上，被多形核白细胞吞噬。当白细胞受损时，细胞内的尿酸盐逸出到关节滑液中引起炎症反应。患者常于午夜突然发病，每因关节疼醒。初发时单关节炎症以拇指及第一跖趾关节多见，其次见于其他趾关节和足底、踝、跟、膝、腕、指、肘等关节，也可以多关节受累。局部关节红、肿、热、痛和活动受限，大关节可有关节腔积液。伴有发热、白细胞增高、血沉快。病程长短不一，轻型可数小时，一般数天或数周后自然缓解，关节功能恢复。其特征性表现为关节局部皮肤出现脱屑和瘙痒。急性期缓解后，进入缓解期。常见诱因有受寒、劳累、饮酒、进富含嘌呤食物或对食物过敏、感染、创伤与手术等因素。

3. 痛风缓解期 无症状，可持续数月至数年再复发。多次发作者大多为多关节型。有些人急性期症状轻微未被发现，出现关节畸形后才被发现。

4. 慢性痛风石性痛风 此期的特点是有痛风石形成。

（1）慢性关节炎期：多由于隐性关节炎反复发作，尿酸钠沉积在软骨、滑膜、肌腱和软组织。由于痛风石增大，关节结构及软组织被破坏，纤维组织及骨质增生致畸形和活动受限。可累及多关个节，发作频繁，间歇期缩短，疼痛加剧不能缓解。累及肩、胸锁、下颌、髋、脊柱、骶髂等关节和肋软骨，表现为肩背疼、胸痛（似心绞痛）、肋间神经痛及坐骨神经痛。

（2）尿酸钠沉积在皮下结缔组织处形成黄白色赘生物：常见于外耳轮、跖趾、指间和掌指等处，局部皮肤菲薄可以溃破挤出牙膏样物质，内含细针状结晶。

（3）肾结石：发生率为 10% ~25%，由于肾排泄尿酸过多。24 h 尿尿酸 >1100 mg 或血尿酸≥0.77 mmol/L（≥13 mg/dL）时尿酸结石发生率达 50%。表现为肾绞痛、血尿等。因为尿酸可透过 X 线，X 线检查为阴性结石，需要肾盂造影证实。

（4）肾病变：尿酸盐沉淀在肾间质组织，若在集合管、肾盂、输尿管形成尿酸盐结晶使尿流阻断，导致梗阻性肾病。表现间歇性蛋白尿、等张尿、高血压、尿素氮增高，晚期有肾功能不全。

（三）检查

1. 血尿酸测定 男性血尿酸值超过 7 mg/dL，女性超过 6 mg/dL 为高尿酸血症。

2. 尿尿酸测定 低嘌呤饮食 5 天后，24 h 尿尿酸排泄量 >600 mg 为尿酸生成过多型（约占 10%）；<300 mg 提示尿酸排泄减少型（约占 90%）。在正常饮食情况下，24 h 尿尿酸排泄量以 800 mg 进行区分，超过上述水平为尿酸生成增多。这项检查对有痛风家族史、年龄较轻、血尿酸水平明显升高、伴肾结石的患者更为必要。

通过检测，可初步判定高尿酸血症的生化分型，有助于降尿酸药选择及判断尿路结石性质。

3. 尿酸盐检查　偏振光显微镜下表现为负性双折光的针状或杆状的单钠尿酸盐晶体。急性发作期，可见于关节滑液中白细胞内、外；也可见于在痛风石的抽吸物中；在发作间歇期，也可见于曾受累关节的滑液中。

4. 影像学检查　急性发作期仅见受累关节周围非对称性软组织肿胀；反复发作的间歇期可出现一些不典型的放射学改变；慢性痛风石病变期可见单钠尿酸盐晶体沉积造成关节软骨下骨质破坏，出现偏心性圆形或卵圆形囊性变，甚至呈虫噬样、穿凿样缺损，边界较清，相邻的骨皮质可膨起或骨刺样翘起。重者可使关节面破坏，造成关节半脱位或脱位，甚至病理性骨折；也可破坏软骨，出现关节间隙狭窄及继发退行性改变和局部骨质疏松等。

5. 超声检查　受累关节的超声检查可发现关节积液、滑膜增生、关节软骨及骨质破坏、关节内或周围软组织的痛风石及钙质沉积等。超声下出现肾髓质特别是锥体乳头部散在强回声光点，则提示尿酸盐肾病，也可发现X线下不显影的尿酸性尿路结石。

6. 其他实验室检查　尿酸盐肾病可有尿蛋白浓缩功能不良，尿比重1.008以下，最终可进展为氮质血症和尿毒症等。

（四）诊断

中老年男性肥胖者，突然反复发作的单个跖趾、跗跖、踝等关节红肿剧痛，可自行缓解及间歇期无症状者，应首先考虑到痛风性关节炎；同时合并高尿酸血症及对秋水仙碱治疗有效者可诊断为痛风；滑液或滑膜活检发现尿酸盐结晶者即可确诊。

（五）鉴别诊断

1. 急性期　需要与风湿性关节炎、类风湿性关节炎急性期、化脓性关节炎、创伤性关节炎等加以鉴别。

2. 慢性关节炎期　需要与类风湿性关节炎、假性痛风鉴别。类风湿性关节炎好发于女性，四肢近端小关节、多关节受累，关节对称性梭形肿胀、晨僵，类风湿因子阳性，血尿酸不高，X线检查骨侵蚀较痛风为小。假性痛风多见于老年人膝关节，关节液中含焦磷酸结晶或磷灰石，X线检查半月板钙化，血尿酸不高。

（六）治疗

目前尚无根治方法。治疗目的是控制血尿酸使病情逆转，治疗尿酸盐沉积引起的炎症。

1. 急性发作期　消除关节疼痛和炎症。首选非类固醇激素抗炎药物。

（1）秋水仙碱（colchicine）：为急性发作期的特效药，治疗后 6 ~ 12 h 症状减轻，24 ~48 h 内约90%的患者可缓解。口服0.5 mg/h 或1 mg/2 h，直至症状缓解或出现腹泻等不良反应，或总量用至6 mg 病情无改善时停用。静脉注射疗效迅速且胃肠道不良反应小，2 mg 加 5 ~10 体积的生理盐水稀释后缓慢注射，注射时间不少于 5 min，每隔6 h 后可再给药1 mg，共2 次，总剂量不超过4 mg。不良反应主要是抑制骨髓、肝损害、脱发、精神抑郁、上行性麻痹、呼吸抑制等。

（2）吲哚美辛：初始剂量50 mg/次，1 次/6 h，症状缓解后以此剂量维持24 h，以后逐渐减量至25 mg/次，2 ~3 次/d。其他有吡罗昔康、布洛芬等。

（3）类固醇激素：其他药物无效时，泼尼松 10 mg/次，3 ~4 次/d。有停药反跳现象。

2. 发作间歇期和慢性期　主要是控制高尿酸血症。

（1）防止诱因：减轻体重，限制果糖和高嘌呤类食物，戒酒，多饮水，保持每日尿量在 2000 mL 以上，pH <6 时可用碳酸氢钠以碱化尿液。

（2）苯溴马龙：即苯溴香豆酮（benzbromarone）或痛风利仙（narcaricin），抑制近端肾小管对尿酸的重吸收，促进尿酸排泄，降低血尿酸水平。对有轻度肾功损害的痛风性肾病效果较好，消除痛风结节较快。25 ~50 mg/d，不良反应有轻度胃不适、腹胀，2 ~3 d 后消失。

（3）丙磺舒（probenicid）：抑制近端肾小管对尿酸的重吸收。2.5 g/次，2 次/d，两周内递减至0.5 g/次，2 ~3 次/d，最大剂量3 g/d，分2 ~4 次口服。不良反应有过敏、胃肠道反应、偶可引起急性痛风发作。服药时要多饮水，加碳酸氢钠以碱化尿液。不宜与水杨酸类、噻嗪类利尿剂、呋塞米等合用。

（4）别嘌呤醇（allopurinol）：抑制黄嘌呤氧化酶，使尿酸生成减少。与排尿酸药同用时可加强疗效。100 mg/次，2 ~4 次/d，最大剂量600 mg/d。不良反应有胃肠道反应、皮疹、发热，肝损害、骨髓抑制等。肾功能不全者，剂量减半。用药期间可引起痛风发作，加秋水仙碱0.5 mg/次，3 次/d，症状可缓解。

（5）中医中药：从中医疾病的角度看，痛风是属于“痹症”。痛风患者应根据其关节炎的症状特点与是否急性发作等来判断痹症的性质，到底是属于风寒湿痹，还是风湿热痹等，也只有在明确了病因后再对症下药。

中医治疗痛风的原则是以清热利湿、活血通络为法，加之中药中所含的一些生物成分，促进尿酸的排泄。急性期辨证为湿热内蕴，治宜清热利湿为主；缓解期辨证为瘀血阻络，治宜活血通络为主。在临床中也能对症状起到一定的缓解作用。许多草药也可用于治疗痛风性关节炎，特别是对关节炎急性发作期有一定的效果，如鲜毛莨、威灵仙根、虎杖根、半支莲、半边莲、生地、伸筋草、青皮、五加皮、益母草等。

（倪同上　赵　峻　郝　翠）

第五章 呼吸系统疾病

呼吸系统疾病是老年人发病率较高的疾病，尤其是慢性支气管炎、阻塞性肺气肿、肺源性心脏病、肺炎等，是导致老年人慢性呼吸衰竭的最常见的原因。近年来，结核病的发病率有上升趋势，也是危害老年人健康的主要疾病之一。另外，肺癌在我国是发病率最高的恶性肿瘤之一，本章不作介绍。

第一节 慢性支气管炎

慢性支气管炎（chronic bronchitis），简称慢支，是指气管、支气管黏膜及其周围组织的慢性非特异性炎症。临床表现为咳嗽、咳痰、喘息和反复感染等。久病可导致气流阻塞、肺气肿、肺动脉高压、肺源性心脏病及呼吸衰竭。

（一）病因和病理

慢性支气管炎的病因目前尚未清楚，可分内因和外因。内因主要是因老年人器官退行性变，特别是器官退化，引起支气管黏膜退变，易于病因情的发展，全身和呼吸道局部免疫功能、防御功能降低，易引起发病。外因主要与以下因素有关。

1. 吸烟 研究证明，吸烟与慢支的发生有密切关系。吸烟时间和致病呈正相关。烟雾使副交感神经兴奋性增加，支气管收缩痉挛，呼吸道黏膜上皮纤毛运动发生障碍；降低局部抵抗力，削弱吞噬、灭菌作用；杯状细胞增生，黏膜分泌增加，使气管黏膜净化能力减弱。吸烟可使气管黏膜充血水肿，黏液积聚，肺泡中巨噬细胞功能减弱易引起感染。吸烟易引起鳞状上皮细胞化生、黏膜腺体增生。

2. 感染因素 感染亦是慢支发生发展的主要因素。病毒（流感病毒、鼻病毒、腺病毒、合胞病毒等）、支原体等都为细菌感染的诱发因素。老年人细菌感染多为革兰阴性杆菌，如嗜血流感杆菌、克雷白杆菌、大肠杆菌、绿脓杆菌等。

3. 理化因素 刺激性烟雾、粉尘、大气污染的慢性刺激均为诱发因素。研究表明，颗粒越小对人体健康的危害越大。细颗粒物能飘到较远的地方，因此影响范围较大。细颗粒物又称细粒、细颗粒、$PM_{2.5}$。全球每年约 210 万人死于 $PM_{2.5}$等颗粒物浓度上升。

$PM_{2.5}$一般指细颗粒物，细颗粒物指环境空气中空气动力学当量直径小于等于 2.5 μm 的颗粒物。它能较长时间悬浮于空气中，其在空气中含量浓度越高，就代表空气污染越严重。虽然 $PM_{2.5}$ 只是地球大气成分中含量很少的组分，但它对空气质量和能见度等有重要的影响。与较粗的大气颗粒物相比，$PM_{2.5}$ 粒径小，面积大，活性强，易附带有毒、有害物质（如重金属、微生物等），且在大气中的停留时间长、输送距离远，因而对人体健康和大气环境质量的影响更大。细颗粒物，因为直径越小，进入呼吸道的部位越深。10 μm 直径的颗粒物通常沉积在上呼吸道，2 μm 以下的可深入到细支气管和肺泡。细颗粒物进入人体到肺泡后，直接影响肺的通气功能，使机体容易处在缺氧状态。

4. 气候 寒冷常为慢支发作的因素之一。寒冷刺激除能减弱气道黏膜防御功能外，还反射性引起平滑肌收缩，黏膜血液循环障碍，黏膜易受外界不良因素损害，有利于感染。

慢支发病初期，气管支气管黏膜上皮细胞纤毛粘连、倒伏、脱失等致上皮细胞空泡变性以致坏死，鳞状上皮化生。由于合并细菌感染局灶性化脓，形成多个小脓肿。随着时间的推移，炎症向气管的黏膜深层蔓延，破坏了黏膜下的神经和血管，致平滑肌断裂，软骨片受损，管腔陷闭。支气管外周有纤维组织增生导致气道重构。炎症由大气道延及小气道（内径 <2 mm）、呼吸性支气管、肺泡管、肺泡囊至肺泡，使其弹性组织受损，最后造成小气道内径狭窄而导致气流受阻，引起肺气肿。

（二）临床表现

1. 咳嗽 病初早晚咳嗽，病久时气道受损严重，特别是黏膜下神经损伤导致咳嗽反射减弱，咳嗽轻，甚至不咳，这标志着病变加重。

2. 咳痰 初为白色黏液泡沫样痰，合并细菌感染时可咳黄痰。很少见咳血。如经常咳脓性血痰多合并了支气管扩张。

3. 喘息 有气道高反应现象，合并有哮喘。

4. 体征 早期无体征，如反复发作，可闻及双肺散在干湿啰音，有喘息时可闻及两肺有哮鸣音和喘鸣音。晚期由于气流阻塞，通气量下降，可致缺氧而发绀、气急等。

5. 分期 根据病情可分为急性加重期和稳定期。急性加重期患者在短期内咳嗽，痰呈脓性，喘息加重，可伴有发热等炎性表现。稳定期患者咳嗽、咳痰、气短等症状稳定或症状减轻。

（三）辅助检查

1. X 线检查 早期可无异常。反复发作引起支气管壁增厚，细支气管或肺泡间质炎性浸润或纤维化，表现为肺纹理增粗、紊乱，呈网状或条索状、斑点状阴影，双下肺野明显。

2. 呼吸功能检查 早期无异常。如有小气道阻塞时，最大呼气流速 - 容量曲线在 75% 和 50% 肺容量时，流量明显降低。

3. 血液检查　细菌感染时偶可出现白细胞总数和（或）中性粒细胞增高。

4. 痰液检查　可培养出致病菌。涂片可发现革兰阳性菌或革兰阴性菌，或大量破坏的白细胞和已破坏的杯状细胞。

（四）诊断与鉴别诊断

根据咳嗽、咳痰或伴喘息，每年发病 3 个月以上（可累计）且连续 2 年以上，并排除其他心肺疾病者可做出诊断。不足 3 个月而有明显客观的检查依据亦可诊断。注意与以下疾病进行鉴别诊断。

1. 支气管哮喘　幼年发病，20% 有遗传史，有诱发因素的发作史，缓解期如常人。老年人临床表现多为慢支并喘息。

2. 支气管扩张　幼时有麻疹、百日咳史，有肺部反复感染史。临床表现有反复咳脓痰和咳血史。在肺部可闻及固定的水泡音。有杵状指。X 线检查发现肺纹理紊乱成网状或卷发状。支气管造影可确诊。CT 可鉴别。

3. 肺结核　老年人表现长期咳痰、咳血。痰内查出结核菌。X 线检查可有助诊断。

4. 肺癌　刺激性咳嗽、咳血，痰内可查到脱落癌细胞。X 线平片和 CT 有助于诊断，必要时肺泡灌洗，肺活检等。

5. 矽肺和其他尘肺　有多年接触粉尘的职业史。X 线平片和 CT 检查有网状、条状、点状和小结节影，肺门影增大，肺功能呈限制性通气功能障碍。必要时可做肺组织活检。

（五）治疗

1. 急性发作期治疗

（1）抗感染：根据病原体合理选择抗生素最为科学，但一般培养时间的限制使患者不能得到及时治疗，故常采用经验抗生素治疗法。可用安灭菌 2.4 g 加生理盐水 150 ~ 250 mL，每日 2 次静滴。亦可选用头孢唑啉 2 g 加生理盐水 150 ~ 250 mL，每日 2 次静滴。病情严重可用头孢噻肟钠 2 g 加生理盐水 50 ~ 250 mL，每日 2 次静滴。如若对 β-内酰胺类抗生素过敏可选用喹喏酮类药物，如氧氟沙星、环丙沙星或培氟沙星 200 mg，每日 2 次静滴。若支原体感染可用红霉素 0.9 ~ 1.2 g 溶解在 10% 葡萄糖内，每日 1 次静滴。病情轻者可口服抗生素，如罗红霉素 150 mg，每日 2 次；头孢克洛 0.5 g，每日 3 次；头孢氨苄 0.4 g，每日 3 次等。

（2）祛痰：可用乙酰半胱胺酸类药物。如富露施 200 mg 或乐舒痰 10 mL，每日 3 次口服。盐酸溴环己胺醇口服。沐舒坦 30 mg，每日 3 次。

（3）解痉平喘：常用氨茶碱 0.1 g，每日 3 次口服，喘定片 0.1 g，每日 3 次口服。亦可用氨茶碱 0.25 g 加 25% 葡萄糖 40 mL，静脉缓慢静注，总量 8 ~ 16 μg/mL 血药浓度即可生效。用药时要注意老年人的肝肾功能，有否酸碱失衡、心力衰竭、呼吸衰竭等，这些因素会影响茶碱的代谢半衰期，要测其血药浓度以免中毒。若并用西咪替丁、大环内酯类、喹喏酮类药物时，要适当减量以免中毒。$β_2$受体激动剂，安通克 40 μg，每日 1 次或 2 次口服；特布他林（喘康速）用定量的吸入器吸入，每日 2 ~ 3 次喷服，每次 2 喷，每日不能多于 1200 μg（每次喷 200 μg）。抗胆碱能药物吸入，如异丙托品（爱喘乐）可减少腺体分泌并扩张支气管，其吸入量每日 3 ~ 4 次，每次 2 喷（25 ~ 75 mg）。

（4）气雾疗法：可稀释气道内黏稠分泌物，有利于排痰。可用超声雾化。

2. 稳定期治疗

（1）避免接触和吸入有害烟雾和粉尘刺激性气体。

（2）加强营养，增强体质，提高免疫功能，如三联疫苗注射、核酪注射。

（3）中医中药扶正固本疗法。

（4）开展多种形式的群众性体育活动和卫生教育。戒烟，注意保温，预防感冒，个人卫生，加强营养，加强锻炼，中医保健。增强耐寒运动，对本病有一定的预防作用。

（六）预防

部分患者可控制，不影响工作、学习；部分患者可发展成阻塞性肺疾病、肺心病，预后不良。应监测慢性支气管炎的肺功能变化，以便及时选择有效治疗方案，控制病情发展。

第二节　慢性阻塞性肺气肿

肺气肿（pulmonary emphysema）是指终末细支气管和远端的气道、肺泡弹性减退、过度膨胀、充气和肺容积增大或同时伴有气道壁破坏的病理状态。根据病因和病理可分为原发性肺气肿（primary pulmonary emphysema）和阻塞性肺气肿（obstructive pulmonary emphysema，简称肺气肿）。本节主要介绍慢性阻塞性肺气肿。

（一）病因

肺气肿的发病机制至今尚未完全阐明，一般认为是多种因素协同作用引起的。慢支的各种病因均可引起慢性阻塞性肺气肿。其发病机制为：

1. 慢性支气管炎使管腔狭窄形成不完全阻塞，吸气时气体易进入肺泡，呼气时因胸腔内压增加，使小气道过早闭陷，闭合气量增加，残留肺泡的气体过多，使肺泡充气过度。

2. 慢性炎症破坏小气道软骨，失去了支架作用，吸气时气体可进入小气道、肺泡，呼气时小气道过度缩小、陷闭而阻碍气体排出，肺泡内积聚过量气体而膨胀，压力升高。

3. 肺内炎症使白细胞和巨噬细胞释放蛋白分解酶增加，损害肺组织和肺泡壁，多个肺泡破裂融合成大泡或气肿。吸纸烟，通过细胞毒反应使中性粒细胞、巨噬细胞释放出类似弹性蛋白酶，破坏气管壁、肺泡壁。

4. 肺气肿使肺泡壁和毛细血管受压，血供减少、肺组织营养障碍，肺泡壁弹性减退。

5. 老年退行性变、肺组织弹性降低，加之上述诸因素，更易促成肺气肿形成。

6. α_1-抗胰蛋白酶（α_1-AT）缺乏性肺气肿，是由于先天性遗传缺乏 α_1-AT 所致，发病年龄较小，进展较快。国外报道较多，国内鲜见。慢支反复感染时，中性粒细胞坏死后释放大量弹性蛋白酶，而其抑制因子不能相应增加，必然会破坏小气道管壁和肺泡壁弹性纤维而造成气肿。

（二）病理

肺过度膨胀、失去弹性，剖胸时气肿部分不能回缩，外观成灰白色或苍白色，表面有大小不一的大泡。镜检见肺泡壁薄、胀大、破裂成大泡，血供减少，弹力纤维断裂。由慢支引起的阻塞性肺气肿，镜下可见慢支的改变。按累及肺小叶的部位，可将阻塞肺气肿分为小叶中央型、全小叶型及介于两者之间的混合型。其中以小叶中央型多见，由于终末细支气管或一级呼吸性细支气管炎症而致管腔狭窄，其远端的二级呼吸性支气管呈囊状扩张，特点是囊状扩张的呼吸细支气管位于二级小叶的中央区。全小叶型是呼吸细支气管狭窄，引起所属的终末肺组织，即肺泡管 - 肺泡囊及肺泡扩张。有时两型同时出现，称混合型肺气肿。

慢支并发肺气肿时，早期病变局限于细小气道，仅闭合气量增加。肺动态顺应性降低。肺通气功能明显障碍，最大通气量降低。随病变的发展，肺组织弹性日益减退，肺泡持续扩大，回缩障碍，残气积聚，使残气量占肺总量的比例增加。随着肺气肿的日益加重，大量肺泡外的毛细血管受膨胀的肺泡挤压而退化，管腔狭窄，导致使肺毛细血管床面积锐减，肺泡间的血流减少。此时肺区虽有通气，但肺泡壁无血流灌注，导致生理无效腔增大；虽有部分血流灌注，但肺泡通气不良，不能参与气体交换。故肺泡及毛细血管大量丧失，弥散面积减少，通气血流比例失调，换气功能障碍，导致缺氧、二氧化碳潴留，发生不同程度的低氧血症和高碳酸血症，最后出现呼吸衰竭。

（三）临床表现

1. 症状　慢支并发肺气肿时，在原有一些症状上出现呼吸困难。早期轻度肺气肿，只在劳动、上楼或登山、爬坡时出现呼吸困难。随着病情的发展，在平地活动，甚至休息时也气短。当慢支急性发作时，分泌物增多，通气功能进一步下降，胸闷、呼吸困难加重。严重者可出现自发性气胸、肺源性心脏病和呼吸衰竭等并发症。

2. 体征 原有的老年桶状胸加剧。呼吸运动减弱，触觉语颤减弱或消失，叩诊呈过清音，肺肝界下移；心界叩不清、心音遥远。严重时可出现口唇发绀，因肺气肿胸膜腔内压增高可见颈静脉充盈。

（1）气肿型或红喘型（pink puffer，PP 型）：主要病理改变为全小叶型或伴小叶中央型，临床起病隐袭，病程漫长，由于常发生过度通气，可维持动脉氧分压（PaO_2）正常，呈喘息外貌，称为红喘型。

（2）支气管炎型或紫肿型（blue bloater，BB 型）：主要是严重慢支伴小叶中央型肺气肿，易反复发生呼吸道感染导致呼吸衰竭和右心衰竭。

（3）混合型：以上两型兼并存在。

（四）辅助检查

1. X 线检查 早期无改变，病变发展可见肺容量增大，肋间隙增宽，肋骨平行，膈肌低位，双肺透亮度增高，心脏呈垂悬位，心影狭长。

2. CT 检查 特别高分辨率薄层 CT 更为敏感，可确定小叶中央型或全小叶型肺气肿。

3. ECG 心电图检查可有低电压。

4. 肺功能检查 肺总量（TLC）增加、功能残气（FRC）和残气（RV）增加，肺活量下降（VC）。因肺总量增加不及残气量增加程度大，故 RV/TLC 增大，老年人可 > 40%。由于肺泡毛细血管床丧失，弥散面积减少，故一氧化碳肺弥散量（DL_{CO}）减低，并与肺气肿严重程度呈比例。正常老年人第一秒用力呼气量（FEV_1）每年减少 80 mL，当患慢支肺气肿时减少得更多。

5. 血气分析 可显示轻重不一的低氧血症或伴有高碳酸血症。

（五）诊断和鉴别诊断

根据基础疾病、肺气肿体征、X 线和肺功能检查可做出诊断，需与下列疾病鉴别。

1. 自发性气胸 突发胸痛，干咳和进行性气短，患侧胸部隆起，肋间隙宽，叩之鼓音。X 线检查有肺压缩影。

2. 巨大肺大泡 发病缓慢，呼吸困难，叩诊肺局部鼓音，X 线检查肺野内可见壁薄的巨大透光区。

（六）治疗

1. 氧疗 对于低氧血症者，可适当进行氧疗。

2. 呼吸肌锻炼，缩唇深呼吸 呼吸体操和双手压在胸壁的中下部，吸气时手放松，呼气时双手挤压增加残气呼出。定量行走登梯练习等。

肺气肿是多种疾病均可表现出来的病理改变，需要针对原发疾病进行治疗。

1. 改善患者一般状况 提高机体抵抗力，防止感冒和下呼吸道感染至关重要，可采取耐寒锻炼、肌内注射核酪或卡介苗素等。肺气肿患者由于呼吸负荷加重，呼吸功能增加，能量消耗增高。但饮食摄入由于气急、缺氧、右心衰竭或使用药物等原因不能相应增加甚至反而减低，因此常合并营养不良。故应重视营养素的摄入，改善营养状况。全身运动如步行、踏车、活动平板、广播操、太极拳等不仅增加肌肉活动度，而且也锻炼呼吸循环功能。

2. 呼吸训练 保证呼吸道通畅、提高呼吸肌功能、促进排痰和痰液引流、改善肺和支气管组织的血液代谢、加强气体交换效率。

3. 家庭氧疗 经过抗感染、祛痰和支气管解痉剂治疗，缓解期动脉血氧分压仍低于7.33 kPa（55 mmHg）者应进行家庭氧疗。对于那些继发性红细胞增多症或顽固性右心衰竭的肺气肿患者可适当放宽氧疗指征。氧疗可以改善患者症状，提高工作效率，增加活动强度，扩大活动范围。为防止高浓度吸氧对通气的抑制作用，应采用低流量吸氧。

4. 其他 其他非创伤性机械通气的开展为肺气肿患者家庭机械通气提供了条件。一般经鼻罩或口鼻罩或呼吸机连接，也可应用负压通气机。家庭间断机械通气可以使呼吸肌休息，缓解呼吸肌疲劳，改善呼吸肌功能。

第三节 慢性肺源性心脏病

慢性肺源性心脏病（chronic pulmonary heart disease），简称肺心病，是由于肺、胸廓或肺动脉血管等慢性病变，导致肺循环阻力增加、肺动脉高压，进而使右心室扩大、右心室肥厚、右心衰竭的心脏病。发病年龄在40岁以上，老年人患病率约1.6%，吸烟者是不吸烟者的5.4倍，当并发心衰、呼衰和肺性脑病时，死亡率高达35%。

（一）病因

1. 气管、肺疾病 以慢支、阻塞性肺气肿最多见，占80%～90%。其次为慢性纤维空洞性肺结核、支气管扩张、反复发作的哮喘、尘肺、肺间质纤维化等。

2. 胸廓运动障碍性疾病 严重脊柱后凸、胸膜增厚致胸廓畸形。胸神经肌肉病变导致肺通气障碍、缺氧、肺动脉高压，最终发展为肺心病等。

3. 肺血管疾病 较少见，如肺动脉过敏性肉芽肿、广泛或反复发生的多发性肺小动脉栓塞及肺小动脉狭窄、阻塞致肺动脉高压。

4. 其他 其他神经肌肉疾病，如脊髓灰质炎、肌营养不良和肥胖伴肺通气不足，睡眠呼吸障碍等。

（二）病理生理

1. 肺动脉高压的形成

（1）肺血管阻力增加的解剖因素

1）老年人长期反复慢支急性发作，使支气管周围的肺小动脉发生血管炎，管壁增厚，管腔狭窄或血管壁损伤后纤维化，使血管阻力增加，产生肺动脉高压。

2）老年人慢支使肺气肿加重，肺泡内压增高，压迫肺泡外毛细血管及致肺泡外毛细血管扭曲弯转，也造成毛细血管腔狭窄闭塞，引起肺小动脉阻力增加形成肺动脉高压。

3）在原有老年人肺泡壁弹性降低的基础上，加上慢支造成的弹性组织的破坏而导致部分肺泡破裂，其外周的毛细血管亦破损使血管床面积减少，当减少至65%～70%时，肺循环阻力增大，促使肺动脉高压的形成。

4）因长期缺氧血管收缩，血管张力增高可直接刺激血管壁增生。肺小动脉和肌型微动脉的平滑肌细胞肥大或萎缩，细胞间质增多，内膜的弹力纤维及胶原纤维增生，非肌型微动脉肌化，使血管增厚硬化，管腔狭窄，血管阻力增大。

（2）肺血管阻力增加的功能因素

1）缩血管活性物质：目前认为，体液因素在缺氧性肺血管收缩中占重要地位。慢支及肺气肿发展致缺氧，使花生四烯酸代谢异常，收缩血管的TXA2、PGF2α和白三烯等活性物质增加，血管收缩，血管阻力增大形成肺动脉高压。缺氧时内皮源性舒张因子和内皮源性收缩因子比例失调，也可肺血管收缩，肺动脉血管阻力增加，导致肺动脉高压。

2）Ca^{2+}通道开放：缺氧可直接使肺血管平滑肌细胞膜对Ca^{2+}通道通透性增加，Ca^{2+}内流，肌肉兴奋－收缩偶联效应增加，使肺血管收缩。也有研究提出，缺氧时ATP依赖性钾通道的开放可能是缺氧性肺血管收缩反应的基础。

3）pH：高碳酸血症产生过多的H^+，血管对缺氧收缩敏感性增强，使肺动脉收缩按几何级数增强，结果肺动脉压力更加增高。

（3）血容量增多和血液黏稠度增加：慢支阻塞性肺气肿缺氧而产生继发性红细胞增多，红细胞压积超过55%～60%时血黏度明显增加，血流阻力增加致肺动脉高压。缺氧使肾小动脉痉挛，肾血流减少，肾素－血管紧张素－醛固酮系统分泌增多，钠水潴留，血容量增加，可加重肺动脉高压。

2. 心脏病变和心力衰竭 肺动脉高压、右室负荷增大导致右心室扩张肥厚。肺动脉高压持续发展，超过右心负荷，右心排血量下降，右室收缩末期残留血量增加，舒张末压升高，促使右心室扩大直至右心功能衰竭。缺氧、高碳酸血症、反复细菌肺内感染的毒素对心肌的损害也促进了心衰。

3. 其他重要器官的损害 老年人各器官功能本身有退行性改变，缺氧、高碳酸血症均可加重对脑、肝、肾、胃肠、血液、内分泌等系统的损害。

（三）临床表现

本病发展缓慢，除原发病的症状和体征外，主要是心肺功能不全和其他脏器受损的症状和体征。可分为两期。

1. 心肺功能代偿期（缓解期） 主要以慢支肺气肿为临床表现。肺动脉瓣听诊区第二心音亢进，三尖瓣听诊区可出现收缩期吹风样 3 级以下杂音，因肺气肿胸腔压力升高而出现颈静脉充盈、肝脏下移。

2. 心肺功能失代偿期（急性期） 呼吸功能不全。低氧血症有发绀、呼吸困难。高碳酸血症有多汗、外周血管扩张，可出现神经精神症状。心功能不全，以右心功能不全为主的全心功能不全的症状和体征。常伴发心律失常。

（四）并发症

1. 肺性脑病 缺氧、二氧化碳潴留使脑组织酸中毒，血管通透性增加，脑细胞水肿，颅内压升高，出现头痛、嗜睡、意识不清、谵妄、昏迷，甚至搐搦等神经精神症状。

2. 酸碱失衡及电解质紊乱 可因缺氧、高碳酸血症、病久食量减少、肾功能障碍、用药等导致酸碱失衡，电解质紊乱。

3. 心律失常 是老年人肺心病常见的并发症，可因缺氧、酸碱失衡、离子紊乱、心肌受损、冠脉供血不足等引起。常见有窦性心动过速、房性期前收缩、房扑、房颤等。老年人亦可见心肌梗死并发室速、室颤或心脏骤停。

4. 休克 一般为感染性休克、失血性休克（消化道出血）、心源性休克等。

5. 消化道出血 由于缺氧致胃黏膜糜烂、DIC 和应激性溃疡等。

6. 其他 弥散性血管内凝血（DIC）、能量代谢障碍热量不足、营养障碍。

（五）辅助检查

1. X 线检查 除有原发病影像改变外，还有肺动脉高压的表现。如右下肺动脉干横径≥15 mm；其内径与气管横径比值≥1.07，肺动脉段突度≥3 mm，右室增大。

2. 心电图 主要为右室大，电轴右偏≥90°。重度顺钟向转位，$R_{V1}+S_{V5}\geq1.05$，肺性 P 波，也可见右束支传导阻滞及低电压等，以上均可作为肺心病诊断参考条件。在 V_1、V_2、甚至延至 V_3 可出现酷似陈旧性心肌梗死图形的 QS 波，应注意鉴别。

3. 心电向量图 主要为右心房、右心室增大的图形。随右心室肥大程度而加重，QRS 方位由正常的左下前或右逐渐演变为向右、再向下，最后转向右前，但终末部分仍在右后。QRS 环自逆钟向运行或“8”字形发展，至重度时顺钟向运行。P 环多狭窄，左侧与前额面 P 环振幅增大，最大向量向前下、左或右。一般讲右心房肥大越明显，P 环向量越向右。

4. 超声心动图检查 测定右心室流出道内径≥30 mm，右心室内径≥20 mm，右心室前壁增厚。左右心室的内径比值<2。右肺动脉内径或肺动脉干及右心房增大等指标，可用以诊断肺心病。

5. 肺阻抗图 1983 年制订了全国诊断标准。肺心病时，肺阻抗血流图的波幅及其微分波值多降低。Q-B（相当于右室射血前期）时间延长、B-Y（相当于右室射血期）时间缩短，Q-B/B-Y 比值增大，对肺心病有诊断价值，对预测肺动脉压及运动后预测隐性肺动脉高压，有明显的相关性并有参考价值。

6. 血气分析 肺心病失代偿期可出现低氧血症和高碳酸血症。当动脉氧分压（PaO_2）<60 mmHg（1 mmHg = 0.133 kPa）、动脉二氧化碳分压（$PaCO_2$）>50 mmHg，示呼吸衰竭。H^+浓度可正常或升高。碱中毒时可降低，老年人呼衰常见碱中毒。

7. 血液和痰检 缺氧可致红细胞增多，血液黏度增大。合并感染时白细胞可增高，中性粒细胞为主，核左移。重症可有离子紊乱、酸碱失衡，肝、肾功能均可有改变。痰培养出致病菌，主要为 G^-杆菌。

（六）诊断与鉴别诊断

依据 1977 年我国修订的“慢性肺心病诊断标准”，患者有慢阻肺或慢性支气管炎、肺气肿病史，或其他胸肺疾病病史，并出现肺动脉压增高、右心室增大或右心功能不全的征象，如颈静脉怒张、P2 > A2、剑突下心脏搏动增强、肝大压痛、肝颈静脉反流征阳性、下肢水肿等，心电图、X 线胸片、超声心动图有肺动脉增宽和右心增大、肥厚的征象，可以做出诊断。须与下列疾病鉴别。

1. 冠心病 肺心病与冠心病均多见于老年人。冠心病患者可有典型心绞痛和心梗病史。参考心电图可以鉴别，若有左心衰、高血压、高血脂、糖尿病史等有助于诊断。冠心病合并肺心病时，临床症状常被肺心病症状掩盖，若详细询问病史，参考心电图，如电轴左偏、左前半阻滞、ST-T 改变等有助于诊断。

2. 风湿性心瓣膜病 青少年时有风湿性关节炎病史，可听到二尖瓣狭窄和关闭不全的杂音，X 线检查、心电图，特别是超声心动图的检查更有助于诊断。

3. 原发性心肌病 无原发性胸肺或血管病史；全心扩大，严重心律失常，超声心动图可见全心扩大或肥厚型心肌病表现。

（七）治疗

因多年慢性发展，导致大小气道的重构，造成组织不可逆的改变，但通过治疗可以阻止症状发展和反复发作，保持最佳的肺功能、改善活动能力、提高生活质量。心肺功能失代偿期（急性期）的治疗原则如下。

1. 抗生素的应用　肺心病急性发作期主要与感染有关，特别是细菌感染。有资料显示，老年人的感染80% ~90%为G^-杆菌感染。青霉素和大环内酯类药物对G^-杆菌不敏感，因此不能作为首选用药。氨基糖苷类药物对G^-杆菌可选用，但由于对肾和耳的不良反应较大亦不适合选用。可选用合成青霉素或加抑酶类药物，如苯唑西林（oxacillin）、美洛西林（mezlocillin）。对绿脓杆菌感染者可用哌拉西林、头孢菌素类（头孢噻肟钠、头孢曲松、头孢哌酮）。重感染可用头孢地嗪，该药不但对G^-杆菌敏感，对G^+球菌亦较敏感。在用上述类药物时，应注意监测真菌感染。对β-内酰氨类抗生素过敏者亦可用新喹诺酮类药物，如环丙沙星、氧氟沙星、氟罗沙星、左氧氟沙星等。司帕沙星、克林沙星为超广谱抗菌药，对G^+、G^-菌均敏感，对严重感染的危重患者可选用，在严重感染得到控制后可口服用药维持。

2. 扩张气道　解痉平喘对缓解气流阻塞、改善通气、改善缺氧、降低二氧化碳潴留是非常重要的。扩张气道的药物有：

（1）氨茶碱：可解除平滑肌痉挛、改善心搏量，扩张全身和肺血管、增加水盐排出，兴奋呼吸中枢，改善呼吸肌功能以及某些抗炎作用。氨茶碱血药浓度>5 μg/mL即有治疗作用；>15 μg/mL时不良反应明显增加。重症可用氨茶碱0.25 g加25%葡萄糖液，每日2次缓慢静推。缓释型制剂治疗，每天200 mg口服，可在24 h内达到稳定的血药浓度。若吸烟、饮酒、服用抗惊厥药、利福平等药可引起肝药酶受损，影响氨茶碱的半衰期，故应适当减少氨茶碱的用药量。高热、心衰、肝功能障碍，服用西咪替丁、大环内酯类药物、喹诺酮类药时氨茶碱用量亦应适当减少。若与沙丁胺醇或异丙托品共用，可达到最大解痉疗效。

（2）$β_2$受体激动剂：如沙丁胺醇（舒喘灵）、特布他林，可每日2~3次喷吸，每次200 μg。博利康尼2 mg口服，每日2~3次，但易产生肌肉震颤等不良反应。安通克400 μg，每日1次口服。对严重患者可用贮纳器（spacer）或水溶液雾化吸入。

（3）抗胆碱能药物：主要有异丙托品。定量吸入时，起效时间比$β_2$受体激动剂慢但持续时间长4~6 h。剂量为2.5~7.5 μg（每喷20 μg）。与$β_2$受体激动剂共用可产生相加作用。

（4）糖皮质激素：应采取慎重态度，如喘息严重对$β_2$受体激动剂有肯定效果时，可考虑口服或静脉用药；但尽量避免大剂量长期应用，可因免疫功能低下致真菌感染。

3. 祛痰疗法　老年人咳嗽反射降低，更易使痰潴留于小气道，影响通气，加重缺氧和二氧化碳的潴留。祛痰药有黏痰溶解剂，如乙酰半胱胺酸具有祛痰和抗氧化作用。降低痰黏稠度的药物有盐酸溴环已胺醇、沐舒坦和中药等。

4. 氧疗 氧疗是治疗肺心病的关键。氧疗的满意指标应使血氧饱和度上升≥90%，或 PaO_2≥60 mmHg，不使 $PaCO_2$上升超过 10 mmHg 或 pH＜7. 25。给氧方法应从低浓度开始（鼻导管法 1～2L/min），病情改善后可增至 2～2. 5L/min。参见本章第六节。

5. 控制心力衰竭 一般在积极控制感染、改善呼吸功能后心衰即能得以缓解。对治疗后无效或较重的患者可适当选用利尿剂，如氢氯噻嗪、氨苯喋啶和呋塞米等；正性肌力药，如毒毛花苷 K、毛花苷 C 等；血管扩张药，如硝酸甘油、硝酸异山梨酯等（参考第二章第四节）。

6. 控制心律失常 参考第二章第五节。

7. 并发症防治 积极防治肺性脑病、酸碱失衡及电解质紊乱、消化道出血、弥散性血管内凝血、休克等各种并发症。

8. 支持疗法和加强护理 老年人免疫功能下降，久病、咳嗽反射减弱，故应协助翻身拍背，加强口腔护理，防治褥疮。营养不良，热量不足使呼吸肌无力，可加重通气障碍，故每日或隔日补充白蛋白 10 mg、脂肪乳 250 mL 静滴。亦可给予复合氨基酸静滴。补充多种维生素、微量元素等。

缓解期的治疗原则为扶正固本。戒烟、离开有害粉尘和刺激气体污染的环境。可用祛痰药物、茶碱缓释片、异丙托品吸入，对改善呼吸困难有好处。家庭长期氧疗，每日 2～2. 5 L/min，持续吸 15～17 h 可减轻症状，减少急性发作。

（八）预后

因原发疾病不同而异，与缓解期时的心肺功能状况及是否得到积极正确缓解期治疗管理密切相关。病死率已随医疗技术的发展而逐年下降。没有危重并发症的肺心病失代偿者经积极合理抢救治疗，愈后仍较好；合并有肺性脑病、消化道大出血、DIC、多器官功能衰竭者愈后较差。

第四节 肺 炎

肺炎（pneumonia）是指包括终末气道、肺泡腔及肺间质等在内的肺实质的炎症，可由多种病原体引起。据报道，老年人肺炎占内科住院患者的 2%，占同期肺炎患者（包括青壮年）住院人数的 10. 3%～18. 6%，病死率高达 5. 6%～23. %。肺炎病因虽多，但老年人仍以细菌性肺炎最为多见。由于老年人肺结构和生理功能的退行性变，免疫防御功能低下，常患慢性疾病，因而老年人肺炎具有一定的特点：发病率高，肺炎是 60 岁以上老年人的常见病，随年龄增长而患病率增高；症状和体征不典型、反应差、病程长，咳嗽较轻，咳痰不多（不易咳出）；往往不发烧，即使发烧也多在37～38℃，甚至无呼吸道症状；老年人免疫功能低下，故炎症消散较慢，病灶易机化。因此，易误诊和漏诊。

老年人肺炎因院内和院外感染有所不同。健康老年人院外感染的病原体以肺炎链球菌、混合菌为多见。上呼吸道感染（流感）后肺炎病原体以肺炎链球菌、流感嗜血杆菌、葡萄球菌多见。患慢性阻塞性肺病（COPD）或严重吸烟者，以流感嗜血杆菌、G^-杆菌多见。糖尿病、心力衰竭、肝肾功能不全者，以G^-杆菌为多见。医院内获得性肺炎以G^-杆菌、金黄色葡萄球菌、厌氧菌为多见。

一、革兰阴性杆菌肺炎

病原菌有肺炎杆菌、流感嗜血杆菌、大肠杆菌、绿脓杆菌、沙雷杆菌、枸橼酸杆菌等。因免疫功能低下，其肺实质病变易融合，组织坏死后容易形成多发性脓肿。一般双侧肺下叶多受累，若波及胸膜可引起胸膜渗出形成脓胸。

（一）临床表现和并发症

1. 高危因素　多见于衰老、体弱、COPD、心力衰竭、肾功不全、冠心病、糖尿病、恶性肿瘤化疗和放疗、应用广谱抗生素及激素的患者。

2. 起病可急可缓　有冷热感或无发烧，食欲不振、恶心。

3. 呼吸道症状　咳嗽较轻，咳白黏痰、脓痰或绿色痰，克雷白杆菌感染咳棕红（砖红色）脓痰，发绀、呼吸困难、胸痛等。

4. 神经精神症状　意识不清、嗜睡、谵语等。

5. 体征　有精神萎靡，两肺干湿啰音，或有胸腔积液体征。

6. 并发症　休克、心衰、酸碱失衡、电解质紊乱、呼吸衰竭、败血症等。

（二）辅助检查

1. 血常规　白细胞总数增高或不高，但分叶核比例增高、核左移多见。

2. 痰检　晨起漱口3次，采深部位痰，须在10 min内接种培养。多次培养出一种细菌有诊断意义。如有可能，经环甲膜从气管内吸痰或纤维支气管镜防污染毛刷取样，做细菌定量培养。血清抗体测定，如绿脓杆菌血清凝集试验。

3. X线　肺实变影，支气管肺炎影像多见两肺下呈斑片阴影。除流感嗜血杆菌肺炎外，多形成脓胸。

（三）诊断与鉴别诊断

根据临床症状、体征、痰菌培养、实验室检查及X线影像可确诊。鉴别诊断如下。

1. 肺结核　咳嗽、咳血、体弱，痰可查出结核菌，X线影像检查以助鉴别。

2. 肺癌 多年吸烟史、刺激性咳嗽、痰中带血、体重减轻。痰检出癌细胞。胸平片或肺 CT 检查，必要时做 MRI 检查。纤维支气管镜肺灌洗液查癌细胞，或通过纤维支气管镜肺活检，或经皮肺活检，或开胸肺活检以助鉴别诊断。

3. 胸腔积液 干咳气短、气管向健侧移位等胸腔积液体征。X 线、B 超可证实胸腔有积液，胸穿后抽液检查可以定性。

（四）治疗

哌拉西林 4 g 加生理盐水 100 mL，每日 2 次静滴。头孢哌酮 2 g 加生理盐水 100 mL，每日 2 次静滴。如绿脓杆菌感染可用头孢他啶 2 g 加生理盐水 100 mL，每日 2 次静滴，如 β-内酰类抗生素过敏可用左氧氟沙星 200 mg，每日 2 次静滴，或培氟沙星 400 mg，每日 2 次或 1 次静滴。如为绿脓杆菌可用氟罗沙星加用阿奇霉素治疗。在治疗时要用量适宜，疗程不少于 2 周。同时要注意防止菌群失调。

在治疗中注意支持疗法，如应用多种维生素、微量元素、白蛋白、免疫球蛋白提高抵抗力，保证热量供给。调节水盐代谢，纠正酸碱失衡。

积极治疗原发病，注重口腔卫生，增加营养，提高机体抵抗力，注意无菌操作等。

二、厌氧微生物所致肺炎

咽部分泌物每毫升有 10^7 需氧菌和 10^8 厌氧菌，包括消化链球菌、产黑色素拟杆菌、梭形杆菌和产气荚膜梭状芽孢杆菌等。厌氧菌多与其他病原体在肺部形成混合感染。球菌为 G^+，杆菌为 G^-，在厌氧条件下培养才能生长。老年人因神经反射迟钝或体衰，熟睡情况下吸入了口腔分泌物引起发病。肺部厌氧菌感染多呈坏死性炎症，可形成脓肿或合并脓胸。

临床表现以发烧或无热、软弱无力、消瘦、贫血、杵状指、痰奇臭为特点。有肺炎或脓胸体征。血白细胞总数增高，中性分叶核细胞增多。X 线显示支气管肺炎，或带液平的透光区或伴脓胸，吸收缓慢，易形成纤维化和支气管扩张、胸膜肥厚。

青霉素对厌氧菌有效，每日 800 万单位 2 次静滴。对脆弱类杆菌则可用克林霉素 300 ~ 400 mg 加 5% 葡萄糖液 250 mL，每日静滴，或甲硝唑 400 mg 静滴，5 ~ 7 d 为一疗程。亦可用合成青霉素加酶抑制剂，如安灭菌每次 2.4 g 加生理盐水 150 ~ 200 mL，每日 2 次静滴。

三、肺念珠菌病

肺念珠菌肺炎是由白色念珠菌或其他念珠菌引起。临床分为支气管肺炎型：类似慢性支气管炎，咳黏液性乳白色痰多不发烧，X 线显示两肺中、下野纹理增多。

肺炎型：类似急性肺炎，可发冷或发烧，咳白色黏痰，可呈胶冻状、有发酵臭味，咳血、气急，X 线显示有支气管肺炎样阴影、两肺弥漫点状或小片状阴影、大片肺炎阴影，还可呈多发脓肿。少数病例有胸膜渗出。肺内可闻及水泡音或干鸣。

诊断：要求连续 3 次痰培养出白色念珠菌生长，涂片可查出菌丝或通过动物接种证明有致病力。念珠菌败血症时，血、尿和脑脊液培养可阳性。

轻症患者中止诱发病因后，常能自行好转。重症需用氟康唑每日顿服 50 mg，必要时增至 100 ~ 200 mg，重症患者静滴每日 200 mg。在治疗中每月查肝功。米康唑亦为广谱抗真菌药，每日 600 ~ 1200 mg，分 2 ~ 3 次溶于 5% 葡萄糖液 250 mL，于 1 ~ 2 h 滴完，疗程 2 ~ 6 周。

四、感染休克的治疗

老年人防御功能、免疫功能低下，肺炎后易发生休克，其治疗需注意以下几方面。

1. 补充血容量　如中心静脉压 < 5 cmH_2O，可进行较大的输液量，用等渗盐水或葡萄糖液，以减低血黏稠度，预防 DIC。酸中毒时可加 5% 碳酸氢钠。如口唇红润，收缩压 > 90 mmHg，脉压 > 30 mmHg，脉率 < 100 次/min，尿量 > 30 mL/h，示血容量已补足。

2. 血管活性药物应用　休克时往往小血管强烈收缩，外周阻力增加，心输出量下降，致使血液灌流减少。故在补足血容量的情况下，应用血管扩张药能改善微循环，使皮肤变暖、肤色变红、脉压增大。可用多巴胺、间羟胺适量加入输液中，使收缩压维持在 90 ~ 100 mmHg，然后逐渐减量。在治疗中还应监测肾功和心脏功能。

3. 控制感染　用头孢唑啉 4 g 加生理盐水 150 ~ 200 mL，每日分 2 次静滴，安灭菌 2.4 g 加生理盐水 150 ~ 250 mL，每日 2 次静滴，或用头孢类二代或三代静滴。若 β-内酰胺类抗生素过敏，可用氟喹诺酮类静滴。

4. 糖皮质激素　可静滴氢化可的松 100 ~ 200 mg 或地塞米松 10 mg。

5. 纠正水、电解质和酸碱失衡　随时监测血钾、钠、氯和血 pH 等。

6. 可用鼻导管或面罩吸氧　氧流量 3 ~ 4 L/min。

第五节　肺结核

结核病（tuberculosis）是结核杆菌感染所引起的一种慢性传染病。可侵犯肺、肠道、肾、骨关节等全身各器官。肺是结核病最易侵犯的器官，肺部结核称为肺结核病（pulmonary tuberculosis）。

（一）病因

老年肺结核增多的原因，比较公认的看法是，当一个国家和地区结核病疫情下降较明显时，儿童及青年中自然感染的机会大大减少，而三十年前或更久前已感染结核菌的老年人群发生内源性复燃而发病。此外，结核菌素反应已转阴的老年人也可重新感染而发病。

根据肺结核病的发展过程及表现，肺结核分为原发综合征、血行播散型结核（包括急性粟粒型结核、亚急性或慢性血行型结核及结核性脑膜炎）、渗出型肺结核、慢性纤维空洞型肺结核等四型。老年肺结核以血行播散型和纤维空洞型多见，前者由于不同数量的结核菌进入血循环、细菌播散引起发病；后者是因病变发现不及时或治疗不彻底，以致病变发展、破坏和机体抵抗、组织修补交织进行的结果。

（二）临床表现

1. 早期肺结核 病变较轻时可没有症状。有的仅有倦怠、精神萎靡、体重下降及食欲不振等症状。一部分患者表现为“感冒”持续不愈或反复发作。呼吸道症状为轻微咳嗽；多为干咳或伴有少量黏痰；痰中带血丝往往是促使患者就诊的重要症状。体格检查多无阳性发现。当病灶在肺上部时，轻咳时在肩胛间区可听到细湿性啰音，表明病变可能有活动性。

2. 活动期 若肺结核病灶较广泛，在病变活动期可有发热、盗汗及消瘦症状。体温多在午后或傍晚上升，翌晨消退。一部分患者有不同程度咳血。痰中带血常为炎症病灶，毛细血管通透性增高引起，小血管损伤可发生中等量咳血，空洞壁动脉瘤破裂则有大咳血。

3. 慢性肺结核 由于病变广泛，纤维组织广泛增生，可引起肺叶实变及肺叶收缩，体格检查表现为病变侧胸廓塌陷，触觉语颤减弱，叩诊浊音，听诊呼吸音减低或有支气管呼吸音，湿性啰音。

4. 其他 部分患者有胸部隐痛、肺部病变广泛者出现呼吸困难。急性粟粒性肺结核起病可比较急骤，发生寒战及不规则发热。

5. 老年肺结核 临床表现除有上述共同特点外，应注意以下几点：

（1）首发症状：一般认为老年肺结核发病隐袭、病程缓慢，症状常不典型。据统计，老年肺结核以咳嗽、咳血、发热、呼吸困难和食欲不振五项之一作为首发症状者占 81.8%，其中咳嗽为第 1 位，占 39.1%。

（2）常见症状：据我国一组 797 例 60 岁以上老年肺结核分析。常见症状顺序为：咳嗽、咳血、胸痛、气急与发热，即呼吸道症状较明显。

（3）合并非结核性疾病比例高：老年肺结核往往合并有慢性阻塞性肺病、糖尿病等，这些疾病的临床表现往往掩盖了肺结核的临床症状，值得注意。肺结核合并未被控制的糖尿病者，结核病灶进展迅速，易有干酪性坏死及支气管扩散。

（4）老年人血行播散型肺结核发生率有增高趋势：老年人发病多隐袭，因累及各系统而发生各种非特异的症状和体征，而误诊率较高。胸片有典型改变者为1/3 ~2/3，结核菌素试验可为阴性。

（三）辅助检查

1. 痰结核菌检查　痰结核菌检查是诊断肺结核病最可靠的方法。痰结核菌阳性表明患者结核病变活动，具有传染性，必须进行积极的治疗。痰结核菌检查的方法包括：

（1）涂片检查：除常规的抗酸染色外，还有金铵染色与荧光显微镜检查等，后两种染色方法可缩短检查时间，但假阳性略高。

（2）集菌法：有沉淀及漂浮两种方法，阳性率比涂片法高。结核菌培养除常用的罗、金氏固体培养基外，有条件可用快速培养法。

（3）集菌检查：对不会咳痰或痰量少的患者，通过抽取胃液进行结核菌检查有一定意义。用高渗盐水（3%氯化钠）溶液雾化吸入可使不咳嗽的患者导痰做结核菌检查。

2. 结核菌素反应　变应原包括旧结核菌素（OT）与结核菌纯蛋白衍生物（PPD）。前者是培养成熟的结核菌，加温杀灭过滤后获得的滤液（蒸发至原液1/10量），所含杂质较多，后者杂质较少。将一定量的OT或PPD皮内注射至前臂，48 ~72 h后观察局部红肿块。临床试验往往从1国际单位（TU 1∶10000）开始，如无反应则用5TU（1∶2000），凡红肿硬结直径5 ~ 10 mm者为阳性反应（ + ），11 ~20 mm为（ + + ），大于20 mm或有水泡和组织坏死者为（ + + + ）。在我国，由于结核病仍较为严重，儿童普遍接种卡介苗，结素阳性只证明有过结核感染，而不能说一定有结核病，因而诊断意义不大，相反阴性反应，却有助于临床否定结核诊断。应当指出，在某些肯定受过结核菌感染者中，也可能对结核菌素无反应，这包括使用激素或其他免疫抑制剂过程中，粟粒性结核及脑膜结核患者等。

3. 血清中结核菌抗体测定　血清中抗结核菌（或具某一菌体成分如PPD、Ag5）的IgG等抗体测定对诊断具有辅助价值。常用方法为酶联免疫吸附试验（ELISA）。

4. 血液检查　通常结核病患者血红蛋白、白细胞都无明显改变。少数急性血行播散性结核，白细胞数可上升，个别病例甚至发生类白血病反应。血沉可增快，反映机体炎症或组织坏死改变，当病变好转，则血沉趋于正常，有助于了解病变发展的趋势，但血沉加快不能作为诊断依据。

5. 胸部X线检查　胸部X线检查对发现病变，了解病变的部位、范围、性质、病变的发展与疗效判断都有重要意义，是肺结核病的一种重要诊断方法。当然，肺结核的X线表现并无特异性，同样要注意鉴别诊断。除非有鉴别诊断上的特殊需要，老年肺结核诊断不用作 CT 或 MRI 显像检查。一般说来，老年人肺结核 X 线表现与其他年龄肺结核的表现无显著特点，其病灶部位，广泛浸润及空洞病变与年轻人肺结核相仿。但也有人认为老年人肺结核可出现不典型表现。Morris 提出老年肺结核 X 线表现分为二型：

（1）不典型表现：即下肺野阴影合并胸腔积液或胸膜增厚；空洞不多，发生于肺野上部或下部。这一类型较常见。

（2）典型表现：即肺尖纤维灶，胸膜增厚，空洞及（或）斑片状阴影，此型较少见。粟粒性肺结核罕见。

6. 纤维支气管镜检查 纤维支气管镜对观察支气管内病变，对采取标本进行结核菌检查，病变活体组织学检查及细胞学检查，都有重要意义。尤其对老年人，由于肺癌发病率较高，通过这一检查，鉴别结核病和肺癌具有重要价值。

（四）诊断和鉴别诊断

根据患者临床表现、X 线胸片、痰结核菌检查与培养等，肺结核检查一般不困难。多数患者，根据临床症状及 X 线胸片表现即可做出初步诊断。然而细菌学检查是肺结核诊断最可靠的依据，老年人肺结核诊断中，要注意症状可能不典型。肺结核的鉴别诊断是比较复杂的问题，老年肺结核更突出。主要与以下疾病鉴别。

1. 细菌性肺炎 肺炎链球菌肺炎与军团菌肺炎可表现为发热、咳嗽、胸痛症状，肺部发生大片阴影，需要与浸润型肺结核、干酪性肺炎鉴别。结核病发病过程常较细菌性肺炎慢，胸片阴影密度不甚均匀，有无壁的透光区，痰结核菌大多阳性，据此可作鉴别。

2. 支原体肺炎 易和浸润型肺结核混淆。支原体肺炎常在 2～3 周病变消退，血冷凝集试验与荧光抗体检查常为阳性，可作鉴别。

3. 肺癌 肺癌可表现为肺门或纵隔淋巴结肿大，需与支气管淋巴结结核鉴别；细支气管肺癌可表现为两肺弥漫性结节状阴影，需与粟粒性肺结核鉴别；癌性空洞病变及周围型肺癌需与浸润型肺结核空洞及肺结核瘤鉴别。

4. 慢性支气管炎 慢性支气管炎表现为长期咳嗽、咳痰，有的还有气促症状，与慢性纤维空洞型肺结核症状相似。但慢性纤维空洞型肺结核胸部 X 线检查有较明显的特征，痰结核菌检查常呈阳性，因此鉴别诊断困难不大。

5. 结节病 结节病患者常有双侧肺门淋巴结肿大，肺部出现弥漫性阴影，有时要与支气管淋巴结结核、粟粒性肺结核鉴别。结节病患者还常有颈部等外周淋巴结肿大，肺门部肿大的淋巴结常双侧对称，血管紧张素转换酶增高，必要时做活体病理检查可作鉴别。

（五）治疗

1. 抗结核治疗药物 包括异菸肼（isoniazide，INH），利福平（rifampicin），利福

定、环戊哌嗪利福霉素（利福喷丁 rifampentine），链霉素（streptomycin），吡嗪酰胺（pyrezinamide），乙胺丁醇（ethambutol），对氨基水杨酸（para-aminosalicylic acid），氨硫脲（thioacetazone TB_1），卷曲霉素（capreomycin），卡那霉素（kanamyain），乙硫异菸胺（ethionamide）、丙硫异菸胺（prothionamide），紫霉素（viomycin），环丝氨酸（cycloserine）等。其中异菸肼、利福平（包括利福定、利福喷丁）、链霉素、吡嗪酰胺和乙胺丁醇具杀菌作用，杀菌活力与药物浓度成正比，为临床首选药物，其他属二线药物。

2. 联合用药原则 异菸肼对快速增长菌有显著杀灭作用。利福平除对快速增长菌有一定杀灭外，还对半潜伏的顽固菌群有根除作用。链霉素及吡嗪酰胺除有弱的杀菌作用外，前者对细胞外碱性环境内细菌，后者对巨噬细胞内和空洞壁酸性环境内的细菌有根除作用。联合用药可增强治疗能力。由于天然耐药结核菌的存在，为防止单药先天耐药菌的繁殖造成治疗失败，更需强调 2 种及 2 种以上药物的联合应用，以获得协同作用及相互交叉杀灭耐药变异菌株的作用。联合用药是肺结核治疗的重要原则，老年肺结核同样要遵从这一原则。

3. 长程治疗，计划用药 除联合用药外，肺结核治疗要有适当的疗程。

（1）长程治疗：异菸肼、链霉素、对氨水杨酸三药足量治疗，2 ~ 3 个月后改为异菸肼与对氨水杨酸治疗，共 12 ~ 24 个月。

（2）短程治疗：异菸肼、利福平或再加乙胺丁醇治疗 9 个月；或异菸肼、利福平、乙胺丁醇、吡嗪酰胺四药治疗 6 个月。短程治疗可减少服药总量，及早消除传染源，减少复发率等优点，因而被广泛采用，代表当前结核病化疗的方向。具体方法是：异菸肼每日 300 mg，利福平每日 450 ~ 600 mg，吡嗪酰胺每日 1. 5 mg，乙胺丁醇每日 750 mg。

（3）不良反应：肺结核化疗要在医师监督下进行，保证患者按计划用药，防止药物的不良反应。老年肺结核在治疗时，尤其注意早期治疗，治疗中防止药物不良反应。由于链霉素对第八颅神经损害及肾脏影响，老年肺结核患者应尽可能避免使用；利福平、异菸肼对肝脏的损害作用也要注意监督，有肝炎病史及长期饮酒者使用利福平更易发生肝毒性反应。

4. 治疗伴发病 由于老年肺结核患者常合并糖尿病、慢性支气管炎等疾患，在治疗肺结核的同时，必须重视并发症的治疗。

5. 其他 随着抗结核化疗的发展，肺结核外科手术适应证已明显减少；老年人心肾等重要脏器并发症多，进一步限制了手术疗法的进行。

第六节　呼吸衰竭

在海平面大气压下，于静息条件下呼吸室内空气，动脉血氧分压（PaO_2）低于60 mmHg（8.0 kPa）或伴有动脉二氧化碳分压（$PaCO_2$）高于50 mmHg（6.7 kPa），即为呼吸衰竭（respiratory failure），简称呼衰。临床上根据病程可分为急性呼衰和慢性呼衰。急性呼衰是指呼吸功能原来正常，由于突发原因，引起通气、换气功能严重损害，突然发生呼吸衰竭。如脑血管意外、药物中毒、呼吸肌无力或麻痹、肺梗死等。因机体不能及时代偿，如不能及时抢救，会危及患者生命。慢性呼衰是各种原因引起的肺通气功能严重障碍，不能进行有效的气体交换导致缺氧伴（或不伴）二氧化碳潴留，从而引起一系列生理功能和代谢紊乱的临床综合征。多见于慢性呼吸系统疾病，如慢性阻塞性肺病，重度肺结核，广泛支气管扩张，弥漫性间质肺病等。肺功能损害逐渐加重，虽有缺 O_2 伴 CO_2 潴留，但通过机体代偿适应，仍能从事个人生活活动，称为代偿性慢性呼吸衰竭。本节重点介绍老年人慢性呼吸衰竭。

（一）病因和发病机制

常见病因有：呼吸道疾病，慢性支气管炎、上呼吸道肿物、吸入异物等阻塞气道而致通气功能障碍。肺组织病变，阻塞性肺气肿、慢性纤维空洞性肺结核、肺间质纤维化，使通气换气功能障碍。高龄患者在呼吸系统组织退行性变的基础上，加上外伤、手术创伤、气胸、胸腔积液等影响胸廓运动的因素，导致肺扩张不全、通气量不足。神经中枢疾病，脑出血、脑梗死、外伤、中毒等，抑制呼吸中枢致缺 O_2 和 CO_2 潴留。

1. 缺 O_2 和 CO_2 潴留的发生机制

（1）通气量不足：在静息呼吸时，总肺泡通气量约为4L/min才能维持正常的肺泡 PaO_2 和 $PaCO_2$。肺泡通气量减少，则肺泡 PaO_2 下降、$PaCO_2$ 上升。呼吸空气时（吸入 O_2 浓度为20.93%，CO_2 接近零），肺泡 PaO_2 和 $PaCO_2$ 与肺泡通气量的关系如图5－1所示。

（2）气体弥散障碍：O_2 的弥散功能小于 CO_2 的1/20，故在弥散障碍时，单纯缺 O_2。

（3）O_2 耗量：由于老年人肺功能的减退，其呼吸功增加 O_2 耗量，发热、呼吸困难、抽搐等均会增加 O_2 耗量。上述因素可增加正常 O_2 耗量十几倍。O_2 耗量增加，肺泡 PaO_2 下降。正常人借助增加通气量以防止缺 O_2（图5－2）。

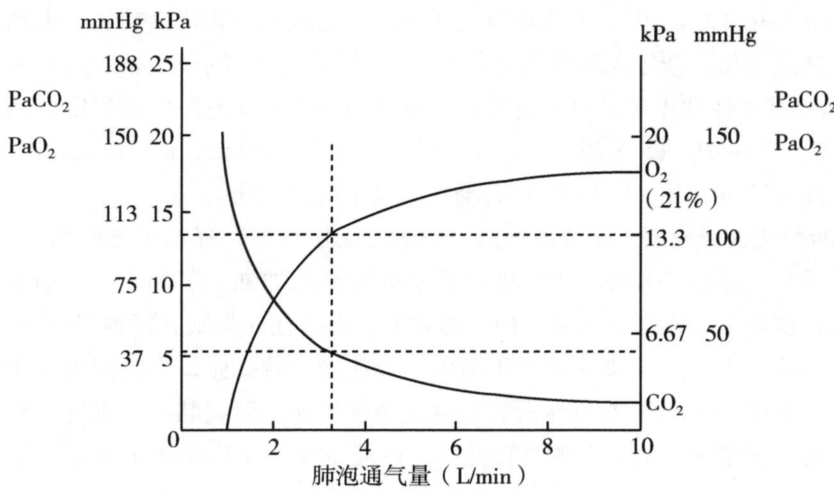

图 5－1 肺泡 PaO_2和 $PaCO_2$与肺泡通气量的关系

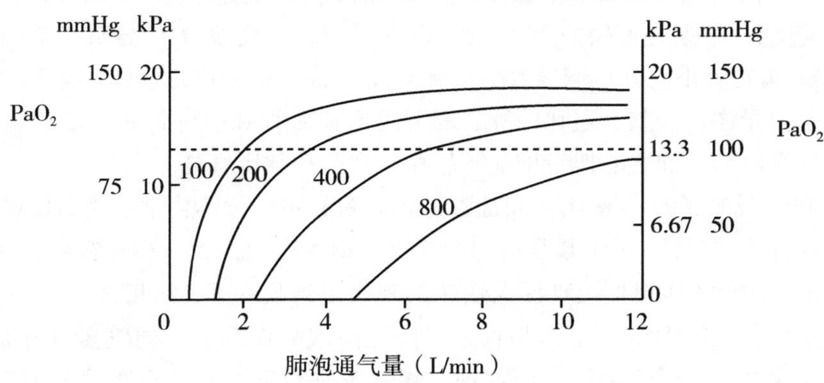

图 5－2 不同氧耗量时肺泡通气量与肺泡 PaO_2的关系

（曲线旁数字表示氧耗量，mL/min）

呼吸空气时，O_2耗量的变化对肺泡 PaO_2和肺泡通气量关系的影响。图中各条曲线与虚线相交之点为不同耗 O_2量时，维持正常肺泡 PaO_2所需的肺泡通气量，随着 O_2耗量的增加，亦相应明显增加，每分钟 O_2耗量的增加，亦相应明显增加。每分钟耗 O_2量分别为 200 mL、400 mL、800 mL 时，胞泡通气量分别达 3 L、6 L、12 L。从图中每条曲线前段陡直，后段平坦的特点，说明 O_2耗量增加的患者肺泡 PaO_2不能提高，而缺 O_2难以缓解。

2. 缺 O_2和 CO_2潴留对肌体的影响

（1）对中枢神经的影响：缺 O_2是临床最常见的神经组织受损、功能和代谢紊乱的原因。老年人对缺 O_2更为敏感。机体内 O_2贮备量和肺泡内功能残气含 O_2贮备量很少。肺泡内功能残气中约含 O_2 400 mL、血液中血红蛋白含 O_2量约 850 mL，总计量 1250 mL。按基础代谢 O_2耗 250 mL/min 算，体内储 O_2仅够 5 min 之用。事实上，

$PaO_2 < 20$ mmHg（2.7 kPa）时难以维持生命主要组织的正常代谢功能，大脑皮层可发生不可逆的损伤。老年人耐受急性缺 O_2 的极限时间更短于 5 min。由于脑动脉硬化、缺 O_2 的神经症状出现最早、更凶险，急性缺 O_2 2 min 内即出现深度昏迷，全身抽搐。PaO_2 40 mmHg（5.3 kPa）时出现躁动、谵妄。PaO_2 35 mmHg（4.7 kPa）陷于昏迷。PaO_2 20 mmHg（2.7 kPa）时脑细胞呈不可逆损伤。

CO_2 潴留使脑脊液氢离子浓度增高。影响脑细胞代谢，降低了脑细胞的兴奋性，抑制皮质活动。随着 CO_2 的增加对皮质下中枢刺激的加强，引起皮质兴奋。若 CO_2 继续升高，皮质下中枢则受抑制，使中枢麻醉。患者往往失眠，精神兴奋躁动不安，逐渐意识不清进入昏迷。缺 O_2 和 CO_2 潴留均会使脑血管扩张，血流阻力减少，血流量增加。严重缺 O_2 发生脑细胞水肿，血管通透性增加，引起脑间质水肿，导致颅内压增高，可为正常的 4 倍，颅内血管受压，血流减少，O_2 供给更加不足，形成恶性循环。

（2）对心脏、循环的影响：缺 O_2 使心率加快，心搏量增加，血压升高。心肌对缺 O_2 十分敏感，早期轻度缺 O_2 可导致心电图改变，急性缺 O_2 可导致心室颤动或心脏骤停。缺 O_2 时肺小动脉痉挛导致肺动脉高压，右心负荷增加。CO_2 潴留时，使心率加快，心搏量增加，脑、冠状动脉、皮下浅毛细血管和静脉扩张，肌肉血管、脾血管、肺血管收缩，加之心搏量增加，故血压和肺动脉压升高。

（3）对呼吸的影响：缺 O_2 主要通过颈动脉窦和主动脉体化学感受器反射作用刺激通气，这种反射迟钝。CO_2 是强有力的呼吸中枢兴奋剂，吸入 CO_2 浓度增加，通气量成倍增加，急性 CO_2 潴留出现深大快速的呼吸。当吸入 CO_2 浓度大于 12% 时，通气量不再增加，呼吸中枢处于抑制状态。慢性高碳酸血症时，通气量无相应增加，反而下降，这是由于呼吸中枢反应迟钝，通过肾脏对碳酸氢盐再吸收和 H^+ 排出而使 pH 无明显下降，患者气道阻力增加、严重肺组织损害、胸廓运动的通气功能减退所致。

（4）对肝、肾和造血系统的影响：缺 O_2 可损害肝细胞，谷丙转氨酶升高。纠正缺 O_2 后肝功能逐渐恢复。缺 O_2 时肾血流量、肾小球滤过量、尿和钠排泌量均有增加；但动脉血氧饱和度（SaO_2）<40 mmHg（5.3 kPa）时，肾血流量减少，肾功能受抑制。低 O_2 血症可增加红细胞生成素，促使红细胞增生。因肾和肝产生一种酶，可使血液中非活性的红细胞生成素的前身物质激活生成红细胞生成素，刺激骨髓引起继发性红细胞增多，有利于增加血液携 O_2 量，但也增加了血黏度，加重了肺动脉高压和右心负荷。轻度的 CO_2 潴留可增加肾血流量，尿量增加；当 $PaCO_2$ 超过 65 mmHg（8.7 kPa）时，肾血流量、尿量、钠排出量明显减少。

（5）对酸碱平衡和电解质的影响：严重缺 O_2 可抑制细胞能量代谢的中间过程，如三羧酸循环氧化磷酸化作用和有关酶的活性。不但能量产生减少，又因产生乳酸和无机磷增多致代谢性酸中毒。由于能量不足，体内钠泵受损，故细胞内钾离子转移至血液，钠和氢离子入细胞内，造成细胞内酸中毒，血液出现高钾血症。代谢性酸中毒产生的固定酸与缓冲系统中碳酸氢盐起作用，使碳酸增多，pH 取决于碳酸氢盐与碳酸的比值，前者靠肾调节，碳酸靠肺调节。健康人每天呼出碳酸达1500 mmol之多，故急性呼衰 CO_2潴留对 pH 影响十分迅速。往往与代谢性酸中毒同时存在，因严重酸中毒引起血压下降、心律失常乃至心脏停搏。慢性呼吸衰竭 CO_2产生缓慢，肾减少碳酸氢盐排出，不使 pH 明显下降。血液中主要的阴离子 HCO_3^-和氯离子之间为一常数，当 HCO_3^-增加时，相应氯离子降低，产生了低氯血症。

（二）临床表现

除引起慢性呼吸衰竭的原发疾病症状外，主要是缺 O_2和 CO_2潴留所致的多器官功能紊乱的表现。

1. 呼吸困难　呼吸频率、节律和幅度的改变，可呈潮式、间歇式抽泣样呼吸；慢性阻塞性肺病时，由较深呼吸转为浅快呼吸，辅助呼吸肌活动加强，成点头提肩呼吸。CO_2麻醉时出现浅慢呼吸。

2. 发绀　是缺 O_2的典型症状，当动脉血 O_2饱和度低于 85% 时，在血流量较大的部位，如口唇、指甲可出现发绀。舌质观察发绀较灵敏。贫血则不明显。

3. 精神神经症状　慢性缺 O_2有智力或定向功能障碍。CO_2潴留出现中枢先兴奋后受抑制，如烦躁、躁动和失眠。此时切忌用镇静或安眠药，以免加重 CO_2的潴留以致发生肺性脑病，表现淡漠、肌肉颤动、抽搐、昏迷，严重时，健反射减弱消失，锥体束征阳性。

4. 循环系统症状　严重缺 O_2和 CO_2潴留引起肺动脉高压，右心衰竭。CO_2潴留使外周浅静脉充盈，皮肤潮红，温暖多汗，血压升高，心搏量增大。因脑血管扩张，产生搏动性头痛，晚期由于严重缺 O_2，酸中毒引起心肌损害、血压下降、心律失常、心跳停搏。

5. 消化和泌尿系统症状　严重呼吸衰竭，转氨酶升高，有蛋白尿、细胞管型。胃肠道黏膜充血水肿，糜烂渗出，应激性溃疡而引起上消化道出血。

（三）诊断

根据原发病造成的缺 O_2和 CO_2潴留的病史，结合体征诊断并不困难。动脉血气分析能客观反映呼衰的性质和程度。对诊断、指导氧疗、各种机械通气参与的调节，以及纠正酸碱平衡失调和水电解质紊乱均有重要价值。

1. 动脉血氧分压　动脉血氧分压（PaO_2）指物理溶解于血中 O_2分子所产生的压力。健康人 PaO_2随年龄增长逐渐降低，并受体位的影响。60 岁老年人 PaO_2正常为 80 mmHg（10.7 kPa），每增加 1 岁 PaO_2可下降 1 mmHg（0.1 kPa）。根据 PaO_2和 SaO_2的关系，氧合血红蛋白解离曲线呈 S 形，当 PaO_2 >60 mmHg（8.0 kPa）时，曲线处平坦段，SaO_2在 90% 以上，PaO_2变动 40 mmHg（5.0 kPa）而 SaO_2变动很少，说明 PaO_2远较 O_2敏感；但当 PaO_2 <60 mmHg 时，曲线处于陡直段，PaO_2稍下降，SaO_2即急剧下降，故 PaO_2 <60 mmHg 作为呼衰的指标。

2. 动脉血氧饱和度 动脉血氧饱和度（SaO_2）指单位血红蛋白的含 O_2百分数，正常值为 97%。当 PaO_2低于 60 mmHg 时，SaO_2才能反映出缺 O_2状态，故在重症呼衰抢救时，用脉搏血氧饱和度测定仪帮助评价缺 O_2程度，调节吸 O_2浓度使患者 SaO_2达 90% 以上，以减少做有创的动脉血气分析的次数。这对合理氧疗和考核氧疗效果有积极作用。

3. 动脉血 O_2含量 动脉血 O_2含量（CaO_2）指每 100 mL 血液的含氧毫升数，其中包括血红蛋白结合 O_2和血浆中物理溶解 O_2的总和。$CaO_2 = 1.34 \times SaO_{2\times} Hb + 0.003 \times PaO_2$，健康老年人 CaO_2参照值 19 ~ 20 mL/dL。血红蛋白减少，SaO_2虽正常，CaO_2仍低，代偿性红细胞增多，虽 SaO_2降低，但 CaO_2仍可正常。

4. 动脉血二氧化碳分压 动脉血二氧化碳分压（$PaCO_2$）指血液中物理溶解的 CO_2分子所产生的压力。正常 $PaCO_2$为 35 ~ 45 mmHg，>45 mmHg 为通气不足，<35 mmHg为通气过度。急性通气不足，PaO_2 >5 mmHg 时，按 Henders Qn-Hassell-balch 公式计算，pH 已低于 7.20，会影响循环和细胞代谢。慢性呼衰由于机体的代偿机制尚可不受大的影响，故 $PaCO_2$ >50 mmHg 作为Ⅱ型（缺 O_2伴 CO_2潴留型）呼衰的诊断指标。

5. pH pH 正常为 7.35 ~7.45，平均 7.40。低于 7.35 为失代偿性酸中毒，高于 7.45 为失代偿性碱中毒，但不能说明是何种性质的酸碱中毒。临床症状和 pH 偏移密切相关。

6. 碱过剩 碱过剩（BE）是在 38℃、40 mmHg 和 $SaO_2$100% 条件下，将血液滴定至正常 pH 所需的酸或碱量。BE 是代谢性酸碱失衡的定量指标，加酸时 BE 为正值，加碱时 BE 为负值。正常 0 ± 2.3 mmol/L。纠正代谢性酸碱失衡时，BE 可作为估计抗酸或抗碱药物剂量的参考。

7. 缓冲碱 缓冲碱（BB）系血液中缓冲碱的总含量，其中包括碳酸盐、磷酸盐，血浆蛋白，血红蛋白等，它反映人体对抗酸碱失干扰缓冲能力及机体对酸碱失衡代偿的具体情况，正常值为 45 mmol/L。

8. 实际碳酸盐 实际碳酸盐（AB）指 $PaCO_2$及 SaO_2实际情况下机体血浆中所含 HCO_3^-的含量。正常值 22 ~27 mmol/L，平均 24 mmol/L。HCO_3^-含量与 PaO_2有关，随着 $PaCO_2$增高 HCO_3^-含量亦增高。另外，HCO_3^-为血浆中缓冲碱之一，当体内固定酸过多时，可通过 HCO_3^-缓冲而使 pH 保持稳定，HCO_3^-则减少。所以，AB 受呼吸和代谢双重影响。

9. 标准碳酸氢盐 标准碳酸氢盐（SB）系指隔绝空气的全血标本，在 38℃、$PaCO_2$为 40 mmHg、血红蛋白 100% 氧合条件下，所测血浆 HCO_3^-的含量，正常

22～27 mmol/L，平均 24 mmol/L。SB 不受呼吸的影响，其数值的增减反映体内 HCO_3^- 储备的多少，因而说明代谢因素的趋向和程度。代谢性酸中毒时 SB 下降；代谢性碱中毒时 SB 升高，AB > SB 时示 CO_2 潴留。

10. 二氧化碳结合力 二氧化碳结合力（CO_2CP）为静脉血中 HCO_3^- 的 CO_2 含量。正常值 22～29 mmol/L，反应体内的主要碱贮备。代酸和呼碱时 CO_2CP 降低，代碱和呼酸时 CO_2CP 升高。故 CO_2CP 有其片面性，必须结合临床和电解质作全面考虑。

（四）治疗

治疗原发病，保持气道的通畅，纠正缺 O_2，排出 CO_2。纠正酸碱失衡和水电解质紊乱。改善各脏器功能，支持营养代谢，为抢救生命创造条件。

1. 建立通畅气道 采取各种措施保持气道通畅。祛痰，可服乙酰半胱氨酸、盐酸溴环己胺等药。氨茶碱 0.25 g 加 25% 葡萄糖 40 mL，每日 2 次静滴。亦可用喘康素每日 3 次喷雾，每次 2 喷。可用普米克每日 2 次喷雾，每次 2 喷。必要时可用纤维支气管镜吸出分泌物。如经上处理效果不佳，可经鼻插管建立人工气道，应用呼吸机。

2. 氧疗 提高肺泡 PaO_2 增加 O_2 弥散力，提高 PaO_2 和 SaO_2，增加可利用的 O_2。

（1）缺 O_2 不伴有 CO_2 潴留的 O_2 疗：可用较高浓度 O_2 疗（35%～45%），纠正缺 O_2。

（2）缺 O_2 伴有 CO_2 潴留的氧疗：氧疗原则应给予低浓度（<30%）吸 O_2。慢性呼衰缺 O_2 伴 CO_2 潴留是通气不足的结果。由于高碳酸血症，患者呼吸中枢化学感受器对 CO_2 反应性差，维持呼吸主要靠低 O_2 血症对颈动脉、主动脉体化学感受器的驱动作用。若吸入高浓度 O_2，PaO_2 迅速上升，使化学感受器失去低 O_2 的刺激，呼吸变慢而浅，$PaCO_2$ 随之上升，严重陷入 CO_2 麻醉状态。吸入高浓度 O_2 解除了低 O_2 性肺血管痉挛，使高通气与血流比 V/Q 的肺泡单位中的血流向低 V/Q 比的肺泡单位，加重通气血流比率失调，引起生理无效腔与潮气量比例增加，而使肺泡通气量减少，$PaCO_2$ 进一步升高。根据氧离曲线特性，严重缺 O_2 时，PaO_2 与 SaO_2 的氧离曲线处于陡直段，PaO_2 稍增高，SaO_2 就有较高的增加但仍有缺 O_2，刺激化学感受器，减少对通气的影响。低浓度的氧疗能纠正低肺泡通气量的肺泡氧分压，这与吸入不同氧浓度时肺泡 PaO_2 与肺泡通气量关系曲线，前段陡直、后段平坦的特点相关（图 5-1）。当吸入 O_2 浓度在 30% 以上时，虽肺泡通气量低于 1.5L/min，肺泡 PaO_2 保持在 80 mmHg，然而肺泡 $PaCO_2$ 将超过 100 mmHg，加重 CO_2 的潴留。吸入低浓度 O_2，$PaCO_2$ 不超过 17 mmHg。

（3）氧疗方法：常用方法为鼻导管吸氧。吸入 O_2 浓度（F_iO_2）与吸入氧流量大致呈如下关系，$F_iO_2 = 21 + 4 \times$ 流量（L/min）。但应注意同样流量，鼻塞吸入浓度和吸入每分钟通气量的变化。如低通气量罩吸入，实际 O_2浓度要比计算的值高；高通气量则吸入的 O_2浓度比计算的值要低些。面罩供 O_2是通过 Venturi 原理，面罩内 O_2浓度稳定，不受呼吸频率和潮气量的影响，使 PaO_2达 60 mmHg，或 SaO_2为 90%以上。缺点是进食咳嗽受阻碍。如发烧可增加吸入 O_2浓度。合理氧疗提高了呼衰的疗效。

3. 增加通气量，减少 CO_2潴留 CO_2潴留是肺泡通气不足引起，只有增加肺泡通气量才能有效排出 CO_2。机械通气治疗呼衰疗效肯定。而呼吸兴奋剂的应用，尚存在争论。

（1）合理应用呼吸兴奋剂：呼吸兴奋剂能增加呼吸频率和潮气量，改善通气，但同时也能增加 O_2耗，CO_2产量增加。由于使用简便、经济、无创且有一定疗效，故仍广泛用于临床。应用时要减小胸和气道阻力，如应用祛痰、解痉剂，消除间质水肿和其他影响胸肺顺应性的因素。同时需增加吸 O_2浓度。常用生理盐水 500 mL 加尼可刹米 1.875 g、氨茶碱 0.5 g 静滴。在给药同时吸入 O_2流量可调至 3L/min 或口鼻面罩给 O_2。监测血气 12 h，无效可停用。

（2）合理应用呼吸机：当应用呼吸兴奋剂无效时，缺 O_2、CO_2潴留，pH < 7.2 时可鼻插管应用呼吸机，首先选用间歇正压通气（IPPV）、呼气末正压通气（PEEP）、同步间歇强制通气（SIMV）、压力支持通气（PSV），还可将不同通气形式结合，如 PEEP 改善换气功能，SIMV 和 PSV 而有利脱离呼吸机，以达到避免过度通气或通气不足，减少对心脏循环的影响。在应用呼吸机时，应做好气道湿化，吸出分泌物，做好呼吸机的消毒和维修，严防肺内感染。

4. 纠正酸碱失衡和离子紊乱

（1）呼吸性酸中毒：呼衰失代偿性酸中毒 pH < 7.2 时，可用 5% $NaHCO_3$ 100 mL暂时纠正 pH。只有增加肺泡通气量才能从根本上纠正呼吸性酸中毒。

（2）呼吸性酸中毒合并代谢性酸中毒：由于低 O_2血症、血容量不足，心排血量减少和周围循环障碍，体内固定酸如乳酸等增加，肾功能损害影响代谢产物的排出。因此，在呼酸的基础上可合并代谢性酸中毒。阴离子中的固定酸增多，HCO_3^-相应减少、pH 下降，酸中毒使钾离子从细胞内向细胞外移，血 K^+增高，HCO_3^-减少，血氯出现扩张性升高，Na^+向细胞内移。除酸中毒严重影响血压或 pH < 7.25 时，才给 5% $NaHCO_3$100 mL 静脉给药，每 15 ~ 20 min，做血气以监测效果，再适当调节用量等。因 $NaHCO_3$会加重 CO_2潴留，此时应提高通气量以纠正 CO_2的潴留，并治疗代谢性酸中毒的病因。

（3）呼吸性酸中毒合并代谢性碱中毒：由于慢性呼吸性酸中毒的治疗过程，常应用呼吸机通气，使 CO_2排出太快；补充碱性药物过量，应用糖皮质激素、利尿剂，以致排钾过多；或因纠正酸中毒，钾离子向细胞内转移，产生低钾血症。呕吐或利尿剂使血氯降低，亦可产生代谢性碱中毒，pH 偏高，BE 为正值。治疗时应防止以上发生碱中毒的医源性因素和避免 CO_2 排出过快，给以氯化钾，如钾不低可每日静脉滴入精氨酸，以缓解碱中毒，一旦发生碱中毒可及时处理。

（4）呼吸性碱中毒：多因应用呼吸机潮气量过大所致，故治疗时应降低通气量。

（5）呼吸性碱中毒合并代谢性碱中毒：系慢性呼衰患者机械通气时，在短期内排出过多 CO_2，且低于正常值；又因肾代偿，机体碳酸盐绝对量增多所致。治疗时降低机械的通气量，给精氨酸 10～15 g，加生理盐水 150～250 mL 静滴，用血气监测调节用量。

此外，还可因处理不当，呼衰患者在呼吸性和代谢性酸中毒基础上，又因低钾、低氯引起的三重酸碱失调，治疗时要加大通气量纠正碱中毒和酸中毒。

5. 合理使用利尿剂　呼衰时，因肺泡间质、肺泡及细支气管黏膜水肿，引起肺泡萎陷、肺不张而影响换气功能，又因呼衰时醛固酮增加和机械通气的使用增加，抗利尿激素增多所致水钠潴留。当心衰时，试用呋塞米 10～29 mg 后，如有 SaO_2 上升，证实有使用利尿剂的指征。但一定要注意纠正水电解质紊乱或补充 KCl、NaCl，以防发生碱中毒。

6. 补充营养　呼衰时患者多因营养和热量不足致使疾病不易缓解，呼吸肌无力，呼衰难以纠正，故应隔日补白蛋白 10 mg，静滴，间插给予脂肪乳 250～500 mL。亦可鼻饲营养，保持每日热量 14.6kJ/kg。

7. 抗感染　根据痰培养及药敏试验，选用有效药物控制呼吸道感染。如紧急抢救时可给头孢噻肟钠 4 g 加生理盐水 150～250 mL，分 2 次静滴，亦可给头孢哌酮 4 g加入生理盐水，分 2 次静滴。如为绿脓杆菌感染可给予头孢他啶 2 g，加入生理盐水 150～250 mL 静滴，每日 2 次。

8. 消化道出血　对于严重缺 O_2 和 CO_2 潴留者，应常规给予西咪替丁 20 mg 或雷尼替丁 20 mg，每日 3 次口服。出现大呕血或便血者，应静滴奥美拉唑 20 mg。

9. 休克　主要是酸中毒、电解质紊乱、严重感染、消化道出血，血容量不足，心力衰竭及机械通气压力过高等原因所致。治疗方法主要是针对病因采取相应的措施。

（五）预防

1. 减少能量消耗　解除支气管痉挛，消除支气管黏膜水肿，减少支气管分泌物，降低气道阻力，减少能量消耗。

2. 改善机体的营养状况　增强营养提高糖、蛋白及各种维生素的摄入量，必要时可静脉滴注复合氨基鼓、血浆、白蛋白。

3. 坚持锻炼　每天做呼吸体操，增强呼吸肌的活动功能。

（葛科立　孟宪泽　季亚清）

第六章　消化系统疾病

老年人由于消化器官生理功能的衰退，消化系统疾病的发病率较高，尤其是消化系统功能为乱引起的消化不良和便秘明显高于青年人。急性阑尾炎、胆管炎、肠梗阻等，由于起病急、进展快、并发症多，死亡率高，属于外科急症，本章不作赘述。另外，食管癌、胃癌、肝癌、结肠癌，胰腺癌等均为老年人常见的恶性肿瘤，本章不作介绍。

第一节　反流性食管炎

反流性食管炎（reflux esophagitis）也称消化性食管炎，是由于胃和（或）十二指肠内容物反流入食管，引起食管黏膜的炎症、糜烂、溃疡和纤维化等病变，属于胃食管反流病（gastro-esopheal reflux disease，GERD）。

（一）病因和病理

通过 24 h 食管 pH 检测发现，正常人均有胃食管反流（GER）现象，但无任何症状，故称为生理性 GER。其特点是常发生在白天，夜间罕见，餐时或餐后较多，反流总时间少于 1 h/24 h。随着纤维内镜的广泛开展和食道测压、食道 pH 检测等方法用于临床，使该病的诊断率明显增加。食管下端括约肌（lower esophageal shincter，LES）是食管与胃交界之上 3 ~ 5 cm 的高压区。该处静息压为 15 ~ 50 mmHg，构成一个压力屏障，防止胃内食物反流入食管。由于食管下端括约肌功能不全，造成防止胃食管反流的生理屏障作用减弱，使得胃液得以反流入食管，对食管下段的黏膜造成损害。起主要作用的是胃酸和胃蛋白酶的消化作用。当伴有幽门功能紊乱时，可有胆汁、胰液等返入食管，也可造成食管的炎症。

老年人食管下端括约肌的退行性变化随增而加重，反流性食管炎发病率增加。食管裂孔疝常与该病伴发，有研究表明食管裂孔功能不全是造成胃液反流的常见原因。实际上，食管炎症的不断发展，常从黏膜至黏膜下层甚至达肌层。引起纤维组织的增生和挛缩、造成食管的狭窄和短缩。短缩的食管又可以引起食管型食管裂孔疝。所以裂孔疝与反流性食管炎之间互为因果。另外肥胖、腹水、胃压增加，胃排空迟缓等也对发病起促成作用。

反流性食管炎可发生的病理改变，最多见是在食管下端 10 cm 左右范围内黏膜充血、水肿、伴有糜烂和浅溃疡。最早的组织学改变是在黏膜的固有层。重症者可出现全部上皮剥脱和溃疡的形成。慢性化以后表层下的改变更为重要，如基底细胞层增厚，乳头延伸到上皮表面，在固有膜内出现白细胞的浸润。重者后期炎症可深达肌层，引起黏膜下层纤维组织增生。纤维组织的收缩可造成管腔狭窄和食管短缩。

（二）临床表现

1. 胸骨下烧灼感和胃内容的反流 是本病最多见的症状，常在屈曲、弯腰、咳嗽、腹水、用力排便、头低位、仰卧等姿势而诱发或加重。也可因饱餐或饮酒、咖啡、果汁、非甾体类抗炎药的服用而诱发。反流有时引起口酸或口苦感。

2. 胸骨后或心窝部痛 一般为隐痛，重者可剧烈刺痛，放射到后背、胸、肩部、类似心绞痛，对此应仔细鉴别。有报道，在非心源性胸痛受检者中16.9%为反流性食管炎引起。也有患者把烧灼感述为灼痛。

3. 咽下困难 病初可因炎症造成局限性痉挛，可有间歇性咽下困难和呕吐。后期由于纤维瘢痕所致的狭窄，管径已缩小1/2左右，可出现持续性吞咽困难和呕吐。但反流和烧灼感常有所减轻。该病食管狭窄发生率约10%，也有少数患者以此为首发症状，这应与食管癌仔细鉴别。

4. 出血 不多见，但由于炎症造成的糜烂甚至重者出现溃疡时，常可有少量的出血表现，若查大便潜血常可阳性。当呕吐较为剧烈时，可因呕吐时的强烈机械性作用而造成较多的出血，可呈呕血。这时应与Mallary-Weiss综合征鉴别。

（三）并发症

本病除可致食管狭窄、出血、溃疡等并发症外，反流的胃液尚可侵袭咽部、声带和气管而引起慢性咽炎、慢性声带炎和气管炎，临床上称之Delahunty综合征。胃液反流和吸入呼吸道尚可致吸入性肺炎。近年来的研究已表明GER与部分反复发作的哮喘、咳嗽、夜间呼吸暂停、心绞痛样胸痛有关。

（四）诊断

具有典型临床症状者诊断并不困难。但因需鉴别的疾病如食管癌等其预后的严重性常使得辅助检查成为必不可少的诊断依据。

1. 食管钡餐造影 早期或轻度食管炎钡餐造影常无异常发现，这也是内镜未在临床广泛使用之前，该病的诊断率不高的主要原因。病变明显时，钡餐造影可表现为食管下段痉挛性收缩，黏膜增厚不平呈锯齿状。初期食管狭窄形态尚可变，后期的狭窄常为瘢痕性的器质性狭窄，该段黏膜纹理消失或紊乱，亦可呈息肉状突起及不规整。狭窄段形态可呈漏斗状、局限性环状、管状等。而且常可见到食管裂孔疝的形成。

2. 食管滴酸试验 食管滴酸试验（acid perfusion test）即 Berrstein 试验，通过酸滴注引起症状再现，证实胃液反流型食管。

3. 酸钡吞咽试验 100 mL 硫酸钡加入 37% 的盐酸 1 mL，混匀后 pH 为 1.7，吞咽时在 X 线下观察，可诱发食管的运动异常、痉挛性收缩及症状再现。

4. pH 测定 将 pH 电极放在下食管括约肌上方测定 pH，观察反流的发生。症状不典型者，可 24 h 观测 pH，症状与反流发作时间的一致性，有助于胃食管反流的诊断。

5. 食管测压 但 24 h 的 pH 观测与 24 h 食管压力观测同时进行，是区别食管源性胸痛中的食管运动性功能障碍与反流性食管炎胸痛的唯一方法。

6. 内镜检查 是最直观的诊断方法，既可做早期轻型病例的诊断，估计炎症的程度，也可取活体组织检查，是排除肿瘤的最好方法。对出血和狭窄也可提供治疗手段。镜下所见：可将本病分为充血水肿型、糜烂溃疡型、粗糙肥厚型、狭窄型、白斑样改变型 5 种，其中以充血水肿型最多见。

（五）鉴别诊断

反流性食管炎常与下述疾病相混淆。

1. 食管癌 食管镜检及 X 线吞钡检查可作鉴别。

2. 消化性溃疡 常呈慢性、节律性、季节性与周期性发作，X 线钡餐及胃镜检查在胃或十二指肠球部可见溃疡病变。

3. 心绞痛 食管炎的胸骨后疼痛与心绞痛可单独存在，有时同时存在，均可用硝酸甘油等缓解，鉴别很困难。

4. 癔症球 是指患者主诉喉部有异物感，不能起始吞咽，有堵塞感，临床检查未见器质性病变。认为是胃部高位反流造成食管上部刺激所致。有时为少数患者仅有的症状而导致误诊。

（六）治疗

治疗目的在于使食管黏膜免受反流入食管的胃液刺激。终止从表面传向基底细胞的刺激信号，达到乳头退缩，表面上皮恢复正常，并对酸的易感性降低，症状消失。

1. 一般治疗 是综合性治疗的重要措施。每餐后采取直立体位或散步，借助重力促进胃排空，减少饱餐后胃容量增加时的食管反流。平卧位时抬高床头（尤其夜间），以便有反流也能很快消除。晚餐和就寝的间距在 2 h 以上为好。餐后少许饮水冲洗食管。控制饮食、避免过饱餐。应避免高脂肪、巧克力、酒类和食醋。

2. 药物治疗

（1）抗酸剂：是中和胃酸、缓解症状的有效药物。而且中和酸的同时还能刺激胃窦部释放促胃液素，以加强食管下端括约肌肌力，减少反流。常用药如氢氧化铝、盖胃平等，以液态剂或磨碎后服用为好，一般 1 次/4 h。症状严重而顽固者，可 1 次/（1～2）h。长期用药应注意便秘等不良反应。

（2）酸抑制剂：组胺 2 型受体（H_2）阻滞剂，如西咪替丁 400 mg，雷尼替丁 300 mg、法莫替丁 40 mg，每晚睡前 1 次服用，均可达到抑制夜间胃酸分泌，而对餐后诱发的胃酸分泌的抑制作用差。洛赛克是一种 $H^+ - K^+$ ATP 酶抑制剂，可以对胃壁细胞膜上的 H_2受体、促胃液素受体、胆碱能受体全部阻滞，所以它能全面抑制胃酸分泌，一般每晚睡前 1 次服用 20～40 mg。但有人顾虑长期胃酸抑制后所引起的血中胃泌素增高等不良后果。

（3）胃肠动力药：多巴胺拮抗剂甲氧普胺（metoclopramide，胃复安）10～20 mg 或多潘立酮（domperidone，吗丁啉）10～20 mg，在餐前 15 min 服用，可使食管肌肉对乙酰胆碱敏感性增加，刺激壁内神经，加强食管肌收缩力。增加下段食管压力，从而防止胃食管的反流。甲氧氯普胺对中枢神经的不良反应表现为锥体外系的症状。要注意与帕金森综合征鉴别。甲氧氯普胺和吗丁啉均有引起血中生乳素水平开高的不良反应，一般停药后不良反应可消失。西沙必利（cisapride）通过促进食管、胃的蠕动和排空，减轻胃食管反流，10～20 mg/次，3～4 次/d。

（4）拟胆碱能药：氨基甲酚甲基胆碱（bethanchol）25 mg，4 次/d 服用。可增加食管下端括约肌压力，阻止胃食管反流，亦能促进胃内酸的排空、减少抗酸药的用量。

（5）其他药物：有人提出用前列腺素类的制剂，以增加食管下端括约肌压力，抗反流并加强黏膜的保护作用；gaviscon 是一种抗酸药，而更重要的是它与唾液和胃酸起作用后，产生浮游的黏性凝胶，形成一层阻止反流的屏障，以保护发炎的黏膜；胆固酰胺（cholestyramine）是一种阴离子交换树脂，它可与胆酸结合后排出体外，10～20 mg/次，4 次/d 服用，对伴有幽门功能紊乱的反流性食管炎患者有一定效果。

反流性食管炎的治疗近期疗效好，必须长期坚持用药方可维持疗效，但难以痊愈。5%～10% 的患者症状顽固或出现器质性狭窄时需采取手术或器械扩张治疗。对伴有裂孔疝的患者，单一进行疝的修补常可收到满意效果。

3. 器械扩张食管 经过充分的内科治疗仍不能缓解症状，并出现持续性的吞咽困难时，可使用器械扩张狭窄的食管。常用的有汞探条扩张器，内窥镜下压力气囊扩张器，可以收到一定的效果，但常不能持久，吞咽困难会再度加重。在内镜下使用高频电或微波，在狭窄部位进行星状切开，常可收到较为持久的疗效。

4. 手术治疗 对食管狭窄段较长，扩张治疗失败者可手术。对无狭窄但内科治疗无效者也应积极手术，术式有 Nisson 经腹胃底返折术、Hill 经腹胃固定术及Belsey 经胸胃底返折术等。对狭窄段较长者，须切除狭窄段，采用结肠旁路，替换狭窄段，并将断端吻合。

第二节 慢性胃炎

胃炎（gastritis）是指任何原因引起的胃黏膜炎症。按临床发病急缓可分为急性和慢性两大类。急性胃炎是指胃黏膜的急性炎症，有充血、水肿、糜烂、出血等改变，甚至有一过性溃疡形成。慢性胃炎系胃黏膜的慢性炎症性病变，以淋巴细胞和浆细胞的浸润为主，嗜中性粒细胞和嗜酸性粒细胞可存在，但量少，病变分布不均匀。本病多见，男性多于女性。

（一）病因和发病机制

1. 幽门螺杆菌（Hp）感染 目前认为Hp感染是慢性胃炎最主要的病因。Hp有鞭毛，在胃内穿过黏液层，移向胃黏膜，因其有黏附素而贴紧上皮细胞，长期定居于胃黏膜小凹处及其邻近上皮细胞表面繁殖，不宜去除。致病机制为：

（1）Hp含尿素酶能分解尿素产生氨，既能保持细菌周围的中性环境，又能损害上皮细胞膜；（2）含有空泡毒素蛋白，使上皮细胞受损；（3）细胞毒素相关基因蛋白能引起强烈的炎症反应；（4）菌体胞壁还可作为抗原产生免疫反应。这些因素的长期存在导致胃黏膜的慢性炎症。

2. 自身免疫 壁细胞损伤后，能作为自身抗原刺激机体的免疫系统而产生相应的壁细胞抗体和内因子抗体，导致壁细胞数减少，胃酸分泌减少乃至缺失，以及维生素吸收不良，导致恶性贫血。

3. 十二指肠液反流 幽门扩约肌松弛等因素造成十二指肠反流，其内的胆汁和胰液等会削弱胃黏膜功能，易受胃液－胃蛋白酶的损害，称为胆汁反流性胃炎，发生于胃窦部。

4. 其他因素 老年人易发生慢性萎缩性胃炎，可能与胃黏膜一定程度的退行性变、血供不足致营养不良、分泌功能低下及黏膜屏障功能减退等因素有关。胃黏膜的营养因子如促胃液素、表皮生长因子等的减少，也是慢性胃炎发病因素之一。残胃易发生炎症，可能与细胞数量减少、使促胃液素营养作用缺乏有关。慢性右心衰竭、肝硬化门脉高压及尿毒症等疾病时，也使胃黏膜易于受损。理化因子，如饮酒和生物性因子长期反复作用于胃黏膜，也会使之发生炎症。

（二）临床分类

1. 按解剖部位分类 本病非常多见，男多于女，按解剖部位分类分为：

（1）慢性胃体炎（A型胃炎）：少见，主要由自身免疫反应引起。病变主要累积胃体和胃底。常有遗传素质参与发病，约20%可伴有甲状腺炎、Addison或白斑病（vitiligo）。

（2）慢性胃窦炎（B型胃炎）：十分常见，此型胃炎绝大多数由Hp感染所致，少数由其他病因包括胆汁反流、非甾类消炎药、吸烟和酒癖等所致。

2. 病理分类 慢性胃炎是从浅表逐渐向深扩展至腺体，继之腺体破坏和减少（萎缩）的过程。根据病理变化分为3种类型：

（1）浅表性胃炎：炎性细胞浸润局限于胃小凹和黏膜固有层的表层，腺体完整无损。

（2）全层黏膜炎：炎性细胞向深层发展累及腺体区，但腺体基本上保持其完整状态。

（3）萎缩性胃炎：炎症进一步发展，腺体破坏、萎缩、消失，黏膜变薄。随着腺体的萎缩，炎性细胞也逐渐消失，表面上皮细胞萎缩并失去分泌黏液的能力。

3. 在慢性胃炎的进展中，胃腺细胞可发生形态变化

（1）肠腺化生：指胃腺转变为肠腺样，含杯状细胞。

（2）假性幽门化生：指胃体腺转变成胃窦幽门腺的形态，常沿胃小弯向上移行，使胃的两种黏膜交界上移，也可下移至十二指肠球部，为Hp在该处寄居创造了条件。

（3）不典型增生：胃小凹处上皮常可发生增生，增生的上皮细胞和肠化上皮可发生发育异常，形成所谓的不典型增生，表现为上皮细胞核大失去极性，增生的细胞拥挤可有分层现象，黏膜结构紊乱，有丝分裂象增多。中度以上不典型增生被认为是癌前病变。

（三）临床表现

慢性胃炎病程迁延，大多无明显症状，部分患者有消化不良的表现，如上腹饱胀不适，以进餐后为甚，无规律性隐痛、嗳气、反酸、烧灼感、食欲不振、恶心、呕吐等。少数患者可有上消化道少量出血的现象。A型胃炎可出现明显厌食和体重减轻，可伴有慢性贫血，可出现舌炎、舌萎缩和周围神经变，如四肢感觉异常，特别是在两足。

（四）辅助检查

1. 胃液分析 A型胃炎均有胃酸缺乏，病变弥漫而严重者，用五肽胃泌素试验无胃酸分泌。B型胃炎不影响胃酸分泌，有时反增多，但如有大量G细胞丧失，则胃酸分泌减少。

2. 血清学检查 A型胃炎血清促胃液素水平常明显升高，血清可测到抗壁细胞抗体和抗内因子抗体，维生素B水平明显低下。B型胃炎血清促胃液素水平是否下降，视G细胞的破坏程度而定，血清中可有壁细胞抗体存在，但滴度低。

3. 胃镜及活组织学检查 是最可靠的确诊方法。目前胃镜诊断按悉尼标准分类：充血渗出性胃炎、平坦糜烂性胃炎、隆起糜烂性胃炎、萎缩性胃炎、出血性胃炎、反流性胃炎和皱襞增生性胃炎7种。浅表性胃炎黏膜充血，色泽较红，可黏膜水肿，两者共存呈红白相间以红为主，黏液分泌增多，表面常见白色渗出物，有时见出血点和少量糜烂。萎缩性胃炎黏膜多呈苍白或灰白色，弥漫性或呈灶性分布，可有红白相间，以白为主，皱襞壁变平而平坦，黏膜变薄可透见紫蓝色血管纹，黏液湖缩小或干枯，因部分小凹上皮增生呈颗粒状小结节，易发生糜烂和出血。

4. Hp检测 血清Hp抗体测定、活检标本快速尿素酶试验、活检标本厌氧环境下培养、活检标本或病理切片中寻找Hp，必要时Giemsa染色或银染色寻找Hp。

5. X线检查 较少应用诊断胃炎，萎缩性胃炎时可有黏膜皱襞相对平坦或减少，浅表性胃炎可见局部痉挛性收缩、皱襞增粗、迂曲等。

（五）诊断

确诊主要依赖胃镜和胃黏膜活检。慢性胃炎的临床诊断要点（全国昆明会议标准）如下。

1. 症状和体检 评估胃炎对人体的影响程度，有无消化不良症状和严重程度。找出可能的病因或诱因，如药物、酒精或胃十二指肠反流。

2. 内镜检查

（1）分类：内镜下慢性胃炎分为浅表性胃炎（非萎缩性胃炎）和萎缩性胃炎，如同时存在平坦糜烂、隆起糜烂或胆汁反流，则诊断为浅表性或萎缩性胃炎伴糜烂或胆汁反流。

（2）病变的分布和范围：胃窦、胃体和全胃。

（3）诊断依据：浅表性胃炎表现为红斑（点片状或条状），黏膜粗糙不平，出血点/斑；萎缩性胃炎黏膜呈颗粒状，黏膜血管显露，色泽灰暗，皱襞细小。

（4）活检取材：取2～3块标本，胃小弯1块（和大弯1块）及胃体小弯侧1块。

（5）诊断书写格式：除表明胃炎类型和分布范围外，对病因也应尽可能加以描述。

例如，浅表性胃炎伴糜烂，胃窦为主，Hp阳性。

（六）鉴别诊断

1. 胃癌 慢性胃炎之症状如食欲不振、上腹不适、贫血等，少数胃窦胃炎的X线征象与胃癌颇相似，需特别注意鉴别。绝大多数患者胃镜检查及活检有助于鉴别。

2. 消化性溃疡 两者均有慢性上腹痛，但消化性溃疡以上腹部规律性、周期性疼痛为主，而慢性胃炎疼痛很少有规律性并以消化不良为主。鉴别依靠胃镜检查。

3. 慢性胆道疾病　如慢性胆囊炎、胆石症常有慢性右上腹痛、腹胀、嗳气等消化不良的症状，易误诊为慢性胃炎。但该病胃肠检查无异常发现，胆囊造影及 B 超异常可最后确诊。

4. 其他　如肝炎、肝癌及胰腺疾病亦可因出现食欲不振、消化不良等症状而延误诊治，全面查体及有关检查可防止误诊。

（七）治疗

1. 根除治疗　对 Hp 感染引起的胃炎特别是有活动性者，应予根除治疗。目前根除治疗的方案甚多，但归纳为以胶体铋剂为基础和以质子泵抑制剂为基础两大类，即一种胶体铋剂或一种质子泵抑制剂加上若干种抗菌药物。

（1）胶体次枸橼酸铋：在胃液呈酸性时能与溃疡面渗出的蛋白质结合，形成一层保护膜覆盖于溃疡表面上，使其不受胃酸侵蚀。常用剂量 120 mg/d，4 次/d，餐前口服，8 周为 1 疗程。短期口服治疗过程中，患者除有黑粪外很少发生不良反应。

（2）质子泵抑制剂：目前常用的为奥美拉唑（omeprazole），常用剂量为 20～40 mg/d，能抑制 24 h 胃酸分泌的 90%。

（3）抗菌药物：甲硝唑和阿莫西林联合应用，细菌根治率可达 90%。

2. 病因治疗　对未能检出 Hp 的慢性胃炎，应分析病因。因非甾类消炎药引起者应停服该药并用抗酸药或硫糖铝来治疗；如因胆汁反流，可用铝碳酸镁或氢氧化铝凝胶来吸附；如有胃动力学的改变，可服多潘立酮或西沙比利对症处理；有烟酒嗜好者应戒除。

3. 对症治疗　B 型胃炎如有较多胃酸分泌，可使用抗酸药物以减少氢离子的反弥散。A 型胃炎无特殊治疗，有恶性贫血时，注射维生素 B12 可很快得到纠正。

4. 随访治疗　对于胃黏膜肠化和不典型增生者，应耐心解释，消除顾虑。β-胡萝卜素，维生素 C、维生素 E 和叶酸等抗氧化维生素，以及锌、硒等微量元素或可帮助其逆转，较重的应定期随访。对中度不典型增生应手术治疗。

5. 中药治疗　半夏泻心汤所主在胃肠，其证特点是寒热错杂，可以看作胃肠炎症的消炎剂与胃肠功能紊乱的调节剂。半夏泻心汤由半夏 12 g、干姜 9 g、黄连 3 g、黄芩 9 g、人参（改党参）9 g、大枣 15 g、炙甘草 9 g 组成。

（八）预防

慢性胃炎预后较为良好。但应注意，A 性萎缩性胃炎伴恶性贫血者易发生恶变：正常→浅表性胃炎→萎缩性胃炎肠化和轻、中度不典型增生→重度不典型增生→胃癌。

1. 保持精神愉快　精神抑郁或过度紧张和疲劳，容易造成幽门括约肌功能紊乱，胆汁反流而发生慢性胃炎。

2. 戒烟忌酒 烟草中的有害成分能促使胃酸分泌增加，对胃黏膜产生有害的刺激作用，过量吸烟会引起胆汁反流。过量饮酒或长期饮用烈性酒能使胃黏膜充血、水肿、甚至糜烂，慢性胃炎发生率明显增高。应戒烟忌酒。

3. 慎用、忌用对胃黏膜有损伤的药物 长期滥用此类药物会使胃黏膜受到损伤，从而引起慢性胃炎及溃疡。

4. 积极治疗口咽部感染灶 勿将痰液、鼻涕等带菌分泌物吞咽入胃导致慢性胃炎。

5. 注意饮食 过酸、过辣等刺激性食物及生冷不易消化的食物应尽量避免，饮食时要细嚼慢咽，使食物充分与唾液混合，有利于消化和减少胃部的刺激。饮食宜按时定量、营养丰富，多吃含维生素 A、维生素 B、维生素 C 多的食物。忌服浓茶、浓咖啡等有刺激性的饮料。

第三节　功能性消化不良

功能性消化不良（functional dyspepsia，FD）是指具有上腹痛、上腹胀、早饱、嗳气、食欲不振、恶心、呕吐等上腹不适症状，经检查排除引起这些症状的器质性疾病的一组临床综合征，症状可持续或反复发作，病程一般规定为超过 1 个月。FD 是临床上最常见的一种功能性胃肠病，不仅影响患者的生活质量，而且构成相当高的医疗费用。因此，FD 已逐渐成为现代社会中一个重要的医疗保健问题。

（一）病因和发病机制

1. 幽门螺杆菌（Hp）感染 胃镜检查发现，约半数 FD 患者有 Hp 感染及由此而引起的慢性胃炎，但至今未发现 Hp 感染及慢性胃炎与 FD 症状有明确的相关性；且长期随访证明，经治疗 Hp 被根除且伴慢性胃炎病理学改善之后，大多数患者症状并未得到改善。

2. 胃肠道动力障碍 胃肠道动力障碍是 FD 的主要病理生理学基础。研究发现，半数以上的 FD 患者有胃固体排空延缓、近端胃及胃窦运动异常、幽门十二指肠运动协调失常、消化间期Ⅲ相胃肠运动异常等胃肠动力障碍的表现；近年研究还发现，胃肠动力障碍常与胃电活动异常并存；促胃肠动力药治疗，可使大部分患者取得不同程度的症状改善。

3. 胃感觉过敏 有研究证明，FD 患者胃的感觉容量明显低于正常人，表明患者存在胃感觉过敏。近年研究提示，这种感觉过敏与感觉传入通道异常有关，即正常的内脏传入信号在脊髓、脑的水平被放大，产生过强反应。这就可以解释，FD 的症状在有胃排空延迟者是通过机械感受器产生，而在胃排空正常者，则由于中枢信号放大同样可以产生。

4. 精神因素和应激因素　调查表明，FD患者存在个性异常，焦虑、抑郁积分显著高于正常人和十二指肠溃疡组。有调查报道在FD患者生活中，特别是童年期应激事件的发生频率高于正常人和十二指肠溃疡组。但精神因素的确切致病机制尚未阐明。

（二）临床表现

本症无特征性临床表现，主要为消化道不适症状。起病多缓慢，病程常经年累月，呈持续性或反复发作，不少患者有饮食、精神等诱发因素。

1. 溃疡样消化不良　上腹痛为常见症状，部分患者以上腹痛为主要症状，伴或不伴有其他上腹部症状。上腹痛多无规律性，部分患者上腹痛与进食有关，表现为饥饿痛、进食后缓解，或表现为餐后0.5～3 h腹痛持续存在。

2. 反流样消化不良　早饱、腹胀、嗳气亦为常见症状，可单独或以一组症状出现，伴或不伴有腹痛。上腹胀多发生于餐后，或呈持续性进餐后加重。早饱和上腹胀常伴有嗳气。恶心、呕吐并不常见，往往发生在胃排空明显延迟的患者，呕吐多为当餐胃内容物。

3. 运动障碍样消化不良　可伴有肠激惹综合征，上腹饱胀和不适、重压感，餐后加重、早饱、恶心、嗳气等。可能与胃十二指肠运动有关。

4. 吞气症　不少患者反复嗳气、打嗝、餐后饱胀、恶心，同时伴有失眠、焦虑、抑郁、头痛、注意力不集中等精神症状，这些症状在部分患者与“恐癌”心理有关。

5. 特发性消化不良　占25%～30%，不能归入以上类型。

（三）诊断和鉴别诊断

1. 诊断标准　罗马Ⅲ型诊断标准中FD分为2个亚型，即餐后不适综合征和上腹疼痛综合征。依据罗马Ⅲ诊断标准，有上腹痛、上腹胀、早饱、嗳气、恶心、呕吐等上腹不适症状，至少持续4周；内镜检查未发现胃及十二指肠溃疡、糜烂、肿瘤等器质性病变，未发现食管炎，也无上述疾病病史；实验室、B超、X线检查排除肝胆胰疾病；无糖尿病、肾脏病、结缔组织病及精神病；无腹部手术史；经定期随访未发现新的器质性病变，随访时间1年以上。

2. 鉴别诊断　FD为一排除性诊断，在临床实际工作中，既要求不漏诊器质性疾病，又不应该无选择性地对每例患者进行全面的实验室及特殊检查。为此，在全面病史采集和体格检查的基础上，应先判断患者有无下列提示器质性疾病的“报警症状和体征”：45岁以上，近期出现消化不良症状；有消瘦、贫血、呕血、黑粪、吞咽困难、腹部肿块、黄疸等；消化不良症状进行性加重。

对有“报警症状和体征”者，必须进行彻底检查直至找到病因。对年龄在45 岁以下且无“报警症状和体征”者，可选择基本的检查如血、尿常规、粪隐血试验、血沉、肝功能试验、胃镜、腹部B超（肝、胆、胰），或先予经验性治疗 2～4 周观察疗效，对诊断可疑或治疗无效者有针对性地选择进一步检查。

需要鉴别的疾病见诊断标准所列。其中要特别指出的是，以往将有烧心、反酸症状而胃镜检查未见有反流性食管炎者列为反流型的 FD，现已将这部分患者归为内镜检查阴性的胃食管反流病，进一步的检查及鉴别诊断见其他有关章节。

（四）治疗

1. 一般治疗 主要是对症治疗，遵循综合治疗和个体化治疗的原则。建立良好的生活习惯，避免烟、酒及服用非甾体抗炎药。避免个人生活经历中会诱发症状的食物。根据患者不同的特点进行心理治疗。失眠、焦虑者可适当予镇静药。

2. 药物治疗 无特效药，主要是经验性治疗。

（1）抑制胃酸分泌药：一般适用以上腹痛为主要症状的患者，可选择 H_2受体拮抗剂或质子泵抑制剂。参见本章第二节。

（2）促胃肠动力药：一般适用于以上腹胀、早饱、嗳气为主要症状的患者。多潘立酮 10 mg，3 次/d；或西沙必利 5～10 mg，3 次/d，均在餐前 15～30 min 服用，疗程 2～8 周。据报道，西沙必利疗效略优于多潘立酮，但因有促进小肠运动作用，小部分患者有腹鸣、稀便或腹泻、腹痛等不良反应，减少剂量或使用一段时间后，不良反应可减轻至消失。

（3）根除 Hp 治疗：对小部分有 Hp 感染的 FD 患者可能有效。参见本章第二节。

（4）抗抑郁药：常用的有三环类抗抑郁药如阿米替林，具有抗 5-羟色胺作用的抗抑郁药如氟西汀等，宜从小剂量开始，注意药物的不良反应。

（5）中药治疗：中医学中没有功能性消化不良这一病名，但根据其临床症状可归属为“胃脘痛”“痞证”“反胃”“腹胀”“嘈杂”“呕吐”等范畴。中医辨证论治：肝郁气滞证参考方：柴胡疏肝散加减；肝郁脾虚证参考方：枳术丸加减；脾虚痰湿证参考方：陈夏六君子汤加减；饮食积滞证参考方：枳实导滞丸加减。

（五）预防

1. 减轻精神压力，适当体育锻炼，合理饮食结构等。
2. 需要注意与器质性疾病鉴别，注意随访跟踪。

第四节 便 秘

便秘（constipation）是指排便次数减少，同时排便困难，粪便干结。正常人每日排便1～2次或2～3日排便1次，便秘患者每周排便少于2次，并且排便费力，粪质硬结、量少。便秘是老年人常见的症状，约1/3的老年人出现便秘，严重影响老年人的生活质量。

（一）病因和发病机制

引起便秘的病因有肠道病变和全身性疾病，也有些患者的便秘是特发性便秘。肠道病变主要有炎症性肠病、肿瘤、疝、直肠脱垂等。全身性疾病主要有糖尿病、尿毒症、脑血管意外、帕金森病等。经常服用某些药物容易引起便秘，如阿片类镇痛剂、抗胆碱类药、抗抑郁药、钙离子拮抗剂、利尿药等。此外，老年人活动减少，膳食中缺少纤维素，都是促发便秘的因素。

正常排便包括产生便意和排便动作两个过程。进餐后通过胃结肠反射，结肠运动增强，粪便向结肠远段推进。直肠被充盈时，肛门内括约肌松弛，同时肛门外括约肌收缩，使直肠腔内压升高，压力刺激超过阈值时即引起便意。这种便意的冲动沿盆神经、腹下神经传至腰骶部脊髓的排便中枢，再上行经丘脑到达大脑皮质。如环境允许，耻骨直肠肌和肛门内、外括约肌均松弛，两侧提肛肌收缩，腹肌和膈肌也协调收缩，腹压增高，促使粪便排出。便秘的发生是由于神经系统异常或肠道平滑肌病变所致。老年人结肠运动缓慢，肛门周围的感受器的敏感性和反应性均有下降，脑血管硬化容易产生大脑皮质抑制，胃结肠反射减弱，以及药物等其他因素的影响，故容易发生便秘。

（二）临床表现和并发症

便秘的主要表现是排便次数减少和排便困难，许多患者的排便次数每周少于2次，严重者长达2～4周才排便1次。然而，便次减少还不是便秘唯一或必备的表现，有的患者可突出地表现为排便困难，排便时间可长达30 min以上，或每日排便多次，但排出困难，粪便硬结如羊粪状，且数量很少。此外，有腹胀、纳食减少，以及服用泻药不当引起的排便前腹痛。体检左下腹有存粪的肠襻，肛诊有粪块。

过分用力排便会诱发TIA或排便晕厥，甚至于在动脉粥样硬化的基础上并发心肌梗死及脑卒中等。便秘能引起或加重痔疮及其他肛周疾病，粪便嵌塞后会产生肠梗阻、粪性溃疡、尿潴留及大便失禁。还有结肠自发性穿孔和乙状结肠扭转的报道。

（三）辅助检查

在便秘的诊断和鉴别诊断中，根据临床需要，应做必要的检查。要注意有否存在报警症状及全身其他器质性病变存在的证据；对50岁以上、有长期便秘史、短期内症状加重患者应进行结肠镜检查以排除大肠肿瘤的可能；对于长期滥用泻剂者，结肠镜可确定是否存在泻剂性结肠或（和）结肠黑变病；钡剂灌肠造影有助于先天性巨结肠的诊断。

难治性便秘时可选择的特殊检查方法包括：胃肠通过试验（GITT）、直肠及肛门测压（RM）、直肠－肛门反射检查、耐受性敏感性检查、气囊排出试验（BET）、盆底肌电图、阴部神经潜伏期测定试验及肛管超声检查；结肠镜检查或钡灌肠有助于确定有无器质性病变。

（四）诊断

详细询问患者的饮食、生活习惯及工作情况，既往的患病史、手术史，特别是有无痔核、肛瘘及肛裂史，近来有无服药史，尤其是有无长期服用泻剂史，通过相应的检查尽可能明确导致便秘的原因。对中年以上患者，发生大便习惯改变，大便由每天1次或每2天1次，逐渐改变为每3天或数天1次者，应警惕有无左半结肠癌的可能。

（五）治疗

1. 非药物治疗 进行健康教育，帮助患者建立正常的排便行为；防止或避免使用引起便秘的药物，不滥用泻药；每日至少饮水1500 mL。多吃含粗纤维的粮食及蔬菜、果瓜、豆类食物；坚持耐力锻炼，每天至少走2个公共车站路程；积极治疗全身性及肛周疾病。

2. 药物治疗

（1）盐性轻泻剂：如硫酸镁、磷酸钠，由于渗透压的作用会很快增加粪便中水分的含量，半小时后即可产生突发性水泻。此类泻剂可引起水电解质紊乱，不宜长期使用，对有粪便嵌塞者可灌肠排除粪便。有肾功能不全者不宜使用含镁制剂。

（2）润滑剂：石蜡油能软化粪便，可以口服或灌肠，适宜于老年人心肌梗死后或肛周疾病手术后，避免费力排便，对药物性便秘无效。长期使用会影响脂溶性维生素A、维生素D、维生素E、维生素K之吸收，餐间服用较合适，避免睡前服用，以免吸入肺内引起脂性肺炎。

（3）刺激性泻药：如果导、番泻叶、舒立通、大黄苏打等，刺激结肠蠕动，6～12 h即有排便作用，但会产生腹痛、水电解质紊乱。长期使用可丧失蛋白质而软弱无力，因损害直肠肌间神经丛而形成导泻的结肠（cathartic colon）。此类制剂含有蒽醌，长期摄取后在结肠黏膜下有黑色素沉积，形成所谓的结肠黑变病，为一种良性和可恢复的病变。

（4）高渗性泻剂：如山梨醇、乳果糖溶液，是含不被吸收糖类的电解质混合液。乳果糖是一种合成的双糖，由一分子果糖与一分子半乳糖联结而组成，人体内不含有能将它水解为单糖的酶，因此乳果糖口服后能完整地通过胃肠道到达结肠，并分解为单糖，随后分解为低分子量的有机酸，增加肠腔的渗透压和酸度，从而易于排便。乳果糖（杜秘克）口服 15 ~ 30 mL/d，24 ~ 48 h 即有排便功效。

（5）容积性泻剂：如金谷纤维王、美特泻，因含有高分子的纤维素和纤维素衍生物，具有亲水和吸收水膨胀的特点，可使粪便的水分及体积增加，促进结肠蠕动。口服麦麸 20 ~ 30 g/d，可使粪便变软，腹痛减轻粪便量和次数明显增加。口服甘露醇粉 2 ~ 4 g/次，3 次/d。此类泻剂更适宜用于低渣饮食的老年人，不但通便，还能控制血脂、血糖、预防结肠癌的发生。服用时必须同时饮 240 mL 水或果汁，以免膨胀后凝胶物堵塞肠腔而发生肠梗阻。

（6）中药治疗：便通胶囊系纯中药制剂，具有“健脾益肾、润肠通便”的功能。本品用量小，通便作用可靠，具有“通而不泻，补不滞塞”的特色。2 ~ 4 粒/次，2 ~ 3 次/d，1 ~ 2 d 即可通便，通便后改为 1 次/d，1 ~ 2 粒/次。

3. 综合序贯疗法　对于习惯性便秘，在训练定时排便前，宜先清肠，即用生理盐水灌肠清洁肠道，2 次/d，共 3 d。清肠后检查腹部，并摄腹部平片，确定肠内已无粪便嵌塞。清肠后可给石蜡油，5 ~ 15 mL/（kg · d），或乳果糖 15 ~ 30 mL/d，使便次至少达到 1 次/d。同时鼓励患者早餐后解便，如仍不排便，还可鼓励晚餐后再次解便，使患者渐渐恢复正常排便习惯。一旦餐后排便有规律地发生，且达到 2 ~ 3 个月以上，可逐渐停用石蜡油或乳果糖。在以上过程中，如有 2 ~ 3 d 不解便，仍要清肠，以免再次发生粪便嵌塞。这种通过清肠、服用轻泻剂并训练排便习惯的方法，治疗习惯性便秘，成功率可达 70% ~ 80%，但不少会复发。

4. 生物反馈处理　近年文献报道，采用生物反馈的措施通便成功率可达 75% ~ 90%。反馈治疗法是将特制的肛门直肠测压器插入肛门内，该仪器还安置一个可观察的显示器，获得许多信息，包括肛门括约肌的压力，直肠顺应性，肛直肠处的感觉敏感性，使患者自己感到何时可有排便反应，然后再次尝试这种反应，启发排便感觉，达到排出粪便的目的。

（六）预防

膳食纤维对改变粪便性质和排便习性很重要，纤维本身不被吸收，能使粪便膨胀，刺激结肠运动，促进排便。含膳食纤维最多的食物是麦麸，还有水果、蔬菜、燕麦、玉米、大豆、果胶等。如有粪便嵌塞，应先排出粪便，再补充膳食纤维。

第五节　肝硬化

肝硬化（cirrhosis of liver）是一种以肝组织弥漫性纤维化、假小叶和再生结节形成为特征的慢性肝病。临床上有多系统受累，以肝功能损害与门脉高压症为主要表现，晚期常出现消化道出血，肝性脑病，自发性腹膜炎等严重并发症。

（一）病因和病理

1. 肝炎后肝硬化　目前已知，乙型、丙型或乙型加丁型肝炎重叠感染，经过慢性肝炎，尤其是慢性活动性肝炎阶段，可发展为肝硬化，甲型和戊型病毒性肝炎不发展为肝硬化。

2. 酒精性肝硬化　长期大量饮酒（每日摄入乙醇 80 g 达 10 年以上）时，乙醇及其中间代谢产物（乙醛），可直接损害肝脏，首先引起肝脂肪变性，继之出现酒精性肝炎，进一步发展为肝硬化。

3. 血吸虫性肝硬化　长期或反复感染血吸虫病者，虫卵主要沉积于汇管区。虫卵及其毒性产物可刺激结缔组织增生，引起肝脏纤维化，形成不完全分隔性肝硬化。

4. 胆汁性肝硬化　原发性胆汁性肝硬化是一种原因未明的胆汁性肝硬化，较为少见。其病变主要为肝内细小胆管的慢性非化脓性破坏性炎症，患者多为中年女性；起病隐匿，进展缓慢，常与免疫因素有关，因长期持续性肝内胆汁郁积，最终演变为再生结节不明显性肝硬化。继发性胆汁性肝硬化是指任何原因（包括胆石、肿瘤、外在压迫或先天或后天的胆道狭窄）所致的肝外肝管梗阻，超过 3 个月甚或 1 年时间可出现继发性胆汁性肝硬化。胆管完全性梗阻较不完全梗阻者易于发生硬化。

5. 心源性肝硬化　长期的心力衰竭，缩窄性心包炎，布－加综合征，可致肝细胞长期淤血、缺氧、坏死和结缔组织增生，最终发展成淤血性（心源性）肝硬化，临床上常无黄疸或肝功异常表现。主要表现为肝脏肿大及腹水。

6. 隐匿性肝硬化　在世界各地均发现未找到原因的肝硬化。流行病学和血清学研究表明，病毒性肝炎可能占隐匿性肝硬化病因的 1/4 以上，其他可能与饮酒及遗传有关。

7. 其他因素　工业毒物或药物、代谢障碍、营养障碍等，也可引起肝硬化。

8. 病理变化　不论引起肝硬化的病因如何，其病理变化和演变发展过程基本相同，广泛肝细胞变性坏死、肝小叶纤维支架塌陷；残存肝细胞不沿原支架排列再生，形成不规则结节状肝细胞团（再生结节）；自汇管区和肝包膜有大量纤维结缔组织增生形成纤维束，分隔包绕再生结节或将残留肝小叶重新分割，改建成为假小叶；假小叶内的肝细胞由于没有正常肝小叶的血液循环供应系统，造成肝内外血流动力学障碍，形成门静脉高压症的病理基础，加重肝细胞的营养障碍，最终发展至晚期肝硬化。大体形态：肝脏变形，早期肿大，晚期缩小，质地变硬，重量减轻，外观呈棕黄色或灰褐色，表面结节感，边缘薄而硬。

（二）临床表现

肝硬化起病隐匿，进展也很缓慢，可隐伏 3 ~ 5 年或 10 年以上，少数患者因短期大片肝坏死，3 ~ 6 个月可发展成肝硬化。临床表现差异也很大，轻者可完全无症状，重者则呈慢性肝衰竭表现。目前，仍将肝硬化的临床表现分为肝功能代偿与失代偿期。

肝硬化代偿期症状轻微，常见的症状有乏力、食欲不振、口干、恶心、厌油、嗳气、腹胀等非特异性消化道症状，显著时才出现呕吐，腹部隐痛、腹泻等。乏力、腹胀、食欲不振出现较早且较突出。症状多呈间歇性，因劳累或伴发其他疾病而诱发，经休息或治疗可缓解。营养状况一般无异常，肝脏轻度肿大，表面光滑、质地偏硬、无或有压痛，脾脏可呈轻或中度肿大。部分代偿期肝硬化可始终保持肝功能代偿状态。

肝硬化失代偿期主要出现肝细胞功能减退和门脉高压症两大类临床表现。

1. 肝细胞功能减退

（1）全身症状：一般情况与营养状况较差，可有不同程度的疲倦乏力、消瘦，严重时患者形体憔悴，皮肤干枯粗糙，皮下脂肪消失，呈现恶病质样的表现，可有不规则低热、口角炎、夜盲、干眼病、多发性神经根炎、头痛、失眠等。

（2）消化系统症状：常见的有显著食欲不振、恶心、厌食、上腹不适、腹胀、腹泻等。

（3）血液系统：由于凝血因子合成减少及血小板减少，常出现皮肤黏膜出血，重者可出现 DIC 等。脾功能亢进或免疫因素可导致溶血性贫血、白细胞或血小板减少等。

（4）内分泌系统：男性肝硬化患者常有性欲减退、睾丸萎缩、毛发脱落、乳房肿大、精液减少等。女性肝硬化则有月经不调、闭经、痛经、不孕等。这可能与肝硬化患者雌激素分泌增多，雄激减少有关。患者面、颈、上胸、肩背和上肢等上腔静脉引流区域，出现蜘蛛痣和（或）毛细血管扩张，在手掌大鱼际、小鱼际和指端腹侧部位有红斑，称为肝掌。

肝功能减退时，肾上腺皮质激素分泌减少，在面部、颈部及其他暴露部位出现皮肤黏膜色素沉着。肝对醛固酮及抗利尿激素功能作用减弱，致继发性醛固酮和抗利尿激素增多，导致钠水潴留。糖代谢紊乱，出现肝原性糖尿病。

（5）神经系统：常见为肝性脑病，可分为急性发作型及慢性型，前者为可逆型。

2. 门脉高压症 门静脉系统阻力增加和门静脉血流量增多导致门静脉高压。脾大、侧支循环的建立和开放、腹水是其典型的三大临床表现，尤其侧支循环的开放，对诊断有特征性意义。

（1）脾脏肿大与脾亢：脾脏因充血而肿大，多为轻、中度肿大，重者可达脐下。脾脏两极的长度每年约增加 2 cm，约 1% 的肝硬化患者可始终无脾肿大。有上消化道出血时，脾脏可暂时缩小，并发脾周围炎及脾梗死时可引起左上腹疼痛。

（2）侧支循环的形成与开放：临床上比较重要的侧支循环有：①食道下段和胃底静脉曲张，常因食管黏膜炎症，进食粗糙，刺激性食物或腹内压力突然增高而破裂出血，发生呕血、黑便，严重时出现休克等症状。②腹壁和脐周静脉曲张，这些部位可见迂曲的静脉，以脐周为中心向上、下腹壁延伸，重者脐周呈水母头状。③痔核形成，门静脉系统的痔上静脉与下腔静脉系统的痔中、痔下静吻合扩张形成痔核，破裂时可引起便血。

（3）腹水：是肝硬化最突出的临床表现，失代偿期 75% 以上的患者有腹水。因钠水潴留而引起，产生机制与下列因素有关：①门静脉压力增高（超过 300 mm H_2O）；②低白蛋白血症（白蛋白低于 30 g/L）；③肝淋巴液生成过多（正常 1 ~ 3 L，此时 7 ~ 11 L）；④继发性醛固酮及抗利尿激素增多；⑤有效循环血容量不足（交感兴奋性增强，前列腺素、心房肽及激肽降低）。大量腹水致腹部膨隆，呈现蛙腹，腹下垂。

（4）脐疝、腹疝：虽然可见于腹水形成之前，但大多出现于腹水之际或其后。有学者报道，腹水出现脐疝时，较无脐疝的同类患者预后差。

（5）胸水：部分肝硬化患者（5%）可出现胸水，多数与腹水同时或其后出现，一般来说腹水伴有胸水时，腹水常呈难治性。少数患者仅有胸水而无腹水。

3. 肝脏大小 肝脏的大小与病程、病因及病理变化均有关系，而且是综合作用的结果。在疾病早期，肝脏可触及或轻、中度肿大，这为肝细胞的肿胀、脂肪变性等所致，随着疾病的发展肝脏体积明显缩小。因此，肝脏肿大的肝硬化患者其预后较肝脏缩小患者为佳。但有胆汁淤积时肝脏常呈明显肿大，血吸虫病常有肝左叶肿大。触诊时肝脏质地坚实而硬，边缘规则、表面粗糙或有结节感。

（三）并发症

1. 上消化道出血 为最常见的并发症，表现为大量呕血或黑粪，多因食管下段、胃底静脉曲张破裂出血，自动修正的机会少。部分出血为溃疡病、门脉高压性胃病所致。一旦出现消化道出血，无腹水的患者可在短期内出现腹水，甚至诱发肝性脑病和肝肾综合征。

2. 感染 肝硬化患者因抵抗力及免疫功能低下，易并发多种细菌感染如肺炎，胆系感染，泌尿系感染、胃肠感染、结核性腹膜炎，革兰阴性杆菌败血症和自发性腹膜炎等。4% ~12% 的肝硬化可发生自发性腹膜炎，如有腹水则发生率高达 21.5%，致病菌主要是革兰阴性杆菌，大多数为大肠杆菌，副大肠杆菌等肠道细菌，绝大多数为单细菌感染，提示细菌自肠腔迁移至腹腔仅是自发性腹膜炎的可能原因之一，更多的患者是血源性感染。

3. 肝肾综合征 失代偿期出现大量腹水时，有效血容量不足及肾内血液重分布等因素，导致肾皮质血流量和肾小球滤过率持续降低而发生肝肾综合征（功能性肾衰竭）。特征是，自发性少尿或无尿、氮质血症、稀释性低钠血症和低尿钠，但肾却无重要的病理改变。

4. 肝性脑病 肝硬化失代偿期，肝功能严重破坏，如进食高蛋白食物、便秘、并发感染、放腹水不当、大量使用排钾利尿药、镇静催眠药、上消出血等，可使血氨和代谢产物浓度急剧增高而诱发肝性脑病。突出表现为慢性复发性木僵和昏迷，并逐渐加剧，最终死亡。

5. 原发性肝癌 除胆汁性及心源性肝硬化外，其他类型的肝硬化易导致原发性肝癌。原发性肝癌多在大结节性或大小混合性肝硬化基础上发生。如患者短期内出现肝迅速增大、持续性肝区疼痛、肝表面发现肿块或腹水呈血性等，应怀疑并发原发性肝癌。

6. 门脉系统血栓形成 肝硬化患者因脾脏手术，门静脉系统手术，腹腔感染可引起急性门脉血栓形成，严重者可引起肠系膜血栓形成，迅速出现腹水、腹痛、充血性脾肿大。

7. 电解质紊乱 肝硬化患者常有电解质紊乱，出现腹水或其他并发症后这种改变更为明显，尤其以低钠、低钾、低氯血症更为明显。后者可导致代谢性碱中毒，并诱发肝性脑病。

（四）辅助检查

1. 血常规 代偿期多正常，失代偿期常有贫血，脾亢时白细胞和血小板减少。

2. 尿常规 代偿期多正常，失代偿期有黄疸时，尿胆原增加。

3. 肝功能实验 代偿期轻度异常，失代偿期血清蛋白降低，球蛋白升高，A/G 倒置。凝血酶原时间延长，凝血酶原活动下降。转氨酶、胆红素升高。总胆固醇及胆固醇酯下降，血氨可升高。氨基酸代谢紊乱，支/芳比例失调。尿素氮、肌酐升高。电解质紊乱：低钠、低钾。

4. 免疫功能检查 细胞免疫功能低下，体液免疫功能增强。

5. 腹水检查 一般为漏出液；并发腹膜炎时为渗出液；腹水呈血性应怀疑癌变。

6. 影像学检查 CT、MRI、超声显像门脉内径 >13 mm，脾静脉内径 >8 mm。

7. 内镜检查 有食管胃底静脉曲张，门脉高压性胃病。

8. 肝穿刺活组织检查 见有假小叶，可确诊。

9. 腹腔镜检查 鉴别肝硬化、肝癌，以及明确肝硬化的病因。

（五）诊断和鉴别诊断

1. 临床诊断

（1）病因依据：有病毒性肝炎，血吸虫病、长期酗酒、药物、接触毒物或化学物质史。

（2）肝功能损害：主要是蛋白代谢异常，血清白蛋白浓度降低及α-球蛋白增多是诊断肝硬化肝功能损害的重要依据。此外，凝血酶原时间延长也是肝硬化肝功受损的常见表现。

（3）侧支循环开放：门脉高压症有脾大、腹水及侧支循环开放三大临床表现。

（4）肝脏质地与肝病史：肝脏质地硬度是诊断肝硬化的重要依据之一，如肝脏难以触及时，肝病史也具有重要意义。

上述 4 项诊断依据中，最重要的是第 3、第 4 项，具有这 2 项再加上第 1 或第 2 项即可成立诊断。最后确诊有赖于肝活体组织检查。

2. 鉴别诊断

（1）早期肝硬化应与慢性肝炎鉴别。

（2）失代偿期应与结核性腹膜炎、慢性下腔静脉阻塞、慢性肝静脉阻塞综合征鉴别。

（3）脾肿大应与血吸虫病、慢性白血病、恶性淋巴病、血液病及骨髓纤维化鉴别。

（4）硬化性肝肿大应与原发性肝癌、肝囊肿、肝血管瘤、结缔组织病及血液病等引起的肝大相鉴别。

（六）治疗

本病无特效治疗，关键在于早期诊断，针对病因和加强一般治疗，使病情缓解及延长其代偿期；对失代偿期患者主要是对症治疗，抢救并发症。

1. 一般治疗

（1）休息：代偿期肝硬化患者，可适当参加工作，不宜疲劳，失代偿期应卧床休息。

（2）饮食：以高热量、高蛋白质和维生丰富而易消化的食物为宜，有肝性脑病先兆时，应限制或禁食蛋白质；有腹水时应少盐或无盐饮食，禁用损害肝脏的药物。

（3）支持及对症治疗：肝硬化患者恶心、呕吐不能进食时，可静脉输注葡萄糖，并可加入极化液，维生素 C 及维生素 B，根据病情可应用复方氨基酸或血液制品。

2. 药物治疗　目前尚无特效药物，平日可用维生素和消化酶。水飞蓟素有保护肝细胞膜作用；秋水仙碱有抗炎和抗纤维化作用；活血化瘀中药可能有一定的治疗作用。

中药对肝硬化有一定的疗效，如丹参、桃仁、冬虫夏草、柴胡等。丹参可改善微循环障碍、改变血液流变状况。具有抗凝、抗炎、耐缺氧、提高免疫功能等。桃仁的主要功能是破血行瘀，适用于血瘀征象明显，伴有肠燥便秘、舌质紫暗、面色黧黑、肝区刺痛、腹腔感染等患者。现代药理研究表明，桃仁具有抗菌、抗过敏、抗炎、镇痛等作用。中医认为冬虫夏草的主要功能是补虚损、益精气，适合于各种虚证患者。柴胡主要功能为疏肝解郁、解表和里升阳，适合于肝郁脾虚类患者（表现为低热、胸胁胀痛、食后胀满、恶心、腹痛等）。

3. 腹水的治疗　肝硬化出现腹水的程度与肝脏功能损害的程度有关。按临床特征、肾脏排钠及对症治疗的反应可将腹水分为 3 种类型。Ⅰ型部分患者对排钠、限钠措施有效；Ⅱ型腹水需辅以利尿剂治疗；Ⅲ型为难治性腹水，对利尿剂反应差，需采用特殊治疗。

腹水本身无紧急的危险，但肝功能改善和肾脏对水钠潴留的调节，需相当长的时间才能奏效。因此，以消退腹水为目的的治疗宜采取缓和渐进的步骤。Howard 等认为，通过 4～5 个月使腹水逐步消退则是满意的。在腹水和周围水肿同时存在时，每日体重下降不能超过 1.0 kg，仅有腹水而无周围水肿者，每日以不超过 0.5 kg 为宜。因腹水处于“分隔腔”内，最大吸收率为每日 700～950 mL，因此，过度消退腹水会使循环血容量降低，从而引起肾血流量不足和肾小球滤过率减少，严重者可致少尿、氮质血症和肾功能衰竭。

（1）钠和水的限制：限制钠的摄入是治疗腹水最重要的基础治疗。钠的摄入量为每日 250～500 mg（氯化钠 600～1200 mg），相当于无盐饮食；每日 500～1000 mg 相当于低盐饮食，一旦出现腹水消退，每日钠摄入量可增至 1000～2000 mg。

如果肝功尚可，通过限钠，常能取得良好的利尿和消腹水效果，每日摄入水量可在 1500 mL 左右，效果不好者，应限水量每日 1000 mL 左右。

Skerlock 提出，肝硬化腹水患者宜先限钠和水，连续 4 天，如果体重减轻少于 0.3 kg/d，尿钠排泄量小于 25 mmol/L，才给予利尿剂和其他治疗。这应成为腹水治疗的常规。

（2）利尿剂：一般先用利尿作用较弱的药物，无效时再用强利尿药物；先单一用药，后再联合用药；先少量用药，后逐渐增大剂量。拮抗醛固酮药物是利尿剂中的首选药物。

4. 肝硬化并发症的治疗

（1）上消化道出血：三腔两囊管止血法。保证有效循环血容量，防止失血性休克。

（2）自发性腹膜炎：积极加强支持和抗菌药物的应用。强调早期、足量和联合应用抗菌药物，然后根据治疗的反应和细菌培养结果考虑调整抗菌药物；开始数天剂量宜大，病情稳定后减量；由于本并发症容易复发，用药时间不得少于2周。

（3）肝肾综合征：无特效治疗方法。在积极改善肝功能前提下可采取以下措施：迅速控制上消化道大量出血、感染等诱发因素；严格控制输液量，量出为入，纠正水、电解质紊乱和酸碱失衡；输注右旋糖酐、白蛋白或浓缩腹水回输，以提高循环血容量，改善肾血流，在扩容基础上应用利尿剂；血管活性药如多巴胺，可改善肾血流量，增加肾小球过滤；避免强烈利尿、单纯大量放腹水及服用损害肾功能的药物等。

（4）肝性脑病：在积极改善肝功能和治疗诱发因素的基础上，限制蛋白的摄入，减少氨的来源；口服新霉素2～4 g/d抑制肠道细菌，生理盐水灌肠，减少肠内毒素的吸收；盐酸精氨酸10～20 g/d静滴，降低血氨浓度；20%甘露醇快速静滴，减轻脑水肿；对症治疗等。

5. 肝移植　除心源性肝硬化之外，晚期肝硬化患者如果其生活质量极度恶化，在条件允许的情况下可做肝脏移植。

6. 干细胞治疗　目前治疗肝硬化最新的技术是干细胞移植术，治疗效果不错。干细胞是一类非常原始、具有自我更新和修复能力的细胞，将培育好的干细胞输入到肝总动脉后可以让其修复已纤维化（机化）的肝脏，恢复功能，达到治疗的目的。目前，治疗肝硬化的细胞来源主要是髂骨骨髓干细胞和粒细胞集落刺激因子（granulocyte colony stimulating factor，G-CSF）动员周围造血干细胞。2017年，印度科学家Vaishnav Kumar在《Artipot》发表论文报道，治疗肝硬化最合适的干细胞是从自体脂肪诱导的具有多分化潜能的间充质细胞。

（七）预后

肝硬化的预后与病因，病变类型，肝功能代偿程度及有无并发症而有所不同。肝实质损害为主者，其预后较间质损害为主者差，坏死后肝硬化比血吸虫及酒精性差。男性较女性预后差。出现腹水后，肝硬化预后明显变坏，如出现并发症预后更差。肝硬化的存活率随肝功能损害程度的加重而下降，死亡的主要原因为肝性脑病，上消化道出血和继发性感染。

第六节　急性胰腺炎

急性胰腺炎（acute pancreatitis）是常见病，一般占内科住院患者的2%左右。男∶女＝1∶1，国内有资料报道，急性胰腺炎患者中50岁以上者占41%。老年急性胰腺炎具有病情重、并发症多及死亡率高等特点。

（一）病因和发病机制

急性胰腺炎病因甚多，但引起发病的过程却是相同的，即胰腺各种消化酶被激活所引起胰腺自身消化。正常胰腺分泌的消化酶有二类：一类为具生物活性的淀粉酶、脂肪酶等；一类为不具活性的酶原，如胰蛋白酶原、糜蛋白酶原、弹力蛋白酶原、磷脂酶原 A、激肽酶原等。酶原以一种酶颗粒的形式存在于腺泡细胞内，其外有一层磷脂膜与胞质隔绝。各种酶原进入十二指肠后，在肠肽酶作用下，首先激活胰蛋白酶原，形成胰蛋白酶。胰蛋白酶一旦形成，便启动各种酶原活化，而成为消化酶。在正常情况下，胰腺血液丰富的血循环中，含有一种胰蛋白酶抑制物质和 α_1 – 抗胰蛋白酶、抗糜蛋白酶等，均可抑制胰蛋白酶的活性，使胰腺分泌的各种酶原在进入十二指肠之前，不被胰蛋白酶所激活。这是一种使胰腺免于自身消化的生理性防卫作用。

当各种致病因素造成自身防卫作用的减弱，同时又造成胆汁或十二指肠液反流入胰管，胰消化酶原被激活，即导致胰腺自身消化的病变过程。其中磷脂酶 A 使卵磷脂转变成具有细胞毒的溶血卵磷脂，引起胰腺组织坏死；弹力蛋白酶可水解、破坏血管壁的弹力纤维，造成胰腺出血和血栓形成；激肽酶可使血中激肽原活化为激肽和缓激肽，导致血管扩张和血管壁通透性增加，引起微循环障碍、休克、胰腺的水肿及蛋白渗出等；脂肪酶造成胰腺及周围脂肪坏死、液化。上述各种酶的作用相互影响，彼此促进，造成胰腺及邻近组织的病理变化。消化酶与坏死组织液又可通过血液循环及淋巴路输送全身，引起全身脏器损害，成为出血坏死型胰腺炎的多种并发症和致死原因。

在引起急性胰腺炎的诸多病因中，以胆道疾患为最多（胆石症、胆道炎症、胆道蛔虫等），占 50% ~70% 。其次为胰腺本身疾患（胰管结石、蛔虫、胰管狭窄、胰腺肿瘤等）。另外，如十二指肠乳头部位的病变，造成的十二指肠压增高和 Oddi 括约肌功能障碍（如憩室炎、肠系膜上动脉综合征等）；酗酒和暴饮暴食造成胰液分泌过盛及引起的十二指肠乳头水肿和有 Oddi 括约肌痉挛；甲状旁腺功能亢进；肿瘤、手术、外伤等造成胰胆管的损伤或阻塞；药物诱发急性胰腺炎者有硫唑嘌呤、糖皮质激素、噻嗪类利尿剂等。也有极少数原因未明的特发性和遗传性胰腺炎之说。

（二）病理和临床表现

一般分为水肿型（亦称间质型）和出血坏死型。前者肉眼观胰腺肿胀、质硬，病变部或整个胰腺及其周围有少量脂肪坏死，组织学检查间质水肿，充血及炎细胞浸润，有时可见少量腺泡坏死。后者除胰腺肿大，质地变硬和脂肪坏死外，血管出血坏死是其主要病变特点，组织学检查见胰腺坏死病变呈间隔性或小叶周围分布，坏死灶周围有炎性细胞包绕，常见静脉炎、淋巴管炎和血栓形成。

老年人的胰腺形态完全正常者仅占很少部分。其腺体中可见脂褐素沉积，类淀粉样物质浸润。60%老年人胰腺有纤维化，呈纤细的斑片状分布，多位于腺泡内和导管周围。与年龄关系最密切的改变是脂肪浸润，50岁以上者79%有脂肪浸润。另外，56%有腺泡和导管扩张、45%有小动脉硬化、10.5%有导管化生。鉴于老年人胰腺如上述的病理变化基础，每当胰腺炎发生时，常呈现病情重，发展快，并发症多，死亡率高的特点。

老年人急性胰腺炎临床表现与青年人基本相同。但症状和体征较青年人和缓，即使重症时也是如此。临床资料提示，老年人起病急、发展快、并发症多，而且症状和体征又不典型，常易造成误诊和诊断的延迟，有报告死亡率可高达35%。

1. 症状

（1）腹痛：为本病主要症状。多为突然发作，以上腹中部，亦有偏左或偏右者。疼为持续剧痛，可向腰背部放射，患者常取前屈体位以减轻症状。出血坏死型胰腺炎病情发展快，因渗出常有腹膜炎，痛可弥漫全腹。

（2）恶心呕吐与腹胀：起病时多有恶心呕吐。病初常较频，以后渐减少。多数伴有腹胀，出血坏死型腹胀常较明显。注意麻痹性肠梗阻的出现。

（3）发热：水肿型常中等度发热，一般持续3～5 d。出血坏死型发热较高，持续时间亦较长，尤其有腹腔继发感染时，可呈弛张高热。

（4）黄疸：胆源性胰腺炎易出黄疸，多在起病后2～3 d出现。

（5）休克：仅在出血坏死型出现，可在病初突然出现，提示有大片胰腺坏死。也可逐渐出现或在并发症时出现。主要是由于有效循环血量不足所致。

（6）水电解质紊乱：多有不同程度呕吐、脱水，重者可有代谢性碱中毒。出血坏死型常脱水明显，代谢性酸中毒，血钾和镁常低，低钙血症引起手足搐溺者预后差。

2. 体征 上腹中度至重度压痛，腹膜刺激征（肌紧张和反跳痛）常在重症有渗出时明显。出现弥漫性腹膜炎时则全腹压痛，反跳痛，肌紧张。一般有腹胀气，在肠麻痹时肠鸣稀少而弱，腹胀明显。两胁或脐周瘀斑的出现，提示出血坏死型胰腺炎。胰液渗出入腹腔或经腹膜后入胸导管，则产生胸膜炎及腹膜炎，胸腹水多为血性，其中淀粉酶显著增高。

3. 并发症

（1）局部并发症：主要是发生在出血坏死型的胰腺脓肿与假性囊肿。一般在起病2～3周发生，因胰腺及周围坏死继发细菌感染而形成脓肿，此时高热不退，腹痛不减，上腹有时可扪及肿块，高淀粉酶血症等。在病后3～4周，脓肿或坏死组织物与胰管相通，排出后可形成假性囊肿，多位于尾体局部。囊内胰液流入腹腔是产生胰源性腹水的主要原因。

（2）全身并发症：也出现在出血坏死型起病几天内。如急性肾衰、急衰、心律失常或心衰、败血症、肺炎、糖尿病、脑病、血栓性静脉炎、弥散性血管内凝血等。

（三）辅助检查

1. 血常规　多有白细胞计数增多及中性粒细胞核左移。

2. 血尿淀粉酶测定　血清（胰）淀粉酶在起病后 2 ~ 12 h 开始升高，48 h 开始下降，持续 3 ~ 5 d，血清淀粉酶超过正常值 3 倍可确诊为本病。

3. 血清脂肪酶测定　血清脂肪酶常在起病后 24 ~ 72 h 开始上升高，持续 7 ~ 10 d，对病后就诊较晚的急性胰腺炎患者有诊断价值，且特异性也较高。

4. 淀粉酶内生肌酐清除率比值　急性胰腺炎时可能由于血管活性物质增加，使肾小球的通透性增加，肾对淀粉酶清除增加而对肌酐清除未变。

5. 血清正铁白蛋白　当腹腔内出血时红细胞破坏释放血红素，经脂肪酸和弹力蛋白酶作用能变为正铁血红素，后者与白蛋白结合成正铁血白蛋白，重症胰腺炎起病时常为阳性。

6. 生化检查　暂时性血糖升高，持久的空腹血糖高于 10 mmol/L 反映胰腺坏死，提示预后不良。高胆红素血症可见于少数临床患者，多于发病后 4 ~ 7 d 恢复正常。

7. X 线腹部平片　可排除其他急腹症，如内脏穿孔等，“哨兵襻”和“结肠切割征”为胰腺炎的间接指征，弥漫性模糊影腰大肌边缘不清提示存在腹腔积液，可发现肠麻痹或麻痹性肠梗阻。

8. 腹部 B 超　应作为常规初筛检查，急性胰腺炎 B 超可见胰腺肿大，胰内及胰周围回声异常；亦可了解胆囊和胆道情况；后期对脓肿及假性囊肿有诊断意义，但因患者腹胀常影响其观察。

9. CT 显像　对急性胰腺炎的严重程度及附近器官是否受累提供帮助。

（四）诊断和鉴别诊断

1. 诊断　根据典型临床表现，结合血、尿淀粉酶测定，大多数急性胰腺炎可明确诊断。血清淀粉酶超过 500 苏氏单位（%，Somogyi），尿每小时排出量超过 500 苏氏单位（%）有诊断意义。一般在发病后 8 h 血淀粉酶开始升高，48 ~ 72 h 后开始下降，持续 3 ~ 5 d。在胰腺坏死严重时，淀粉酶正常甚或低于正常者亦有报告。如腹痛剧烈、发热不退、血淀粉酶持续不降，出现休克、腹水、低血钙、高血糖、低蛋白血症、氮质血症和低血氧时，应考虑出血坏死型胰腺炎的诊断。

2. 鉴别诊断

（1）消化性溃疡急性穿孔：多有溃疡病史，腹痛突发而剧烈，腹肌紧张呈板样腹，肝浊音区消失，X 线下透视见膈下游离气体。血淀粉酶可升高，但一般不超过

500单位。

（2）胆石症和急性胆囊炎：常有右上腹绞痛发作史，Murphy征阳性，压痛、反跳痛与肌紧张，多局限在右上腹。发作时常伴黄疸，B超可显示胆囊肿大、壁增厚及粗糙和胆石。血尿淀粉酶可轻度升高。测定淀粉酶，肌酐清除率比值：（尿淀粉酶/血淀粉酶）×（血肌酐/尿肌酐）×100%。在急性胰腺炎时可增加3倍，正常时一般不超过5%，而其他原因所致的高淀粉酶者，比值则正常或低于正常。但应注意在糖尿病、烧伤、肾功能不全等时，该比值也可升高。

（3）心肌梗死：常突发心前区压迫感或疼痛，有时也可腹痛，但其有冠心病史。心电图检查多可确诊，淀粉酶无明显增高，可资鉴别。

（4）慢性胰腺炎急性发作：与急性胰腺炎的诊断和治疗基本相同，只是前者多有既往发作史。老年人慢性胰腺炎比青年人多见，诊断一般比较困难。超声探测器直接放在胃和十二指肠腔内，避开了体外超声时气体和周围脏器的干扰，直接探查胰腺和胆道系统甚为清晰，已成为慢性胰腺炎的重要诊断手段之一。典型表现为胰腺表面结节状，内部回声呈弥漫性增强，有时呈粗斑点状，胰管可呈节段性“串珠样”扩张，或有钙化，胰管结石等。

（五）治疗

水肿型胰腺炎的病情多不严重，一般经内科积极治疗3～5 d常可治愈。出现坏死型患者病情严重，则需积极抢救，常需外科辅助治疗。

1. 监护 严密观察体温、呼吸、脉搏、血压、出入量（尤其尿量）、腹部体征变化、白细胞计数、血和尿淀粉酶，血电解质（K^+、Na^+、Cl^-、Ca^{2+}）和血氧等。

2. 抑制或减少胰液分泌 禁食，胃肠减压。阿托品、山莨菪碱可以使用，但有肠麻痹及腹胀明显者不宜用。H_2受体拮抗剂、胰高血糖素，亦有抑制胰液分泌作用。

3. 镇痛解痉 一般用阿托品，可6～8 h重复1次。痛甚者可同时给以哌替啶或吗啡。

4. 抗生素 应用于胆道疾患引起的胰腺炎与出血坏死型患者。如青霉素、链霉素、庆大霉素、氨苄头孢霉素等抗生素可酌情选用。对合并弥漫性腹膜炎者常主张腹膜透析，并配伍使用抗生素。

5. 纠正水电解质紊乱及抗休克 低血容量休克是出血坏死型胰腺炎的常见并发症，早期出现休克者常提示有大块胰腺坏死可能。此时应在中心静脉压监护下，输血浆或代血浆制剂，大量补液。诊断确切，而抢救效果不易维持时，应及时剖腹探查，切除坏死胰腺，并对潴留液体持续引流，常可获得较好效果。

6. 肾上腺糖皮质激素 仅用于伴休克或急性呼吸窘迫综合征（ARDS）考虑短期使用。ARDS是老年人胰腺炎对生命威胁最大的并发症之一，它可在发病几小时至数日内发生。以急性呼吸衰竭为主要特点，治疗除补充白蛋白、利尿、保持呼吸道通畅（包括气管切开在内）及早期辅助呼吸外，常给以每日肾上腺糖皮质激素，地塞米松 20～40 mg 或琥珀酸氢化可地松 300～500 mg，静脉点滴。

7. 中药治疗　对水肿型患者效果较好，常用的清胰汤（生大黄 10 g、芒硝 10 g、木香 9 g、白芍 12 g、生甘草 9 g、炒灵脂 9 g、生蒲黄 9 g，对症加减，水煎服，大黄后下）。对重症患者亦可在上述治疗措施下，加用中药。

8. 外科治疗的适应证　①诊断未明，疑有腹腔脏器穿孔或肠坏死者；②黄疸加重需解除胆道或壶腹梗阻者；③腹膜炎经腹膜透析及抗生素治疗无好转者；④并发脓肿或假性囊肿者。手术时机和手术方法必须结合具体病例的基础情况及病情发展全面考虑。

（六）预后

水肿型患者预后良好，但病因不除，常可复发。出血坏死型患者一般死亡率在 20%～30%，重症患者死亡率可高达 60%～70%。即使抢救成功，亦多遗留有不同程度的胰腺功能损害，或转为慢性胰腺炎。影响急性胰腺炎预后的不良因素有：高龄、低血压、低血钙及各种并发症。

（郭云良　赵　峻　翟　丽）

第七章　泌尿系统疾病

肾脏是最易受衰老影响的器官之一，同时，其他系统疾病如动脉硬化、高血压、糖尿病、心力衰竭等，也严重影响肾脏的功能。因此，当机体内环境变化、水电解质紊乱、手术、感染和服用肾毒性药物时，可引起肾功能迅速恶化而衰竭。此外，老年人泌尿系统感染的发病率很高，严重影响老年人生活质量。

第一节　泌尿系感染

泌尿系感染（infection of urinary system）是致病菌侵入泌尿系而引起的炎症，也是老年人的常见病之一，在老年人感染性疾病中，仅次于呼吸道感染而居第二位。

（一）流行病学

泌尿系感染的患病率随年龄而明显增加，尤其以女性及住院患者最为多见。据国内、外文献报道，一般成年女性泌尿系感染的患病率为3%～4.5%，而65岁以上时则增至15%～20%。男性50岁以前很少发生泌尿系感染，而65～70岁时有3%～4%患病，70岁以后其患病率也可达20%以上。无论性别，当处于慢性衰竭状态，或者长期住院卧床时，泌尿系感染的患病率可增高达25%～50%。此外，有报道老年人泌尿系感染约有2/3病例是发生于住院过程中，尿路插管10 d的患者，泌尿系感染可达50%，属于医院内感染。

（二）病因及易感因素

老年人泌尿系感染的主要致病菌株是大肠杆菌和变性杆菌，占75%～80%，其次为绿脓杆菌和变性杆菌、克雷白杆菌、产碱杆菌等其他革兰阴性菌。近年来人们注意到，革兰阳性球菌（如葡萄球菌、肠球菌等）导致的泌尿系感染也较常见。在泌尿系统结构或功能异常的老年人中，真菌（白色念珠菌为主）的感染明显增加。体质衰弱或长期卧床的老年患者，还可由各种非尿路致病菌或条件致病菌导致严重的泌尿系感染。此外，老年女性的畸形尿道综合征部分感染由衣原体引起。老年人泌尿系感染的易感性确切机制尚不完全清楚，已知可能有关的因素有以下几方面。

1. 泌尿道上皮细胞对细菌的黏附敏感性增加　不同作者分别在老年男性及老年女性观察到此种现象，尤以女性最为明显。其原因尚不明确，有人推测可能与雌激素水平的变化有关，雌激素刺激可能增加了细胞表面细菌受体的密度，并增加了细胞黏附的活性。

2. 尿路梗阻及尿流不畅 老年人常可因前列腺增生或膀胱颈梗阻及尿路结石、肿瘤等原因，发生尿路不全或完全梗阻，同时其发生神经元膀胱或无力性膀胱的概率也明显增多，均可导致尿流不畅、膀胱内残余尿增多、尿路上皮细胞局部抗菌力减退，从而易发感染。

3. 免疫反应能力下降 老年人的体液免疫和细胞免疫功能均明显减退，对感染及其他应激因素的反应能力下降。同时，肾脏及膀胱膜均处于相对的缺血状态，骨盆肌肉松弛、习惯性便秘等可进一步加剧局部黏膜的血循环不良，男性前列腺分泌减少，这些都使其局部抵抗力减退。此外，肾退行性变化，也是尿路黏膜防御机制下降的原因之一。

4. 其他 老年人生理性渴感减退，饮水减少及肾小管浓缩、稀释功能的改变均对易感泌尿系感染有一定影响。同时，老年人常伴有高血压、糖尿病等全身性疾病，营养不良及长期卧床的概率增高，又常因病滥用止痛药、非类固醇消炎药等，因而易招致泌尿系感染，甚至导致慢性间质性肾炎或慢性肾盂肾炎。

（三）临床表现

老年人泌尿系感染的临床表现不典型，大部分患者表现为肾外的非特异性症状，如发热、下腹不适、腰骶部酸痛、食欲减退等，有些老年人仅表现为乏力、头晕或意识恍惚。因此，仅根据临床表现判断有无泌尿系感染，很容易误诊或漏诊。此外，老年人泌尿系感染极易并发菌血症、败血症及感染中毒性休克，是老年人败血症的主要原因（约占1/3）。老年人泌尿系感染多数为慢性顽固性感染，复发率及重新感染率较高。

1. 尿道炎和膀胱炎 全身症状轻微，常有不典型的尿急、尿频、尿痛等尿路刺激症状及尿失禁，部分患者有乏力感，尿中可见大量脓细胞，偶有血尿。

2. 急性肾盂肾炎 不常见。全身症状轻微，表现为嗜睡、虚弱、食欲减退。可有尿频和排尿困难，也可出现高热、腹痛、细菌尿，严重者可以引起败血性休克和急性肾衰。

3. 慢性肾盂肾炎 常是潜在的，最常见的症状是低热、不适、体重减轻，也可有急性肾盂肾炎的症状，也可无症状，而是由于一次尿液分析异常或尿素氮升高而被发现。

（四）诊断

1. 尿常规 尿白细胞数每高倍视野 >5 个。但老年人白细胞尿与菌尿或泌尿系感染的临床表现不平行，部分患者可无白细胞尿，另一部分患者可因前列腺病变或生殖道黏膜病变出现白细胞尿，而并无泌尿系感染存在，故尿沉渣镜检仅可作为辅助诊断条件。

2. 尿细菌培养 老年人多数表现为无症状菌尿（asymptomatic bacteriuria），有效的细菌学检查是确诊泌尿系感染的关键，清洁中段尿培养出菌落数在 10^5/mL 以上诊断即可以成立。无症状菌尿的诊断必须符合以下标准之一：连续两次清洁中段尿培养，菌落数≥10^5/mL，且为同一菌株；一次清洁中段尿培养，菌落数≥10^5/mL，尿白细胞数每高倍视野 >5 个；耻骨上膀胱穿刺尿培养有致病菌生长或菌落数 >10^2/mL。

尿路梗阻、尿失禁或尿频，长期使用抗生素以及标本留取不当等，常可影响细菌学检查的结果，应注意排除。有资料报道，对存在尿失禁的老年男性患者可采用阴茎外套管留尿的方法，简便易行。对尿培养多次阴性但仍怀疑有上尿路感染者，采用饮水加利尿剂后，经膀胱导尿管多次（2 h 内每 10 ~ 15 min 一次）留尿培养的方法，可检出 50% 左右患者有来自泌尿道的细菌。对老年泌尿系感染患者，强调连续多次细菌培养并于治疗过程中追踪观察，必要时做特殊培养，可使检出率增高。

3. 特殊检查 由于老年人常有尿路梗阻因素存在，造成泌尿系感染难治、易复发，故应进行常规的泌尿科检查及 B 型超声检查。

（五）治疗

首先应注意治疗基础病，去除梗阻因素，鼓励患者多饮水。充分水化可使局部细菌稀释、冲洗黏膜，并可减轻肾髓质的高胀状态。老年女性尿道炎患者，可试行局部使用少量雌激素，对恢复下尿路的生理状态可能有益。

一般认为，无论有无症状，凡是首次发现细菌尿的患者均应给与单一疗程（10 ~ 14 d）的抗生素治疗。成功的治疗是应用抗生素 24 ~ 72 h 后，菌尿消失、症状缓解。治疗 3 ~ 4 d 后如症状仍持续存在，应再做尿培养查明是否存在耐药菌株，及时更换抗生素。症状消失后 3 ~ 7 d 即可停药观察，每周复查尿常规和细菌培养，共 2 ~ 3 周，若均为阴性，即为临床治愈。

大多数研究发现，由于老年人泌尿系感染的复发率和再感染率极高，对无症状菌尿者长期维持应用抗生素并不能使其复发率和病死率减低。有人提出，只有当早期膀胱感染、伴有进展性肾功能损害及有上尿路感染症状存在时，才应对泌尿系感染患者给予更为积极的治疗。治疗过程中应随时根据尿培养及药敏试验调整用药。老年泌尿系感染患者难以治愈时，应注意耐药菌株或特别病原体的存在。

（六）预后

有研究表明，老年人泌尿系感染的复发率达 43%，主要发生在前次感染的 6 个月以内。预后不良的因素主要有上尿路结石、局灶性肾萎缩、症状不明显的肾功能损害、混合感染、肠球菌感染等。

第二节 肾小球肾炎

肾小球肾炎（glomerulonephritis）分为急性肾小球肾炎和慢性肾小球肾炎。急性肾小球肾炎多见于儿童期，但近年来研究报道，老年人急性肾小球肾炎日益增多。

一、急性肾小球肾炎

急性肾小球肾炎简称急性肾炎，绝大多数发生在细菌或病毒感染后，尤其是溶血性链球菌感染之后，故又称感染后肾小球肾炎。如B组溶血链球菌常引起扁桃体炎、中耳炎和皮肤感染，老年人皮肤感染率比年轻人多。其他细菌或病毒也可以引起该病。老年人急性肾炎确切的发病率不太清楚，但一般认为其发病率比年轻人少。

（一）发病机制

同其他年龄组一样，老年人肾小球肾炎也是免疫介导性疾病，首先是由外源性抗原（致肾炎性链球菌）与相应抗体形成免役复合沉积于肾小球系膜区和上皮内皮下，在炎症介导系统（如补体，凝血和纤溶系统，激肽，前列腺素，单核细胞等）的参与下，最后造成肾小球损伤并产生临床表现。此外，老年肾脏肾小球过率降低，或因患高血压，动脉硬化，糖尿病或是长期进食高蛋白饮食等，均可导致肾单位血流动力学变化，从而加重肾小球的损伤。发病初期，以肾小球毛细血管内皮细胞增生为主，在消退期以系膜细胞增生为主。

（二）临床表现和诊断

典型的病例在肾脏症状出现1～2周前，常有一个上呼吸道或皮肤等部位的急性感染。急性感染的症状减轻或消退后，肾脏症状便明显出现。但大部分老年人起病隐袭，常缺乏明确的前驱感染病史，常以明显的水肿和氮质血症来就医。多数老年患者肾功能迅速减退，氮质血症和贫血的出现率明显高于青年组，表现为急性肾功能肾衰竭者达72%，明显高于其他年龄组。由于少尿和血压突然升高，容易诱发脑水肿，肺水肿和心功能衰竭。

尿检查可见血尿，蛋白尿，红细胞管型，白细胞及颗粒管型。肾活检病理检查，光镜下可见肾小球扩大，细胞增多，系膜细胞和内皮细胞增生使毛细血管腔闭塞。在毛细血管腔内和系膜区有不同程度的中性白细胞、单核细胞和嗜酸性细胞浸润。电镜检查可见电子致密物沿基底膜上皮侧呈驼峰样沉积，免疫荧光检查表明，为

IgG、IgM和补体C_3沉积。

根据链球菌感染后1~3周发生蛋白尿，血尿，少尿，水肿，高血压等表现，典型病例不难诊断。临床表现不明显者，必须连续多次做尿常规检查，必要时需做肾活检方能做出诊断。老年人易与存在的其他疾病，如高血压、尿路梗阻、慢性肾盂肾炎等混淆，故诊断率不高。

（三）治疗和预后

主要是对症处理，预防和治疗水钠潴留，控制高血压，防止心衰和脑水肿等严重并发症。如出现急性肾功能衰竭，必要时可以采用透析治疗。急性肾炎的病程和预后在年轻人较好，但老年人由于肾功能储备能力的限制及肾外疾病的存在，预后可能不如年轻人。如不能及时诊断和治疗，病情迁延转为慢性，甚至出现肾功衰竭，则预后不良。

二、急进性肾小球肾炎

急进性肾小球肾炎（RPGN）是一组由不同疾病引起的临床综合征，在几天或几个月（一般不超过6个月）内，肾功能进行性减退终至少尿。肾小球病变的特征是包曼囊内细胞高度增生，形成特征性的新月体。急进性肾小球肾炎是导致老年人急性肾功能衰竭的最常见的类型。

（一）发病机制

根据免疫荧光表现可将急进性肾小球肾炎分为Ⅰ、Ⅱ、Ⅲ三型。Ⅰ型已公认是抗基膜抗体致病，故又称抗肾小球基底膜抗体型肾炎，肾小球基底膜上有弥漫性线条状沉积物，肾小球基膜变性及断裂突出，但肾小球毛细血管袢增生不明显。Ⅱ型即免疫复合物型肾炎，是由免疫复合物致病，肾小球基膜上有弥漫性颗粒状沉积物，常伴显著的毛细血管内皮细胞增生，血清免疫复合物可呈阳性。Ⅲ型发疾病机制一直不清楚，故又称特发性急进性肾炎，患者的肾组织未发现免疫复合物沉积，循环中抗基底膜抗体及免疫复合物亦阴性，但常见肾小球血管袢节段性坏死。老年人急进性肾小球肾炎大多为Ⅲ型，血清中中性粒细胞胞浆抗体（ANCA）常阳性，提示可能与小血管炎损害有关。少数老年人急性肾炎可以表现为Ⅱ型或Ⅰ型。

（二）临床表现和诊断

老年人急进性肾炎起病多隐袭，有较多的新月体形成，病程进展急剧，所有的患者都具备血尿，多数患者有蛋白尿，水肿及以上高血压等急性肾炎综合征的表现。由于细胞新月体很快发展到纤维新月体，所以肾功能在短期内进行性减退，常在数周或数月内发展成尿毒症。患者常于疾病早期呈现顽固性贫血。

患者出现血尿，蛋白尿，水肿及高血压，且伴有肾功能迅速减退，出现少尿、无尿时应高度怀疑此病。如果肾炎综合征引起的肾功能损害发生在老年人，大多数患者的病因都可能是急进性肾炎，有时也有上述临床表现，需要病理来鉴别，所以，急进性肾炎的确诊需要肾活检。肾组织病理学显实，50%以上的肾小球有大于球周50%的新月体存在，并能除外继发性肾小球疾病时，急进性肾炎的诊断便可成立。由于老年人功能肾单位随着年龄的增加进行性丢失，肾小球数目减少，系膜增宽，小球和小管基底膜增厚，大的血管壁发生硬化，可能给老年人急进性肾炎的组织学解释带来困难。血清 ANCA 阳性，有待于进一步病因诊断为小血管炎引起的 RPGN。

（三）治疗和预后

急进性肾炎的治疗包括皮质类固醇冲击治疗，血浆置换疗法，免疫抑制剂及抗凝、抗血小板聚集治疗，必要时辅以透析。老年人急进性肾炎（Ⅲ型）约半数以上经皮质激素冲击治疗后肾功能得到改善。

急进性肾炎如未尽早积极治疗，预后极差，死于急性肾衰者高达50%～60%。老年人在衰老过程中表现出的肾炎应早做肾活检，因为某些疾病严重的新月体在几周内就发展为纤维化，从而丧失治疗时机，而导致不良预后。

第三节　肾病综合征

肾病综合征（nephrosis syndrome）是指临床上具有大量蛋白尿（>3.5 g/24 h），血浆白蛋白低于3 g/dL，伴或不伴有水肿及高脂血症的一组症状。临床上分为两大类，一类是原发性肾病综合征，是原发性肾小球疾病最常见的表现之一。第二类是由系统性疾病引起的，称为继发性肾病综合征。

（一）病因和病理

凡能引起肾小球病变的疾病均能引起肾病综合征。老年人原发性肾病综合征最常见的原因是膜性肾病，几乎占了全部病例的38%。70%～80%的膜性肾病表现为肾病综合征。其特殊的病理改变是，光镜下基底膜钉突样改变，后期则增厚，电镜下可见上皮下电子致密物规律沉积，主要含 IgG、C_3等成分。

老年人原发性肾病综合征的第2位原因是微小病变性肾病，尽管此型主要发生在儿童，但在老年人并不少见，主要病变在电镜检查时可见弥漫性的小肾小球足突融合，足突孔隙消失；光镜下肾小球基本正常，有较轻的系膜增生和肾小管上皮细胞变性，免疫病理阴性或可见少量的 IgG、IgM、C_3沉着。老年人原发性肾病综合征还可以见于膜增生性肾炎和局灶硬化性肾炎。

老年人由于易患多种疾病，故继发性肾病综合征比年轻人多见。由淀粉样变性引起的肾病综合征占13%～15%。其他常见的疾病有糖尿病肾病，肿瘤，系统性红斑狼疮、血管炎、过敏性紫癜及各种病毒、细菌的急慢性感染。

（二）临床表现

老年人肾病综合征的表现与其他人一样，具有如下特点。

1. 大量蛋白尿　因肾小球滤过膜对血浆蛋白的通透性增加，致使尿中蛋白量超过肾小管上皮细胞的重吸收和分解能力，而形成大量蛋白尿。

2. 低蛋白血症　由于大量白蛋白在尿中丢失，导致血浆白蛋白水平降低。老年人肝脏代偿合成白蛋白的能力差，故低蛋白血症常常较严重。

3. 水肿　蛋白质的丢失导致血浆胶体渗透压降低，从而引起明显的水肿。老年肾脏在水钠排泄方面的障碍也在水肿中起重要作用。

4. 高脂血症　老年人本来可能有脂代谢紊乱易出现高脂血症，患肾病综合征时由于肝代偿性合成白蛋白和脂蛋白增加，加之存在脂质转运障碍，故较一般人更易出现高脂血症。

5. 其他　老年人心脏的储备能力低或本身患有心脏病，当水肿严重时常合并心力衰竭。此外，合并各种感染，营养不良，急性肾功能衰竭的机会增多。肾病综合征的患者多处于高凝状态，有血栓形成的倾向。患膜性肾病、肾淀粉样性和膜增生性肾炎的老年患者，肾静脉血栓的形成明显增多；冠状动脉血栓形成，肺栓塞也较年轻人多见。

其他继发性肾病综合征者，除以上表现外，还有不同原发病的临床特点和化验所见。

（三）并发症

NS的并发症是影响患者长期预后的重要因素，应积极防治。

1. 感染　通常在激素治疗时无须应用抗生素预防感染，否则不但达不到预防目的，反而可能诱发真菌二重感染。一旦发现感染，应及时选用对致病菌敏感、强效且无肾毒性的抗生素积极治疗，有明确感染灶者应尽快去除。严重感染难控制时应考虑减少或停用激素，但需视患者具体情况决定。

2. 血栓及栓塞并发症　一般认为，当血浆白蛋白低于20 g/L（特发性膜性肾病低于25 g/L）时抗凝治疗可给予肝素钠（也可选用低分子肝素）皮下注射或口服华法林。抗凝同时可辅以抗血小板药，如双嘧达莫或阿司匹林口服。对已发生血栓、栓塞者应尽早（6小时内效果最佳，但3天内仍可望有效）给予尿激酶或链激酶全身或局部溶栓，同时配合抗凝治疗，抗凝药一般应持续应用半年以上。抗凝及溶栓治疗时均应避免药物过量导致出血。

3. 急性肾衰竭 NS并发急性肾衰竭如处理不当可危及生命，若及时给予正确处理，大多数患者可望恢复。可采取以下措施：

（1）襻利尿剂：对襻利尿剂仍有效者应予以较大剂量，以冲刷阻塞的肾小管管型。

（2）血液透析：利尿无效，并已达到透析指征者，应给血液透析以维持生命，并在补充血浆制品后适当脱水，以减轻肾间质水肿。

（3）原发病治疗：因其病理类型多为微小病变型肾病，应予以积极治疗。

（4）碱化尿液：可口服碳酸氢钠碱化尿液，以减少管型形成。

4. 蛋白质及脂肪代谢紊乱 在NS缓解前常难以完全纠正代谢紊乱，但应调整饮食中蛋白和脂肪的量和结构，力争将代谢紊乱的影响减少到最低限度。目前，不少药物可用于治疗蛋白质及脂肪代谢紊乱。如ACEI及血管紧张素Ⅱ受体拮抗剂均可减少尿蛋白；有研究提示，中药黄芪可促进肝脏白蛋白合成，并可能兼有减轻高脂血症的作用。降脂药物可选择降胆固醇为主的羟甲基戊二酸单酰辅酶A（HMG-CoA）还原酶抑制剂，如洛伐他汀等他汀类药物；或降三酰甘油为主的氯贝丁酯类，如非诺贝特等。NS缓解后高脂血症可自然缓解，则无须继续药物治疗。

（四）诊断

根据24 h尿蛋白>3.5 g、血清白蛋白<3.0 g/dL，结合水肿和高脂血症，可以做出肾病综合征的诊断。如果排除了继发性病因，便可诊断为原发性肾病综合征。如有糖尿病、肾淀粉样变性、狼疮、多发性骨髓瘤等疾病存在时，应首先考虑继发性肾病综合征。但如要确诊仍有赖于肾活检。老年人肾活检应慎重选择适应证。原发性肾病综合征Ⅱ型、经治疗无效的肾病综合征、肾功能迅速减退、尿沉渣有活动性异常同时伴有肾功能减退、怀疑淀粉样变性和狼疮等疾病，均为肾穿刺活检的适应证。

（五）诊断和鉴别诊断

肾病综合征Ⅰ型应与糖尿病、肾淀粉样变性、多发性骨髓瘤等疾病鉴别。肾病综合征Ⅱ型应与狼疮肾炎、血管炎等鉴别。

1. 过敏性紫癜肾炎 好发于青少年，有典型皮肤紫癜，常于四肢远端对称分布，多于出皮疹后1～4周出现血尿和（或）蛋白尿。

2. 系统性红斑狼疮性肾炎 好发于中年女性及青少年，免疫学检查可见多种自身抗体，以及多系统的损伤，可明确诊断。

3. 乙型肝炎病毒相关性肾炎 多见于儿童及青少年，临床主要表现为蛋白尿或NS，常见病理类型为膜性肾病。诊断依据：①血清HBV抗原阳性；②患肾小球肾炎，并且排除继发性肾小球肾炎；③肾活检切片找到HBV抗原。

4. 糖尿病肾病 好发于中老年，常见于病程10年以上的糖尿病患者。早期可发现尿微量白蛋白排出增加，以后逐渐发展成大量蛋白尿、NS。糖尿病病史及特征性眼底改变有助于鉴别诊断。

5. 肾淀粉样变性病 好发于中老年，肾淀粉样变性是全身多器官受累的一部分。原发性淀粉样变性主要累及心、肾、消化道（包括舌）、皮肤和神经；继发性淀粉样变性常继发于慢性化脓性感染、结核、恶性肿瘤等疾病，主要累及肾脏、肝和脾等器官。肾受累时体积增大，常呈NS。肾淀粉样变性常需肾活检确诊。

6. 骨髓瘤性肾病 好发于中老年，男性多见，患者可有多发性骨髓瘤的特征性临床表现，如骨痛、血清单株球蛋白增高、蛋白电泳呈现M蛋白带及尿本周蛋白阳性，骨髓象显示浆细胞异常增生（占有核细胞的15%以上），并伴有质的改变。多发性骨髓瘤累及肾小球时可出现NS。上述骨髓瘤特征性表现有利于鉴别诊断。

（六）治疗和预后

老年人肾病综合征的治疗与其他年龄组相同。病情重者应卧床休息，适当限制水、盐的入量，蛋白质的摄入应高于正常老年人，并保持足够的热量供应。其他的对症治疗还包括提高胶体渗透压和利尿。

肾病综合征最重要的药物治疗是肾上腺皮质激素的应用，能减轻肾小球的炎症反应，降低肾小球基底膜的通透性，消除尿蛋白和利尿。用药的原则是：剂量要足（30～60 mg/d）；减量要慢（服用6～8周后每2～3周减量1次，每次减原用量的10%～20%）；维持时间要长（半年或更长）。如用药2～10周疗效还不明显或病情反复者，可选用细胞毒性药物如环磷酰胺、氮芥等协同治疗。如高凝状态明显或血栓形成，应采用蛇毒或肝素等药物进行溶栓治疗。对于各种药物疗效均不明显的肾病综合征，首先要考虑临床诊断是否正确，寻找有无引起继发性肾病综合征的原发病。其次，应明确病理类型，以便决定下一步治疗方案，此时肾活检便显得尤其必要。对于继发性肾病综合征的治疗，首先应积极地控制原发疾病，防治并发症。

膜性肾病尿蛋白的自然缓解率为2%，20%～25%的患者可以部分缓解（即每天排出的尿蛋白超过200 mg，但少于2 g），其余患者有半数发展到肾衰的终末阶段。

第四节　肾动脉硬化症

肾动脉硬化后肾质地变硬，故也称肾硬化（nephrosclerosis）。肾动脉硬化包括肾动脉粥样硬化、良性小动脉性肾硬化和恶性小动脉性肾硬化。此外，高蛋白、高脂及高盐饮食、雄激素疗法和各种类型的肾脏疾病也可以引起或加重、加速肾硬化。

一、肾动脉粥样硬化

肾动脉及叶间动脉的粥样硬化称动脉性肾硬化，是全身动脉粥样硬化的一部分，发病机制相同。肾动脉粥样硬化的病理改变取决于肾动脉及其主要分支血管狭窄或闭塞的数目和位置。血管损害轻微者，肾脏可以无明显改变，不影响肾功能。肾动脉受累严重时，即可影响肾脏血供，出现慢性缺血性改变，肾脏缩小，表面有瘢痕，皮质变薄。镜检为肾动脉粥样硬化性内膜增生，在阻塞血管的远端肾实质呈楔状纤维化区，其中的肾小球硬化，肾小管被纤维组织代替。

（一）临床表现

肾动脉粥样硬化多见于60岁以上的老年人，发病率为25%～80%。一般不影响肾功能。自觉症状不明显。有些人仅出现微量蛋白尿，有些病例可有肾储备力下降，在应激情况下易发生氮质血症，使用肾毒性药物时易发生肾损害。动脉粥样硬化严重到使肾动脉闭塞或栓塞时，可发展成肾血管性高血压，急性和慢性肾功能衰竭。此外，临床上常有其他器官动脉粥样硬化表现，如冠心病、眼底改变等。

（二）诊断与鉴别诊断

根据临床表现，结合血胆固醇、三酰甘油、β-脂蛋白增高，X射线发现主动脉粥样硬化，严重病例尿素氮、肌酐、肾素值升高，肾扫描和动脉造影可明确诊断。

1. 肾血管性高血压 表现为高血压，多见于青年，以往血压正常；上腹部闻及血管杂音；静脉尿路造影两肾长轴长度差＞1.5 cm；肾动脉造影示肾动脉主干狭窄及狭窄后扩张。

2. 慢性肾盂肾炎 表现为慢性进行性高血压及双肾缩小，但以往有泌尿系统感染的病史，泌尿系统症状和尿液改变出现在高血压发生之前；尿中脓细胞数量较多，普通细菌培养有致病菌。

（三）防治

肾动脉粥样硬化的防治与全身其他部位（如心、脑）动脉粥样硬化的防治相同，如低盐、低脂饮食，降脂、降压疗法和身体锻炼等。当肾动脉闭塞仅发在主干引起肾血管性高血压时，也可采用肾血管重建手术治疗，手术后58%的患者肾功能改善。

二、良性小动脉性肾硬化

良性小动脉性肾硬化亦称良性肾硬化。多发生于50岁以上的老年人及糖尿病患者，是由于长期的高血压损伤，或由于年老而导致血管老化缓慢发展而成。结果导致肾脏缺血性改变，使肾小球和肾小管功能受损害。一旦小动脉性肾硬化形成，可进一步使血压持续升高加剧，即使去除病因，高血压仍持续存在。

（一）病理

早期肾脏大小正常，晚期肾脏缩小。血管病变广泛时，肾脏表面呈细小颗粒状。镜下见叶间动脉、弓形动脉和入球动脉内膜增厚，管腔狭窄，肾小球、肾小管及间质出现缺血性病变，造成某些肾小球硬化，肾小管和间质纤维化。

（二）临床表现

早期的患者除高血压的表现外，肾脏方面的表现不明显。随着病程的进展，血压有所升高，出现轻度的蛋白尿，也可出现肾功能障碍，先轻后重，1%左右的患者最后发展成严重肾功能衰竭。

（三）诊断

老年患者尤其是有长期（15 年左右）高血压病史，出现尿检查和肾功能异常时，应考虑肾小动脉硬化。本病要与慢性肾炎高血压鉴别。慢性肾炎发病年龄常较轻，先有肾脏病，后有高血压，尿蛋白较严重，肾功能损害以肾小球功能损害为主。肾小动脉硬化多发生于老年人，先有较长高血压病史，尿蛋白较轻，肾功能损害以肾小管功能损害为主。诊断困难者，肾活检有助于确诊。肾小动脉硬化以血管病变为主，慢性肾炎以肾小球病变为主。

（四）治疗

主要是降压治疗，延缓小动脉硬化的发展。对于肾功能减退的患者，应避免降压过快、过低，以免进一步减少肾脏血流灌注，使肾功能恶化和诱发心肌梗死、脑动脉血栓形成。出现慢性肾功能不全时的处理，与其他原因引起慢性肾功能不全相同。

三、恶性小动脉性肾硬化

恶性小动脉性肾硬化亦称恶性肾硬化。是由恶性高血压（高血压恶性期或急进型高血压）引起，以肾功能急性进行性衰退为特征，伴有眼底视乳头水肿、中枢神经系统和心力衰竭症状。恶性高血压的发生有两种情况，一种是先有高血压病史多年（包括原发性高血压和继发性高血压），病程一直缓慢发展，突然在短短几周到几个月内血压明显升高转变成急进型。另一种是以往无明显高血压病史，起病即为恶性高血压。

（一）病理

肾脏大小可正常或呈中度萎缩，取决于原发病及病程长短。肾脏表面有许多小动脉破裂所致的出血点，具有特征性。恶性肾硬化的肾组织病理学主要改变如下。

1. 坏死性小动脉炎　见于入球小动脉，动脉壁内有纤维素样物质沉积，管壁增厚、管腔狭窄，内有血栓形成。血管壁坏死可见破裂出血，血液流入肾间质。此类病变也可见于肾上腺、胰腺、小肠和脾脏。

2. 增生性动脉内膜炎　见于入球小动脉和小叶间动脉，内皮细胞损伤使平滑肌细胞移行进入内膜，围绕管腔成层排列。小动脉断面呈洋葱皮样改变，病变发展迅速，使管壁不断增厚，管腔显著变窄。

3. 肾小球缺血性变化　为典型的显著性缺血性变化，肾小球丛皱缩，基底膜扭曲，局灶性纤维素样坏死。严重者可见与急进性肾炎所见相似的新月体形成。控制血压后，血管和肾小球的急性病变常消退，原坏死区域内遗留瘢痕。

（二）临床表现

突出的临床表现为重度高血压（舒张压 > 130 mmHg）、视神经乳头水肿和肾功能衰竭，三者称为恶性肾硬化的三联征。

1. 全身症状　头痛、食欲差、呕吐、体重减轻、虚弱等。

2. 心血管系统　重度高血压，舒张压在 130 mmHg 以上，有或无慢性高血压史，心脏有不同程度受累，严重者可发生心力衰竭。

3. 眼视物障碍　眼底检查除高血压引起的变化外，主要是视乳头水肿，并可见视网膜出血及渗出。

4. 肾功能障碍　出现于晚期，有的就诊时已肾功能衰竭。发展迅速，预后不良。

5. 神经系统　高血压性脑病及尿毒症脑病的表现，如头痛、嗜睡、昏迷、抽搐、瘫痪等。脑脊液压力常增高，蛋白增多。

6. 尿液变化　有的出现肉眼血尿。尿检查常有蛋白尿，严重者大量蛋白尿，有红细胞、白细胞及各种管型。

7. 血液系统　贫血、血沉快、血小板下降、白细胞增多、纤维蛋白及纤维蛋白降解产物含量增加，甚至见弥散性血管内凝血（DIC）的表现。

（三）诊断和治疗

血压显著升高和肾功能急剧下降是诊断的必需点。若患者表现为典型的恶性肾硬化三联征，诊断不困难。症状不典型的患者，有时要与慢性肾炎相鉴别。慢性肾炎的血压是逐渐升高的，舒张压很少 > 130 mmHg，起病即有尿改变，病程长，充血性心力衰竭少见。恶性肾硬化，起病快，舒张压很高，以往无尿异常，常见心力衰竭，较早的出现肾功能衰竭。依据临床表现难以做出准确诊断时则须肾活检。

对恶性高血压必须迅速降压，未控制的恶性高血压预后极差，85% ~90% 的患者在 1 ~2 年内死亡。经有效治疗后死亡率可降至 10% ~20%。降压治疗后，心血管功能改善，视网膜病变好转，并可阻止肾功能进一步恶化。随着降压的有效效应出现，多数肾功能改善，并有可能恢复到接近正常水平。对于终末期肾功能衰竭患者可用透析或肾移植疗法。

第五节　肾功能衰竭

任何原因导致肾功能丧失，不能维持水电解质平衡，发生高血钾、代谢性酸中毒及尿毒症综合征者，称为肾功能衰竭（renal failure）。根据起病和病情进展情况可分为急性肾功能衰竭和慢性肾功能衰竭。

一、急性肾功能衰竭

急性肾功能衰竭（简称急性肾衰），是由于多种病因引起的急性肾实质损害，使肾单位调节功能丧失，含氮的代谢产物排出急剧减少，迅速出现氮质血症，水电解质紊乱和酸碱平衡失调。狭义的急性肾衰是指急性肾小管坏死。临床上以少尿（每日尿量少于 400 mL）或无尿（每日尿量少于 100 mL）为特点者为少尿型急性肾衰。部分患者并无少尿或无尿表现，但肾小球滤过率迅速减少，血尿素氮和肌酐进行性升高，称为非少尿型急性肾衰。老年人由于结构和功能的变化，肾脏本身供血不足，对致病因子的耐受性下降，加之患者常有多种疾病和用药等因素，容易发生急性肾衰。Tuner 等报道，老年急性肾衰占全部急性肾衰的 35% ~78%。Pascual 等报道，36% 的急性肾衰患者年龄大于 70 岁。老年人急性肾衰恢复慢，治愈率低，病死率高达 70% ~80%。

（一）病因和发病机制

急性肾衰的病因很多，一般将其分为肾前性、肾后性和肾性 3 类。老年急性肾衰最常见的病因是未能纠正的肾前因素、肾脏疾病和肾毒物质，肾后梗阻引起的急性肾衰少见。

1. 肾前性　是肾前因素引起，肾血流灌注量减少导致的急性肾衰。常见因素如下。

（1）有效血容量减少：大量失血，外科手术，严重烧伤，败血症及剧烈呕吐，腹泻，大量利尿等，造成的严重脱水和电解质紊乱。

（2）心源性休克：充血性心力衰竭，心肌梗死，心包积液或心包填塞，严重的心律失常所引起的血循环不良。

（3）其他：各种原因引起的血压急剧下降至 80 mmHg 以下，以及过敏性休克等。

肾前性因素引起肾血流灌注量减少，尿液减少，开始并无肾器质性病变，因此，属功能性少尿。恢复肾血流后，病情可迅速好转，尿量增加。如病因未及时去除，肾组织缺血持续时间超过 1 ~ 2 h，即可导致急性肾小管坏死，形成急性肾衰。

2. 肾性　是在某些肾脏疾病或肾毒性物质损害肾功能的基础上发生的急性肾衰。

（1）肾脏疾病：肾小球肾炎，过敏性紫癜性肾炎，急性坏死性小动脉炎，溶血性尿毒综合征，恶性高血压，妊娠子痫，急性肾间质肾炎，错输异型血及严重挤压伤，肾动脉栓塞及同种肾移植急性排斥等。

（2）尿毒性物质：汞、砷、铬、铋、铅等重金属，磺胺类，氨基苷类，头孢类等抗生素，以及四氯化碳，甲醇，酒石酸，DDT，蛇毒等。

3. 肾后性　是双侧的或孤立肾一侧的肾盂、输尿管梗阻引起急性肾衰。常见原因有结石，盆腔肿瘤，膀胱肿瘤，药物结晶，血块等堵塞或压迫输尿管，以及手术误扎输尿管等。梗阻后肾盂内压及肾间质压力增高，尿液形成减少并排出受阻，临床出现尿少或无尿现象。由于肾盂内尿液可以经过肾穹窿、肾小管和淋巴等被重吸收，以减低肾盂内压使肾脏继续分泌尿液，因此在梗阻后的短时间内肾实质不至于发生严重损害。如梗阻超过 4 ~ 6 周，则可引起反射性血管收缩，造成不可逆转的肾功能损害，形成急性肾衰。梗阻时如伴有感染，则会加快肾衰的发生。

4. 发病机制　急性肾衰的发病机制仍未十分明了。肾缺血和肾中毒互相作用，引起的病变特点是肾小管损伤和肾间质水肿。肾小管损伤导致了肾小管上皮细胞坏死，基底膜断裂，使肾小管内液反漏入间质造成间质水肿，最后使肾小球的有效过滤压降低引起少尿。

（二）临床表现

老年人急性肾衰的临床表现往往包含原发病和急性肾衰两者的表现，因而症状复杂，变化多端，病程进展较快。少尿性急性肾衰的临床经过分 3 期。

1. 少尿期　一般为 5 ~ 14 d，最长可达 4 ~ 6 周。

（1）尿量减少：24 h 尿量少于 400 mL，或每小时尿量少于 17 mL，少数患者可能无尿（24 h 尿量少于 100 mL）。

（2）水钠潴留：急性肾衰发生后，排尿减少，体内每天继续产生内生水，如未严格限制水钠的摄入，则易造成水钠潴留。临床表现为全身水肿，肺水肿，脑水肿，高血压和充血性心力衰竭。患者可有头疼，恶心，呕吐，抽搐，嗜睡，甚至昏迷。

常危及生命。

（3）高钾血症：正常90%的钾由肾排出，少尿或无尿时，钾排出减少，加之创伤，感染，酸中毒等高分解代谢状态，钾产生增加，血钾可以迅速升高。血钾升至5.5 mmol/L以上称为高钾血症。临床表现烦躁，反应迟钝，软弱无力，四肢麻痹，心率缓慢，心律不齐，心电图检查可出现高而尖的T波，P波消失。是急性肾衰最严重的并发症，也是主要死因之一。

（4）氮质血质和酸中毒：急性肾衰时，血尿素氮、肌酐与日俱增，二氧化碳结合力则逐日下降，其进展速度与分解代谢速度一致，进展越快，病情越重。主要表现为呼吸深快，疲倦，嗜睡，食欲不振，恶心，呕吐，昏迷等。

（5）出血倾向：常有皮下，口腔黏膜，牙龈及胃肠道出血。

2. 多尿期 当尿量超过400 mL/24 h时，即进入多尿期，每日尿量可达2500～3000 mL以上。此期持续约2周，有的长达数月。多尿期开始肾小球过滤仍很低，因此尿毒症的症状仍在高峰。随肾功能的不断改善，尿量增多，临床症状逐渐好转。由于肾浓缩功能不佳，大量水和电解质丢失，如处理不当，即可出现脱水，低钠、低钾血症，表现为乏力，腹胀，心律失常，以及血压下降，甚至心跳骤停。多尿期患者多经长期消耗，机体抵抗力低下，因此常并发严重感染，这是多尿期患者的主要死因。

3. 恢复期 多尿期与恢复期之间无明显界限，一般进入多尿期时，肾功能已大为改善，尿量逐渐恢复正常。根据氮平衡测定，常需3～6个月方能恢复。老年人肾功能的恢复较年轻者差，有的发展成为慢性肾衰。

非少尿型急性肾衰，临床并不太少见，占20%～40%。较常见的病因是肾毒性物质，造成的肾实质损害较轻，仍保存部分肾小管功能，肾小球滤过滤也较高，每日尿量一般在600 mL以上，约80%的患者超过1000 mL。血尿素氮和肌酐逐渐增加，并出现尿毒症症状，程度较轻，持续时间较短，严重并发症较少，预后也较好。本症往往没有明显的多尿期，当血尿素氮和肌酐不再继续上升时，即表示已经开始恢复。

（三）诊断和鉴别诊断

凡具有引起急性肾衰的病因，休克及血容量恢复正常后仍然少尿，经使用利尿剂尿量仍不断增加，尿比重低，且较固定，有蛋白，细胞（红细胞及上皮细胞为主）及管型，血尿素氮和肌酐逐渐增高，临床上即可诊断为急性肾衰。应与肾前性功能性少尿和肾后梗阻性少尿鉴别，因为三者的治疗原则不同。

1. 肾前性功能性少尿 功能性少尿是肾缺血所致，血容量恢复及血压回升到正常后，尿量往往增加，如果尿量不增，可采用下述方法鉴别。

（1）补液试验：用5%葡萄糖溶液或生理盐水500 mL（根据脱水性质选择），

于30～40 min内静脉滴入，观察2 h，若尿量增加达40 mL/h，则认为是功能性性少尿。若尿量不增加，再进行下一步试验。

（2）利尿试验：20%的甘露醇200 mL，在20 min内静脉输入，3 h内尿量增多达40 mL/h以上，则认为功能性少尿，如尿量不增加，再注入呋塞米100 mg，如尿量超过40 mL/h，仍可能为肾前性少尿，如尿量不增加，则可诊断为急性肾衰。

（3）实验室检查见表7－1。

表7－1 肾前性功能性少尿与急性肾功能衰竭的鉴别

检查项目	肾前性功能性少尿	急性肾功能衰竭
尿比重	>1.020	<1.010～1.015
尿渗透浓度［mOsm/（kg·H_2O）］	>500	<400
尿沉渣	阴性	管型、肾小管上皮细胞
尿钠（mmol/L）	>40	<20
尿BUN/血BUN	>10/1	<10/1
尿Cr/血Cr	>30/1	<30/1
肾功能衰竭指数	<1	>1
血β_2－MG（mg/L）	<1	>50

2. 肾后梗阻性少尿 肾后梗阻性少尿的特点：没有肾缺血，肾中毒和肾脏病的病史；24 h尿量常少于50 mL；有功能的一侧肾区胀痛，甚或剧痛；原有不全上尿路梗阻者，往往可以触到增大的肾脏；B超，同位素肾图，CT，静脉肾盂造影，必要时做逆行肾盂输尿管造影，可以确定梗阻的存在和引起梗阻的原因；尿常规检查正常或仅有少量红，白细胞；解除梗阻后，尿量增多，氮质血症缓解。

3. 肾小球或肾微血管疾病 重症急性肾小球肾炎，急进性肾炎，继发性肾病如狼疮性肾炎、紫癜性肾炎等和肾病综合征大量蛋白尿期亦可引起特发性急性肾损伤。另有部分是由小血管炎，溶血尿毒症综合征及恶性高血压所致。根据病史、实验室检查和肾活检可鉴别。

4. 急性间质性肾炎 根据近期用药史，出现发热、皮疹、淋巴结肿大及关节酸痛、血嗜酸性粒细胞增多等临床表现，尿化验异常并有肾小管及肾小球功能损伤等作鉴别。肾活检有助于确诊。

5. 肾血管阻塞 双侧肾或孤立肾肾动脉栓塞或静脉血栓形成均可引起急性肾损伤，临床上较罕见，可表现为严重腰痛、血尿和无尿等。血管造影能明确诊断。

（四）治疗

急性肾衰是很多疾病和外伤的并发症，因此，对原发伤病的有效治疗是防止或减少本病发生的最好措施。若急性肾衰已经发生，其治疗原则是：纠正内环境紊乱，使之减至最小程度，使患者生存下去，给肾脏损伤自行恢复的机会；不做有伤害处理；积极防治感染。

1. 病因治疗 根据病因处理，如扩容纠正肾前因素，解除肾后性梗阻因素，重症急进性或其他肾小球肾炎用激素冲击可获效，过敏性间质性肾炎应立即停用药，给予抗过敏药等。

2. 控制液体入量 在少尿期，液体入量以量出为入为原则。多尿期严格监测水、电解质平衡以防死于脱水及电解质紊乱。

3. 纠正电解质紊乱和酸碱平衡失调 急性期主要是纠正高钾血症及酸中毒。恢复期注意加强营养、休息及避免用肾毒性药物均甚重要。

4. 透析疗法 尽早开展透析疗法，有脱水、清除毒素、纠正电解质紊乱及酸碱平衡失调之功能，使患者度过少尿期难关。

二、慢性肾功能衰竭

老年人慢性肾衰是在多种慢性肾脏病或尿路梗阻的基础上逐渐发生的，较常见的病因是肾动脉硬化、慢性肾盂肾炎、前列腺增生症和泌尿系结石，其次是肾小球肾炎、糖尿病肾病、多囊肾、尿道狭窄和肿瘤等。由于肾单位损害严重，逆转的可能性很小，常危及患者生命，故需要积极治疗。

（一）临床表现

老年人慢性肾衰的临床表现很复杂而不典型，易被忽视。除原发病的症状外，早期可出现夜尿增多，食欲不振，恶心，呕吐，腹胀，大便稀薄，贫血，高血压，头疼，乏力，失眠，嗜血等。随着病情出现鼻出血，口腔黏膜及肠道出血，充血性心力衰竭，尿毒症性间质性肺炎。表情淡漠，精神错乱，惊厥，昏迷。实验室检查，尿比重低而固定，血尿素氮和肌酐升高，二氧化碳结合力降低，血钾和血钠降低。肾衰后期出现少尿或无尿时，血钾可升高。

根据临床表现和实验室检查，慢性肾功能衰竭的诊断并不困难。但在确诊慢性肾衰后，应做进一步检查，明确其病因，如详细地进行泌尿生殖器的检查，B 超，CT，同位素肾扫描，疑难病例可做肾活检。

（二）治疗

老年人肾功能衰竭多属肾病变晚期表现，如处理适当仍能使症状减轻，延长患者生命，改善生活质量，尤其是尿路梗阻引起的慢性肾衰，解除梗阻后，肾功能可有好转，症状缓解。即使是终末期肾病，经过积极的治疗，一般情况也可好转，部分患者有可能接受肾移植治疗，获得再生。治疗原则如下。

1. 治疗基础病 控制高血压、恶心、呕吐、出血及精神症状。应及时应用抗生素控制感染，尽量避免使用肾毒性抗生素，并根据肾功能减退的程度决定抗生素的用量。有尿路梗阻者，首先接触梗阻。如下尿路梗阻，可置保留尿管或膀胱造瘘，如输尿梗阻，可做穿刺肾造瘘。病情好转后再考虑梗阻原因的治疗。

2. 饮食治疗 治疗老年慢性肾衰的重要措施之一，根据患者情况确定每日蛋白质和热能的摄入量。为减少分解代谢，维持正常氮平衡，应采用低蛋白，高热量饮食，并补以必要的氨基酸。摄入富含必需氨基酸的高生理价值的蛋白质类食物，如鸡蛋，牛奶等。

3. 纠正水电解质紊乱 根据患者有无失水过多，血电解质水平及每日失水量，确定每日给予水和电解质的量。并参考患者有无严重高血压，心脏扩大，心力衰竭，斟酌治疗方法。每日尿量少于1000 mL者，可用呋塞米40～80 mg使尿量增加，减少肾小管对尿素的重吸收。CO_2CP低于15 mmol/L且有酸中毒症状时，可用碳酸氢钠200～400 mL静脉滴注，或口服碳酸氢钠1～2 g，每日3～4次。

4. 透析治疗 是治疗终末期肾脏病的重要手段，包括腹膜透析和血液透析。由于老年人血管壁硬化，心脏顺应性差，所以常首选腹膜透析，尤其是持续非卧床腹膜透析。适当地选择透析可以使终末肾脏病患者获得良好的生活质量。老年终末期肾脏病经透析治疗2年生存率可以达到56%～61%以上，甚至有存活10年以上者。

5. 肾移植 由于肾供体来源的限制，免疫排斥反应，以及医疗费用高昂的因素，肾移植手术有一定的难度。但随着社会的进步，肾源供体的增加，肾移植技术不断改进和环孢素等新型免疫抑制剂的经验和积累，肾移植受者的年龄范围逐渐增宽，即使在70岁以上，也可获满意的效果。

6. 中药治疗 中药如冬虫夏草、大黄及一些活血化瘀药物对慢性肾衰有治疗作用。临床实践证明，中成药物如保肾片、尿毒清颗粒、海昆肾喜等有良好的治疗作用。

（三）用药注意

1. 尽量避免使用对肾脏有毒性的药物，如庆大霉素、小诺米星、卡那霉素、万古霉素及吲哚美辛等。

2. 大部分药物都是通过肾脏排泄的，因此应根据肾功能不全的程度适当减少用药剂量。

3. 慢性肾衰时，因钾排出减少，使用利尿剂时应避免使用保钾利尿剂如螺内酯、氨苯喋啶等及含钾的药物。输血时不要使用库存血液，而以新鲜血液为佳，这是因为库存血液中红细胞破坏，血钾从细胞内溢到血浆中，会使患者的血钾增高。

（金丽英　张　睿　李　珊）

第八章　生殖系统疾病

老年男性生殖系统疾病主要有性功能障碍、前列腺增生和前列腺癌，女性生殖系统疾病主要有阴道炎、外阴疾病、卵巢和子宫肿瘤等。此外，更年期综合征主要与性激素分泌减少有关，而且多见于中老年女性，也在本章介绍。

第一节　良性前列腺增生

良性前列腺增生（benign prostatic hyperplasia，BPH）简称前列腺增生或前列腺肥大。多发生于老年男性，发病率随增龄而增长。我国城市居民 BPH 的年龄发病率 50～59 岁为 17.8%，60～69 岁为 30.5%，70 岁以上为 50%。但前列腺有增生病变时不一定有临床症状，出现临床症状时一般在 50 岁以后。随着人类寿命的延长，前列腺增生症的发病率也逐渐增加。因此，前列腺增生症已成为老年医学中的重要课题。

（一）病因和发病机制

前列腺增生的发病机制研究颇多，但至今仍未能完全明了，目前有以下学说。

1. 双氢睾酮（DHT）积聚　认为老龄和有功能的睾丸是发病的基础。前列腺的正常发育有赖于男性激素，青少年时期切除睾丸者，前列腺即不发育，睾酮、双氢睾酮及雌激素的改变和失衡是导致前列腺增生的重要原因。

2. 基质和上皮相互作用　即胚胎再唤醒学说（embryonic re-awakening theory），认为前列腺增生是再唤醒尿生殖窦的遗传能力间质增生。

3. 干细胞学说　认为前列腺增生是因为干细胞增多所致。

4. 病理和病理生理　前列腺腺体分为外周区、中央区、移行区、中央区和尿道周围区，前两区占 90%～95%，移行区约占 5%，尿道周围区小于 1%。移行区由不连续的两叶组成，位于前列腺括约肌的外侧面，尿道周围区位于尿道周围，二者的导管进入精阜近侧前列腺部尿道。前列腺增生时主要是围绕尿道的移行区尿道周围区的腺体增生，包括腺体细胞、平滑肌细胞、纤维母细胞及纤维细胞等。两侧叶增生起自移行区，中叶增生起自尿道周围区，其他腺体被增生的腺体压迫形成假包膜，称为前列腺外科包膜。前列腺增生使前列腺段尿道拉长、弯曲、狭窄；膀胱排尿出口受阻，膀胱逼尿肌为增强其收缩能力，平滑肌纤维体积和收缩力量增加，成为粗糙的网状结构即形成小梁和憩室。尿路梗阻长期不能解除，逼尿肌排尿功能减退甚至丧失，导致膀胱残余尿液或尿潴留。病情继续发展，可导致肾积水，最终可发展成肾功能衰竭。前列腺炎、腺包膜张力增加和血管梗死等因素，也可引起前列腺增大的临床症状。膀胱出口梗阻是BPH病理生理变化的根本原因。

（二）临床表现

1. 尿频　常是最初症状，早期是因增大的前列腺充血刺激所引起，夜间尿频明显；梗阻加重、膀胱残余尿量增多时，尿频也逐渐加重，严重者可每半小时甚至十几分钟排尿一次，每次尿量很少，这是由于膀胱经常在部分充盈状态，而有效容量减少所致。

2. 排尿困难　是最重要的症状，发展较缓慢。轻度梗阻时，排尿迟缓、断续、尿后滴沥；严重时排尿费力、尿线细而无力、射程短，最终尿流不能成线而完全成滴沥状。

3. 尿潴留　排尿梗阻达到一定程度，出现膀胱残余尿液，并随着梗阻的加重，膀胱残余尿液逐渐增加，称为慢性尿潴留；若因为某些诱发因素，突然一点尿液也排不出，尿液均存留在膀胱内，膀胱处于充盈状态，称为急性尿潴留。

4. 充溢性尿失禁　前列腺增生症后期，膀胱残余尿液多，膀胱始终处于过度膨胀状态，而使少量尿液不自主地从尿道口溢出，称为充溢性尿失禁。

5. 其他症状　合并感染时可有尿频、尿急、尿痛等膀胱炎表现；如有结石可伴有血尿；前列腺增生因局部充血可有无痛性肉眼血尿；晚期可出现肾积水和肾功能不全征象。

6. 前列腺症状评分　BPH国际协调委员会推荐美国泌尿学会衡量委员会指定的BPH症状评估作为国际前列腺症状评分（IPSS）：评分范围从无症状到严重症状是0～35分，书写符号为$S_{0\sim35}$。按照评分将症状分为：0～7分为轻度，8～19分为中度，20～35分为重度（表8－1）。国际协调委员会同时把患者现在对排尿情况的感受，作为生活质量的评估，评分范围从非常好、好、满意、半数满意、多数不满意、不满意到很痛苦，分别是0、1、2、3、4、5、6分，书写符号为$L_{0\sim6}$。因此，患者的症状可表达为$S_{0\sim35}$，$L_{0\sim6}$。治疗前后对患者的前列腺症状评分，有利于对治疗效果的评估。

表8－1　国际前列腺症状评分（IPSS）

过去1个月有无以下症状	无	1/5	<1/2	约1/2	>1/2	几乎总是
尿不净感	0	1	2	3	4	5
排尿间隔≥2 h	0	1	2	3	4	5
间断性排尿	0	1	2	3	4	5

续表

过去1个月有无以下症状	无	1/5	<1/2	约1/2	>1/2	几乎总是
憋尿困难	0	1	2	3	4	5
尿线变细	0	1	2	3	4	5
排尿费力	0	1	2	3	4	5
夜尿次数	0	1	2	3	4	5

（三）诊断

1. 病史和体检　50岁以上的男性有进行性排尿困难，夜间尿频，无尿道外伤及腰脊髓损伤病史，均应考虑到有前列腺增生的可能。排尿后，直肠指诊（DRE）可触及增大的前列腺表面光滑、质地韧、有弹性、中央沟消失或隆起。

2. 尿流动力学检查　尿流动力学检查可较完整地对排尿功能做出客观评价。检查时可先测得4项主要数据：最大尿流率（MFR）、平均尿流率、排尿时间及尿量。其中MFR为最重要的诊断指标。MFR<15 mL/s则说明排尿不畅；若MFR<10 mL/s说明梗阻严重，必须治疗；评估最大尿流率时，排尿量必须超过150 mL。同步进行膀胱测压，有助于判断膀胱逼尿肌的功能及损害程度。

3. 膀胱残余尿量测定　患者在完全放松的条件下，尽最大努力自行排尿后，膀胱残存的尿量称为膀胱残余尿量。定期了解膀胱残余尿量，可动态观察下尿路梗阻的进展和膀胱逼尿肌功能。经腹部超声测定膀胱残余尿量，方法简便、患者无痛苦、可反复进行；经导尿法测定，结果较超声测定法准确，但有一定的痛苦。一般认为，膀胱残余尿量达50 mL以上，提示膀胱功能失代偿。

4. 超声波检查　可以直接测定前列腺大小，计算体积、内部结构、是否突入膀胱。经直肠超声扫描更为准确；经腹部超声还可测定膀胱残余尿量。

5. 血清前列腺特异抗原（PSA）测定　PSA是目前鉴别前列腺增生和前列腺癌的重要生化指标。在前列腺体积较大、有结节或质地较硬时，应测定血清PSA指标，若PSA大于4 ng/mL，应进一步检查以排除前列腺癌。

（四）鉴别诊断

1. 膀胱颈硬化症　一般由膀胱或前列腺炎症引起，发病年龄较轻，40～50岁出现症状，临床表现与前列腺增生症相似，但前列腺不大，甚至缩小。

2. 前列腺癌　临床症状与前列腺增生症相似，直肠指诊前列腺触及质硬结节，血清PSA明显升高。确诊须行前列腺穿刺活检病理检查。

3. 神经元性膀胱功能障碍　临床症状与前列腺增生症相似，但神经元性膀胱功能障碍常有明显的神经系统损害的病史和体征，往往同时存在有下肢感觉和运动障碍，有时有肛管括约肌松弛和反射消失。应用尿流动力学检查可明确诊断。

（五）治疗

前列腺增生患者多数年老体弱，治疗时必须同时考虑梗阻程度和全身情况，尤其是心、肺、肾功能能否耐受手术。梗阻较轻或难以耐受手术的病例可采取非手术疗法或姑息性手术。膀胱残余尿量超过 50 mL 或曾经出现过急性尿潴留者，应争取早日手术治疗。

1. 等待观察　本病症状有时长时间内变化不大，甚至改善，因而症状比较轻，IPSS≤7 分的患者，可以等待观察，不予治疗，但必须密切随访。在随访观察期间，如症状加重或有并发症者，再选择适宜的治疗方法。

2. 药物治疗　尿路梗阻症状较轻者，可应用药物治疗。治疗药物主要有两大类：

（1）α 受体阻滞剂：如坦索罗辛（tamsulosin），商品名哈乐，是长效高选择性 α_{1A}受体阻滞剂，不良反应小，0.2 mg/次，1 次/d。特拉唑嗪（terazosin），商品名高特灵，是长效选择性 α_1受体阻滞剂，不影响 α_2受体，不良反应小，是目前常用的药物，2 mg/次，1 次/d。此类药物只能较快缓解排尿梗阻症状，但不能阻止前列腺继续增生。哌唑嗪（prazosin），1～2 mg/次，1 次/d。酚苄明（phenoxybenzamine），商品名竹林胺，不良反应大，已少用。

（2）5α 还原酶抑制剂：如非那甾胺（finasteride），商品名保列治，能有效抑制前列腺内 5α 还原酶，从而抑制睾酮向双氢睾酮转化，而抑制前列腺增生，一般在应用 3 个月以后，可将前列腺体积缩小约 25%，从而改善症状，患者必须坚持服药至少一年。用法：5 mg/次，1 次/d。主要不良反应有：阳痿约 3.7%，性欲减退约 3.3%。

3. 手术治疗　适应证：有下尿路梗阻症状，尿流动力学检查已有明显改变，或残余尿在 50 mL 以上；不稳定膀胱症状严重，已引起上尿路梗阻及肾功能损害；多次发作急性尿潴留、尿路感染、肉眼血尿、并发膀胱结石。主要有经尿道前列腺电切术（TURP）和耻骨上经膀胱前列腺切除术。前列腺体积较小时选择 TURP，体积较大时选择开放手术方法。

4. 其他疗法　药物治疗效果不甚满意，身体状况又不允许手术治疗者，可接受微侵袭治疗，包括经尿道扩张、记忆合金支架、微波、射频、离子透入等，但治疗效果不确定。

5. 急性尿潴留的处理　先行插导尿管保留导尿，如失败改行耻骨上膀胱穿刺造瘘引流尿液，待一般情况好转后，再行前列腺切除手术。

第二节　阴茎勃起功能障碍

男性性功能障碍主要表现为性欲和阴茎勃起功能障碍（erectile dysfunction，ED）。性欲是指在一定刺激下产生性交的渴望，性欲达到一定程度就会引起阴茎勃起，这是一个复杂的神经反射过程。ED是中老年人常见病，目前公认的定义是不能达到和维持足以进行满意性交的阴茎勃起。ED发生率：50岁6.7%，60岁18.4%，70岁27%，80岁75%，随着年龄增长发生率逐渐升高。尽管发生ED的可能性随年龄增长而提高，但ED并不是老龄化过程中不可避免的事件。老年人可能合并多种慢性疾病，服用多种药物，ED与多种因素有关。

（一）病因

1. 患者的一般情况　年龄、工作紧张与疲劳程度、人际关系、婚姻状况、夫妻关系、对性的认识与受教育程度、有无忧虑、恐惧、罪恶感及焦虑、沮丧等状况，以及害怕性交失败等心理状态、性传播疾病及患者对此严重性的看法，均可影响性生活及阴茎勃起。

2. 性腺功能减退　睾酮在体内主要有调节下丘脑－垂体－性腺轴，维持副性腺器官发育和分泌功能，使第二性症发育，维持性欲等作用，因此是维持性功能中不可缺少的激素。男性50岁以后，性腺功能开始下降，从而可引起阴茎勃起功能减退。

3. 血压及心脑血管疾病　有资料报告，经治疗的心脏病患者，矫正年龄因素后，完全ED的患病率为39%；高血压患者的ED患病率为15%。从主动脉到阴茎动脉均可发生粥样硬化，性兴奋时阴茎海绵体充血不足，阴茎勃起硬度不够或根本不能勃起。

4. 糖尿病、慢性酒精中毒、维生素缺乏　三者引起的神经病变，可影响海绵体神经末梢，导致阴茎勃起感觉迟钝，引起ED。据统计，糖尿病ED的患病率为23%～75%（平均患病率在50%左右）。

5. 慢性肾功能不全　在慢性肾功能不全者中ED患病率40%。慢性肾衰可引起贫血、低蛋白血症等异常，引起全身功能下降，长期血液透析导致对性生活的厌倦，可引起ED。

6. 手术创伤及并发症　老年男性常患前列腺疾病，前列腺尿道手术后，因为对射精管及精液的影响，常引起患者逆行射精和阴茎勃起功能障碍。

（二）分类

1. 心理性勃起功能障碍　勃起功能障碍起病比较突然，往往在特定的情景及场合下发生，而在另外的场合或情景下却能正常勃起，有明显夫妻关系、情绪和社会等精神心理等诱发因素，患者仍保持有良好的晨间和夜间勃起。

2. 器质性勃起功能障碍　勃起功能障碍在不知不觉中发生，且逐渐加重，或在手术、外伤和服用药物后发生，在任何情况下和场合均不能达到满意勃起和维持足够时间，患者无晨间和夜间勃起，或虽有但明显减弱，患者的性欲及夫妻关系正常，亦无明确的社会等精神心理等致病因素。主要分为动脉性、静脉性、神经性和内分泌性。

（三）诊断

1. 病史

（1）系统回顾：系统回顾精神心理、神经系统、心血管系统、消化系统、内分泌及泌尿生殖系统病史，对发现ED的高危因素至关重要。心血管系统和糖尿病最重要，药物、前列腺电切手术（TURP）、吸烟也应该全面了解。

（2）性生活史：除勃起功能障碍外有无合并其他性功能障碍，如早泻、性欲减退、射精异常、无性高潮等。

（3）勃起功能障碍程度：轻度指既往3～6个月间性生活中有少数几次发生勃起功能障碍；中度指既往3～6个月间性生活中有一半时间发生勃起功能障碍；重度指多数性生活时不能勃起或不能维持勃起。

2. 体格检查

（1）全面体检：全身一般情况、重点进行心血管系统、神经系统和腹部检查。

（2）外生殖器检查：阴茎大小、外形及包皮有无异常、应仔细触摸阴茎海绵体，若有纤维斑块，提示有阴茎海绵体硬结症，包痉、包皮龟头炎、包皮粘连或包皮系带过短，均可影响正常勃起功能。检查睾丸大小、质地、鞘膜积液和疝等，也会影响正常等性交。

（3）肛诊：查前列腺大小、质地、有无结节和触痛，肛门括约肌张力等。

（四）辅助检查

1. 血液内相关激素水平　雄激素、雌激素、催乳素、促卵泡激素和黄体生成素含量的全面检测，有助于诊断和鉴别诊断。

2. 夜间阴茎胀大实验　健康男性自幼儿时期至年迈老人，夜间做梦时经常伴快速眼球运动而出现夜间阴茎勃起，每晚平均勃起3次以上，总时间约100 min，这是由于中枢神经系统传导冲动至骶神经丛引起勃起所致。应用阴茎硬度测试仪，夜间入睡前，将两个测试环分别安置于阴茎前端和根部，分别同步记录阴茎粗细和硬度于捆绑在患者大腿的小型记录仪上，次日可经电子计算机打印出实测结果，该法是目前国际上公认的、唯一可测定阴茎夜间膨胀度，同时又能反映阴茎硬度的无创性检查。

3. 阴茎海绵体造影和彩色多普勒检查 了解阴茎海绵体血流灌注和静脉回流。

（五）治疗

1. 心理治疗

（1）松弛训练：可帮助消除紧张情绪，焦虑，是一种行之有效的情绪自我调节手段。

（2）性感集中训练：时间一般为 30 min，双方轮流进行。性感集中训练是性治疗的核心，适应于几乎所有的性功能障碍的治疗。

2. 膳食调理

（1）多吃一些优质的蛋白质：一些动物性的食品本身就含有一些性激素，能够促进性欲及精子的形成。

（2）适当摄入脂肪：男性如果摄入脂肪的量减少，就会使精子的生成受到限制，性欲下降。

（3）补充维生素和微量元素：维生素 C 对性功能的恢复有着积极的作用。维生素 A 和维生素 E 在促进睾丸的发育及增加精子的生成并提高活力等方面有着决定性作用。

3. 药物治疗 由于对控制阴茎平滑肌收缩和由此引起阴茎勃起的细胞内机制的进一步认识，为 ED 的药物干预提供了许多机会，同时由于对中枢神经内分泌机制的认识，促进了针对这一通路、作用于中枢药物的开发。有效口服药物的问世，使勃起障碍的药物治疗发生了巨大的变化。在不远的将来，大多数勃起障碍患者能通过药物治疗获得解决。ED 的药物治疗包括口服药物、局部用药、海绵体内注射用药，口服药物是当前首选的治疗方法。

（1）万艾可：万艾可（viagra）即西地那非（sildenafil），是高度选择性磷酸二酯酶 V 型（PDE_5）的抑制剂。即通过抑制 PDE_5 水解活性使勃起组织细胞中 cGMP 增加，而不影响 cAMP，从而增加性刺激引起的 NO/cGMP 的瀑布作用，引起阴茎海绵体平滑肌和阴茎小动脉平滑肌松弛，血液流入海绵窦，产生勃起。临床研究证实，本品对非器质性和器质性 ED 均有效。心因性 ED，一般在性交前 1 h 服用本品50 mg 即可。根据临床反应调整剂量。对器质性 ED 宜用 100 mg。口服后 1 h 内血液内有效浓度达到最高峰。需在性刺激后起作用，其有效率 86%。主要不良反应：血管扩张（潮红）、头晕、视觉异常、鼻炎（鼻塞）、头痛，绝大多数不良反应是轻度和短暂的，且不需任何处理即可恢复，表明该药有良好的安全性和可接受性，无异常勃起发生。但服用任何硝酸酯类药物者绝对禁忌使用西地那非。

（2）海绵体内注射血管活性药物：是 20 世纪 80 年代发展起来的有效的诊断治疗手段，由于药物治疗的广泛应用，这一治疗方法成为口服药物治疗无效或有并发症时的二线治疗。常用药物有：罂粟碱、酚妥拉明、前列腺素 E_1 及血管活性肠肽。

不同药物的作用机制不同，但最终导致阴茎海绵体动脉及海绵窦平滑肌松弛，血流阻力降低，使海绵体动脉灌注增加，海绵体膨大，压迫回流静脉，使海绵体静脉回流降低，导致阴茎勃起。主要不良反应是阴茎持续勃起和海绵体纤维化，注射部位疼痛和一过性低血压。

（3）局部外用给药和经尿道注射给药：效果不确定且不良反应多，不主张普遍应用。

（4）中医治疗：根据病因辨证施治，可采用中药、针灸、穴位注射等方法。

4. 干细胞治疗　近年来，干细胞在 ED 治疗中的应用日益成熟。运用干细胞治疗 ED，一方面可以完全取代受损或死亡的阴茎组织细胞；另一方面可以分泌一些因子修复功能上受损的阴茎组织细胞。运用的干细胞包括胚胎干细胞和各种来源的成体干细胞。干细胞及其相关技术的发展为 ED 的治疗带来了新的生机。2017 年，丹麦 Odense 大学 Lars Lund 取患者自体腹部脂肪，体外诱导转化为通用性干细胞(all-purpose stem)后直接注射到患者的阴茎，这些干细胞随后分化为神经细胞和肌细胞及血管内皮细胞，15 名 ED 患者接受一次性治疗 6 个月后，有 8 名恢复正常性交功能。

第三节　尿失禁

根据 1977 年国际排尿控制研究协会（ISO）的定义，尿失禁（uroclepsia）是一种由各种原因引起的、可经客观证实的、非自主性漏尿现象。即由于膀胱储尿和排尿功能失常，使患者间断或持续性不自主的尿液经尿道流出现象。据统计，一般人群中尿失禁的发病率约为 2%，在老年人可高达 25%，且女性高于男性。严格地讲，尿失禁并非一独立疾病，而是多种疾病引起膀胱逼尿肌、括约肌功能障碍的外在表现。

一、老年男性尿失禁

老年男性尿失禁的常见原因有：前列腺增生症及前列腺切除术中远端括约肌损伤；外伤或炎症引起的尿道狭窄；神经系统疾患或损伤等。

前列腺增生及前列腺术后尿失禁最常见。前列腺增生患者可有两种类型尿失禁，一种与后尿道梗阻引起的不稳定性膀胱有关，逼尿肌频繁的无抑制收缩导致尿频症状，严重时可因膀胱内压高于尿道内压，出现尿失禁症状，即所谓急迫性尿失禁。另一种则与梗阻引起的慢性尿潴留有关。随着残余尿量增加，膀胱内压逐渐增高，超过尿道内压时则出现自动溢尿，称之为充溢性尿失禁。而前列腺术后尿失禁常见于前列腺根治术后。国外有报道，耻骨后前列腺根治术后尿失禁发生率可达

5% ~50%。国内报道，经尿道前列腺电切术后尿失禁发生率相当高，可达10%左右。这类前列腺术后尿失禁的机制主要在于术中损伤了尿道远侧括约肌。尿失禁的程度与括约肌损伤程度有关，由于多数患者术中仅伤及部分尿道远侧括约肌，因此大多数这类患者的尿失禁在术后数周至数月后可以得到控制，只有少数患者因损伤严重，尿失禁难以恢复，需做进一步处理。

老年男性尿失禁的诊断时首先需要解决以下3个问题：是否与神经系统疾病有关，如脊髓损伤、帕金森病、多发硬化、糖尿病性神经炎等；是否与前列腺肥大或尿道狭窄有关；是否有前列腺肥大及神经系统疾患共存。在怀疑与神经系统疾病有关时，一般应对患者做全面的神经系统检查和尿流动力学检查。前者重点在于解决原发的神经系统病变的定位问题，后者则着重解决下尿路储尿障碍的定位问题，如是否神经系统病变影响到逼尿肌的收缩能力，以及顺应性或者影响到括约肌的功能。尿流动力学检查结果对于指导正确选择治疗方法及制订治疗方案有重要意义。

根据病史判定尿失禁可能与前列腺肥大或尿道狭窄有关时，要常规进行泌尿系检查，如B超可显示前列腺肥大及残余尿，下腹部可能扪及明显充盈的膀胱，肛门指诊前列腺增大。患者的最大尿流率降低（其降低程度与梗阻严重程度相一致）。尿路造影可见尿道狭窄表现等。当神经系统疾患与前列腺肥大共存时，尿失禁的诊断常常较为困难。

老年男性尿失禁的治疗应当依据病因及泌尿科的诊断进行。前列腺肥大患者，充溢性尿失禁意味着下尿道功能处于失代偿状态，手术切除增生的腺体解除下尿路梗阻是治疗的根本途径。前列腺术后尿失禁的情况较为复杂，在膀胱尿道镜检查证实有残留腺体时，及时切除残留组织，尿失禁症状可随即消失，若未残留组织，则表明尿道远侧括约肌损害，在决定手术治疗前应有足够长的观察时间。由于大多数这种患者的尿失禁可在数月至半年时间内恢复，故手术时间至少应放在保守观察半年以后，有作者甚至主张一年后不见好转方才考虑手术。此期间可根据患者情况试用阴茎夹或外部集尿袋，做盆底肌训练等方法，或使用泰弗隆（teflon）注射法增加尿道阻力，有效率可达76%，但远期效果不理想。上述方法无效时可选择括约肌成型手术或人工尿道括约肌置入术，成功率可达90%。对于神经系统疾患引起的各型尿失禁，主要采用药物治疗（急迫性尿失禁）或间歇自家导尿术（充盈性尿失禁），对药物治疗反应不佳者，可根据患者情况选用相应手术进行治疗。

二、老年女性尿失禁

女性尿失禁的发病率远较男性为高，主要类型为压力性尿失禁及急迫性尿失禁，其中尤以中老年妇女的压力性尿失禁更常见。与男性相比，女性尿道短（平均3.5 ~4.5 cm），尿道黏膜下肌肉组织（平滑肌及横纹肌成分）较薄弱，且女性尿道平滑肌中的纵行纤维与环行纤维之比为8∶1，环行肌明显薄弱。这是女性尿失禁发病率高于男性的解剖学基础。女性压力性尿失禁的常见原因有妊娠分娩引起的产伤，老年妇女体内雌性激素水平低下，盆腔或膀胱尿道手术、膀胱尿道支持组织薄弱和膀胱尿道膨出及子宫脱垂等。这些因素单独或综合起来发挥作用，影响到膀胱及近侧尿道的位置或尿道“黏膜括约肌”，引起尿失禁。

有关女性压力性尿失禁的发病机制有3种观点：尿道长度不足；膀胱尿道角缺陷；腹内压力向膀胱及近侧尿道传递不同步。有报告证实，女性尿道长度不足并非女性压力性尿失禁的主要原因，而各种原因所致的膀胱尿道向下位移与旋转，既可造成膀胱尿道角缺陷，又可直接引起女性尿道括约肌功能不全或导致腹内压向膀胱及尿道传递障碍（即腹内压突然升高，传至膀胱使膀胱内压力骤升，而同一压力却未能同步传至近侧尿道，其结果膀胱内压高于尿道压）引起所谓压力性尿失禁。

根据定义，咳嗽用力等引起腹内压力骤升时尿液不自主地从尿道漏出，女性压力性尿失禁的诊断多无困难。临床上，常按漏尿严重程度，粗略地将其分为三度。Ⅰ度压力性尿失禁仅在咳嗽、大笑、持重用力时出现漏尿。Ⅱ度则在前述症状基础上于走路跑步时亦发生漏尿。Ⅲ度在静息情况下亦有漏尿。

女性压力性尿失禁的一般治疗原则为，轻型压力性尿失禁或年龄过高或有其他严重疾患不宜手术者，应首先考虑保守治疗。常用的方法如下。

1. 盆底肌训练　有报道认为，在无明显手术、产伤及神经疾患的患者，系统地应用盆底肌训练法可有高达80%的治愈率，且仅有少数复发。具体方法是嘱患者反复做提肛动作（即类似中断排尿或阻止大便的动作），每天数遍（尤其坚持睡前、起床前、每次排尿时做此训练更为有效），每遍约半小时，其间收缩放松动作各15～30次，每次维持收缩在3s以上，然后放松约3 min，多数患者坚持大约6周可以见效，数月后可达最大效果。此时患者仍应坚持训练，以巩固疗效。

2. 药物疗法　老年妇女可试用女性激素治疗，具体方法为局部使用雌性激素栓剂或油膏。每次应用一个或几个栓剂塞入阴道。一般可在每个月的前3周每天使用，第4周停用。下一个月重新开始。此方法有增强患者尿道“黏膜括约肌”的作用。

3. 注射疗法　有报道可使用自体凝血块，经膀胱镜作颈部黏膜下注射，以增加膀胱颈部阻力，利于控制漏尿，但复发率较高为其缺点。

4. 手术治疗　手术矫治的基本原理是将膀胱颈和后尿道恢复至耻骨后正常位置。但究竟何为正常位置，目前尚无统一标准。

5. 中医针灸疗法　针刺中极、关元、足三里、三阴交等穴位，也可提升盆底肌的张力，从而改善膀胱功能。

第四节　老年性阴道炎

老年性阴道炎（senile vulvovaginitis）是老年妇女常见病之一，发病率为

26.3%～31.0%。约97.2%的老年性阴道炎患者阴道分泌物培养有细菌生长，其中单纯需氧菌占30.6%，多为金黄色葡萄球菌和白色葡萄球菌；单纯厌氧菌占8.3%，多为类杆菌和消化球菌；二者兼有的占58.3%。

（一）病因

因卵巢功能衰退，雌激素水平降低，阴道壁萎缩，黏膜变薄，上皮细胞内糖原含量减少，阴道内pH增高，局部抵抗力降低，致病菌容易入侵繁殖引起炎症。同时，由于阴道黏膜萎缩，上皮菲薄，血运不足，使阴道抵抗力降低，便于细菌侵入繁殖引起炎症病变。另外，个人卫生习惯不良，营养缺乏，尤其是B族维生素缺乏，可能与发病有关。此外，手术切除双侧卵巢、卵巢早衰、盆腔放疗后、长期闭经、长期哺乳等均可引起本病发生。

（二）发病机制

老年期卵巢功能衰竭，雌二醇分泌量减少90%以上，刺激素水平明显降低，生殖器官开始萎缩。外阴皮肤变薄，弹性消失，腺体减少，在白带和尿液的刺激下易发生老年性外阴炎；阴道黏膜变薄，皱襞及穹隆消失，上皮细胞内糖原含量减少，阴道内pH由生育期的4～5上升到7.2～7.5，失去了自净和防御能力，使局部抵抗力减弱，易发生老年性阴道炎。老年性外阴炎和阴道炎常同时存在，称为老年性外阴阴道炎。

（三）临床表现

外阴瘙痒、疼痛、灼热感，排尿时症状加重。白带增多，呈黄水状或脓性，有臭味。如黏膜有表面溃疡，白带可为血性，或点滴出血。有些患者可有盆腔坠胀不适感。炎症常波及前庭及尿道口周围黏膜，引起尿频、尿痛或尿失禁等症状。

检查时严重者表现为外阴肿胀、充血、糜烂，甚至形成溃疡，表面附有脓性分泌物。阴道壁发红，可见点状出血及表面溃疡，病变多发生在阴道上段及穹隆部。宫颈黏膜常有出血。如阴道病变经久不愈，黏膜下结缔组织纤维化后，则阴道弹性消失，可导致阴道狭窄，严重时阴道粘连、闭锁和积脓。

（四）诊断和鉴别诊断

绝经后发生的阴道炎绝大多数为老年性阴道炎，根据患者的年龄及临床表现不难诊断。但老年性外阴阴道炎的症状和体征无特异性，因而须与滴虫性、霉菌性和淋病性阴道炎相鉴别，必要时取阴道分泌物镜检或细菌培养，以明确诊断。对有血性白带或不规则出血者，应排除宫颈癌和宫体癌，必要时做活检。

（五）治疗

本病的治疗原则为增强阴道抵抗力及抑制细菌生长。

1. 局部治疗

（1）用1%的乳酸或醋酸或其他外阴洗剂洗涤或坐浴，以提高阴道酸度。保持阴道干燥，避免用肥皂擦洗和热水烫洗，勿搔抓。

（2）外阴可涂0.05%的己烯雌酚冷霜，倍美力（premarine）软膏，每克内含倍美力0.625 mg，其特点为非液化基质，可持久地留在阴道内，使阴道上皮增厚，缓解阴道干涩。使用半月可使阴道 pH 恢复正常，促进正常阴道菌群生长，降低阴道感染，改善性生活。用法为每日 1 g 用特制的推进器注入阴道即可。此外，可用呋喃西林片 50 mg，阴道内用药，1 次/d，10 d 为 1 疗程。也可用复方氯霉素软膏，7～10 d。

2. 全身雌激素治疗　己烯雌酚 0.25～0.5 mg/d，或炔雌醇 0.01 mg/d，连服 10～15 d为 1 疗程。也可采用激素替代疗法（参见第四章第三节）。

第五节　外阴疾病

一、外阴干皱症

外阴干皱症（老年性外阴萎缩症）为慢性萎缩性病变。多发生于绝经期或绝经后妇女；可能因卵巢功能减退或消失，雌激素缺乏所致。

临床表现外阴脂肪减少，皮肤和黏膜变薄变白，发亮，干而脆。病变主要侵犯阴蒂及其包皮、小阴唇及后联合、大阴唇及阴道。阴毛稀疏，阴蒂萎缩，阴蒂包皮内侧灰白粗糙，有时与阴蒂粘连，小阴唇萎缩或消失、阴唇后联合变紧，干薄易裂。大阴唇扁平与周围皮肤融合在一起。阴道口逐渐变窄。患者时有瘙痒或刺痛。轻度损伤即可造成裂伤或出血。萎缩发展延至会阴体及肛门可导致肛门括约肌张力降低，引起大便失禁，有时也可造成肛裂。

根据临床表现诊断并不困难，如局部有增生突起或溃疡疑有恶变时，应做病理检查。

近年来多采用中西医结合标本兼治的方法，止痒消炎润肤可消除症状以治标，改善全身情况以固本。改善营养状况，补充维生素；也可服用小量雌激素，如己烯雌酚 0.5 mg，1～2 次/d，或尼尔雌醇每月 2 次，每次 1～2 mg。

局部治疗：保持外阴清洁以防皮炎及溃疡发生。用 0.1% 己烯雌酚霜及醋酸氢化考的松软膏涂擦。也可用激光治疗以止痒，并促进破溃病灶愈合，改善局部血运。

二、外阴白色病损

外阴白色病变（white lesions of the vulva）系发生在女阴皮肤、黏膜的营养不良性病变，好发于50岁以上的老年妇女。病因不明。1975年国际外阴病研究协会（ISSVD）曾将此类疾病改称为慢性外阴营养不良症（chronic vulva dystropty），1987年国际外阴病研究协会又与国际妇科病理学家学会共同讨论，采取了对外阴白色病变按病变的特点分为：外阴角化病、硬化性萎缩性苔藓、神经性皮炎及扁平苔藓及不典型增生等；并提出当上皮细胞呈不典型增生时，属于癌前病变。

1. 外阴角化病 病变部位色素减退、变白，有皮损、脱屑、肥厚、粗糙、隆起，多见于大阴唇内侧，小阴唇，阴蒂包皮及阴蒂旁沟处。镜下可见表皮不同程度角化、棘细胞层增生伴炎性萎缩，钉突不规则延长。真皮伴有轻度或重度细胞浸润，有时见上皮不典型增生。

具有以上临床表现加上病理检查排除不典型增生者诊断即可成立。多年来因对诊断标准、命名概念有争议，对治疗也有不同看法，方法也较混乱。近年来通过一定的经验总结报道，采用中西医结合治疗总有效率为98.2%，方法简便，城乡皆宜，值得推广。原则以消炎止痒为主，佐以祛风利湿、清热解毒、防癌、消肿、活血化瘀、祛肥厚消角化、促循环、促皲裂及溃疡愈合等药物，或不同类型的外用及口服方剂。西药中报道有应用雌激素乳剂；如0.01%醋酸氟轻松乳剂对肥厚性病变有效。对以增生病变为主者可加用维生素A 10万U及苯甲酸雌二醇5 mg制剂有显效。

2. 硬化性萎缩性苔藓 局部出现扁平白色丘疹，皮肤发亮，典型者似卷烟纸样。多见于大阴唇内外侧，小阴唇及阴蒂处；表面增厚与萎缩相兼。少数病例仅有萎缩，阴道口狭窄。有时身体其他部位出现同样病灶，多见于绝经期妇女和幼女；可能与内分泌紊乱有关。镜下见棘细胞层萎缩，角化过度、角栓形成、表面变薄、真皮浅层水肿和胶原纤维均质化、时有基层细胞液化、深层呈慢性炎症细胞浸润。本病发生于皮肤，无自觉症状，发生于外部者有剧烈瘙痒，经常被抓破，呈极慢性经过。临床上有典型皮损，组织病理学有特征性改变时，诊断不难，应注意与局限性硬皮病，扁平苔藓，女阴白斑和白癜风相鉴别。

本病无有效治疗方法，可外用雌激素霜或软膏，或用弱效皮质类固醇激素治疗；也可外用2.5%丙酸睾酮软膏，外用极低浓度0.03%维A酸软膏；但要防止对周围皮肤的刺激。

3. 神经性皮炎 又名慢性单纯性苔藓，属于神经调节功能障碍性皮肤病。局部呈苔藓样外观，常累及大阴唇外侧及阴蒂部，其他部位也可能有同样病灶。先有局部瘙痒，反复搔抓后出现皮肤苔藓化，粗糙肥厚，皮沟加深，皮丘隆起，皮面有少许鳞屑及抓痕，呈极慢性经过。病期长久后可有色素沉着，也常发生继发性感染。

镜下见角化过度，角化不全，表皮钉突规则伸长，乳头伸长加宽，真皮浅层呈慢性炎细胞浸润。典型的临床表现显示后不难诊断，但应与慢性湿疹，外阴瘙痒及银屑病等鉴别。主要为防止瘙痒。因为其开始时仅有皮肤瘙痒，皮肤表面并无任何表现。经搔抓后皮肤越来越厚，痒感越来越重。因此，防止搔抓，切断恶性循环至关重要。可口服镇静剂、抗组织胺药，必要时服用谷维素等调节神经药，外用弱效皮质固醇激素如丁酸氢化考的松霜即可。

三、外阴感染性疾病

1. 外阴部细菌感染　外阴部细菌感染性疾病以往并不多见，近年来由于性传播疾病的多种途径，多种病原体的发现，致使外阴细菌感染性疾病已屡见不鲜。常见的有：

（1）红癣：其病原菌为纤细棒状杆菌，属于革兰阴性杆菌；具有亲脂性。病变主要发生在腹股沟及大腿根部皮肤，为手掌大小淡褐色红斑，其上有极细小的糠状鳞屑，皮损境界十分清晰，皮损也可见于腋下、乳房下、臀沟等处，一般无自觉症状，仅腹股沟处瘙痒，冬重夏轻。根据以上临床表现，甚易诊断；在暗室中做滤过紫外线灯检查呈红珊瑚色荧光，有诊断意义。刮取少许鳞屑，用甲基兰染色可见短棒状杆菌。

（2）葡萄球菌或链球菌感染：凝血酶阳性的金黄色葡萄状球菌或β溶血性链球菌可引起外阴感染。患者可能有长期应用皮质类固醇激素、免疫抑制剂或糖尿病史，或因外阴瘙痒长期搔抓而继发感染，致患部发生毛囊炎、疖肿，蜂窝织炎或脓肿等。局部出现红、肿、热、痛等急性炎症症状；压痛明显，腹股沟淋巴结肿大，触痛。局部表现即可明确诊断。若有脓液形成可取之做革兰染色，可见大量革兰阳性球菌及链球菌。治疗必须注意清洁卫生、除去病因，全身使用抗生素，局部外用百多邦软膏。

（3）急性女阴溃疡：本病为革兰阳性粗大杆菌感染引起的一种急性发热性疾病。多见于青年女性，也可见于老年妇女，在外阴部有较大而深的溃疡，剧痛伴39～40℃高热，全身不适，溃疡可表现为坏疸型、软下疳型或粟粒型。女性患者急性高热，外阴部深在性溃疡，剧疼，脓液涂片可见大量革兰阳性粗大杆菌，即可诊断。但应与淋病，软下疳、Beheef综合征相鉴别。全身治疗用青霉素静脉滴注，必要时可用小量皮质类固醇激素口服。局部外用1∶5000氯己定或3%硼酸液清洗或用商品洁尔阴液清洗。

2. 外阴阴道真菌感染

（1）外阴真菌病：外阴皮肤以毛癣菌层，小孢子菌层或絮状表皮癣菌等感染。常涉及腹股沟，大腿根部内侧和阴阜。多于夏季发病，冬季减轻或自愈。

患区常有境界清晰的红斑，丘疹，水泡和鳞屑损害，呈离心性扩展。自觉瘙痒。

误用皮质类固醇治疗会使病情加重。根据临床症状并刮取少许鳞屑做真菌镜检，可发现菌和孢子以资确诊。治疗可外用1%益康唑霜、咪康唑霜或环吡酮胺霜，联苯唑霜，1～2次/d，连用5～7 d，一般可以治愈。应注意个人清洁卫生，保持局部干燥，勤换内衣裤。

（2）女阴阴道念珠菌病：老年妇女因长期应用抗生素、皮质类固醇激素、患重症糖尿病免疫功能低下等原因，其外阴阴道常易发生念珠菌性感染。老年妇女外阴至腹股沟处有境界不清的潮红、浸渍、糜烂，表面有乳白色薄膜或白色、黄色凝胶状物。阴道内也可见同样改变。自觉瘙痒、灼热。患者趾间也可伴有念珠菌感染状擦疹。可问及患者有长期内科疾病及用药史。外阴阴道有潮红、浸渍、糜烂时应考虑到本病。刮取少许鳞屑或渗出物做真菌检验可见到菌丝和孢子；培养为念珠状菌属即可确诊。也应与红癣、滴虫性阴道炎鉴别。应纠正内科情况，减少抗生素及激素的应用，控制糖尿病，口服氟康唑150 mg/d，共1～2次，斯皮仁诺250 mg/次，2次/d，或用益康唑栓剂150 mg，每晚1次，连用3 d。

3. 外阴病毒性疾病

（1）带状疱疹：病原体为水痘－带状疱疹病毒。为患者幼年患水痘后，该病毒潜伏在体内，当年迈体弱或有免疫缺陷时就发病，为亲神经病毒。近年来其发病率有增加的趋势，并随年龄增加发病率明显增高。本病好发于50岁以上的老年人。参见第十三章。

（2）Beherf病：亦称眼－口－生殖器综合征。女性多见。常可侵犯老年人，病因不明，可能与感染、遗传、免疫异常等因素有关。在眼睛方面主要表现为内眼病；以葡萄膜炎为主，可有前房积脓，视力下降，严重者可失明。口腔方面主要表现为口腔任何部位均可发生溃疡，4～8 mm圆形溃疡，中心凹陷，表面覆有黄色苔膜，边缘潮红，肿胀，疼痛。严重影响进食。在生殖器方面：大小阴唇及阴道反复发生大小不等的疼痛性溃疡，严重时可发生大片坏死，伴有高热，愈后留有瘢痕。

本病可伴有全身症状：为血栓性静脉炎，肠道因溃疡而致急性穿孔，针刺反应阳性，皮肤各种毛囊炎。小脓肿或囊肿，常呈慢性经过，并可累及神经，呼吸及关节系统。

本病以眼、口、生殖器综合征及外生殖器多发性疼痛两大组症状为主。诊断时应注意与良性黏膜类天疱疮相鉴别。治疗上因至今原因不明，尚无有效疗法。仅以局部对症处理为主，近年来采用三环孢素有较好效果，也可服用雷公藤多苷治疗。

（刘天蔚　王婷婷　翟　丽）

第九章　血液系统疾病

人出生后主要靠骨髓造血，但随着年龄增长，骨髓的造血功能逐渐衰退，所以老年人贫血的发病率远远高于青年人。同时，由于自身免疫监视功能的减退和各种不良因素的长期刺激，骨髓造血细胞发生异常增生和紊乱，血液恶性肿瘤和的发病率也明显升高。血液循环系统是机体组成的重要系统之一，由血液、血管和心脏组成。血液由 4 种成分组成：血浆，红细胞，白细胞，血小板。血浆约占血液的 55%，是水，糖，脂肪，蛋白质，钾盐和钙盐的混合物。也包含了许多止血必需的血凝块形成的化学物质。血细胞和血小板组成血液的另外 45%。主要功能是保证各种血细胞，即红细胞、白细胞、血小板在体内的正常运行，履行其生理功能，以保障机体的健康。而任何一处出现问题，就会引发血液系统疾病。本节主要介绍几种常见的血液系统疾病。

第一节　贫　血

贫血（anemia）是老年人的常见病，约占老年人门诊血液病的 33%，占住院患者的 32.3%。老年人随着增龄贫血的发病率逐渐增高，以营养性贫血多见，主要是巨幼细胞性贫血，其次为巨幼细胞性贫血合并缺铁性贫血，单纯缺铁性贫血、溶血性贫血和再生障碍性贫血较少见。

巨幼细胞性贫血（megaloblatic anemia，MA）是由于叶酸和（或）维生素 B_{12} 缺乏或其他原因引起细胞核 DNA 合成障碍所致的贫血。在我国，因叶酸缺乏所致的巨幼细胞性贫血较为多见。以山西、陕西、河南及山东等地多发。维生素 B_{12} 缺乏者较少，恶性贫血较为罕见。而在欧美，维生素 B_{12} 缺乏及体内产生内因子抗体所致的恶性贫血较为多见。老年人巨幼细胞性贫血近年来有增多趋势，约占老年人血液病的 4%，老年人贫血的 9%。老年人巨幼细胞性贫血多以维生素 B_{12} 减少为主。

（一）病因及发病机制

巨幼细胞性贫血的病因主要是由于叶酸或（和）维生素 B_{12} 缺乏。

1. 摄入量不足　如食物中缺少新鲜蔬菜，过度烹煮或腌制食物易使叶酸丢失。乙醇可干扰叶酸的代谢，酗酒者常会有叶酸缺乏。小肠（尤其是空肠段）炎症、肿瘤、手术切除后，热带口炎性腹泻均可导致叶酸的吸收不足。不良的饮食习惯、牙齿疾病、食物烹饪方法不当及消化道细胞萎缩，多种消化酶分泌减少，肠蠕动功能减弱，影响了叶酸、维生素 B_{12}的吸收，可导致老年人巨幼细胞性贫血的发生。由于维生素 B_{12}每天的需要量极少且可由肠肝循环再吸收，维生素 B_{12}缺乏的发生常需若干年后才出现，故由于膳食中摄入不足而致贫血者较叶酸为少。

2. 需要量增加 慢性反复溶血、慢性炎症、感染、甲状腺功能亢进症及白血病、恶性肿瘤等，叶酸的需要量都会增加，如补充不足就会发生叶酸缺乏。

3. 内因子缺乏 主要见于恶性贫血和全胃切除术后。恶性贫血患者常有特发性胃黏膜萎缩和内因子抗体存在，对食物中的维生素 B_{12}及胆汁中维生素 B_{12}的吸收均有障碍，故易导致维生素 B_{12}缺乏，本病多见于老年人，30 岁以下者少见，有遗传倾向，且与自身免疫有关。当胃酸缺乏，且胃蛋白酶分泌减少时，维生素 B_{12}不易吸收。

4. 转运和利用障碍 回肠疾病或细菌、寄生虫感染、外科手术后的盲袢综合征，均可影响维生素 B_{12}血浆转运和细胞内的转变、利用。

5. 其他 药物如甲氨蝶呤、乙胺嘧啶、苯妥英钠、苯巴比妥及柳氮磺吡啶等，均可影响叶酸吸收。大剂量的维生素 C 具有抗氧化物作用，可破坏维生素 B_{12}。

叶酸和维生素 B_{12}都是 DNA 合成过程中的重要辅酶，如果缺乏，会导致 DNA 合成障碍。在脱氧尿嘧啶核苷（dUMP）转变成脱氧胸腺嘧啶核苷（dTMP）时，需要亚甲基四氢叶酸提供 1 个亚甲基和 2 个氢原子。当叶酸或维生素 B_{12}缺乏时，会影响上述生化反应的进行，细胞核中的 DNA 合成速度减慢，胞质内的 RNA 仍继续成熟，RNA 与 DNA 的比例失调，造成细胞核浆发育不平衡，细胞体积大而核发育较幼稚。这种巨幼变也可发生在粒细胞和巨核细胞。巨幼变的细胞大部分在骨髓内未成熟就被破坏，称为无效造血。

（二）临床表现

老年人巨幼细胞性贫血多伴有心、脑血管疾病等内科其他疾病，加上老年人反应较差，起病缓慢，症状隐匿不典型，出现贫血时，仅表现为乏力、头昏、食欲不振等非特异症状。常因其他疾病就诊，而贫血往往被忽视，易于漏诊。

1. 贫血 起病缓慢，特别是维生素 B_{12}缺乏者。由于叶酸在体内的贮存量少，当有胃肠道疾病、长期胃肠道外营养的患者，也会急性发作。表现为中度至重度贫血。除一般慢性贫血的症状，如乏力、头晕、活动后心悸、气短外，部分患者可出现轻度黄疸。

2. 胃肠道症状 常有食欲不振、腹胀、便秘或腹泻。舌质红，舌乳头萎缩而致表面光滑（牛肉舌）。

3. 神经系统 维生素 B_{12}缺乏患者可出现神经系统症状。主要是由于周围神经、脊髓后联合变性或脑神经侧束受损，表现为手足对称性麻木、深感觉障碍、共济失调，部分腱反射消失及锥体束征阳性。特别是老年患者，可表现出精神异常、无欲、抑郁、嗜睡等，有时神经系统症状可于贫血之前出现。

（三）实验室检查

1. 血象　属大细胞性贫血，MCV > 100 μm^3。约半数患者可呈现全血细胞减少，三系减少严重者酷似再生障碍性贫血。血涂片中的红细胞大小不等和大卵圆形红细胞为主。中性粒细胞核分叶过多，可有 6 叶或更多的分叶。网织红细胞数正常或轻度增多。

2. 骨髓象　骨髓增生活跃，以红系细胞最为显著，粒红比例降低，可见巨幼红细胞。各系细胞均可见到“巨幼变”，细胞体积增大，核发育明显落后于胞质。巨核细胞减少，亦可见体积增大及分叶过多。骨髓铁染色增多。

3. 生化检查　血清胆红素可稍增高，血清叶酸和维生素 B_{12} 水平下降，分别低于6.81 nmol/L(3 ng/mL)和 74 pmol/L(100 ng/mL)；红细胞叶酸水平降低，低于227 nmol/L(100 ng/mL)。血清铁及转铁蛋白饱和度正常或高于正常。

由于细胞内 DNA 合成障碍，细胞核分裂受阻，可导致红系、粒系和巨核系的无效生成，多伴有髓内溶血，可见血清乳酸脱氢酶明显升高。

如果怀疑恶性贫血，还应进行内因子抗体测定，如果内因子抗体（IF Ⅱ型抗体）为阳性，还应做维生素 B_{12} 吸收试验（Schilling test）来证实。

（四）诊断鉴别诊断

根据病史及临床表现，血象呈现大细胞性贫血，嗜中性粒细胞核分叶过多(5 叶者 >5% 或有 6 叶者）就可考虑有巨幼细胞性贫血，骨髓细胞呈现典型的“巨幼变”即可确诊。

诊断标准：

（1）外周血红蛋白和红细胞低于正常，可伴白细胞、血小板降低，MCV 大于正常。

（2）骨髓涂片见典型的巨幼红细胞伴粒系巨幼样改变。

（3）应用叶酸和维生素 B_{12} 治疗有明显疗效。

（4）除外其他疾病及药物引起的骨髓细胞巨幼样变。为进一步明确是叶酸缺乏还是维生素 B_{12} 缺乏，尚需结合临床及进一步做下列各项检查：①血清叶酸 <6.81 nmol/L、红细胞叶酸 <227 nmol/L 应考虑为叶酸缺乏。血清维生素 B_{12} <74 pmol/L、红细胞叶酸 <227 nmol/L 应考虑为维生素 B_{12} 缺乏。②血清甲基丙二酸水平（正常值为70 ~ 270 μmol/L）仅在维生素 B_{12} 缺乏时升高。

（五）治疗

1. 治疗基础疾病，去除病因　由于老年巨幼细胞性贫血的发生与存在的消化道疾病密切相关。因此，要进行全面的消化系统检查，避免遗漏潜在的相关疾病。

2. 补充叶酸或维生素 B_{12}

（1）补充叶酸：口服叶酸 5 ~ 10 mg，3 次/d。胃肠道不能吸收者可肌内注射亚叶酸钙（四氢叶酸钙）5 ~ 10 mg/d，直到血红蛋白恢复正常。如果同时有维生素 B_{12} 缺乏，不宜单用叶酸治疗，否则会加重维生素 B_{12} 缺乏的症状，容易导致神经系统症状的发生或加重。

（2）补充维生素 B_{12}：维生素 B_{12} 100 μg 肌内注射，每天 1 次，直到血红蛋白恢复正常。对恶性贫血或胃切除的患者需终生用维生素 B_{12} 维持治疗（每月注射 1 次）。用维生素 B_{12} 治疗后，患者的神经系统症状不易完全消失，特别是有严重的神经系统症状者。

（3）叶酸及维生素 B_{12} 补充治疗后，应注意钾盐及铁剂的补充。部分老年人合并有心脏疾病者对血红蛋白恢复后血清钾降低不能耐受，特别是进食较差者，应注意及时补充。营养性叶酸和（或）维生素 B_{12} 缺乏的患者往往会同时缺铁，应及时予以补充。

营养性巨幼细胞贫血的预后良好。补充治疗及改善营养后均能恢复。恶性贫血患者无法根治，需终生维持治疗。维生素 B_{12} 缺乏合并神经系统症状者常不能完全恢复正常。

第二节　白血病

白血病（leukemia）是一类造血干细胞的克隆性恶性疾病，其克隆中的白血病细胞失去进一步分化成熟的能力而停滞在细胞发育的不同阶段，在骨髓和其他造血组织中白血病细胞大量增生积聚，并浸润其他器官和组织，正常造血功能受抑制。临床上主要表现为贫血、感染、发热、出血和肝、脾、淋巴结肿大等。根据白血病细胞的成熟程度和自然病程及细胞系列，可将白血病分为急性淋巴细胞白血病（acute lymphoblastic leukemia，ALL）、急性非淋巴细胞白血病（acute nonlymphocytic leukemia，ANLL）、慢性粒细胞白血病（chronic myelocytic leukemia，CML）、慢性淋巴细胞白血病（chronic lymphocytic leukemia，CLL）及其他少见类型。在我国白血病的发病率为 2.76/10 万。其中急性非淋巴细胞白血病为 1.62/10 万，而 60 ~ 70 岁者的发病率为 3/10 万；急性淋巴细胞白血病虽常见于儿童，以小于 5 岁者发病率最高（3.8/10 万），但大于 70 岁者出现第二高峰（3.7/10 万）；慢性粒细胞白血病的发病率为 0.36/10 万，大于 60 岁者为 0.7/10 万；慢性淋巴细胞白血病在我国比较少见，发病率为 0.05/10 万，大于 50 岁的男性和女性分别达 0.34/10 万和 0.14/10 万。

人类白血病的病因和发病机制尚不完全清楚，可能与下列因素有关：

（1）物理因素：电离辐射、X 线诊断和治疗等均可导致造血干细胞 DNA 发生断裂、突变。有报道白血病的发病率在原子弹爆炸后 1～1.5 年开始上升，7 年达高峰。强直性脊椎炎放疗及真性红细胞增多症 ^{32}P 治疗后，白血病的发病率升高。目前认为，在放射线致癌过程中，射线只是启动因子，以后是否发生恶性肿瘤与机体免疫状况及病毒感染有关。

（2）化学因素：苯致白血病的作用已经肯定，如制鞋工人的发病率高于正常人 3～20 倍。烷化剂可引起继发性白血病，氯霉素、保太松也可能引起白血病。

（3）生物因素：研究表明，逆转录病毒及疱疹病毒与血液系统恶性肿瘤的发病相关。目前已证实，成人 T 细胞白血病/淋巴瘤是由人类 T 淋巴细胞病毒-Ⅰ（HTLV-Ⅰ）所引起。

（4）遗传因素：如果单卵双生子中的一个发生白血病，另一个的发病率达 1/5，比双卵双生子者高 12 倍。不少先天性疾病如 Down's 综合征、Fanconi 贫血、Bloom 综合征等的白血病发病率也明显增高。

按起病的缓急可分为急、慢性白血病。急性白血病细胞分化停滞在早期阶段，以原始及早幼细胞为主，疾病发展迅速，病程数月。慢性白血病细胞分化较好，以幼稚或成熟细胞为主，发展缓慢，病程数年。

一、急性粒细胞白血病

老年急性白血病以急性粒细胞白血病（AML）和急性单核细胞白血病较常见，而急性淋巴细胞白血病少见。低增生性白血病较常见，有人报告老年粒细胞白血病 65% 为低增生性，易误诊为再障。老年急性白血病缓解率低，治疗效果差。

（一）临床表现

主要表现为贫血、感染和发热、出血、浸润 4 类症状。起病可急可缓，多数以感染、发热、出血等急性起病。

1. 贫血 多数患者有疲乏无力、皮肤黏膜苍白等贫血表现，老年患者出现心脏和中枢神经系统缺血表现者较多。半数患者就诊时已有重度贫血。

2. 发热、感染 半数患者以发热为早期表现，可低热，也可高热。虽然白血病本身也可以发热，但发热原因以继发感染为多见。感染可发生在各个部位，但以口腔、呼吸道和肛周较常见，严重时可致败血症。感染微生物以细菌最多见，如肺炎克雷白杆菌、绿脓杆菌等革兰阴性杆菌；金黄色葡萄球菌、表皮葡萄球菌等革兰阳性球菌等。少数患者可发生念珠菌、曲霉菌等真菌感染及病毒感染、卡氏肺孢子虫病等。

3. 出血 由于血小板减少、凝血机制障碍、白血病细胞浸润等原因，患者常有出血表现。急性早幼粒细胞白血病因易并发弥漫性血管内凝血（disseminated intravascular coagulation，DIC），出血症状更为突出。出血可发生在各个部位，以皮肤淤点、淤斑、鼻出血、牙龈出血为多见，严重者发生颅内出血，后者是急性白血病常见的死亡原因。

4. 浸润 白血病细胞可浸润全身各器官和组织。常出现淋巴结和肝脾肿大、骨骼和关节疼痛、胸骨下端局部压痛、牙龈增生、皮肤结节、眼部浸润等。睾丸和中枢神经系统白血病在老年患者中少见。

（二）实验室检查

1. 血象 白血病患者都有不同程度的贫血，血小板常减少，白细胞增高、正常或减低，部分患者血片分类有数量不等的幼稚细胞。30% ~40% 的老年白血病患者有类似骨髓增生异常综合征（myelodysplastic syndromes，MDS）的血细胞形态异常，而年轻患者少有此类变化。

2. 骨髓象 典型患者骨髓有核细胞显著增多，骨髓增生明显或极度活跃，部分患者骨髓增生低下，称为低增生白血病。白血病细胞（原始或幼稚细胞）占 30% 以上，正常较为成熟粒细胞、幼红细胞和巨核细胞减少。约 20% 的老年 AML 患者诊断时表现为三系发育不良或生成障碍。

过氧化物酶、非特异性酯酶、糖原染色等细胞化学染色可鉴别急性白血病的类型，ALL 的过氧化物酶和非特异性酯酶阴性而糖原染色强阳性。AML 的过氧化物酶阳性，非特异性酯酶阴性或阳性但不被氟化钠抑制。急性单核细胞白血病的过氧化物酶阴性或阳性，非特异性酯酶阳性而且被氟化钠抑制。

3. 免疫学检查 根据白血病细胞表面分化抗原的不同，应用单克隆抗体不仅可鉴别 ALL 和 ANLL，而且可把淋巴细胞白血病进一步分为若干类型。

4. 细胞遗传学和基因检查 急性白血病常伴有特异的染色体和基因改变，遗传学检查不仅可以明确白血病的诊断，而且对白血病的治疗和预后都有重要意义。老年髓性白血病有不良预后核型的发生率明显高于年轻患者。

（三）诊断

根据患者的临床表现、血象和骨髓象特点，急性白血病的诊断一般不难。法美英（FAB）制订的急性白血病的标准为：若骨髓有核红细胞占全部有核细胞（all nucleated cells，ANC）的 50% 以下，原始细胞≥30%，可诊断为急性白血病；如骨髓有核红细胞≥50%，原始细胞占非红系有核细胞（nonerythroid cells，NEC）的比例≥30%，可诊断为急性红白血病（M6 型）。

急性白血病的诊断确定后要进行分类或分型。目前国内外广泛应用的是形态学 FAB 分类，把急性白血病分为 ALL 和 ANLL。随着免疫学和细胞遗传学的发展，目前已将形态学（morphology）、免疫学（immunology）和细胞遗传学（cytogenetics）

结合在一起形成了 MIC 分类，提高了诊断的正确率，对指导治疗和预后更有意义。新近随着分子遗传学（molecular genetics）的研究进展，又逐渐形成了 MICM（MICG）分类。

我国目前对急性非淋巴细胞白血病（ANLL）的形态学分型如下。

1. 急性粒细胞白血病未分化型（M_1）　骨髓中原粒细胞≥90%（NEC），早幼粒细胞很少，中幼粒细胞以下阶段不见或罕见。

2. 急性粒细胞白血病部分分化型（M_2）　分为二种亚型：

M_{2a}：骨髓原粒细胞 30%～89%（NEC），早幼粒细胞以下阶段 >10%，单核细胞 <20%。

M_{2b}：骨髓原始及早幼粒细胞明显增多，以异常的中性中幼粒细胞增生为主 >30%，其胞核常有核仁，有明显的核浆发育不平衡。

3. 急性早幼粒细胞白血病（M_3）　骨髓中以颗粒增多的早幼粒细胞增生为主 >30%（NEC），可分为二种亚型：

M_{3a}（粗颗粒型）：胞质中嗜苯胺蓝颗粒粗大，密集甚至融合。

M_{3b}（细颗粒型）：胞质中嗜苯胺蓝颗粒细小而密集。

4. 急性粒－单核细胞白血病（M_4）　分为下列四种类型：

M_{4a}：原始和早幼粒细胞增生为主，原、幼单核和单核细胞≥20%（NEC）。

M_{4b}：原、幼单核细胞增生为主，原始和早幼粒细胞≥20%（NEC）。

M_{4c}：具有粒细胞系和单核细胞系双重形态特征的原始细胞 >30%（NEC）。

M_{4Eo}：除上述特点外，嗜酸性粒细胞占 5%～30%（NEC）。

5. 急性单核细胞白血病（M_5）　分为二种亚型：

M_{5a}（未分化型）：骨髓中原始单核细胞（Ⅰ型＋Ⅱ型）≥80%（NEC）。

M_{5b}（部分分化型）：骨髓原始和幼稚单核细胞≥30%，原始单核细胞 <80%（NEC）。

6. 红白血病（M_6）　骨髓中有核红细胞 >50%，原粒细胞（Ⅰ＋Ⅱ型）（或原、幼单核细胞）≥30%；若血片中原粒细胞或原单核细胞 >5%，骨髓原粒细胞（或原、幼单核细胞）>20%，也可诊断红白血病（M_6）。

7. 急性巨核细胞白血病（M_7）　外周血中有原巨核（小巨核）细胞；骨髓中原巨核细胞≥30%；原巨核细胞有电镜或单克隆抗体证实；骨髓细胞少，往往干抽，活检有原始和巨核细胞增多，网状纤维增加。

（四）鉴别诊断

1. 骨髓增生异常综合征　临床表现为贫血、出血、感染、肝脾大，外周全血细胞减少，可有幼稚细胞，临床与急性白血病难以鉴别。但骨髓原始细胞 <30% 可与白血病鉴别。

2. 再生障碍性贫血 老年急性白血病的低增生型较常见，外周血中白细胞数常减少，幼稚细胞出现率低，常易误诊为再障，但骨髓中原始细胞比值高，可以鉴别。

（五）治疗

急性白血病的治疗分为诱导缓解和缓解后治疗两个阶段。诱导缓解的目的是迅速杀灭体内白血病细胞，恢复正常的造血功能，达到完全缓解。完全缓解后体内仍可能存在数量不等的白血病细胞，仍须进行缓解后治疗。由于老年白血病常有 MDS 病史；白血病细胞为较早的造血干细胞，增生力低；不良预后的染色体异常多见；多药耐药基因高表达；常有心肺、肝肾功能异常等，治疗上更为困难。

化疗是诱导缓解和缓解后治疗的最重要手段。对 M_3型，诱导分化和促进细胞凋亡发挥重要作用。早期、足量、联合、间歇、个体化用药是化疗的基本原则，老年白血病患者的个体化治疗更为重要。有人把老年白血病分为低危组、标准危组和高危组区别对待。对于年龄 70 岁以下，一般情况良好，无不良细胞遗传学的老年原发 AML 的低危组患者，应给予标准化疗并辅以造血生长因子，加快粒细胞缺乏的恢复，然后接受标准或减量的巩固强化治疗，其中部分有条件者可接受自体外周血干细胞移植，甚至非骨髓根除性干细胞移植。对于高危组患者最好给予支持治疗，疾病进展时给予姑息化疗（主要是对骨髓抑制性低的细胞毒药物如羟基脲、6-MP），这组患者包括年龄大于 80 岁患者，一般情况 WHO 评分 >3 分者，心血管疾病需特别治疗或心功能损害（左室射血分数 <50%）者，合并肾或肝病者（血清肌酐、尿素氮及谷丙转氨酶达正常的 1.5 ~4 倍），原先有 MDS 或其他血液学疾病者，有不良核型等不良预后者。大部分非属上述两组的标准危组患者，可能更适合小剂量联合化疗。

1. 诱导缓解

（1）联合化疗：柔红霉素（DNR）和阿糖胞苷（Ara-c）组成的 DA 方案是治疗 AML 的标准方案：柔红霉素 40 ~ 60 mg/m^2，静脉注射，1 ~ 3 d；阿糖胞苷 100 ~200 mg/m^2，或持续静滴，每 12 小时一次，1 ~ 7 d，完全缓解率（complete remission rate，CR）为 50% ~75%。国内也常应用高三尖杉酯碱（Hhar）和阿糖胞苷组成的 HA 方案：高三尖杉酯碱 3 ~8 mg，静滴，1 ~7 d；阿糖胞苷同上，完全缓解率稍低于 DA 方案。

（2）诱导分化治疗：全反式维 A 酸诱导分化疗法能使急性早幼粒细胞白血病（M_3）的完全缓解率达到 75% ~90%，而且不诱发 DIC，不加重出血。砷制剂特别是三氧化二砷，通过促进白血病细胞凋亡诱导 M_3完全缓解，且与维 A 酸无交叉耐药，可用于初治或复发患者。小剂量阿糖胞苷（10 mg/m^2，q12 h 维持用药 2 ~3 周）或小剂量高三尖杉酯碱（1 mg/d，连用 10 ~14 d）也有诱导分化作用，治疗老年白血病也有不错的疗效。

2. 缓解后治疗

（1）造血干细胞移植：对少数年龄小于70岁，身体状况较好者，可选择自体造血干细胞移植，个别患者可应用非骨髓根除性干细胞移植。

（2）化疗：AML缓解后治疗以前主张巩固、维持治疗2~3年，虽然白血病的现代治疗趋势是采用更强烈而短期的治疗，如用原诱导方案强化4~6疗程或大剂量阿糖胞苷为主的方案早期强化。但多数老年患者不适合这种方法，而适合骨髓抑制较轻的缓和化疗方案或小剂量联合化疗维持治疗。

二、慢性粒细胞白血病

慢性白血病一般包括慢性粒细胞白血病和慢性淋巴细胞白血病两大类。在我国以慢性粒细胞性白血病（CML）常见。起病缓慢，常见症状为乏力、低热、多汗、体重减轻等代谢亢进症状及左上腹胀痛等脾大表现。脾脏肿大为突出体征。部分患者有肝脏大，胸骨中下段压痛。白细胞极度增高者可出现白细胞淤滞表现，如呼吸困难、头晕、言语不清、颅内出血等。实验室检查表现为：

（1）血象：外周血白细胞计数持续升高 $>30\times10^9/L$，以中性粒细胞为主，不成熟粒细胞 >10%，原始细胞 <5%，嗜酸及嗜碱性粒细胞增多。中性粒细胞碱性磷酸酶（neutyophil alkaline phosphatase，NAP）积分减低或阴性，老年CML的NAP积分常增加，但机制不十分明确。血小板正常或增多，晚期出现血小板减少和贫血。

（2）骨髓：骨髓增生明显至极度活跃，以中性中幼粒细胞、晚幼粒细胞、杆状粒细胞增多为主，原始细胞 <10%，嗜酸及嗜碱性粒细胞增多。巨核细胞正常或增多。

（3）细胞遗传学检查：出现Ph染色体的患者≥90%。几乎全部患者发现bcr/abl融合基因。其编码蛋白为P210，具有增强酪氨酸激酶的活性，导致粒细胞转化和增生。

（一）诊断

目前国内诊断慢性粒细胞性白血病的依据为：①脾大。②外周血白细胞计数持续升高（$>30\times10^9/L$），以中性粒细胞为主，不成熟粒细胞 >10%，原始细胞 <5%，嗜碱性粒细胞增多。③骨髓增生明显至极度活跃，以中性中幼粒细胞、晚幼粒细胞、杆状粒细胞增多为主，原始细胞 <10%。④中性粒细胞碱性磷酸酶（NAP）积分减低。⑤能排除类白血病反应、CML或其他类型的MDS、其他类型的骨髓增生性疾病。

由于90%以上的CML为Ph染色体阳性，几乎全部患者发现bcr/abl融合基因，因此，目前认为Ph染色体和bcr/abl融合基因是诊断慢粒的最重要条件。若Ph染色体和（或）bcr/abl融合基因阳性，再具备上述条件②或③中的任意一项，即可诊断慢粒；若 Ph 染色体和（或）bcr/abl 融合基因阴性，具备上述①～④项中的 3 项加第⑤项也可诊断。

（二）分期标准

1. 慢性期

（1）临床表现：无症状或有低热、乏力、多汗、体重减轻等，脾脏大。

（2）外周血白细胞计数升高，以中性中幼粒细胞、晚幼粒细胞、杆状粒细胞增多为主，原始细胞 <5% ～10%，嗜酸性粒细胞和嗜碱性粒细胞增多。可有少量有核红细胞。

（3）增生明显至极度活跃，以中性中幼粒细胞、晚幼粒细胞、杆状粒细胞增多为主，原始细胞 <10%。

（4）Ph 染色体阳性。

（5）FU-GM 培养：集落或集簇较正常明显增加。

2. 加速期 具有下列之二者：

（1）出现不明原因的发热，贫血、出血加重，和（或）骨骼疼痛。

（2）脾脏进行性肿大。

（3）非药物引起的血小板进行性降低或增高。

（4）血和（或）骨髓中原始细胞 >10%。

（5）外周血嗜碱性粒细胞 >20%。

（6）骨髓中有显著的胶原纤维增生。

（7）出现 Ph 以外的其他染色体。

（8）对传统的抗慢粒药物治疗无效。

（9）CFU-GM 增生和分化缺陷，集簇增多，集簇与集落的比值增高。

3. 急变期 具有下列之一者：

（1）外周血或骨髓中原始粒细胞（或原单 + 幼单，或原淋 + 幼淋）>20%。

（2）外周血原始粒细胞 + 早幼粒细胞 >30%。

（3）骨髓中原始粒细胞 + 早幼粒细胞 >50%。

（4）髓外原始细胞浸润。

（三）鉴别诊断

1. 类白血病反应 常有明确的感染、创伤、恶性肿瘤、溶血等原发病，一般无明显的脾大，外周血白细胞 $\leqslant 50\times10^9/L$，幼稚粒细胞不多，嗜酸性粒细胞和嗜碱性粒细胞不高，红细胞和血小板多不减低，NAP 常增高，无 Ph 染色体和 bcr/abl 融合基因。

2. 骨髓增生性疾病 原发性骨髓纤维化（primary myelofibrosis，PMF）、真性红细胞增多症（polycythemia vera，PCV）、原发性血小板增多症（primary thrombocytosis，PTC）等均呈现脾大、血细胞增多、骨髓增生等共同特点，特别在早期表现为全血细胞增多或两系细胞增多，更不易鉴别。但 PMF 的脾大明显、外周血粒细胞不会明显增多（很少超过 $50 \times 10^9/L$），常出现幼红细胞和畸形红细胞，骨髓穿刺常干抽，活检显示纤维组织增生。PCV 以高红细胞淤滞症状为主，红细胞增高明显。PTC 以出血或栓塞为主，血小板明显增多。三者 NAP 都增高，无 Ph 染色体和 bcr/abl 融合基因。

3. 慢性粒－单核细胞白血病 也有脾大、外周血粒细胞增多、骨髓增生且病态造血等特点，但血小板常减少，外周血和骨髓中单核细胞增多（外周血单核细胞占20%～40%，绝对值 $>1 \times 10^9/L$，骨髓中占20%左右）、外周血幼稚粒细胞<10%，嗜碱性粒细胞<2%，骨髓中红系增生较慢粒者活跃，无 Ph 染色体和 bcr/abl 融合基因等可资鉴别。

4. 慢性嗜中性粒细胞白血病 多见于60岁以上；白细胞总数持续升高，多数 $\geq 30 \times 10^9/L$，以成熟中性粒细胞为主，无或极少中晚幼粒细胞，嗜酸和嗜碱性粒细胞不增多；NAP 明显增高≥300分；骨髓粒系极度增生，以成熟中性粒细胞为主，嗜酸和嗜碱性粒细胞不增多，红系明显受抑，巨核细胞多正常；无 Ph 染色体等可与慢粒鉴别。

（四）治疗

1. 化学治疗

（1）羟基脲：是治疗 CML 慢性期的首选药物，起效快、不良反应少、价格便宜。但不能防止急变，对加速期和急变期无效。常用剂量3 g/d，根据白细胞下降情况逐渐减量。

（2）高三尖杉酯碱：近年来有报道，应用该药2.5 mg/m^2 连续静脉输注14 d，每月1次共6个疗程，约2/3患者获血液学缓解，1/3或遗传学缓解。

（3）靛玉红：为中药提取产品，疗效肯定。

（4）其他：阿糖胞苷、环磷酰胺等有一定疗效。对急变期患者要采取联合化疗。

2. α 干扰素 能使 CML 达到遗传学缓解，应用后明显延长生存期，起效较慢。常用剂量300万～500万 U/d。近年来报道，与小剂量阿糖胞苷联合应用效果更好。

3. STI 571 是一种酪氨酸激酶抑制剂，特异性针对 P210，是近来国外认为治疗 CML 非常有前途的药物。

4. 造血干细胞移植 是近30多年来临床医学重大进展之一，它是通过大剂量放化疗（即预处理），清除患者体内的恶性细胞，然后把预先采集的自体或异体造血干细胞经静脉回输给患者，使患者重建正常造血和免疫功能，从而达到根治目的的一种治疗手段。随着人们对造血干细胞特性的深入了解，移植相关技术的进展、支持治疗的大大改善，造血干细胞移植技术逐渐成熟，并得到广泛应用，现已成为治愈白血病、实体瘤、遗传性及重度免疫性疾病的可靠方法。尽管干细胞移植是目前治疗 CML 最有效的方法，但不适合绝大多数老年人。

人们所熟悉的骨髓移植仅是造血干细胞移植的一种常见类型，按其供受者关系大体可分为自体造血干细胞移植和异基因（异体）造血干细胞移植（包括同胞间、非亲缘间移植）；按干细胞来源又可分为骨髓移植、外周血干细胞移植和脐血移植等。异基因造血干细胞移植的主要适应证是各种恶性血液病，包括急性白血病（淋巴和非淋巴）、慢性粒细胞白血病；难治性血液病——重型再生障碍性贫血、地中海贫血等和遗传性疾病——重症联合免疫缺陷病。自体造血干细胞移植主要适用于中高恶度和复发难治性淋巴瘤、白血病（无适合供者）、乳腺、卵巢癌及小细胞肺癌等对放化疗敏感的实体瘤。

第三节　骨髓增生异常综合征

骨髓增生异常综合征（myelodysplastic syndrome，MDS）过去又称白血病前期综合征（preleukemic syndromes），是一组与白血病相关的异质性疾病，属骨髓克隆异常的恶性疾病。本病多发生在 50～60 岁以上的中老年人。

（一）病因与发病机制

本病病因不明。可能的原因有：①烷化剂的应用；②放射性接触；③其他，包括 DNA 病毒感染因素、体细胞突变、遗传因素、电离辐射或环境污染等。本病多发生在 60 岁以上的老年人，因此，年龄增长与发病之间也可能是有关联的。目前从许多有关的研究分析，MDS 的发病可能并非单一的因素，而是多方面因素综合影响的结果。

MDS 可演变为急性白血病，一般在出现症状后的 1～2 年中，但是某些类型如难治性贫血或难治性贫血伴环状铁粒幼细胞，发生白血病前可以相隔一段很长的时间。转化为急性白血病的类型主要是粒细胞性，仅少数演变为粒单细胞性、单核细胞性、红白血病、淋巴细胞性或其他的类型。由于 MDS 的病变可发生在干细胞的不同分化水平，因而骨髓中可有一个或多个系血细胞发生变化，在不同的类型中出现不同的表现。干细胞发育成熟障碍引起本病中的无效造血，周围血象中发生一系或多系的血细胞减少。无效造血的发生可能是由于异常克隆的生化功能异常，使细胞不能分化成熟，也可能由于异常克隆细胞对正常造血生长因子和抑制因子的敏感性发生变异的结果。也有人认为，MDS 的造血细胞增生异常与骨髓基质的变化也有关，基质的变化引起造血细胞支持功能的改变，使幼稚细胞成熟障碍，不能释放进入血液，直至在骨髓中退化死亡。骨髓活检的组织中可发现造血细胞分布异常，前体细胞的位置分布异常。

（二）临床表现和分型

1. 临床表现 本病以 50～60 岁以上患者居多，但国内有报道中青年的患者并不十分少见。半数以上的患者起病隐匿，可无特殊症状，也可因贫血而仅感乏力和虚弱。原因不明的发热占 10%～15%，多数为低热。仅少数起病急骤，有高热、出血症状的占 20% 左右。脾轻度肿大、淋巴结肿大占 25%，发展成急性白血病后，病程短促，疗效很差。

2. 分型 1982 年法美英（FAB）协作组把 MDS 分为 5 型，即：

（1）难治性贫血（refractory anemia，RA）。

（2）含环形铁粒幼细胞的难治性贫血（RA with ringed sideroblasts，RAS）：这两型外周血原始＋早幼粒细胞＜1%，骨髓中＜5%。

（3）原始细胞增多的难治性贫血（RA with excess blasts，RAEB）：外周血原始＋早幼粒细胞＜1%，骨髓中原始＋早幼粒细胞占 5%～20%。

（4）转化中的 RAEB（RAEB in transformation，RAEB-t）：外周血原始＋早幼粒细胞＜5%，骨髓中原始＋早幼粒细胞占 20%～30%。

（5）慢性粒单细胞白血病：血象单核细胞绝对值 $>1\times10^9$/L，原始细胞＜5%。粒细胞颗粒减少或呈 Pelger-Huet 现象，骨髓原始细胞占 5%～20%。

杨崇礼等认为，FAB 所分 5 型各自不是独立疾病而是同一类疾病的不同发展阶段，即 RA（RAS）→RAEB→RAEBT→AL 的发展过程。但真正转化为白血病者不到 50%，大部分病例尚未发展到白血病便死于并发症。

在 MDS 的分型中，以 RAEB 及 RAEB-t 型最为多见。在国内 1986 年报道的 86 例，两者占 71%，其次为 RA，RAS 及 CMML 的病例最少。

（三）实验室检查

1. 血细胞形态学 大多数病例的骨髓造血细胞呈显著增生，部分病例增生正常或增生活跃，仅极少数病例增生低下。90% 的病例有不同程度的病态造血。血象中有全血细胞减少的病例占半数以上。部分病例仅为一系或两系的细胞。各系细胞形态的变化归纳如下：

（1）红系：骨髓中的红系细胞可有核的变化，包括核畸形、核碎裂或巨幼样变，细胞质可有点彩或嗜多色性。血涂片中也可有巨幼细胞、幼红细胞及红细胞的畸形。红细胞可有双色性变。幼红细胞糖原染色（PAS）染色可呈阳性。

（2）粒系：在 RAEB 及 RAEB-t 两型中原始细胞明显增多，包括Ⅰ型及Ⅱ型：

Ⅱ型的形态与Ⅰ型相似，但胞质内可有少量的细颗粒，与Ⅰ型细胞的区别要根据胞质各方面的特点，Ⅱ型细胞尚须与早幼粒细胞区别。由于原始细胞的数目对诊断及分型均很重要，因此原始细胞的分类必须要求正确。在骨髓细胞计数中，如红系的比例占40%以上，须除外红系进行粒系细胞的单独计数。粒系细胞的形态变化有核浆发育不平衡，核分叶过多或过少，有假 Pelger-Huet 畸形，胞质嗜碱性强，颗粒可减少或缺乏并分布不均匀等。

（3）巨核细胞：骨髓中有小淋巴样的微巨核细胞，大小为 <800nm，有单个核或多个小圆核，血片中有巨大或畸形的血小板。

（4）细胞化学：粒细胞中的碱性磷酸酶明显下降，过氧化酶活性可降低。红系细胞糖原染色（periodic acid-Schiff stain，PAS）阳性。骨髓中储铁增加，出现环状铁粒幼细胞。粒单幼稚细胞。萘酚醋酸酯酶及氯醋酸酯酶可呈双重阳性。

2. 骨髓活检　骨髓组织学缺乏单一特征性形态改变，必须结合临床（包括细胞学）和骨髓组织学改变综合判断，有下述5点改变中至少有3点改变才支持 MDS 的诊断。

（1）骨髓增生极度活跃或增生程度正常（占80%以上），少数增生低下（增生程度为20V%～40V%）。如 <20V%时，除非细胞成分单一，幼稚细胞比例增高，否则不予考虑。

（2）较幼稚的粒系细胞增多或分布异常，尤其中幼阶段以上粒系细胞明显增多，正常位于骨小梁表面的原始粒细胞和早幼粒细胞而远离骨小梁（约5个细胞直径以远的位置），成丛状（3个）或成簇状（5个）分布，即称为幼稚前体细胞异常定位（abnormal localization of immature precursor，ALIP）。骨髓增生越活跃，幼稚细胞越多，ALIP 越常见，一般 >3 个簇/切片才算阳性。但这一现象不是特异的，非 MDS 疾病也可见此现象。

（3）红系细胞形态异常及成熟停滞。“核幼浆老”的巨幼样变，巨大红细胞、双核及三核幼稚红细胞、核发芽，核不规则，凋亡现象及胞质空泡化。

（4）单圆核巨核细胞（检出率96%）及淋巴样小巨核细胞（检出率46.9%）增多对 MDS 的诊断有重要意义。

（5）间质成分异常：骨髓增生越活跃，网状纤维越多。

3. 骨髓染色体检查　MDS 中有染色体异常的病例占半数以上，有染色体异常的病例较染色体正常的预后差，在非整倍体的病例中，亚二倍体的比超二倍体预后差，存活期短。染色体的变化还有助于了解疾病的发展和演变，如 MDS 进一步向急性白血病转化时，染色体的畸变常也有进一步的变化。

4. 骨髓细胞培养　在 RAEB 及 RAEB-t 的病例中，大多数细胞培养生长不正常，表现为粒－单核细胞形成单位（GM-CFU）集落的生长减少，集簇/集落的比例增加，血清中的集落刺激因子（colony stimulating factor，CSF）增加。细胞培养对本病的诊断有参考价值。细胞培养生长异常者，白血病的发生率比生长正常的高，如果血清中 CSF 逐渐增加，集落形成进行性减少，也提示白血病转型可能增加，生存期缩短。

5. 超微结构　幼红细胞中的线粒体内可见到铁沉着，细胞核中可有核泡及核裂，粒细胞中可见到嗜天青颗粒的大小不一，也可见到有增大的变形颗粒；血小板中的颗粒变形，巨核细胞中颗粒减少。

6. 免疫学检查　抑制性 T 细胞增高 CD_4^+/CD_8^+ 比例下降。免疫球蛋白可增高或减低。

（四）诊断及鉴别诊断

国内血液学工作者曾 3 次对 FAB 诊断标准进行修订，其诊断标准如下（表 9－1）：

（1）以贫血为主要症状，可兼有发热或出血。

（2）全血细胞减少或任意一、二系血细胞减少，伴巨大红细胞，巨大血小板，有多核红细胞等病态造血现象。

（3）骨髓三系或两系或任一系病态造血。

（4）排除并鉴别以下疾病：伴有病态造血的疾病如 CML、MF、红白血病、原发性血小板增多症、ANLL（M_{2b}）、非造血组织肿瘤等。红系增生疾病如溶贫、巨幼贫等。全血减少的疾病如再生障碍性贫血等。

表 9－1　骨髓增生异常综合征的分型及主要诊断标准

MDS 分型	血象	骨髓象
1. 难治性贫血（RA）	原始细胞 < 1%	原始细胞 < 5%
2. 难治性贫血伴环状铁粒幼细胞（RAS 或 ASIA）	原始细胞 < 1%	环状铁粒幼细胞 > 15%
3a. 难治性贫血伴原细胞增多（RAEB）	原始细胞 < 5%	原始细胞 5% ~20%
3b. 转化型难治性贫血伴原始细胞过多（RAEB-t）	原始细胞 > 5%	原始细胞 20% ~30%，可有棒状小体
4. 慢性粒－单细胞白血病（CMML）	单核细胞 > 1.0×10^9/L	原始细胞 5% ~20%

（五）治疗和预后

目前尚缺乏有效的根治疗法。MDS 如不治疗，生存期为 7.5 ~27 个月，骨髓衰竭引起的感染和出血是死亡的主要原因。由于化疗对老年患者的毒性反应较大，因此对病情较稳定的 RA，主要应采取支持疗法；对有严重贫血的病例，可给予定期输血，以改善贫血；对血小板明显减少又伴有较重出血的，可输血小板悬液；对白细胞减少，有革兰阴性细菌感染经抗生素治疗无效的，可静脉输注大剂量丙种球蛋白或粒单核细胞集落刺激因子。对 RAEB 或 RAEB-t 者，病情严重，各种治疗无效而有发展趋势者，大多数人仍主张适当用量化疗，有时可稳定病情，取得好转，但应注意并发症，必须加强支持疗法。

1. 支持疗法 主要包括输血或成分输血，应用抗生素控制感染。

2. 诱导分化治疗

（1）维 A 酸：为维生素 A 的衍生物，能增强造血干细胞对 CSF 和促红细胞生成素的反应而使造血细胞的增生，增强同时对肿瘤细胞的生长有抑制作用，诱导肿瘤及白血病分化。13-顺式维 A 酸，每日 3 mg/kg，分 3 次口服；全反式维 A 酸，每日 30～60 mg，分 3 次口服，持续用药 3～6 个月方可有效。主要有皮肤黏膜、消化道和肝功损害等不良反应。

（2）骨化三醇：1α，25-二羟胆骨化醇（罗钙全），有诱导分化作用，可使血中性粒细胞和血小板增加。口服剂量，每日 2 μg，疗程 12 周。主要有消化道、多尿、嗜睡等不良反应。

（3）其他：5-氮杂-2' 脱氧胞核苷（5-Aza）能抑制 DNA 甲基转位酶、DNA 甲基化，抑制集落生长，诱导异常细胞分化。六亚甲双乙酰胺（HMBA）可诱导白血病细胞株分化。

3. 化疗 对中青年、病情严重、各种治疗无效且有转化倾向的患者，大剂量化疗有一定疗效。对老年人，由于治疗中感染和出血等并发症，必须严格掌握指征。

4. 维生素和激素 维生素 B_6 适用于 RA 及 RAS 型，皮质激素仅对少数患者有效，雄性激素和达那唑（danazol）可以改善某些患者的贫血，减少输血次数。

5. 细胞因子 GM-CSF、IL-3、干扰素等有调节免疫的作用，临床疗效尚不肯定。2017 年，美国迈阿密大学 Nimer 报道，P300 蛋白可以阻止 MDS 向 AML 发展。P300 蛋白是组蛋白酰基转移酶的亚基，但 MDS 细胞缺乏 P300 蛋白时，100% 发展成为 AML。

6. 骨髓移植 年龄大的患者不理想。

第四节 多发性骨髓瘤

多发性骨髓瘤（multiple myeloma，MM）系恶性浆细胞在骨髓中增生失控，引起骨骼疼痛和破坏，并产生异常的单克隆免疫球蛋白（M 蛋白）引起各种临床表现。本病在国外发病率为（2.6～3.3）/10 万人口，确诊时平均年龄为 62 岁，并随增龄发病率升高，75 岁时发病率高达 25/10 万人口。男性多于女性。

（一）临床表现

多发性骨髓瘤起病徐缓，早期无明显症状，容易被误诊。MM 的临床表现多样，主要有贫血、骨痛、肾功能不全、感染、出血、神经症状、高钙血症、淀粉样变等。

1. 骨痛、骨骼变形和病理骨折　骨髓瘤细胞分泌破骨细胞活性因子而激活破骨细胞，使骨质溶解、破坏，骨骼疼痛是最常见的症状，多为腰骶、胸骨、肋骨疼痛。由于瘤细胞对骨质破坏，引起病理性骨折，可多处骨折同时存在。

2. 贫血和出血　贫血较常见，为首发症状，早期贫血轻，后期贫血严重。晚期可出现血小板减少，引起出血症状。皮肤黏膜出血较多见，严重者可见内脏及颅内出血。

3. 肝、脾、淋巴结和肾脏病变　肝、脾肿大，颈部淋巴结肿大，骨髓瘤肾。器官肿大或者异常肿物需要考虑髓外浆细胞瘤或者淀粉样变。

4. 神经系统症状　神经系统髓外浆细胞瘤可出现肢体瘫痪、嗜睡、昏迷、复视、失明、视力减退。

5. 多发性骨髓瘤多见细菌感染　亦可见真菌、病毒感染，最常见为细菌性肺炎、泌尿系感染、败血症，病毒性带状疱疹也容易发生，尤其是治疗后免疫低下的患者。

6. 肾功能损害　50% ~70% 患者尿检有蛋白、红细胞、白细胞、管型，出现慢性肾功能衰竭、高磷酸血症、高钙血症、高尿酸血症，可形成尿酸结石。

7. 高黏滞综合征　可发生头晕、眼花、视力障碍，并可突发晕厥、意识障碍。

8. 淀粉样变　常发生于舌、皮肤、心脏、胃肠道等部位。

9. 包块或浆细胞瘤　有的患者可以出现包块，包块直径几厘米至几十厘米不等，可以是骨性包块或软组织包块，这些包块病理检查多为浆细胞瘤。一般认为合并软组织包块或浆细胞瘤的患者预后不良，生存期短。

10. 血栓或梗死　患者可出现血液透析造瘘管梗死、深静脉血栓或心肌梗死等表现，发生的原因与肿瘤患者易栓及高黏滞综合征等因素有关。

（二）实验室检查

1. 血象　正细胞性贫血。10% ~15% 患者初次就诊时有白细胞和（或）血小板减少，随病情进展此类患者逐渐增多。血涂片红细胞形成缗钱状，血沉明显加快。

2. 骨髓象　浆细胞占 10% ~95%。细胞形态与病情有关，病情缓慢发展者，浆细胞形态较成熟，病情急者浆细胞分化差，形态上难以辨认。偶可见某些病例骨髓不易抽出，或浆细胞少于 10% 时，应做骨髓活检，可能找到成堆浆细胞。

3. 血清异常蛋白　出现 M 蛋白。血清和尿免疫电泳分析，可分为 IgG、IgA、IgD、IgE、κ 和 λ 轻链型。M 蛋白不分泌型罕见。

4. 其他　血钙升高，肾功减退时血磷也可升高。血 β_2 微球蛋白升高。高尿酸血症。绝大多数患者有蛋白尿，但约有 45% 患者尿中出现凝溶蛋白。血尿素氮和肌酐常升高。

5. X 线检查　颅骨、骨盆、脊椎、股骨、肱骨等可出现溶骨缺损或骨质疏松，约有15%患者X线检查为阴性。

（三）诊断和治疗

1. 诊断 以下3项中有2项阳性，结合临床症状即可做出诊断。但需要与反应性浆细胞增多症，产生M蛋白的其他疾病及骨转移癌引起的骨质破坏相鉴别。

（1）骨髓涂片浆细胞10%以上，或病理检查证实有髓外浆细胞瘤。

（2）X线检查发现溶骨病变或重度骨质疏松伴有脊椎压缩性骨折。

（3）血清或尿中出现M蛋白。

2. 治疗

（1）联合化疗：常用的为M_2方案：环磷酰胺10 mg/kg静脉注射，第1 d；苯丙酸氮芥0.1 mg/kg，口服，第1～第7 d；卡莫司汀0.5～1.0 mg/kg，静脉注射，第1 d；泼尼松1 mg/kg，口服，第1～第14 d；长春新碱0.03 mg/kg，静脉注射，第21 d。每4～6周重复1次。

（2）α-干扰素：有一定的疗效，可延长存活期。从100万U/m^2开始皮下注射，如无反应可增加到300万U/m^2隔日皮下注射，长期维持治疗。长期用药可引起发热、厌食、肌肉酸痛、白细胞和血小板减少。不良反应严重者应停药。

（3）骨髓移植：对年龄大的患者不理想。

第五节　淋巴瘤

淋巴瘤（lymphoma）是原发于淋巴结或淋巴组织的恶性肿瘤，有淋巴细胞和（或）组织细胞大量增生，恶性程度不一。临床上以无痛性进行性淋巴结肿大为典型特征，发热、肝脾肿大也常见，晚期有恶病质、贫血等表现。根据组织病理学不同可分为霍奇金病（Hodgkin's disease，HD）和非霍奇金淋巴瘤（non-Hodgkin's lymphoma，NHL）两大类。

国际抗癌联盟统计，1985年淋巴瘤占全部恶性肿瘤的4.1%，居第11位，男性高于女性，白种人高于非白种人，发达国家高于发展中国家，城市高于农村。近年来，淋巴瘤发病率有上升趋势，主要是NHL的增加，一般NHL每年升高3%～4%。HD多发生在青年人，NHL多发生在中老年人，在我国NHL多见。根据我国9009例恶性淋巴瘤中8572例NHL的资料分析，发病年龄自2个月至88岁不等，高峰年龄组在40～60岁。T细胞淋巴瘤发病相对较B细胞者年轻；男性略多于女性，为（2～4）:1，较国外报道1.5:1为高。本节主要介绍NHL。

（一）病因和发病机制

淋巴瘤的病因和发病机制至今尚不十分清楚，可能与下列因素有关。

1. 病毒感染 与淋巴瘤关系较为密切的病毒有 Epstein-barr（EB）、人类细胞淋巴瘤/白血病病毒（human-lymphotropic virus，HTLV）、人类疱疹病毒 6 型（HHV-6）。1964 年，Epstein 等首先从非洲儿童伯基特（Burkitt）淋巴瘤组织传代培养中分离得到 EB 病毒。这类 DNA 疱疹型病毒可引起人类 B 淋巴细胞恶变致 Burkitt 瘤，80% 以上的血清 EB 病毒抗体滴度明显升高，而同地区非 Burkitt 瘤患者中只有 14% 升高，抗体滴度升高者日后发生 Burkiitt 淋巴瘤的概率明显增多。在 Burkitt 瘤细胞核中已提取出该病毒 DNA，说明 EB 病毒可能是 Burkitt 淋巴瘤的病因。

2. 免疫缺陷 遗传性免疫缺陷，如毛细血管扩张性共济失调、Wiscott-Aldrich 综合征、遗传性丙种球蛋白缺乏症等患者的淋巴瘤发生率显著升高。自身免疫性疾病，如干燥综合征、系统性红斑狼疮等也有并发淋巴瘤者。提示持续反复的自身抗原刺激、异体器官移植或免疫缺陷引起的反复感染，使细胞发生增生反应，而免疫缺陷发生抑制性 T 细胞监视功能失调，细胞无限制性增生，最终导致淋巴瘤的发生。

3. 理化因素 辐射引起淋巴瘤的潜伏期比白血病长得多，平均 20 年，与接受辐射的剂量和年龄有关。辐射可能激活了细胞的原癌基因、细胞突变、DNA 损伤与错误修复、染色体畸变，最终导致细胞无限制性增生发生淋巴瘤。化学毒物与淋巴瘤的发生也有关系。

4. 遗传因素 Razis 等报道，HD 的一级亲属中 HD 的发病率为普通人的 3 倍。

（二）组织学分类

与 HD 比较，NHL 是一组组织学类型、临床表现和生物学行为有显著差异的淋巴细胞肿瘤性疾病。NHL 侵犯结外组织的倾向大，往往多灶性起病，所以疗效较 HD 差，临床过程不一，治疗效果也有显著性差异。NHL 的组织学分类对认识 NHL 组织发生学，制订合理的治疗方案和判断预后，都具有重要的意义。1966 年 Rappaport 根据病理组织学特点及增生的细胞成分和分化程度，将 NHL 分为结节型（又称滤泡型）和弥漫型两大类。1980 年国际淋巴瘤讨论会分类法：按肿瘤的恶性程度分为低度、中度和高度 3 类。1982 年美国国立癌症研究所参考各家分类，根据肿瘤生物学行为，制订一个供临床使用、又能与其他分类转换的 NHL 的工作分类法（表 9 –2）。我国病理学家在 1985 年成都会议上，根据国内 NHL 的特点，参考国际工作分类，拟订我国的 NHL 工作分类（表 9 –3）。

表 9-2 NHL 的国际工作分类（国际专家组，1982）

低度恶性	中度恶性	高度恶性	杂类
1. 小淋巴细胞性（SL）	4. 滤泡型大细胞为主性（FL）	8. 免疫母细胞性（IBL）	综合性
2. 滤泡型小裂细胞为主性（FSC）	5. 弥漫型小裂细胞性（DSC）	9. 淋巴母细胞性（LBL）	蕈样肉芽肿组织细胞性
3. 滤泡型小裂和大细胞混合性（FM）	6. 弥漫型小和大细胞混合性（DM）	10. 小无裂细胞性（Burkitt）（SNC）	髓外浆细胞瘤不能分类及其他
	7. 弥漫型大细胞性（DL）		

表 9-3 NHL 我国工作分类方案（成都会议，1985）

低度恶性	中度恶性	高度恶性
1. 小淋巴细胞性		
2. 淋巴浆细胞性		
3. 裂细胞性（滤泡型）	4. 裂细胞性（弥漫型）	
5. 裂—无裂细胞性（滤泡型）	6. 裂—无裂细胞性（弥漫型）	
	7. 无裂细胞性（滤泡型）	8. 无裂细胞性（弥漫型）
		9. Burkitt 淋巴瘤
		10. 免疫母细胞性
11. 髓外浆细胞瘤（分化好）	12. 髓外浆细胞瘤（分化差）	
13. 蕈样肉芽肿，Sezary 综合征瘤		14. 透明细胞性
		15. 多形细胞性
		16. 淋巴母细胞性
		（1）曲核
		（2）非曲核
		17. 组织细胞性
18. 不能分类		

（三）临床表现

1. 淋巴结肿大 无痛性、进行性淋巴结肿大为最常见的征象，但以此作为首发症状的较 HD 少，占 56%。浅表或深部淋巴结均可累及，以颈部淋巴结肿大最多见，占 53.5%，但更易累及口咽环，余依次为腹股沟、肠系膜、腋下及锁骨上下淋巴结。往往先由一处开始，最后累及多处，逐渐增多增大以至融合。分化不良性淋巴细胞 NHL 易侵犯纵隔，胸片可见分叶状肿块，预后均相对较差。晚期病例可有肝脾肿大。深部淋巴结肿大可引起压迫症状，如纵隔淋巴结肿大引起咳嗽、胸闷、气促、肺不张、颈交感神经麻痹综合征、上腔静脉压迫症；肝门淋巴结肿大，压迫胆总管引起黄疸和肝肿大。腹膜后淋巴结肿大，可引起背痛及下肢、会阴部或阴囊水肿，偶尔压迫输尿管，引起肾盂积水。纵隔肺门淋巴结肿大或胸膜肿瘤浸润可引起胸腔积液。累及深部淋巴结时，临床上常以发热为主要表现。

2. 全身症状 发热、消瘦（体重减轻10%以上）、盗汗等为主要全身症状，其次有食欲减退、易疲劳、瘙痒等。热型多不规则，可呈持续高热，也可间歇低热，NHL一般在病变较广泛时才发热，热退时大汗淋漓可为本病特征；瘙痒偶见；淋巴瘤细胞产生的单克隆免疫球蛋白血症或冷球蛋白血症可引起四肢发绀、疼痛等雷诺现象；麻痹及坏疽罕见；个别有引起高钙血症。全身症状和发病年龄、肿瘤范围、机体免疫力等有关。老年免疫功能差或多灶性起病者全身症状显著。无全身症状者的存活率较有症状者高3倍。

3. 结外病变 NHL较HD结外侵犯的倾向更强，尤其是弥漫性组织细胞性淋巴瘤。结外累及以胃肠道、骨髓以及中枢神经系统较多，且临床表现亦较明显。NHL累及胃肠道占13%～25%，以小肠为多，其中半数以上为回肠，其次为胃，结肠很少受累。原发性小肠肿瘤可以吸收不良综合征或脂肪泻为主要临床表现，病变多发生于空肠。胃肠道病变一般通过肠系膜淋巴管，由腹膜后淋巴结播散而来。原发性胃肠道淋巴瘤必须具备以下几点：①病变仅累及胃肠道，一般无邻近淋巴结累及；②无其他部位淋巴结肿大；③无肝脾病变；④血象正常，所以一般需手术后才能确诊。

4. 皮肤病变 恶性淋巴瘤患者可有一系列非特异性皮肤表现，皮肤损害呈多形性，红斑、水疱、糜烂等，晚期恶性淋巴瘤患者免疫状况低下，皮肤感染常经久破溃、渗液，形成全身性散在的皮肤增厚、脱屑。

（四）组织活检

活体组织检查25%～50%的NHL有肝累及，尤多见于滤泡或弥漫性小裂细胞NHL。脾脏浸润大多由腹部淋巴结病灶经淋巴管扩散而来。脾肿大见于30%～40%早期成人NHL。初次就诊，NHL很少有肺实质侵犯，但尸检约50%有肺部病变，多从纵隔或肺门淋巴结转移而来；约25%在病程中发生胸腔积液，除肿瘤浸润外，也可能因纵隔累及，淋巴阻塞所致。NHL较HD更多有骨骼浸润，约4%弥漫性大细胞或组织细胞型NHL偶可原发于骨骼组织。特异性皮肤损害多见T细胞成人白血病/淋巴瘤综合征或蕈样肉芽肿，表现多样化，包括肿块、皮下结节、浸润性斑块、溃疡、丘疹、斑疹等，常先见于头颈部，非特异性损害常见的有皮肤瘙痒症及痒疹。96%的弥漫性原淋巴细胞及组织细胞型NHL易侵犯口咽淋巴环，最多见软腭、扁桃体，其次为鼻腔及鼻窦，鼻咽部和舌根较少，临床有吞咽困难、鼻塞、鼻出血及颌下淋巴结肿大。NHL 可累及肾脏。10% 的 NHL 可累及中枢神经系统，主要是弥漫性原淋巴细胞、小无裂及大细胞型淋巴瘤。NHL 累及脊髓者较少见。

（五）诊断和鉴别诊断

1. 诊断标准

（1）临床表现：约 2/3 患者以无痛性淋巴结肿大为初发表现。结外病变可侵犯韦氏咽环、胃肠道、骨、骨髓、皮肤、唾液腺、甲状腺、神经系统、睾丸等，表现为局部症状肿块、压迫、浸润或出血等症状。20% ~30% 患者出现发热、体重减轻、盗汗等全身症状。

（2）实验室检查：骨髓受累时可发生血细胞减少。某些类型的 NHL 易侵犯中枢神经系统，可有脑脊液异常。血清乳酸脱氢酶（LHD）β_2 微球蛋白（β_2-mG）水平升高可作为预后不良的指标。

（3）病理组织学检查：系确诊的主要依据。特点为淋巴结正常结构消失，为肿瘤组织所取代；恶性增生的淋巴细胞形态呈异形性，无 Reed-Sternberg 细胞；淋巴包膜被侵犯。根据组织学特征、细胞来源和免疫表型及预后，可分为不同类型（见前）。

2. 鉴别诊断

（1）淋巴结反应性增生：包括弥漫性增生、滤泡性增生、窦性增生。可由很多因素引起，如病毒性淋巴结炎、真菌性淋巴结炎、皮肤病引起的淋巴结炎及寄生虫引起的淋巴结炎等；它不是一种独立的疾病，常常是一种感染所引起的反应。

（2）组织细胞坏死性淋巴结炎：多发生于颈部淋巴结，表现为淋巴结肿大，持续发热，抗生素治疗无效。淋巴结结构往往破坏或消失，有时可残存少数淋巴滤泡或淋巴窦。弥漫增生的淋巴结实质主要为增生的组织细胞及淋巴细胞，又称组织细胞性坏死性淋巴结炎。

（3）伴巨大淋巴结肿大的窦组织细胞增生症：较少见，病因不明。双侧颈部淋巴结肿大，呈结节状或融合结节状，往往构成巨大肿块，病变主要位于颈部淋巴结，他处也可受累。

（4）原发性或转移性未分化癌：多在淋巴结以外，组织结构为弥漫性，在结外一般呈巢状，细胞呈圆形或不规则形，网状纤维在癌细胞巢之间，有聚集现象，LCA（－）、上皮性抗原（＋），超微结构细胞器较多，细胞之间可见连接复合体，特别是桥粒。

（六）治疗

放射治疗与化学治疗是当今治疗淋巴瘤的主要措施，且已取得显著疗效。但合理治疗方案制订，有赖于正确的病理分型和临床分期。

1. 放射治疗 NHL 对放疗也敏感，但复发率高。因 NHL 蔓延途径不是沿淋巴区，大面积不规则野照射的效果较 HD 为差，治疗剂量也较 HD 大。所以，仅低度恶性组初临床Ⅰ期及Ⅱ期（限于累及淋巴结，未超过邻近 2 组以上者）及中度恶性组病理Ⅰ期可单独使用放疗，约半数患者放疗后可无复发存活达 10 年，至于放疗后是否再用化疗，意见尚未统一。Ⅲ期及Ⅳ期大多采用化疗为主，必要时放疗作为辅助治疗。

2. 化学治疗　化疗的疗效取决于病理组织类型，而临床分期重要性不如 HD。按病理学分类恶性程度，可将 NHL 归纳为以下 3 组，分别决定其化疗方案。

（1）低度恶性组：以滤泡性小裂细胞为主，其他有滤泡性小裂与大细胞混合型及弥漫性小细胞型。各型临床Ⅲ期及Ⅳ期患者，放疗或化疗都不能取得痊愈。所以，对此类进展期患者的最佳治疗方法多主张联合化疗为主，必要时局部放疗。但 PoNock 回顾性分析 44 例患者推迟治疗结果，全部患者中位生存时间为 10 年，而且 7 例患者有自发性肿瘤消退。所以，目前主张本组患者尽可能推迟化学治疗，定期密切观察。如病情有进展或发生并发症，再进行 COP（环磷酰胺 400 mg/m^2，po/d，第 1～第 5 d；长春新碱 1.4 mg/m^2，静滴，第 1 d；泼尼松 100 mg/m^2，po/d，第 1～第 5 d。每 3 周为 1 疗程，共 4～6 个疗程）方案或 CHOP（COP + 阿霉素 50 mg/m^2，静滴，第 1 d。每 3 周为 1 疗程，共 4～6 个疗程）方案化疗。

（2）中度恶性组：包括滤泡性大细胞为主型、弥漫性混合细胞型、弥漫性小裂细胞型、弥漫性大细胞型。各型一旦诊断而临床分型属Ⅲ、Ⅳ期及影响范围较广的Ⅱ期，均应联合化疗。COP、CHOP、C-MOPP（MOPP + 环磷酰胺）或 BACOP（CHOP + 博来霉素）等，每月 1 疗程，计 6～9 个月，可使 70% 患者获得全部缓解，而 35%～45% 可有较长期缓解。其他第二代化疗方案尚有 Pro-MACE/MOPP（弥漫性组织细胞淋巴瘤完全缓解率约 74%），m-BACOD 等新方案中常添加中等剂量甲氨蝶呤（中枢神经系统淋巴瘤）。新联合方案成功的关键在于：避免过长的无治疗间歇期；短时间的强化治疗；中枢神经系统的防治。

（3）高度恶性组：包括原免疫细胞淋巴瘤（中度恶性组弥漫性大细胞型中部分病例）、弥漫性原淋巴细胞型及弥漫性未分化小细胞型，均应给以用于中度恶性组的强烈联合化疗，尤以第二代或第三代联合化疗为佳。COP-BLAM（BACOP + 甲基苄肼 100 mg/m^2，第 1～第 5 d 口服，每日 1 次）及 MACOP-B 治疗原免疫细胞淋巴瘤有效。

3. 干细胞移植　对于 50 岁以下的患者，能耐受大剂量放疗、化疗的联合治疗，结合异基因或自体骨髓移植，可望取得较长缓解期和无病存活期。适应于对一线药物治疗不敏感或复发扩散至全身的患者。如果未累及骨髓，可用自体骨髓或周围血干细胞移植。

4. 生物靶向治疗　NHL 大部分为 B 细胞性，其中 90% 表达 CD20。HL 的淋巴细胞为主型也高密度表达 CD20。凡 CD20 阳性的 B 细胞淋巴瘤，均可用 CD20 单抗

（利妥昔单抗）治疗。每一周期化疗前应用可明显提高惰性或侵袭性 B 细胞淋巴瘤的完全缓解率及无病生存时间。B 细胞淋巴瘤在造血干细胞移植前用利妥昔单抗做体内净化，可以提高移植治疗的疗效。

5. 手术治疗 由于局部放疗较手术切除缓解率更高，故手术只限于活组织检查。合并脾功能亢进者可行脾切除术，以提高血象为化疗创造条件。脾边缘带 B 细胞淋巴瘤，在早期病灶局限于脾并脾肿大时，脾切除可作为首选治疗方法。

6. 其他 α 干扰素对低恶性 NHL 有效率 40% ~50%，中度和高度恶性病例疗效分别为 33% 和 14%。单克隆抗体 Ribximab（美罗华）对难治性或复发的 B 细胞淋巴瘤疗效较好，部分患者获得完全或部分缓解。嘌呤类药物对低恶性淋巴瘤患者，可达完全缓解，但仍可复发。

（七）预后

HD 的治疗进展较快，10 年生存率已达 50% 以上，其中绝大多数可能已治愈。低恶性 NHL 病变相对缓和，但缺乏有效的根治方法，所以常呈慢性过程并多次发作，也有因转化至其他类型，对化疗耐药而致死。但低恶性 NHL 如发现较早，经合理治疗可获得 5 ~10 年甚至更长的存活期。中度和高度恶性 NHL 疗效较好，特别是弥漫性大细胞性和 Burkitt 淋巴瘤，中数存活期即使在较晚期的病例，也已从几个月延长到 2 年以上。

（葛科立　徐颖婕　李　旭）

第十章　运动系统疾病

随着人口的老龄化，骨与关节等运动系统疾病的发生率明显增高，已成为老年人的多发病、常见病。本章主要介绍几种严重危害老年人健康的常见的运动系统疾病。骨质疏松症与雌性激素的减少密切相关，已在内分泌代谢疾病章节论述，此处不再赘述。

第一节　肩关节周围炎

肩关节周围炎（scapulohumeral periarthritis）简称肩周炎，俗称凝肩，也称粘连性关节炎，它是肩部肌肉、肌腱、滑膜和关节囊等软组织的慢性炎症形成关节内外粘连，阻碍肩的活动，临床特征为肩痛和活动障碍。

（一）病因和病理

肩关节疾病可来源于盂肱关节、肩锁关节、胸锁关节和肩胸关节中的任何一个。

肩关节囊的旋转套（肌腱套）炎症（肩周炎）是引起肩周疼痛的最常见原因。对于老年人，有时并不剧烈的活动如举起并不很重的物品即可引起本病，这与老年性退变有关。病因可来自肩周软组织的炎症，如冈上肌腱炎，肩胛下滑囊炎等。老年人只要局部固定时间稍长，也容易发生此病。

肩关节周围炎的病理改变主要发生在盂肱关节周围，包括肌和肌腱，滑囊和关节囊，这些结构的慢性损伤主要表现为增生、粗糙及关节内、外粘连，从而产生疼痛和功能受限。后期粘连严重，甚至可与骨膜粘连，此时疼痛消失，但功能障碍难以恢复。

1. 肩部原因

（1）本病大多发生在40岁以上中老年人，软组织退行病变，对各种外力的承受能力减弱。

（2）长期过度活动，姿势不良等所产生的慢性致伤力。

（3）上肢外伤后肩部固定过久，肩周组织继发萎缩、粘连。

（4）肩部急性挫伤、牵拉伤后因治疗不当等。

2. 肩外因素　颈椎病，心、肺、胆道疾病发生的肩部牵涉痛，因原发病长期不愈使肩部肌肉持续性痉挛、缺血而形成炎性病灶，转变为真正的肩周炎。

（二）临床表现

常见主诉是关节疼痛和运动受限。某些患者可能形容能听到轻微的声响。一般起病缓慢，无明显受伤史，初为轻度肩痛，逐渐加重，活动不灵，重者稍一触及则疼痛难忍，肩活动受限，不能摸口袋、扎裤带、摸背、梳头等。典型表现是当上臂伸展在60°至120°疼痛变为非常明显。可有肩肌萎缩、背阔肌和大小圆肌等痉挛。患者可主诉在整理发型、穿衣、携物等时很困难。肩关节囊的旋转肌腱套撕裂也可由外伤造成，轻度撕裂与肌腱鞘炎症有时很难区别，严重撕裂时，一般可见阳性坠臂体征，且不能保持90°的肩外展姿势。

（三）诊断和鉴别诊断

X线检查对于鉴别有骨折的肩关节炎很有帮助。平片中也可见到肩部骨质疏松和钙的沉积影像，后者通常是圆形或椭圆形，见于韧带或滑膜囊上。慢性肩周旋转套撕裂，特别是累及锁骨上韧带时，肱骨头和锁骨之间的间隙可以消失。小的撕裂或部分撕裂，诊断比较困难。MRI检查对于检测肩周软组织有帮助，但费用昂贵。超声扫描是一种确定软组织解剖学改变的方法，并且还可检测有无感染的征象。

确认肩关节囊腱套撕裂也可由关节的照相证实。诊断粘连性包裹性肩关节炎最好也采用此法。其病理改变包括肩关节体积缩小，正常关节囊形态消失和二头肌腱鞘异常。

如果肩关节出现较大量的积液，也可采取关节穿刺的方法。这种方法可以除外晶体或感染性关节炎。

肩关节的症状可来源于颈椎病变，肩部疼痛也可被患者描述为脑部的症状。

（四）治疗

休息、热疗或冷疗、组织深部超声治疗均可改善急性症状。特殊姿势和范围的运动，只要患者能够耐受也可以采用。肩胛下间隙注射长效皮质激素也可以缓解疼痛的症状。非皮质激素类抗炎药物可以减轻疼痛和关节的炎症反应。老年患者采用局部非皮质激素药物注射，可以避免其不良反应。关节囊腱套撕裂可采用休息、理疗和非皮质激素抗炎药物，局部注射可以减轻疼痛，但要注意避免注射皮质激素药物至肌腱上，因为由此可引起完全的撕裂。老年患者由于既往有关节炎和退化性肌腱纤维，疾病的再次复发一般并不常见。

粘连性囊性肩周炎不容易治疗。治疗方法可采用局部皮质激素注射、非皮质激素抗炎药物和理疗等。如果注射药物的量较大，应在X线下进行操作。

多做合理的活动以增强肩关节周围肌肉和肌腱的强度。

第二节　骨性关节炎

骨性关节炎（osteoarchritis）是一种慢性关节疾患，也称为肥大性关节炎、增生性关节炎、退变性关节炎、老年性关节炎、创伤性关节炎和骨关节病等。特点是关节软骨变形，软化逐渐消失，软骨下骨板层骨质硬化，随后出现关节软骨边缘骨赘形成，继发关节滑膜炎，关节囊挛缩，关节间隙狭窄，功能障碍。指关节发病率最高，其次是负重关节。

关节软骨的变形发生最初，具有特征性病变。软骨基质内糖蛋白丢失时关节表层的软骨软化，在承受压力的部位出现断裂，使软骨表面呈细丝绒状物。病理表现有：关节软骨软化、软骨糜烂、磨损、脱落、边缘增生、骨赘、滑膜、关节囊、肌肉改变、关节变形等。以后软骨逐渐片状脱落而使软骨层变薄甚至消失。软骨下的骨质出现微小的骨折、坏死，关节面及周围的骨质增生构成X线上的骨硬化和骨赘及骨囊性变。关节滑膜可因软骨和骨质破坏，代谢物脱落如关节腔而呈腔轻度增生性改变，包括滑膜细胞的增生和淋巴细胞的浸润，其程度远不如类风湿关节炎明显。严重的骨性关节炎的关节囊壁有纤维化，周围肌腱亦受损。

一、髋关节骨关节炎

髋关节骨关节炎可分为原发型和继发型两种类型。原发型髋关节骨关节炎发病原因不明，患者无遗传缺陷，没有全身代谢及内分泌异常。髋关节没有创伤、感染，先天性畸形等病史，多见于50岁以上肥胖型患者，常为多数关节受伤，发展缓慢，预后较好。继发性髋关节骨关节炎是指在发病前髋关节有某些病变存在者，常局限于单个关节，病变进展较快，发病年龄较轻，预后较原发型骨关节炎差。尽管这两种类型的髋关节骨关节炎有着上述的区别，但它们的临床表现和病理表现都相同。

（一）诊断

1. 关节疼痛　受寒冷、潮湿的影响而加重，并常伴有跌行。疼痛的部位可在髋关节的前面或侧方，或大腿内侧。髋关节疼痛常可放射到肢体其他部位，如坐骨神经迷行区域，膝关节附近。患者主诉为膝关节疼痛或坐骨神经痛。由于上述部位疼痛严重，以致忽视了髋关节的病变，易于误诊。

2. 关节僵硬　髋关节僵硬感觉出现在清晨起床后或在白天一段时间不活动之后，故称为“晨僵”。髋关节骨关节炎的僵硬现象与其他疾患所造成的僵硬的一个显著不同点是持续时间短，一般不超过15 min，活动后即缓解；但活动过久疼痛又加重，休息后又减轻。此症被称为骨关节炎特有的症状。并有鉴别诊断意义。

3. 功能障碍 严重的髋关节骨关节炎出现屈曲，外旋和内收畸形。此外，患者常感行走、上楼梯、由坐位站起困难。如有游离体存在，可出现关节交锁征。

4. 体征 早期可以没有特殊体征。严重时髋关节处于前述畸形位。髋关节前方及内收肌处可有压痛。髋关节畸形较重时，Thomas 征阳性，关节活动幅度减小。

5. X 线表现 髋关节骨关节炎常表现为关节间隙变窄，软骨下骨板层硬化，关节面不规则、不光滑并有断裂现象。股骨头变扁，骨股头颈交界处常见有骨赘形成，而使股骨头呈成蕈状，髋臼顶部可见骨质密度增高，其处上缘有骨赘形成，严重者股骨头可向外上方脱位，有时可发现关节内游离体。

（二）治疗

1. 非手术疗法

（1）一般治疗：对髋关节骨关节炎患者来说，适当休息是很重要的治疗。除非疼痛十分严重，采用卧床牵引外，一般不需要卧床休息。只是限制关节活动，而允许其自理日常生活。这样可以减轻症状及延缓疼痛的进程。减轻髋关节的负重是另一条重要措施。通常可嘱扶手杖、拐、助行器行走。如能减轻患者体重，则可大大减轻髋关节的负担，但常常难以做到。严重的髋关节骨关节炎应避免持续站立的工作。

（2）药物治疗：某些患者尚需药物辅助治疗以减轻症状。采用阿司匹林治疗是最安全的，因为阿司匹林具有镇痛及抗炎作用。通常以采用中等剂量（0.6g，3~5 次/d）为宜。抗炎止血剂，如吲哚美辛，对减轻骨关节炎的症状有效，但近年来有人报告长期服用吲哚美辛可加剧骨关节炎病变，故不宜长期服用。对其他具有较大毒性反应的药物不宜应用，用类固醇类药物治疗骨关节炎应禁止。鉴于皮质激素能抑制关节软骨内蛋白多糖合成，故关节内局部注射应持慎重态度。

2. 手术治疗 老年人如有严重疼痛、关节变形和功能障碍可考虑手术治疗。其中全髋置换疗效最佳。

二、膝关节骨关节炎

膝关节骨关节炎是常见疾病，是引起膝关节痛的主要原因。50 岁以上的人膝关节 X 线片常有膝骨关节炎的表现，但并不一定都有症状，相反，有些早期骨关节炎患者的膝 X 线片为“正常”表现。膝关节骨关节炎的发生常与下列因素有关：①损伤：关节内骨折，半月板损伤，髋关节脱位等原因造成关节软骨损伤；②过度负重：由于肥胖或膝关节内、外翻畸形而致关节面过度负重；③感染或炎症引起关节软骨破坏；④软骨下骨坏死，如干脆骨炎发生关节内游离体，造成关节软骨面损坏。

（一）诊断

1. 髌骨下疼痛 早期症状为主动伸屈膝关节时引起髌下摩擦感及疼痛。在上下楼梯或坐位站起等动作中，骨四头肌收缩即引起髌骨下疼痛及摩擦音。被动伸屈时则无症状，有时也出现交锁现象，髌骨下压痛。

2. 关节反复肿胀 积液多为不严重的外伤或轻度扭伤或引起关节肿胀积液、疼痛、关节周围压痛，膝关节肌肉痉挛。休息1~2个月后症状可自然消退。可以很长时间没有症状，但可因轻微外伤而发作。由于股四头肌力减弱或因疼痛，膝关节可出现“闪失”现象。

3. 关节畸形 病情逐步发展，膝关节出现内翻或外翻畸形，关节骨缘增大。关节主动及被动活动范围逐步减小，关节疼痛较重，在走平路及站立时也可引起疼痛感。关节韧带松弛出现关节失稳定感。有些患者不能完全伸直膝关节，严重者膝关节呈屈曲挛缩畸形。开始，活动时疼痛加重，休息后缓解，以后可变为持续性疼痛。全身症状少见。

4. 检查 可见股四头肌萎缩，而膝关节粗大。偶尔可触及滑膜肿胀及浮髌试验阳性。髌骨深面及膝关节周围压痛。关节活动轻度或中度受限，但纤维性或骨性强直者少见。严重病例可见膝内翻或外翻畸形，侧方活动检查可见关节韧带松弛体征。单足站立时可观察到膝关节向外或内侧弯现象。

5. X线所见 早期X线片常为阴性，偶尔侧位片可见髌骨上、下缘有小骨赘增生。以后可见关节间隙狭窄，软骨下骨板致密，关节边缘髁间嵴骨质增生，软骨下骨有时可见小的囊性改变，多为圆形，囊壁骨致密。

（二）治疗

1. 保守疗法 适当休息，在正常生活范围内，减少膝关节负重，一般不需要完全休息。在日常活动中注意减少或避免一些有害动作，上下楼梯应扶楼梯扶手。坐位站起时，用手支撑扶手以减少关节软骨所受的压力。病情严重时应扶手杖行走。有人主张应用下肢支具，但常不为患者所接受。膝关节积液严重时应卧床休息，并进行膝部理疗。

为了保持膝关节的稳定及减少股四头肌萎缩，应每日适当地进行肌肉锻炼，每日可进行15 min直腿抬高锻炼，以增强肌力。

可应用非激素类药物达到消炎止痛作用，但一般只对急性发作期有些疗效。关节腔内可的松注射可减轻症状，但有使关节破坏发展的可能，应避免应用。

2. 手术疗法

（1）关节清理术：清除关节内机械性刺激物，为一姑息性手术，关节镜下进行关节清理术则具有手术损伤少，术后恢复快的优点。在关节镜下可消除或磨损游离的软骨面，切除侵入软骨面的骨膜。切除妨碍关节活动的骨刺及游离体，咬除撕裂的半月板，并用大量的生理盐水（2000 mL 以上）进行膝关节冲洗。Shanralaree 治疗 209 例，平均随诊 2 年，优良率为 76%。对于膝关节损坏明显已有内外翻角度畸形者效果不佳。

（2）截骨术。

（3）膝关节人工膝关节表面置换术（Totalknee），适应于骨关节破坏较多，疼痛严重的老年患者。

（4）严重的髌-股关节炎，可做髌骨抬高术治疗，近期疗效很满意。

（5）干细胞治疗：干细胞是具有自我复制能力（self-renewing）的多潜能细胞。干细胞技术，又称为再生医疗技术，是指通过对于细胞进行分离纯化、体外培养、定向诱导、甚至基因修饰等过程，在体外培育出正常的甚至更年轻的细胞、组织或器官，并最终通过细胞、组织或器官的移植而实现对临床疾病的治疗。

（6）3D 打印技术：3D 打印是以数字模型文件为基础，通过三维逐层打印的方式来构造物体的技术，被誉为“第三次工业革命的重要生产工具”。经过 20 多年的发展和完善，目前已在包括医学领域在内的多个领域广泛应用。3D 打印技术可借助影像检查数据制作患者膝关节的 1:1 模型，并制成截骨切模，术中根据截骨切模进行截骨，可获得更好的假体匹配、下肢力线及软组织平衡，同时由于不需要髓内定位，减少了出血量，也降低了发生脂肪栓塞的风险。

三、手部骨性关节炎

本病多发生在老年，发病率随增龄而明显增加，老年人几乎 100% 患病，只是程度不同而已。男女发病率相当，45 岁以下的患者男多于女，45 岁以上的患者女多于男。以指关节和拇指腕掌关节最为常见。多为多关节发病，少数为单一关节。

（一）诊断

1. 发病缓慢　早期表现为关节疼痛和发僵，晨起开始，活动时较明显，活动后减轻，活动多时又加重，休息后缓解。随着病变发展，症状逐渐加重，活动关节时可有摩擦音。晚期疼痛可呈持续性，关节活动受限，并可出现关节积液，半脱位，畸形和关节内游离体等。手指畸形大多是外侧偏斜畸形，拇指可出现腕掌关节内收，掌指关节过伸畸形。

2. X 线检查　早期病变局限在软骨表面时，X 线片为阴性，此后出现关节间隙变窄，骨赘形成呈唇样变，骨端致密硬化呈象牙状骨，骨面下可因囊性变而出现“囊肿”，关节腔内可有游离体。还可出现骨端变形，骨面不平，两关节面不对称，偏向畸形，半脱位等。但无骨性强直。

（二）治疗

1. 局部治疗 受累关节多休息，避免剧烈活动。疼痛较剧烈时，局部适当制动、理疗可解除肌肉痉挛，改善血液循环、消肿、消炎、镇痛。可选用热疗，离子导入等。

2. 药物治疗 疼痛较重者，可口服水杨酸钠、阿司匹林、吡罗昔康等。疼痛明显且有关节积液时，可于关节腔内注射少量醋酸氢化可的松或醋酸泼尼松龙，仅作偶尔使用。中药治疗宜用祛风除湿，活血化瘀，舒筋止痛之药。根据具体患者辨证施治。针灸疗法亦有明显止痛等功效。

3. 手术疗法

（1）游离体、骨赘去除术：关节内有游离体或骨赘形成机械障碍者，应手术去除游离体及形成机械障碍的骨赘。

（2）关节成形术：适用于有明显畸形，症状严重但有一部分关节面完好的患者，多用于掌指关节。

（3）关节融合术：用于关节破坏范围广泛，疼痛严重的患者，常用于指间关节。

（4）人工关节置换术（人工关节成形术）：适用于关节破坏严重，侧偏畸形或关节不稳定者。多用于掌指关节，也可用于指间关节。

（5）大多角骨切除人工关节置换术：适用于拇指腕掌关节破坏范围广泛，疼痛严重或明显畸形者。Swanson 于 1965 年创用此术，效果良好，现已被广泛采用。

第三节 骨 折

骨折（fraction）的发生率随年龄增长而明显增加，有报道 65 岁以上每增加 5 岁，骨折的危险增加 1 倍。老年人骨折增多的原因是由于随着增龄骨质疏松的发病率日趋增高。引起老年人骨折的主要危险因素是由于多器官功能的降低，导致平衡力差、步态失稳、行走不便、眩晕、易摔跌。老年期股骨颈骨折、股骨粗隆间骨折、脊柱压缩性骨折、桡骨远端骨折、肱骨外科颈骨折最常见，其他部位和其他类型的骨折均可发生，但较青壮年期发生率低，其中低能量骨折多，高能量骨折少，骨折的暴力机制、线型等与青壮年相似，无明显特殊性。

一、股骨颈骨折

老年人股骨颈骨折最常见，美国 1984 年统计，股骨颈骨折的发病率在 50 ~ 64 岁为 2%，60 ~ 74 岁为 5%，75 岁以上达 10%。其发生率与性别有关，女性多男性，可能与女性绝经期后性激素水平低于男性有关。老年骨折死亡率中，股骨颈骨折的死亡率最高，故称危险区骨折。骨折后一年死亡率，男性占25%，女性占34%，年龄越大，死亡率越高。死亡原因多为系统器官并发症。

（一）诊断

外伤后髋部疼痛、肿胀、下支呈外旋畸形，活动功能不全或全部丧失，有纵轴叩击痛。因骨折位于关节囊内，关节囊常保持完整，极少破裂，故局部肿胀、下肢外旋、大转子上移和肢体短缩均不及转子区骨折严重。尤其是外展嵌插型骨折，仅诉有局部疼痛，尚可屈伸髋关节，甚至能步行，易被忽略有骨折存在；或诊断时被粗暴检查加大骨折移位，症状加重，不能在步行、负重时，才被认为有骨折存在。一般X线检查即可确诊，但要注意股骨头脱位和髋臼骨折并存。如有外伤史、髋痛症状，但X线检查时骨折线隐匿，显示不清晰，可能是嵌插应力骨折，应做CT检查，切不可误诊。

（二）治疗

老年股骨颈骨折的治疗原则是：除促进骨折愈合外，要使患者及早使用伤肢离床活动，才能有效地预防系统器官并发症，免于死亡威胁。尤其是在骨折早期的年迈老人，非生理体位卧床，首先能影响到呼吸、进而循环系统功能紊乱，从而导致多器官功能衰竭。所以，要加强全面护理，预防并发症。骨折的治疗方法如下。

1. 非手术治疗　外展嵌插型骨折，折端比较稳定，传统是采用非手术治疗。将患肢置于轻度外展位上牵引制动，要防止内收，穿防旋鞋控制患肢在轻度内旋位防止外旋，直到骨折愈合再持腋杖离床活动。但在治疗中骨折可转变成内收型，影响骨折愈合，故骨折早期采用经皮穿针内固定较为安全。

2. 手术治疗　适用于各型骨折，尤其是年迈老人更必要。骨折经内固定后不仅能达到骨折稳定、促进愈合，而且能方便骨折早期全面护理。常用各种内固定术；人工髋关节置换术；单纯股骨头切除术等。

二、股骨转子间骨折

股骨转子间骨折是老年人最常见的骨折之一，其发生率与股骨颈骨折相仿。因骨折部位是松质骨，血循丰富，骨折愈合快，又不同于股骨颈骨折。

（一）诊断

老年人外伤后髋部疼痛，肿胀，皮下淤血，大转子上移，下肢有明显的短缩和外旋畸形，临床症状与股骨颈骨折相似。但股骨颈骨折是关节囊内骨折，下折端受关节囊和髂股韧带的牵拉，局部肿胀，下肢短缩和外旋畸形都不及转子区骨折明显，压痛点在腹股沟韧带下方，以资鉴别。X线检查即可确诊，并可进行骨折分类。

（二）治疗

股骨转子间骨折的治疗原则是：迅速稳定骨折，促使患者早期活动，预防系统器官并发症，对骨折治疗要预防髋内翻和外旋畸形。任何一种方法治疗都能达到骨折愈合。

1. 非手术治疗　是股骨转子间骨折系统的治疗方法，常用的有抗外旋丁字鞋和牵引疗法（皮牵引和骨牵引）。此种疗法的优点是患者不需要忍受手术的痛苦与风险，比较容易被患者与家属所接受。在不具备手术治疗条件的基层医院仍然是一种治疗手段。在治疗期要加强优质护理。缺点是骨折除疼痛较重，易并发心肺功能不全、肺炎、褥疮、血管血栓形成等并发症，重者可导致死亡。国内报告，非手术治疗的死亡率在3.6%～6.1%，明显高于手术组（0.8%～1%），而且非手术治疗易发生髋内翻畸形，长时间下肢牵引，在解除牵引后老年人膝关节易发生僵直和屈曲功能障碍，需要很长时间的锻炼与康复，才能恢复伤前的生活自理能力。因此，疗程长，患者痛苦大。

2. 手术治疗　随着医学技术的不断发展，老年病学诊治水平的不断提高，使得术前对老年患者健康状况可以做出较正确的评估，能判断患者对手术的耐受性并制订防治措施，术中术后的心电检测，复位和内固定在电视X光机引导下进行及内固定器材与方法的改进等措施，使得手术时间大大缩短，提高了手术治疗的成功率。手术治疗的优点是：骨折内固定后疼痛减轻，患者可早期在床上活动或离床活动，避免或减少长期卧床带来的并发症，为恢复生活自理能力创造良好的条件。坚固的内固定不宜发生髋内翻畸形，疗程短，病床周转快，减轻家庭与社会的负担。缺点是患者要承受手术的风险，以及发生感染和应激性溃疡等并发症。所以，选择牢固的内固定方法和做好围手术期处理非常重要。

（1）适应证：各型转子间骨折均可采用内固定治疗，应该无年龄的区别。

（2）禁忌证：心脏病，高血压，严重的心律失常，失代偿性心衰，半年内有心梗史及3个月内有频繁发作的心绞痛者。急性脑供血障碍，神志不清楚或老年性痴呆，不能配合咳痰者。尿毒症或肝性昏迷或肺、肾功能差。糖尿病酮体阳性者。严重骨质疏松，骨质量太差，放入内固定物不能起到牢固固定骨折作用者。

三、脊柱压缩性骨折

脊柱骨折与脱位常见，占全身骨折脱位的4.8%～6.6%。而脊柱压缩性骨折又占其中的70%～80%，多发生在胸腰段，占82.2%左右，也是老年人最常见的骨折之一。随着人口老龄化，骨质疏松症患者增多，其发病率呈上升趋势。脊柱压缩性骨折可能合并脊髓神经损伤，出现相应的神经损伤症状，甚至损伤平面以下截瘫。

无脊髓神经损伤者仅表现在局部的疼痛与形态改变，如果未及时诊断，并根据其复杂性做慎重有效的治疗，轻则遗留慢性腰背痛，影响日常生活和工作，重则可能出现迟发性瘫痪而造成终生残疾。

（一）诊断

1. 外伤史 由于老年患者的骨质疏松，根据暴力大小，伤势可轻可重。轻者如坐车颠簸，跨下车门，跳下台阶，滑倒时骶部着地，产生慢性椎体压缩性骨折；重者如车祸，从高处坠落，重物打击头颈和背部，塌方时被泥土掩埋，产生急性椎体压缩性骨折。

2. 临床表现

（1）伤处疼痛：颈椎损伤会颈痛，头痛；胸腰椎骨折脱位则会胸背部疼痛。

（2）活动障碍：颈部损伤的患者不能转动颈部，常用两手扶头部，胸腰椎骨折脱位，但患者不能站立、翻身，腰背屈伸时疼痛加剧。

（3）合并损伤表现：如腹膜后血肿的刺激，患者有腹胀，腹痛，呕吐，便秘，如合并脊髓损伤则有下肢瘫痪，大小便困难。

（4）体检：骨折处有肿胀，淤血，后凸畸形，慢性压缩性骨折可出现驼背畸形，局部压痛，甚至可扪及棘上、棘间韧带断裂。

（5）脊髓损伤患者的下肢感觉、运动和反射有不同程度损害。

3. X 线片 如患者的情况允许，均应摄 X 线正侧位片，以确定有无骨折，脱位，以及损伤部位，椎体压缩和移位程度，骨密度，从而估计损伤机制，损伤类型。但对椎体粉碎骨折，椎弓根，椎板及关节骨折显示见清楚，而且难以了解椎管内有无碎骨片及椎间盘碎片。老年骨质疏松患者的特点为骨密度减低，椎体呈双凹形鱼尾样变，多个锥体形变，双光子骨密度测定低于正常比值。

利用 X 线片进行测量，对胸腰椎骨折和移位的诊断尤其重要，如椎体楔形变的测量、椎体旋转的测量、椎体骨折的测量、脊柱稳定性的测量。

4. CT 扫描 对组织分辨力强，能显示椎体、椎弓根、椎板、小关节凸骨折及移位情况，更有助于了解椎管内有无碎骨片或椎间盘破裂突入椎管以及脊髓受压程度。不少 X 线平片显示椎体压缩不重、移位不多的患者，CT 扫描发现椎管内有骨碎片或破裂的椎间盘，脊髓明显受压。此外，还可测量椎管、椎体的横径和失状径，确定椎管的狭窄程度。

CT 所见为选择手术方法提供了主要参考依据。但它对椎体压缩，序列，骨折定位比 X 线照片差。因此，要掌握 CT 扫描的适应证：有脊髓神经损伤者；X 线片疑有椎管内骨碎片者；爆裂型骨折或严重屈曲压缩骨折者。

5. MRI 显像 MRI 显像检查脊柱损伤的优点：对软组织的分辨能力更大，如椎间盘，硬膜外脂肪，脊髓，脑脊液都可显示，对早期脊髓是否水肿，出血或断裂，中央管是否破裂，后期脊髓是否囊性变都十分敏感，因此，常被用于判断病损是否有手术价值及其预后。能获得脊柱横断面，矢状面和冠状图像。检查过程中无辐射损害，无须翻动患者。

6. 诱发电位检查 包括皮质层感诱发电位（CSEP）、脊髓体感诱发电位（SSEP）和运动诱发电位（MEP）。CSEP 检查作为反映脊髓活动的电生理指标，已广泛用于早期判断脊髓损伤后的脊髓功能状态及其预后。全瘫者诱发电位表现为无波，不全瘫者表现为潜伏期延长，波幅降低，波形变异。若早期重复检查有诱发电位恢复者，其预后良好；如脊髓损伤后 6 h 仍无诱发电位，脊髓功能则难以恢复，这在脊髓休克期判断是否完全性瘫痪有重要意义。此外，还用于脊柱外科，尤其是畸形矫正手术中的脊髓监护。

通过上述检查，务必明确脊柱损伤的部位、类型、严重程度、有无合并脊髓损伤。此外，还需注意有无合并脏器损伤，如颅脑、内脏及四肢骨折脱位等。

（二）治疗

1. 急救 脊柱损伤的急救原则是抢救生命，处理威胁生命的其他脏器损伤，包括颅脑，心肺，腹内脏器等，同时防止脊髓的进一步损伤。具体措施为：

（1）抢救生命：清除呼吸道阻塞物，保持呼吸道通畅。呼吸停止者做人工呼吸，心跳停止者做胸腔外按摩。如有大出血给予止血，休克者予以输液、输血，抗休克。剧痛给予止痛。四肢骨折给予简易外固定，输送途中不能中断抢救措施。

（2）搬动脊柱损伤患者应采用平起平放滚动法，严禁一人抬头一人抬脚。转送患者宜用硬板床。颈椎骨折者应保持适当头部牵引，颈旁应用沙袋或其他物品固定，减少颈部活动。

（3）长途转送病员应定期翻身，以防患褥疮。

（4）高位截瘫者可能突然死亡，需向家人及单位交代病情。

2. 颈椎压缩性骨折 它多是纵向及屈曲暴力使椎体压缩，椎体呈不同程度的前窄后宽楔形变。严重者椎体变扁使椎体后部或椎间盘突向椎管而压迫脊髓。如果椎体单纯楔形变，椎体前缘高度压缩不大于原椎体高度 1/3，则属稳定性骨折。治疗方法为，先牵引治疗 3 周，再改塑料颈围固定 8 周。如果压缩椎体超过原高度的1/3或合并脱位或有神经损伤症，均属不稳定性骨折，应做颅骨牵引复位 6 周，然后头盔石膏背心固定 8 ~ 12 周；如果仍有颈痛或不稳定者，做后路椎板间植骨融合术或前路减压椎体间植骨融合术。

3. 腰椎压缩性骨折 占老年性脊柱压缩性骨折的首位，治疗措施为：

（1）无移位的骨折的治疗，卧硬板床 12 周。

（2）严重碎骨者做开放内固定，依据医生经验及医院设备可行前路椎体间钢板螺钉内固定或后路椎弓根螺钉内固定，Luque 棒固定亦可。

（3）如有神经损伤者应先做减压，以前方或侧前方减压为好。务必取出椎管内骨碎片，然后做上述方法固定。

4. 合并脊髓损伤的治疗

（1）非手术治疗：①局部降温疗法：低温可降低细胞的代谢率，减少组织耗氧量，从而增强脊髓对缺氧的耐受性，减轻脊髓水肿，降低脑脊髓液压力。故降温可使脊髓对外伤打击或手术创伤的抵抗力显著增强，也便于减少手术中的出血。②药物治疗：主要是扩张血管，改善微循环，消除脊髓水肿，给予钙通道阻滞剂和清自由基的药物。③高压氧治疗：使组织含氧量增加，阻止坏死进展，一般用 ZATA 高压混合氧治疗，2 h/次，2 次/d，共 14 d。④牵引疗法：主要用于颈椎骨折脱位，有复位减压及局部固定的作用。牵引重量从 2 kg 开始，可高达 20 kg，复位后用 3 ~5 kg维持。

（2）手术治疗：目的是解除脊髓压迫、复位及重建脊髓的稳定性、便于早期练功、减少卧床的并发症、防止脊柱畸形及继发性脊髓损害。适应证为开放型损伤、椎管内有骨碎片或椎间盘碎片、椎管明显变窄、瘫痪症状逐步加重、小关节交锁并闭合复位失败、有脊髓损害的不稳定骨折、第 2 腰椎以下的严重骨折脱位并马尾神经完全损害者。禁忌证：一般情况差不能耐受手术、其他重要器官损伤病情不稳定、截瘫正在恢复中者。

四、桡骨远端骨折

桡骨远端骨折指桡骨远端 3 cm 以内的骨折，是老年人上肢最常见的骨折，占骨科急诊患者的 1/6 左右，女性多于男性。据有关资料表明，桡骨远端骨折占全身骨折 6.71% ~11%，桡骨骨折的 60%。一年四季均发病，以冬季为多见。间接暴力和老年性骨质疏松是导致本病多发的主要因素。其中，伸直型桡骨下端骨折（Colle's 骨折）占全身骨折的第 4 位，腕部损伤的 1/2 以上，女性多于男性。

（一）诊断

桡骨下端骨折的患者，大多有跌倒时手撑着地或有不同姿势外伤的主诉史。移位明显者诊断容易，一般具有下列临床表现和体征即可做出诊断。

1. 局部肿痛 因桡骨下端为松质骨，血运丰富，肌肉较少，骨折后出血较多，局部肿胀明显迅速。严重者皮下青紫，疼痛剧烈，如伴舟状骨骨折，鼻烟窝处肿胀明显。

2. 活动受限 骨折后患者常因剧痛而将前臂置于旋前位，前臂旋转功能丧失，腕以下各关节功能均有不同程度的受限。

3. 典型畸形 “餐叉”和“枪刺”样畸形，伸直型骨折前臂下端有向掌侧隆起的成角畸形。背侧凹陷，手腕部向上翘起，前臂下端较健侧宽，手腕部偏向桡侧。

从而面观呈“餐叉”样畸形，正面观为“枪刺”样畸形。

4. 环状压痛及纵向冲击痛 在骨折断端无移位或移位不明显的情况下，触按桡骨下端周围四个面时均有压痛，成为环状性压痛。将前臂正常轴线与手掌相对冲击，作用力冲击骨折断端时产生疼痛，应考虑舟骨或月骨骨折的可能。

5. 局部解剖位置改变 骨折后移位较大者，除局部触诊压痛明显外，在掌侧可摸到骨折断端。因骨折断端有部分嵌插，尺骨茎突等于或长于桡骨茎突，正常的掌倾角和尺偏角完全受到破坏而发生改变。

6. 骨擦音 桡骨下端骨折后断端常伴有部分嵌插，故检查时很少有骨摩擦音。如有骨摩擦音，证明骨折断端完全移位，骨折线已进入关节面或呈粉碎性骨折。

7. X 线片 无论是何种骨折类型，均应拍腕关节正侧位 X 线片以确诊、分型和指导治疗。同时，应检查桡动脉波动和各手指活动与感觉，是否合并有血管神经损伤。

（二）治疗

对无移位的骨折直接用小夹板外固定即可。对移位骨折，则应在手法整复后行夹板外固定。一般来讲，骨折经过恰当而且正确的手法整复后，骨折断端是稳定的，夹板仅起到维护作用。因此，整复技术很重要，医生必须有熟练的整复手法，要求一次性整复达到骨折解剖或接近于解剖对位，以保持腕部的正常活动功能。切勿多次整复，反复摩擦骨折面，破坏断端的合力，造成骨折不稳定而再移位。

1. 整复手法 整复是重演骨折移位的反过程，根据其发病机制，正确的整复步骤应是：牵引，纠正桡偏移位，纠正掌背侧移位，纠正掌成角，扣挤下尺桡关节、理筋、固定。整复前应首先了解受伤机制，患者的全身状况和局部肿胀情况，详细分析 X 线片的骨折移位方向及程度。对身体健康的患者，可不需麻醉，对老年体弱或疼痛忍受力差的患者，应采用臂丛麻醉或 1% 普鲁卡因 5 ~ 10 mL 做局麻。

2. 固定 多用夹板外固定。选用大小适当的伸直型桡骨下端骨折的塑形夹板，利用夹板特定的弧度控制骨折断端的再活动。背侧板远端凸起过腕横纹，掌侧板远端有相应的弧形弯曲度短于腕横纹，将伤腕保持在掌屈位置上。桡侧板远端隆起过腕放置，尺侧板较短不能超过腕横纹，使伤腕固定于尺偏位。固定中不需加垫压，然后用绷带缚扎，松紧度要适宜。根据损伤的治疗原则，分为早、中、晚三期用药。早期活血化瘀，中期接骨续筋，晚期强筋壮骨。因老年人骨质疏松容易脱钙，应改善生活条件，内服维生素 D，有利于钙的吸收。如有皮肤感染或出现张力性水泡时，应及时换药并选用抗生素。肿胀严重者，可选用 10% 葡萄糖 500 mL 加复方丹参注射液 20 mL 静脉滴注，改善局部血液循环，有利于肿胀消退和早期功能锻炼。待夹板或石膏拆除后，采用中药外洗，配合腕部功能活动。

3. 术后处理 骨折整复后应定时复查，做到以下几点术后处理：及时调整夹板的松紧度，以防消肿后绷带松动而夹板滑动，保持复位断端的稳定性。保持前臂中立位（或稍旋后位）的悬吊位置，控制前臂旋前。因桡骨下端软组织较少，应随时注意观察伤肢血运及肿胀情况，了解患者的自身感觉。如患者主诉疼痛剧烈者，应及时拆开夹板检查，以免软组织受压或张力性水泡的发生。定时拍 X 线片检查，了解治疗效果，必要时可及时纠正残余移位。一般 4 ~ 5 周可解除外固定，中药外洗，腕关节开始活动锻炼。

4. 功能锻炼 功能锻炼有利于骨折愈合，是防止前臂肌群失用性萎缩与腕关节僵硬及老年性骨质进一步疏松的重要环节。功能锻炼按早、中、晚三期进行，早期做被动和主动手指伸屈活动，中期做肘部伸屈和肩部外展上举活动，晚期做前臂旋转活动，活动时用力由轻到重，幅度由小渐大。拆除固定后，配合中药外洗，逐渐做腕关节的各种活动。

第四节　颈椎病

颈椎病（cervical spondylosis）是指颈椎间盘退行性改变本身及其继发性椎间关节、韧带的退行性改变，刺激或压迫邻近组织而引起相应的症状和体征，随着年龄的增长而成倍增加。随着 CT、MRI 等影像学技术的发展，对颈椎病的认识日益加深，使得颈椎病的诊断、手术指征的确立、术前评估及预后判断均提高到了一个新的水平。

（一）病因和发病机制

颈椎病的发生与多种因素有关，目前发现对颈椎病发病有重要作用的因素有：退变、创伤、劳损、颈椎发育性椎管狭窄、炎症及先天性畸形等。本病首先属于以退行性变为主的疾患，起源于颈椎间盘的退变，颈椎间盘的退变本身就可以出现许多症状和体征，加之合并椎管狭窄，有可能早期出现症状也可能暂时无症状，但遇到诱因后出现症状。大多数患者在颈椎原发性退变的基础上产生一系列继发性改变，包括器质性改变和动力性异常。器质性改变有髓核突出和脱出、韧带骨膜下血肿，骨刺形成和继发性椎管狭窄等。动力性改变包括颈椎不稳，如椎间松动、错位、屈度增加。这些病理生理和病理解剖的改变，构成了颈椎病的实质。然而，临床上并未将颈椎退变和颈椎病简单地画等号。在门诊经常发现有些颈椎骨性退变很严重，但并无症状或仅有轻微症状。因此，颈椎病的诊断除有病理基础外，还需包括一系列由此而引起的临床表现，以有别于其他相似的疾患。

（二）检查

1. 颈椎病的试验检查 颈椎病的试验检查即物理检查，包括：

（1）前屈旋颈试验：令患者颈部前屈、嘱其向左右旋转活动。如颈椎处出现疼痛，表明颈椎小关节有退行性变。

（2）椎间孔挤压试验（压顶试验）：令患者头偏向患侧，检查者左手掌放于患者头顶部、右手握拳轻叩左手背，则出现肢体放射性痛或麻木、表示力量向下传递到椎间孔变小，有根性损害；对根性疼痛厉害者，检查者用双手重叠放于头顶、间下加压，即可诱发或加剧症状。当患者头部处于中立位或后伸位时出现加压试验阳性称之为 Jackson 压头试验阳性。

（3）臂丛牵拉试验：患者低头、检查者一手扶患者头颈部、另一手握患肢腕部，做相反方向推拉，看患者是否感到放射痛或麻木，这称为 Eaten 试验。如牵拉同时再迫使患肢做内旋动作，则称为 Eaten 加强试验。

（4）上肢后伸试验：检查者一手置于健侧肩部起固定作用、另一手握于患者腕部，并使其逐渐向后、外呈伸展状，以增加对颈神经根牵拉，若患肢出现放射痛，表明颈神经根或臂丛有受压或损伤。

2. X 线检查 正常 40 岁以上的男性，45 岁以上的女性约有 90% 存在颈椎椎体的骨刺。故有 X 线片之改变，不一定有临床症状。现将与颈椎病有关的 X 线所见分述如下：

（1）正位：观察有无枢环关节脱位、齿状突骨折或缺失。第七颈椎横突有无过长，有无颈肋。钩椎关节及椎间隙有无增宽或变窄。

（2）侧位：①曲度的改变：颈椎发直、生理前突消失或反弯曲。②异常活动度：在颈椎伸过屈侧位 X 线片中，可以见到椎间盘的弹性有改变。③骨赘：椎体前后接近椎间盘的部位均可产生骨赘及韧带钙化。④椎间隙变窄：椎间盘可以因为髓核突出，椎间盘含水量减少发生纤维变性而变薄，表现在 X 线片上为椎间隙变窄。⑤半脱位及椎间孔变小：椎间盘变性以后，椎体间的稳定性低下，椎体往往发生半脱位，或者称之为滑椎。⑥项韧带钙化：项韧带钙化是颈椎病的典型病变之一。

（3）斜位：摄脊椎左右斜位片，主要观察椎间孔的大小及钩椎关节骨质增生的情况。

3. 肌电图检查 颈椎病及颈椎间盘突出症的肌电图检查都可提示神经根长期受压而发生变性，从而失去对所支配肌肉的抑制作用。

4. CT 检查 CT 已用于诊断后纵韧带骨化、椎管狭窄、脊髓肿瘤等所致的椎管扩大或骨质破坏，测量骨质密度以估计骨质疏松的程度。此外，由于横断层图像可以清晰地见到硬膜鞘内外的软组织和蛛网膜下腔。故能正确地诊断椎间盘突出症、神经纤维瘤、脊髓或延髓的空洞症，对于颈椎病的诊断及鉴别诊断具有一定的价值。

（三）诊断

临床上将颈椎病分为颈型（局部型）、神经根型、脊髓型、颈动脉型、交感神经型、混合型、食管型、后纵韧带骨化型（OPLL）8 种类型。最常见的是前 4 种类型。

1. 颈型　颈部、肩部及枕部疼痛，头颈部活动因疼痛而受限制。因常在早晨起床时发病，故被称为落枕。项部肌紧张，有压痛点，头颅活动受限。X 线平片示颈椎屈度改变，动力摄片可显示椎间关节不稳与松动。由于肌痉挛致头偏歪，侧位 X 线片出现椎体后缘一部分重影，小关节也呈一部分重影，称双边双突征象。

2. 神经根型　具有典型的根型症状，其范围与受累椎节相一致。颈肩部、颈后部酸痛，并沿神经根分布区向下放射到肩臂和手指，轻者为持续性酸痛、胀痛，重者可如刀割样、针刺样疼痛；有时皮肤有过敏，抚摸有触电感；神经根支配区域有麻木及明显感觉减退。神经根牵拉实验多为阳性，痛点封闭疗法对上肢放射痛无明显效果。X 线正位片显示钩椎关节增生。侧位片生理前屈消失或变直，椎间隙变窄，有骨刺形成。伸屈动力片示颈椎不稳。

3. 脊髓型　自觉颈部无不适，但手动作笨拙，细小动作失灵，协调性差。胸部可有带感。步态不稳，易跌倒，不能跨越障碍物。上下肢肌腱反射亢进，Hoffmann 征阳性，可出现踝阵挛，重症时 Babinski 征阳性。早期感觉障碍较轻，重症时可出现不规则痛觉减退，呈片状或条状。X 线片示病变椎间盘狭窄，椎体后缘骨质增生。MRI 示脊髓受压呈波浪样压迹，严重者脊髓可变细或呈捻珠状，还可显示椎间盘突出，受压节段脊髓可有信号改变。

4. 椎动脉型　颈性眩晕（即椎－基底动脉缺血征）和猝倒史，且能除外眼源性及耳源性眩晕。个别患者出现自主神经症状。旋颈诱发实验阳性。X 线片示椎节不稳及钩椎关节增生。椎动脉造影及椎动脉血流检测可协助定位但不能作为诊断依据。

（四）治疗

1. 非手术治疗　是颈椎病的重要治疗手段，任何类型的颈椎病都可以先选择非手术治疗，绝大多数患者症状可缓解。具体方法多种多样，不同的方法有其特有的适应证及禁忌证。应该根据患者的具体情况，选用最适合的治疗方法。否则，非手术治疗也会产生较为严重的并发症，如大量或长期应用类固醇激素引起骨缺血性坏死；手法治疗引起急性脊髓损伤，特别是对手法治疗视为禁忌证的：①明显的节段性颈椎不稳定；②发育性颈椎管狭窄；③后纵韧带骨化者，如采用旋转手法，则必然存在急性脊髓损伤的危险。

一般认为非手术治疗总的适应证为：局部型及神经根型，椎动脉型及交感型，特别是无明显节段性不稳者，原则上采用非手术治疗。脊髓型症状较轻、椎管有较宽者，可采用适应的非手术治疗。其他型（目前主要指食道受压者），吞咽困难不很明显者，适合非手术治疗。已明确诊断，但全身情况（包括心、肺、肝、肾及精神状态）差，估计难以承受手术者，宜采用非手术治疗。尚未明确诊断者，可在进一步检查或观察的同时采用非手术治疗。适应手术者，在术前准备期间及术后康复阶段，也适应非手术治疗。治疗方法有以下几种：

（1）颌枕带牵引治疗：牵引的主要目的和作用是限制颈椎活动，减轻或消除由于颈椎不稳而造成对脊髓、颈脊神经、椎动脉及交感神经的刺激，有利于病变组织充血水肿的吸收和消退。解除颈部肌肉痉挛，减轻对椎间盘的压力，增大椎间隙，有利于膨出或突出间盘得以回缩，减轻对脊椎和脊神经的刺激和压迫。增加椎间孔，减轻神经根所受的刺激或压迫。牵引使颈椎生理曲度恢复，有利于颈椎序列及椎关节的关系恢复正常。

牵引适应于任何类型的颈椎病。但对脊髓型，特别是脊髓压迫已相当重者，甚至椎管狭窄已处于临界状态者，牵引可使症状加重，应慎用或不用。

牵引的方法：牵引的方式主要有卧床牵引、坐位牵引及携带式牵引 3 种。牵引的方向，应避免后伸位牵引，因为后伸位时，颈椎管及椎间孔的容积均相应减少，往往会使症状加重。由于上胸椎弯向前，若颌枕带正直向上牵引，则颈椎实际是处于后伸位。因此，一般主张前屈位牵引，此角度是顺应上胸椎前弯，相当于真正的颈椎正直位。牵引重量及时间，开始用小重量短时间，逐渐增加重量和延长时间。但重量不宜太大，而时间以持续牵引效果较理想。一般卧位牵引重量 2 ~ 3 kg，坐位适当增加重量（常用 6 ~ 7 kg）以对抗头颅的自重。

注意事项：牵引带应用木条分开，以避免压迫耳郭引起疼痛或压迫颞动脉引起头晕。

（2）椎固定治疗：主要用作颈椎减压融合术后固定。该法与持续牵引的制动作用一样，限制了颈部活动，有利于病变组织充血水肿的吸收和消退，可以解除肌肉痉挛、缓解疼痛，消除颈椎间异常滑移动对脊髓、脊神经根、椎动脉及交感神经的刺激。因此，对颈椎不稳者效果更好。固定的方式有头颈胸固定和单纯的围领固定。

（3）理疗：理疗能改善局部的血液循环，有利于病变组织充血水肿的吸收和消除，缓解症状。常用的理疗方法有高频电疗、离子导入疗法和食醋疗法等。

（4）推拿按摩：按摩和推拿手法，可使肌肉痉挛缓解，有助于关节运动，减少肌肉萎缩，有一定的治疗效果。但过频过重的推拿可带来损伤而加重症状，应慎用，旋转手法有引起急性脊髓损伤等危险，不宜采用。

（5）药物治疗：用于颈椎病的药物很多，如解痉挛镇痛药、神经营养药、血管扩张药及激素类药物等。有一定的缓解疼痛、改善症状作用，但在使用时一定要注意药物的不良反应，特别是激素，一般不主张使用。另外，中医中药对颈椎病的治疗，也有一定作用。

（6）姿态疗法："高枕有忧"，卧、坐时不符合颈椎正常解剖生理状态的姿态或某种姿势持续时间太久等，均可加重颈椎退变，促使病情发展。因此，应避免不正确的姿态、某种姿势持续时间过长，合理使用"低枕"等。目前"低枕"种类较多，有药枕、电枕等，以鸭绒枕芯、具有一定弹性和一定硬度的圆柱枕较好，圆柱直径以个人颈椎长度选用，一般 8 ~ 13 cm，圆柱长度 40 ~ 50 cm，睡觉时枕于颈项部。

2. 手术治疗

（1）适应证：病情较重影响生活或工作者，非手术治疗无明显缓解或反复发作者，采用手术方法解除已构成压迫因素的病变组织或及植骨融合稳定颈节段脊柱，疗效较好。

（2）手术方法：有后路、前路及侧前路 3 种，各有手术适应证。一般来说，与临床表现相符合的致压物主要来自硬脊膜的前方，采用前路减压加植骨融合术；来自后方，则采用后路椎管扩大形成（如单开门或双开门等）或减压解除压迫；前、后均有压迫者，可以先行前路减压植骨融合，术后观察一段时间，症状未能完全缓解者，还可考虑后路手术；如前、后均有压迫，MRI 显示脊髓呈"麻花样"或"搓衣板样"前后受压，受压节段有超过 3 个，可考虑再做前路手术。颈椎病手术有一定的难度和风险，应严格掌握手术适应证。

第五节　腰椎管狭窄症

腰椎管狭窄症（stricture of vertebral canal）是临床上常见的腰背痛原因之一。广义而言，腰椎管狭窄包括腰椎中央椎管和侧隐窝狭窄。从病因上又分为发育性腰椎管狭窄和继续性腰椎管狭窄。后者的主要原因是退行性改变，中老年人常见。

（一）诊断

1. 症状　本病多缓慢起病，以中老年人多见，主要症状是长期的腰痛、腿痛及间歇性跛行。腰痛部位常在下腰部及骶部，伴有单侧及双侧臀部、大腿的酸胀痛，双下肢无力，常诉有沉重感。这些症状在立位或行走时加重，坐位或平卧时减轻或消失。

腰腿痛的程度与脊柱屈伸相关。脊柱前屈时症状减轻而后伸时加重，这是因为脊柱前屈时椎管有效间隙相对增大，从而缓解了对神经组织的压迫。而后伸时，腰椎管可缩短约 2.2 mm，增厚的黄韧带形成皱褶内陷，前方的退行性间盘组织后突，再加上神经根的松弛，横断面增粗。这些突入椎管的软组织对神经组织的挤压及由此引起的脑脊液、血液循环变化，是造成后伸位症状加重的原因。

马尾性间歇性跛行是该病的特征性症状。其特点是静息时无症状，徒步行走数十米或百米即出现腰痛加重，下肢无力，酸胀，麻木等症状，以至难以继续行走。但蹲下或坐下后症状可以很快缓解或消失，继续行走又重复出现上述症状。近年来，有学者将马尾性间歇性跛行分成两类：一类为姿势型，即在站立位时或腰部后伸者可使症状加重；另一类为缺血型，即下肢运动时，支配下肢的神经发生缺血。

2. 体征 症状多，体征少是本病的特征之一，多数患者静息时无阳性体征，部分患者症状突然加重，而查体时发现症状与体征不符，直腿抬高试验多为阳性。临床一较常见的体征是腰椎后伸受限，后伸时可出现腰腿痛，部分患者可出现二便障碍等马尾神经症状。极少数患者可出现神经根受压表现，如伸拇长肌无力及相应区域的感觉障碍。

3. X 线平片 X 线平片因其测量的定点困难，数据受影响太多（如投照距离、放大率、骨性重叠等），且不能反映侧隐窝及软组织的病理变化。随着 CT、MRI 出现，X 线平片在该病诊断中仅能起排除脊柱其他疾患及诊断参考价值。

4. 椎管造影 中央椎管狭窄造影的主要表现为蛛网膜下腔部分或完全梗阻。完全性梗阻时出现造影剂完全中断，部分性梗阻是表现为不同程度的单个或多个平面的充盈缺损。充盈缺损位于后方时多为椎板增厚及黄韧带肥厚，位于前方者可能为椎体后缘骨质增生。平椎间隙的前方充盈缺损常提示间盘膨出或突出。位于侧方者多为关节突肥大或侧方黄韧带肥厚。侧隐窝狭窄及神经根管狭窄用油性造影剂往往不能发现。用水溶性造影剂则可见到神经根显影变短、变淡、扭曲、压变、不显影等改变。这些改变也可见于间盘突出。

5. CT 检查 是腰椎管狭窄的重要检查手段，可直接观察到椎管的骨性狭窄部位，也可以看到椎间盘突出、黄韧带肥厚等情况，并能对椎管、侧隐窝的大小进行精确的测量。此外，尚可观察到硬膜囊、神经根受压或受牵拉移位的情况。

6. MRI 检查 MRI 检查是一种非侵入性检查，具有三维成像能力，可以在受检部位的矢状、冠状和横断层面显示各种组织结构形态。与 CT 相比，MRI 检查能够更清楚地对骨性椎管、硬膜外脂肪、硬膜囊、脑脊液、脊髓等结构做出影像区别。但因其对骨性组织信号低，识别困难，因此，椎管径线测量仍以 CT 为优。

（二）诊断

1. 腰腿痛 长期多次反复的腰痛，有时可放射到下肢。

2. 间歇性跛行 当患者站立或行走时，出现腰酸痛、腿痛或麻木、无力、抽筋，并逐渐加重以至不能继续行走。坐下或蹲下几分钟后上述症状消失并可继续步行，因有间歇期，故名间歇性跛行。

3. 症状 部分患者可有下肢麻木、冷感、乏力、某些肌肉萎缩及鞍区麻木、大小便失禁或尿急或排尿困难等症状。

4. 体征 做腰部过伸动作可引起下肢麻痛加重，此为过伸试验阳性，是诊断椎管狭窄症的重要体征。

5. X 线 腰椎正侧位、斜位 X 线片，有时需加摄过伸过屈侧位片。可见椎间隙狭窄、骨质增生、椎小关节骨性关节炎改变等，多见于腰 4 ~5 与腰 5 – 骶 1 之间。

6. CT 检查 可见矢状径小于 12 mm，有向后延伸的骨刺等，一般取腰 4 ~5，腰 5 – 骶 1 的小关节水平摄 CT 片。

（三）治疗

1. 非手术治疗 腰椎管狭窄致椎管内容积减小是无法通过保守治疗解决的。保守治疗对腰椎管狭窄症所起的作用是消除神经根、马尾、硬膜及硬膜外组织的炎性水肿，从而解除压迫使症状缓解。方法有：①卧床休息，缓解神经根受压及促进炎性水肿消退。②应用非甾体类消炎镇痛剂。③腰腹肌的功能锻炼。④腰围等腰部支具保护。⑤类固醇类药物的硬膜外间隙注射。⑥牵引，痛点局部封闭，针灸，轻手法按摩等。

2. 手术治疗 目的是对受压组织的马尾和神经根组织进行充分、有效的减压。以往采用的习惯手术方法是将腰椎狭窄节段的椎板行全部或大部分切除，以获神经组织的松解。对腰骶神经根受压者，重点探查并切除肥大小关节突关节以扩大骨性侧隐窝。但多节段全椎板或半椎板切除，势必导致腰椎稳定结构的大范围破坏，随之而出现的许多新的临床问题使治疗更加棘手。近年来，随着对腰椎管狭窄的理论及基础研究的深入，多数学者强调，应针对不同致病病因采取有限化术式的手术治疗原则，不主张单一横式大范围减压的手术方法，设计以较小的手术创伤，达到彻底减压并能维持术后腰椎的稳定性。保留小关节的椎管扩大术和椎板成形术，均可获得较好的效果。

（张　睿　孟宪泽　王婷婷）

第十一章　眼科疾病

眼是一个非常精细的器官，是人类接受外界信息最重要的感官之一，也是最能让人感受到其不适或病变的感觉器官。正常人的视力为1.0左右，通常从40岁开始，人的视力就会自然减退，某些眼科疾病的发病率也会随年龄增长逐渐增高，如飞蚊症、老花眼、青光眼、视网膜动脉阻塞和老年性黄斑变性等，严重影响中老年人的生活和健康。

第一节　老视眼

老视（presbyopia）是因年龄增长所引起的生理性调节功能减退，老视多从40岁左右开始，随着年龄增长，晶体核逐渐硬化，晶体的可塑性和弹性下降，睫状肌功能变弱，从而使眼的调节力减退，以致近距离工作和阅读发生困难。

临床主要表现为近视力下降：初期首先感到阅读小字时字迹模糊，将目标放远些才能看清楚。在暗处或光线不足的条件下，近视力更差。随年龄增长，近视力逐渐减退，最后远移目标也看不清。眼易疲劳、近视力差、视觉调节功能减退，不能持久阅读。由于阅读时需要增加调节引起睫状肌过度收缩和过度集中，常有眼球酸胀。屈光不正者和正常人一样在40岁以后出现老视，远视眼老视症状发生早而重，近视眼发生较晚或不出现明显症状。

老视眼可通过凸透镜予以矫正，使其近点距离在正常范围内。所用的度数与患者的年龄、屈光状态和近距离工作有关。一般规律是，正视眼在40～45岁开始佩戴+1.00 D度数的眼镜，以后每增5岁可增加+0.5 D，至60岁以上一般不需要继续增加度数。若原有屈光不正，需小瞳孔验光后，以确定屈光不正的性质及度数，然后再加上老视度数。例如，原有+1.00 D的屈光不正，老视度数为+2.00 D，应配镜的度数是+1.00 D加+2.00 D为+3.00 D。又如，原有-5.00 D，老视度数为+3.00 D，应配镜的度数是-5.00 D加+3.00 D为-2.00 D。若原来有规则散光，配镜时应加入。

第二节　白内障

凡是各种原因如老化、遗传、局部营养障碍、免疫与代谢异常，外伤、中毒、辐射等，都能引起晶状体代谢紊乱，导致晶状体蛋白质变性而发生混浊，称为白内障（cataract）。50 岁以上的老年人，双眼同时或先后发生晶体混浊，而全身及局部未能查出明确的病因者，称为老年性白内障（elderly cataract），是老年人失明的主要原因。据统计，50～60 岁发病率为 60%～70%，70 岁以上可达 80%。通常为双眼先后发病。

（一）病因

老年性白内障的确切病因目前尚不清楚，可能与下列因素有关：代谢衰退、硬化脱水和长期调节紧张造成生理性老化；全身和局部营养不良、血管硬化、睫状上皮营养障碍；全身代谢及内分泌紊乱，如糖尿病性白内障等，甲醇中毒、外伤、紫外线照射等。

（二）临床表现

依据晶体初发混浊的部位，老年性白内障可分为以下几类。

1. 老年皮质性白内障　老年皮质性白内障（elderly cortical cataract）是从晶体的前后及赤道部的皮质开始混浊的一类白内障，约占 70%。皮质性白内障依据其发展过程分为四期。

（1）初发期：晶体周边部的皮质出现混浊，呈楔形逐渐发展，但未波及瞳孔区，对视力无明显影响。

（2）膨胀期：或称未成熟期，晶体混浊逐渐向瞳孔区和深层扩展，视力逐渐下降，晶体体积增大致使虹膜向前移位，虹膜投影阳性，前房变浅，此期易引发青光眼。散瞳检查前应特别小心。

（3）成熟期：晶体皮质全部混浊，呈乳白色均质状，晶体水肿膨胀现象减退，前房深度恢复正常，虹膜投影呈阳性，视力降至光感或手动，但光定位和光色觉检查正常。

（4）过熟期：混浊的晶体皮质纤维逐渐分解溶化成糜粥样液体，水分减少，体积缩小，囊皮多皱，可有钙化斑，晶核下沉。有时部分患者可出现视力突然好转。偶尔因晶体囊膜破裂，自溶的晶体纤维外漏引起晶体过敏性葡萄膜炎和溶解性青光眼。

2. 老年核性白内障　老年核性白内障（elderly nuclear cataract）指晶体从核心

部位开始混浊的一类白内障，越近中心区混浊越明显，因混浊晶体核变硬，故又称硬性白内障，约占20%。

3. 盘状白内障　盘状白内障（disciform cataract）是以晶体束膜下皮质浅层的盘状混浊为特点的老年白内障，较少见。

4. 其他　无上述所有的严格明确的部位。

（三）辅助检查

首先，应进行全面系统的眼部检查。尤其白内障早期，因白内障成熟后玻璃体、视神经、视网膜等部位的检查都受影响。晶体检查有斜照法：应用集中光斜照晶体，观察晶体混浊程度，虹膜投影的宽窄、瞳孔对光反应。裂隙灯检查：除有禁忌散瞳者外，应尽可能充分散瞳以便全面了解晶体的情况。

（四）诊断与鉴别诊断

根据病史、症状和检查，多容易做出明确的诊断。早期可无任何症状。随着疾病的发展，出现眼前固定性黑点，偶可出现单眼复视或多视，视物疲劳，逐渐加重的视力下降，因晶体膨胀或核硬化致晶体屈光指数的改变，导致核性近视或近视度增加，随着晶体混浊程度的加重，视力逐渐丧失或仅存光感。但应与以下疾病相鉴别。

1. 其他类型的白内障　如糖尿病性白内障，并发性白内障等与原发病有关。

2. 老年核性硬化　是晶体老化现象，多不影响视力。

（五）治疗

由于白内障的发病机制尚不十分明了，至今药物治疗还未有突破性进展，仍需待其发展成熟或接近成熟时施行手术摘除或安放人工晶体，或术后佩戴适度的眼镜，以矫正因无晶体造成的屈光不正。

1. 药物治疗　白内障药物治疗没有确切的效果，目前国内外都处于探索研究阶段。早期白内障，用药以后病情会减慢发展，视力也稍有提高，但这不一定是药物治疗的结果，因白内障早期进展至成熟是一个漫长的过程，可能自然停止在某一阶段而不至于严重影响视力。一些中期白内障患者，用药后视力和晶状体混浊程度未能改善。近成熟期的白内障，药物治疗更无实际意义。目前临床上常用的药物有眼药水或口服的中西药，如 Bendazic 族药物、阿司匹林、Ibuprofen 类药物、降低山梨糖醇类药物、谷胱甘肽、氨基胍类等。

2. 手术治疗

（1）白内障超声乳化术：为近年来国内外开展的新型白内障手术。此手术目前主要集中在我国比较先进的大中城市开展。使用超声波将晶状体核粉碎使其呈乳糜状，然后连同皮质一起吸出，术毕保留晶状体后囊膜，可同时植入房型人工晶状体。老年性白内障发展到视力低于0.3、晶状体混浊在未成熟期、中心核部比较软，适合做超声乳化手术。其优点是切口小，组织损伤少，手术时间短，视力恢复快。

（2）白内障囊外摘除术：与老式的囊外摘除术不同，它需在手术显微镜下操作，切口较囊内摘出术小，将混浊的晶状体核排出，吸出皮质，但留下晶状体后囊。后囊膜被保留，可同时植入后房型人工晶状体，术后可立即恢复视力功能。因此，白内障囊外摘出已成为目前白内障的常规手术方式。

（3）白内障囊内摘除术：是将混浊的晶状体完整地从眼内取出的一种手术。此手术需要较大的手术切口，因手术时晶状体囊一并被摘除，故不能同时植入后房型人工晶状体。

第三节　青光眼

青光眼是指眼内压间断或持续升高的一种常见眼病，持续的高眼压可以给眼球各部分组织和视功能带来损害，如不及时治疗，随时可导致失明，在急性发作期24～48 h即可完全失明。青光眼是导致人类失明的三大致盲眼病之一，总人群发病率为1%，45岁以后为2%。

一、原发性开角型青光眼

原发性开角型青光眼（primary open-angle glaucoma）又称慢性单纯型青光眼。由于眼压升高引起视神经损害和视野缺损，最后导致失明。特点是眼压升高时房角是开放的。病程进展慢，无明显症状，不易早期发现。本病眼压升高是由于房水排出受阻所致，阻力部位主要在小梁网。病理检查小梁变性、硬化和内皮细胞增生，Schlemm管和外集液管阻塞。也有人认为，血管神经和大脑中枢对眼压的调节失控使房水排出阻力增加。但因单纯型青光眼病因复杂，其发病机制目前尚不完全明了。本病随增龄而增多，大多数患者在65岁以后发病。

（一）临床表现

发病隐蔽，进展极为缓慢，不易被察觉。病情发展到一定程度时，可有轻度眼胀，视力疲劳和头痛，中心视力一般不受影响，而视野逐渐缩小。晚期当视野缩小呈管状时，出现行动不便和夜盲等症状。有些晚期病例有虹视或视物模糊，最后视力完全丧失。主要体征如下。

1. 眼压　早期表现为眼压不稳定，日曲线波动度大，测量24 h眼压有助于诊断。随着病情发展，基础眼压逐渐升高。但应注意，眼压升高只是一个发展为青光眼的危险因素，但不能仅依据眼压升高而无视乳头损害和视野缺损就诊断为青光眼。

2. 房水流畅系数降低　房水流畅系数（C值）下降，且C值下降常出现在明显眼压升高以前。但单纯C值下降对诊断意义不大。C值异常只是提醒医生密切观察患者。

3. 视乳头损害　视乳头的青光眼性陷凹及萎缩是诊断的可靠依据。多数人认为青光眼的陷凹可出现于视野缺损以前。

（1）青光眼的视乳头改变：①视乳头的凹陷扩大：盘沿神经组织丢失，可致视乳头凹陷性扩大。②盘沿组织丢失：盘沿面积测量可定量观察盘沿神经组织丢失情况。

（2）血管改变：①血管形态改变：首先是血管向鼻侧移位。②血管呈屈膝状：在大陷凹时，凹陷边沿呈穿凿状，视网膜中央血管沿凹陷底部及其壁走行，当到达穿凿悬垂的边缘下方时，血管消失，行至边缘表面时，又能看见。这种血管屈膝爬行的现象是青光眼性视乳头凹陷的典型特征。③环状血管暴露。④视网膜中央动脉搏动。⑤视乳头出血。

（3）视乳头周围萎缩：患者视乳头周围常有脉络膜和色素上皮萎缩所形成的环状形。

4. 视网膜神经纤维层缺损　早期常在视野5°～30°范围内有一个或几个比较性或绝对性旁中心暗点；鼻侧阶梯：即一条或多条等视线在鼻侧水平子午线处上下错位，形成鼻侧水平子午线处的阶梯状视野缺损；弓形暗点，发展期可出现环形暗点，鼻侧视野缺损及向心性视野缺损，至晚期，视野大部分丧失，可仅存5°～10°的管状视野。

（二）诊断

本病进展到一定程度，眼底出现典型的视乳头杯状凹陷和视神经萎缩，有特殊的视野缺损，眼压升高，房角开放，确诊不难，但早期诊断并不容易，要从多方面综合判断。

1. 视功能检查

（1）中心视功能检查：①视觉对比敏感度：原发性开角型青光眼患者早期可出现降低。②色觉检查：因原发性开角型青光眼患者早期可有蓝黄色觉障碍而设计的检查方法。根据原发性开角型青光眼是否有色觉障碍以帮助诊断。

（2）视野检查：原发性开角型青光眼所导致的视神经纤维损害，可引起典型的青光眼视野改变。视野检查对诊断早期原发性开角型青光眼具有极为重要的意义。

2. 眼压检查　在早期根据眼压波动大的特点，测24 h眼压曲线，若最高和最低眼压差大于1.07 kPa，则作为阳性体征之一。

3. 眼底检查　视乳头改变，视乳头杯盘比增大，仍为早期诊断的客观依据。视神经纤维层缺损检查。

（三）治疗

原发性开角型青光眼的治疗目的是控制疾病的发展，或尽可能延缓其进展。当眼压很高，足以导致最后失明时，均应开始治疗。原则是先用药物滴眼治疗，药物浓度由低到高，出现药效降低后改用其他药物。各种药物在最大药量情况下仍不能控制眼压时考虑手术。

1. 常用药物 β受体阻滞剂，如噻马洛尔，心得乐等。肾上腺素能神经药物，如地匹福林。缩瞳剂，如毛果芸香碱、碘化磷酰胆碱。碳酸酐酶抑制剂，如乙酰唑胺等。

2. 非损伤性激光小梁成形术 已成为介于药物治疗及滤过性手术之间的一种治疗方法。氩激光小梁成形术已成为治疗该病的重要手段之一。限于需考虑做滤过手术的患者。

3. 手术治疗 因手术可能发生重大的眼部并发症，目前只对已做过激光小梁成形术并加用最大剂量可耐受的药物，眼压仍控制不满意，青光眼性视乳头损害和视野缺损仍在进行者。常用的手术方法为小梁切除术。据报道，我国的小梁切除手术成功率为75%～85%。

二、原发性闭角型青光眼

原发性闭角型青光眼（primary closure-angle glaucoma）是由于房角关闭所引起的眼压升高，为中老年疾病，发病年龄多在40岁以后，尤以50～70岁居多。男∶女为1∶(2～4)。为双眼性疾患，患病率有明显的种族差异，因纽特人和亚洲人的发病率较高，白种人的发病率较低。分为瞳孔阻滞（虹膜膨隆）和非瞳孔阻滞（虹膜高褶）两个类型。

（一）病因

1. 解剖因素 导致闭角型青光眼的最常见的机制是房水从后房到前房，经过虹膜与晶体之间的阻力增大。引起阻力增大的解剖因素有：眼球轴长较短；前房深度较浅；晶体相对较厚，睫状体较发达，虹膜在睫状体的止端常靠前；角膜直径较小。这些解剖因素均可使前房变浅、房角变窄，形成相对性瞳孔阻滞，使后房压力升高，虹膜膨隆，房角变浅。

2. 一般危险因素 年龄：随着年龄增加，患病率也增加。种族：我国的发病率较欧美白种人多。性别：男∶女＝1∶4。屈光状态：远视眼者更易患原发性闭角型青光眼，因远视眼者角膜直径较小，较扁平，前房较浅，房角较窄的原因。遗传因素：属多基因遗传病。

3. 诱发因素　精神因素：精神波动、过度疲劳，尤其是异常精神刺激。气候因素：其发作与气候变化有明显关系。瞳孔散大、缩瞳剂、血管神经因素：由于血管神经调节中枢失调，引起血管舒缩功能紊乱，可使毛细血管扩张，血管渗透性增加，引起睫状体水肿向前移位，阻塞房角，还可使房水生成过多，后房压力增高。

（二）临床表现

闭角型青光眼临床表现比较复杂，根据房角关闭的机制和发作时的症状分为三型。

1. 急性闭角型青光眼　此型青光眼在发生房角闭塞时，眼部有明显的充血，临床过程分为六期：

（1）临床前期：大多数临床前期无明显症状。凡一眼曾有急性发作史，对侧眼具有角膜小、前房浅、房角窄等解剖特点，或有闭角型青光眼家族史，虽没有青光眼发作史但激发实验阳性者，可诊断为临床前期。

（2）前驱期：或先兆期，患者有轻度的眼痛，视力减退，虹视并伴有轻度同侧偏头痛，鼻根和眼眶部酸痛、恶心。眼部检查可有轻度睫状体充血，角膜透明度稍减退，前房稍变浅，瞳孔稍开大和眼压轻度升高。上述症状常可因睡眠不足、疲劳、生气等引起。此种发作常在傍晚或夜间瞳孔散大的情况下发生。初期发作持续时间短而间隔时间长。多次发作后持续时间会逐渐延长。虹视是闭角型青光眼的一种特殊的自觉症状。当患者看灯光时可见周围有彩色环与雨后天空出现的彩虹相似。这是由于眼压升高后，眼内液循环发生障碍，引起角膜上皮水肿，从而改变了角膜折光所致。虹视是青光眼发作的主要症状之一，但出现虹视并不一定都是青光眼，如长时间在暗室内看一小灯；晶体核硬化时；泪液中混有黏液或脂性分泌物；角膜瘢痕；晶体或玻璃体混浊等均可产生类似虹视的现象。

（3）急性发作期：起病急，房角大部分或全部关闭，眼压突然升高，表现为急发作“三联症”，即指虹膜扇形萎缩、角膜内皮色素沉着、晶体的青光眼斑，是发作后的标志。

1）视力急剧下降：严重者仅有眼前指数或光感。伴有剧烈眼痛，同侧偏头痛，恶心，呕吐，体温较高，脉搏加速等。

2）眼压突然升高：眼压测量多在9.3～10.6 kPa。

3）眼球表现混合充血：严重者球结膜及眼睑水肿，巩膜血管怒张。

4）角膜水肿，雾状混浊，失去光泽及透明性，角膜后壁有棕色沉着物。

5）前房极浅，因虹膜血管渗透性增加，可出现前房闪光和浮游物。

6）因高眼压使瞳孔括约肌麻痹，瞳孔中度散大呈竖椭圆形，对光反应消失。

7）晶体前囊下可出现灰白色点状、条状和斑块状混浊，称青光眼斑。

8）虹膜血管充盈，渗透性增加，常有瞳孔缘虹膜后粘连及虹膜周边粘连。若高眼压持续时间过长，可使局限的1～2条放射状虹膜血管闭锁，造成相应区域的虹膜缺血性梗死而出现扇形虹膜萎缩，从色素上皮释放的色素颗粒可沉着在角膜后壁和虹膜表面。

9）玻璃体可有细小色素颗粒状混浊。

10）眼底视乳头充血、轻度水肿，有动脉搏动，视网膜静脉扩张，偶见小片状视网膜出血。因角膜上皮水肿，常需在滴甘油后才能看清眼底。

（4）间歇期：青光眼急性发作后，经药物治疗或自然缓解，房角重新开放，眼压和房水流畅系数恢复正常，使病情暂时得到缓解，称为间歇期。如用药后得到缓解，需在停药48 h后，眼压和房水流畅系数（C值）正常者，才能属此期。在此期检查，除前房浅、房角窄以外，只能根据病史和激发实验来确定诊断。

（5）慢性期：由急性发作期症状没有完全缓解迁延而来。常因房角关闭过久，周边部虹膜与小梁发生了永久性粘连。在慢性期早期，急性发作期的自觉症状及体征均继续存在，但程度减轻；晚期自觉症状和充血均消退，仅留下虹膜萎缩、瞳孔半开大，形状不规则和青光眼斑。病情发展到一定阶段时，视乳头逐渐出现病理性凹陷和萎缩，视力明显下降并出现青光眼性视野缺损。

（6）绝对期：失去光觉的青光眼称为绝对期青光眼。由于长期高眼压，患者已能耐受，故自觉症状不明显。检查可见眼部轻度睫状充血，角膜上皮轻度水肿，可出现大泡或上皮剥脱而有明显的自觉症状。前房极浅，虹膜萎缩，有新生血管，瞳孔缘色素层外翻和晶体混浊。

2. 慢性闭角型青光眼　此型的特点是发作时眼部没有明显充血，自觉症状不明显。根据房角形态分为两型。

（1）虹膜膨隆型：在发病时除房角粘连外，往往同时伴有瞳孔阻滞，故又称原发性瞳孔阻滞性闭角型青光眼。此型常有反复的小发作。发作时感眼部不适，发作性视蒙或虹视，或兼有头痛、头昏。常于傍晚发作，冬季多见。情绪紧张、过度疲劳、长时间阅读或近距离工作常为诱因。检查可见球结膜不充血，角膜透明或上皮轻度水肿，前房极浅，虹膜稍有膨隆，瞳孔可正常，对光反应存在或略迟缓。眼压一般在5. 33～6. 67 kPa。早期不发生房角粘连，随着病情的发展，房角逐渐发生粘连，基础眼压逐渐升高，房水流畅系数下降，晚期出现视乳头萎缩，但凹陷常不深，并伴有视野缺损。

（2）虹膜高褶型：或房角缩短型，此型较少见，约占闭角型青光眼的6%。其发病基础主要为周边虹膜高褶，小梁区之间的间隙狭窄，易发生开始于周边部的匍行性向近中心部粘连，故又称原发性潜行性（匍行性）闭角型青光眼。引起房角关闭的原因不是瞳孔阻滞，而是进行性房角缩短，甚至关闭。本型临床常无任何自觉症状，当偶然发现视力严重下降时才开始就医。在高眼压状态下，眼球无充血现象，角膜透明，一般无水肿。前房轴深无明显变浅，周边前房浅，瞳孔圆形，早期光反应正常、晚期光反应迟钝。在窄房角的基础上，有不同程度的房角粘连。粘连范围和眼压高水平值呈正相关。随疾病的发展，视乳头呈不同程度的青光眼性凹陷及视神经萎缩，同时伴有不同程度的青光眼性视野缺损。

3. 睫状环阻滞性青光眼 也称为恶性青光眼，其眼房角关闭是由于发生睫状环晶体阻滞，房水被阻于晶体虹膜隔后方而进入玻璃体腔，使晶体虹膜隔前移，前房变浅甚至消失，房角关闭。多发生于应用缩瞳剂或抗青光眼手术后、外伤、虹膜睫状体炎等。恶性青光眼易发生于眼球小、前房浅、角膜小、睫状环较小或晶体过大的闭角型青光眼患者。尤其是长期高眼压，术前使用高渗剂或碳酸酐酶抑制剂降眼压而房角仍关闭者，更易发生。多双眼发病，一眼发病后，另一眼需用缩瞳剂或拟行滤过手术时应特别小心。

发病机制主要是睫状环小或晶体过大，使二者间的间隙变窄，在有诱因的作用下，睫状体的水肿或睫状肌的收缩均可使睫状环缩小，晶体韧带松弛，睫状体与晶体赤道部相贴，发生睫状体与晶体阻滞，房水不能经正常通道前流，而向后倒流至晶体后方，再达玻璃体后方，使玻璃体发生后脱离，房水也可进入玻璃体腔内。这些病理改变均可使晶体虹膜隔前移，前房轴部和周边部普遍变浅，虹膜周边部与小梁相贴而致房角闭塞，房水循环障碍，眼压升高。晶体前移还可引起瞳孔阻滞，加重房角闭塞和房水在晶体后方的滞留。

此型青光眼用缩瞳剂无效或反使眼压升高，用睫状肌麻痹剂可使眼压下降。故闭角型青光用缩瞳剂后眼压进一步升高，前房普遍变浅时应考虑本病，如在另一眼试点缩瞳剂发生同样的变化，便可确诊。

（三）诊断

1. 常规检查 包括眼压、前房深度、前房角镜检查。

2. 激发试验 凡具有浅前房、窄房角、发作性虹视、视蒙、眼胀、头疼、眼眶和鼻根部酸胀等病史，35 岁以上，尤其是女性患者，应考虑闭角型青光眼的可能，需要密切观察，必要时可做激发试验：

（1）暗室试验：在暗室 60 ~ 90 min，瞳孔散大，眼压≥1.07 kPa，前房角关闭为阳性。

（2）俯卧试验：患者俯卧 60 min，眼压升高≥1.07 kPa 为阳性。

（3）暗室加俯卧试验：可提高激发试验的阳性。

（4）散瞳试验：滴短效局部缩瞳剂，眼压升高≥1.07 kPa 为阳性。

（5）缩瞳试验：适合于房角关闭、眼压升高的窄角型青光眼。

（6）其他：如毛果芸香碱、去氧肾上腺素试验等。

（四）治疗

急性闭角型青光眼是由于瞳孔阻滞引起的房角闭塞所致。故治疗时应解除瞳孔阻滞，使房角重新开放，一般以手术为主。

1. 前驱期和间歇期 应用激光或手术做虹膜周边切除，可获根治。如其他原因不能手术者，可滴1% ~2%匹罗卡品液，密切追踪观察。

2. 急性发作期 原则是尽快用药降低眼压，使房角开放，以免发生永久性周边粘连。眼压下降后，根据病情特别是房角情况，及时选择适当手术，以防再发。常用药物：

（1）缩瞳剂：可开放已闭塞的房角，改善房水循环，使眼压下降应争取在2 h内将瞳孔缩小。常用的有1% ~2%毛果芸香碱液，急性期每5 ~10 min滴眼一次，根据病情决定持续用药时间。同时用0.5% ~1.0%毒扁豆碱液每10 min一次，共3次。

（2）β肾上腺素能受体抑制剂：有抑制β受体增加房水生成的作用，使眼压下降，一次用药可持续12 h。常用0.25%或0.5%噻马洛尔滴眼液，每日2次。对心动过缓、支气管哮喘、心力衰竭者慎用；儿童孕妇禁用。

（3）碳酸酐酶抑制剂：为磺胺衍生物，抑制房水的产生，降低眼压，但无开放已闭塞房角的作用，应与缩瞳剂合用。常用药为：乙酰唑胺，250 mg，3次/d，首剂量加倍。

（4）高渗剂：使血浆渗透压升高，眼内水分向血液转移而降低眼压。只能作为紧急或临时降压措施，不宜长期应用，与缩瞳剂合用效果好。常用呋塞米、甘露醇、甘油等。

（5）镇静止痛药：对烦躁不安的患者可做辅助治疗。

若经上述药物治疗，眼压能迅速控制，可待水肿充血消退或减轻后，选择适当的手术治疗。若停药48 h眼压不回升，房角功能性小梁1/2以上开放，可选激光或手术行周边虹膜切除；对眼压控制不良，房角广泛前粘连者，应选小梁切除术或其他过滤手术。

3. 慢性期 此时房角已大部分粘连，应行过滤手术。

4. 绝对期 可继续应用缩瞳剂。如疼痛剧烈，可球后注射酒精，必要时摘除眼球。

慢性闭角型青光眼应早期手术。手术方式的选择与急性闭角型青光眼同。对虹膜高褶型患者应做虹膜周边切除术，大多数可以治愈。少数术后复发者，可长期应用毛果芸香碱液控制复发。对于恶性青光眼，局部应用睫状肌麻痹剂散瞳，全身应用高渗剂并辅以皮质类固醇类药物。在药物控制无效的情况下，应考虑手术治疗。常用的手术：晶体摘除术，是解除睫状环晶体阻滞的有效手术，尤其晶体已出现混浊者更为适用。晶体、玻璃体切割术，适宜于较年轻的患者。

第四节 视网膜动脉阻塞

视网膜动脉阻塞（retinal artery obstraction）可引起视网膜的急性缺血，视力严重下降，是导致失明的急症之一。该病多见于老年人，50～60 岁居多，男性略多于女性，常单眼发病，1%～2%可双眼发病。

（一）病因

常见的病因有 4 类：血管栓塞、血管痉挛、血管壁的改变和血栓形成、血管外部压迫。

1. 血管栓塞 主要为各种类型的栓子进入视网膜中央动脉导致血管阻塞。栓子常位于筛板处，因视网膜中央动脉经过筛板时管径变窄，特别是老年人该处组织硬化，栓子更易在此处存留。

2. 血管痉挛 发生于血管无器质性病变但血管舒缩不稳定的青年人，有早期高血压的患者，也可发生于有动脉硬化的老年人。轻度的视网膜血管痉挛，患者感到短暂的视力模糊。强烈的阵发性血管痉挛可使血流完全阻断，产生一过性黑蒙。如果痉挛迅速缓解，视力可恢复正常。痉挛发作频率和时间长短随病情程度而异，可多天 1 次至 1 天数次，持续时间数秒至数分钟不等，反复多次痉挛也可使视功能受损。

3. 血管壁的改变和血栓形成 由于动脉硬化或动脉粥样硬化、血管内皮细胞受损，内皮下增生变性，使血管内皮粗糙、管腔变窄，易于形成血栓。各种炎症也可直接侵犯动脉壁产生动脉炎，如巨细胞动脉炎、全身性红斑狼疮、多发性结节性动脉炎、硬皮病及皮肌炎等。

4. 血管外部压迫 如青光眼、视盘埋藏性玻璃疣、视网膜脱离手术如巩膜环扎术、眼内注入膨胀气体、眼眶手术创伤、过度电凝止血、球后肿瘤或外伤致球后出血等，以上各种原因导致眼压和眶压的增高，均可诱发视网膜动脉阻塞。

（二）临床表现

1. 视网膜中央动脉阻塞 根据阻塞部位及程度不同，临床表现也不一致。

（1）阻塞部位在筛板附近或筛板以上部位：临床表现为视力突然急剧下降，可降至只见手动或光感。部分患者有先兆症状，突然单眼出现一过性黑蒙，数分钟后视力恢复正常，反复发生后视力不能恢复。瞳孔散大，直接对光反射消失。

（2）眼底：眼底后极部视网膜透明性消失，呈缺血性苍白，混浊、水肿，偶有少许火焰状出血。这是因为神经节细胞的混浊肿胀所致。此种表现多在血管阻塞

10 min左右出现，2～3 h后更加明显，黄斑呈樱桃红色。因黄斑中心凹处视网膜菲薄，可透见其下的脉络膜背景，在其周围视网膜灰白色水肿的陪衬下，黄斑呈更鲜艳的红色。视网膜动脉变细，在视乳头周围的动脉内，可见节段状断续缓慢流动的血柱。部分患者可在视乳头或周边部视网膜动脉内看到栓塞的栓子。指压眼球引不出动脉搏动，静脉管径也变细。发病2 h后，视网膜动脉狭细更为显著；大约2周后，视网膜水肿消退；发病4周后出现视神经萎缩，动脉狭细呈白线状且变直。因末梢和细小的动脉分支不易看到，显得视网膜动脉分支变少。

（3）眼底荧光血管造影：根据阻塞程度和部位及造影时间不同差异很大。可有动脉充盈延迟和视网膜动静脉循环时间延长。动静脉血管内荧光素流变细，呈串珠状移动，由于动脉灌注压低，荧光素不能进入小动脉末梢而突然停止，如树枝折断状。毛细血管不充盈，偶有渗漏或血管瘤样改变。晚期因视网膜萎缩，视网膜动脉粗细不均，血管内皮障碍，可见有血管壁荧光素染色。视网膜动脉不全阻塞或阻塞后恢复血流者，荧光血管造影表现正常。

2. 视网膜分支动脉阻塞 阻塞部位通常位于视乳头周围的大血管处或大的分叉处，以颞侧支受累多见。视力受损程度根据阻塞部位和程度而定。阻塞支供应的视网膜呈扇形或象限形乳白色水肿，该动脉及伴行的静脉变细。荧光造影现象与中央动脉阻塞相似。

3. 睫状动脉阻塞 很少见。如发生阻塞则在眼底呈现一舌形或矩形视网膜乳白色水肿区。视力减退程度根据其是否供应黄斑区而定，相应视野缺损。

4. 并发症 继发性青光眼是最严重的并发症，发生率约1%。多数在发病后4～10周出现。动脉阻塞后视网膜呈严重缺血缺氧状态，可诱发新生血管形成，虹膜改变并伴有前房角新生血管形成，致前房角闭塞，形成继发性青光眼。抗青光眼治疗多无效。

（三）辅助检查

1. 视网膜动脉阻塞的荧光血管造影

（1）中央动脉阻塞时，视网膜动脉充盈迟缓，小动脉呈钝形残端，黄斑周围小动脉呈断枝状，“前锋”现象明显；分支动脉阻塞时，血流在分支的某一点中断或逆行充盈（阻塞动脉远端的染料灌注早于动脉阻塞点的近端），后期阻塞点具有高荧光。

（2）充盈迟缓：视网膜动脉完成循环时间在正常为1～2 s。而在受阻动脉可延长到30～40 s。

（3）黄斑周围动脉小分支无灌注：数日后造影可见动脉血流重新出现。

（4）广大视网膜毛细血管床无灌注：视网膜动脉充盈缓慢。视乳头表层辐射状毛细血管向乳头外延伸。

2. 眼电生理　表现为ERG的b波下降，a波一般正常。

视野改变与动脉阻塞的部位有关。中央动脉阻塞在颞侧可以查出小岛状视野。分支动脉阻塞可以有相应区域的视野缺损。如果有睫网动脉，可以保留有中央视力/视野。

（四）诊断和鉴别诊断

根据本病的特点多能做出诊断，但应与以下疾病相鉴别。

1. 眼动脉阻塞　眼动脉阻塞可使视网膜中央动脉和睫状动脉的血流均受阻，故视功能受影响更严重，视力可降至无光感。视网膜水肿严重，可无樱桃红点，晚期黄斑有色素混乱。

2. 缺血性视乳头病变　此病视力减退较视网膜动脉阻塞为轻，视野多呈象限缺损，与生理盲点相连，黄斑无樱桃红。荧光造影视乳头充盈不均匀可资鉴别。

（五）治疗

本病应按急症处理。治疗目的在于恢复视网膜血流，保护视功能和预防再阻塞。

1. 常规治疗方法

（1）血管扩张剂：初诊或急诊应立即吸入亚硝酸异戊酯或舌下含化硝酸甘油，球后注射阿托品0.25 mg或妥拉苏林12.5 mg或25 mg，1次/d。静脉滴注罂粟碱30～60 mg，加入250～500 mL生理盐水或10%葡萄糖。也可口服烟酸100 mg，3次/d。

（2）降低眼压：用两手食指于眼睑上交替压迫眼球，100次/min，5 min/次，使眼内压急剧上升和下降，以解除视网膜动脉管径的改变，解除阻塞。口服降压药，如乙酰唑胺等。前房穿刺，此方法可使眼压骤降，视网膜动脉扩张，以达到栓塞再通的目的。

（3）吸氧：吸入95%氧和5%二氧化碳混合气体，1次/h，每次10 min，晚间1次/4 h。高压氧条件下，脉络膜几乎能单独供氧给视网膜全层，有助于视网膜功能的恢复。

（4）溶解血栓和抗凝治疗：静脉滴注尿激酶；注射肝素或口服双香豆素。

（5）其他：如口服阿司匹林、双嘧达莫，活血化瘀中药等。

2. 新的治疗方法

（1）兴奋性氨基酸受体阻滞剂：右美沙芬（美沙芬）是一种NMDA受体拮抗剂。可有效减少视网膜受损的范围和促进视网膜神经元的恢复。

（2）经股动脉导管向眼动脉注入纤溶剂：若患者最初视力好于手动，视网膜中央动脉发生阻塞后4～6 h内接受局部纤溶治疗，视力预后可得到改进。但应注意纤溶治疗的禁忌证。

（3）玻璃体灌注：为视网膜供应养料和其他化合物，同时排出代谢产物。

（4）玻璃体内氧源的应用：即通过玻璃体向缺血的视网膜内层直接供氧的方法。

（5）视神经按摩和球后埋线术：按摩可刺激视神经周围血管网，促进血管扩张，刺激视神经兴奋。球后埋线所用的羊肠线是一种蛋白质，可刺激球后组织局部充血，血管扩张。

（6）氩激光的应用：可用氩激光击射，溶解栓子，恢复视网膜的血供。

（7）葛根的应用：可改善视网膜微循环。

第五节　黄斑变性

黄斑区是视锥细胞密集区，代谢旺盛，需氧量大，无视网膜中央动脉、静脉的分支，其血液供应依赖于脉络膜毛细血管的供血，代谢产物易在此处聚集。老年性黄斑变性（age-related macular degeneration，AMD）亦称年龄相关性黄斑变性，或衰老性黄斑变性。多发生于50岁以后的老年人，易双眼先后发病，发病率与年龄呈正相关。本病在性别上无明显差异。

（一）病因

目前病因尚不清楚。可能与遗传、慢性光损害、营养失调、中毒、免疫性疾病、慢性高血压、动脉硬化、药物作用等有关。脉络膜毛细血管硬化阻塞，引起色素上皮代谢产物沉积在Bruch膜，致其胶原和弹力纤维变性，形成玻璃膜疣，导致视网膜黄斑区色素上皮及神经上皮层发生营养障碍。

（二）临床表现

临床上分为萎缩性和渗出性老年性黄斑变性，二者临床表现有所不同。

1. 萎缩性老年性黄斑变性　其特点是进行性视网膜色素上皮萎缩，导致感光细胞变性，引起中心视力减退。患者多45岁以上，双眼同时发病，视力下降缓慢。临床分两期：

（1）第一期（早期）：以视网膜色素上皮退变为主。中心视力轻度损害，中心视野现5°～10°中心比较性暗点。Amsler方格表检查常阳性。眼底镜下可见黄斑色素紊乱，呈现色素脱失的浅色斑点和色素沉着小点，似椒盐样外观。中心反射不清或消失，有的有成簇的玻璃膜疣出现，多半大小不均，彼此融合，且伴有较大的色素颗粒，损害区以中心凹为中心，逐渐向外延伸并消失。这一阶段的眼底病变边缘界限并不清楚，眼底改变轻重与视力减退的程度往往相平行，但也有眼底改变不重，而视力却明显减退者。荧光血管造影，示黄斑区有透见荧光或弱荧光，无荧光素渗漏。

（2）第二期（萎缩期）：中心视力严重减退，有绝对性中心暗点。眼底镜下可见病变加重，玻璃膜疣密集融合，大块视网膜色素上皮脱离，最后趋于萎缩，留下黄斑部色素上皮萎缩区，可见金箔样外观。地图状色素上皮萎缩，囊样变性或板层样破孔。荧光造影可见视网膜色素上皮萎缩所致的窗样缺损，久后色素上皮萎缩区出现脉络膜毛细血管萎缩、闭塞，荧光造影呈现低荧光区，其中有残余的粗大脉络膜血管。

2. 渗出性老年性黄斑变性　病变区视网膜色素上皮下有活跃的新生血管，而引起一系列渗出、出血改变。患者多在45岁以上，双眼先后发病，视力下降较急。

（1）早期（渗出前期）：中心视力明显下降，Amsler方格表阳性，与病灶相应处能检出中央比较性暗点。眼底玻璃膜疣堆积，以软性者为主。玻璃膜疣将视网膜色素上皮与Bruch膜的紧密连接分开，来自脉络膜的新生血管可穿破Bruch膜进入视网膜色素上皮之下，黄斑区色素脱失和增生，中心反射不清或消失。

荧光血管造影，可见玻璃膜疣及色素脱失处早期显荧光，其增强、减弱、消退与背景荧光同步（窗样缺损）。在造影后期，玻璃膜疣可着色呈现高荧光。

（2）中期（渗出期）：视力急剧下降。眼底典型表现：黄斑部由于新生血管的大量渗出造成色素上皮脱离，液体进入神经上皮时可引起神经上皮盘状脱离，称盘状黄斑变性。重者视网膜下血肿，视网膜出血及玻璃体出血。

荧光血管造影：表现为浅色的瘢痕呈现假荧光。色素增生处荧光被遮蔽。如瘢痕边缘或瘢痕间有新生血管，则有逐渐扩大的大片强荧光。有新生血管的视网膜色素上皮脱落与无新生血管的视网膜色素上皮脱落有明显不同。前者荧光造影时脱离腔内出现荧光较晚，且呈不均匀分布。如果脱离区呈肾形，则新生血管多半位于肾形的弯曲面内。如新生血管破裂出血，则引起视网膜色素上皮下和神经上皮下出血性脱离。出血如在色素上皮下，则呈灰黑色或灰蓝色，如出血量多，范围广泛，可形成脉络膜血肿，或称视网膜下出血。

（3）晚期（结瘢期）：渗出和出血逐渐吸收并被结缔组织所取代，视力进一步损害。眼底镜下可见瘢痕形成，瘢痕中散布着不规则的色素团块。瘢痕的厚薄、大小，各病例各不相同。如瘢痕位于黄斑中心，则会留下永久性中心暗点。荧光血管造影，表现为浅色的瘢痕呈现假荧光，色素增生处荧光被遮蔽。

此期并非所有病例的病情就此停止，大约有16%的患者会在原来瘢痕的边缘上出现新生血管，再经历渗出、出血、吸收、结瘢过程，使原来的瘢痕进一步增大。

（三）疾病危害

黄斑变性是一种慢性眼病，它能引起中心视力的急剧下降，而中心视力是日常活动所必需的，如阅读、看时间、识别面部特征和驾驶等。它使不可逆的中心视力的下降或丧失，很难再治愈。老年性黄斑变性多发生在45岁以上，年龄越大，发病率就越高。发病率有种族差异，白种人的发病率高于有色人种。

黄斑变性在中医学里属“视瞻昏渺”“暴盲”范畴，过去由于条件与诊断技术的限制，对本病未能深入探讨。近年来，许多眼科学者在这方面进行了大量临床研究工作，对本病的中医病因病机及各病变时期的辨证规律已有了较完整的认识。

（四）诊断

1986 年经中华医学会眼科学会眼底病学组第二届全国眼底病学术会议专题讨论研究，制定了《老年性黄斑变性临床诊断标准》（表 11 –1），试行于全国眼科临床。

表 11 –1 老年性黄斑变性临床诊断标准

	萎缩型（干型）	渗出型（湿型）
年龄	多为 45 岁以上	多为 45 岁以上
眼别	双眼发病	双眼先后发病
视力	下降缓慢	下降较急
眼底表现	早期：黄斑区色素脱失和增生，中心反射不清或消失，多为散在玻璃膜疣； 晚期：病变加重，可有金箔样外观，地图状色素，上皮萎缩囊样变性或板层性裂孔	早期：黄斑区色素，增生，中心反射不清或消失，玻璃膜疣常有融合； 中期：黄斑区出现浆液性或（和）出血性盘状脱离，重者视网膜下血肿，视网膜内出血； 晚期：瘢痕形成
荧光血管造影	黄斑区有透见荧光或弱荧光，无荧光素渗漏	黄斑区有视网膜下新生血管荧光素渗漏、出血病例有遮蔽荧光

（五）治疗

本病尚无有效的治疗措施，一般采用对症支持疗法，至今无特殊治疗的药物。渗出性老年性黄斑变性，早期视网膜下新生血管膜位于黄斑中心凹 200 μm 以外者，可用激光光凝，封闭新生血管膜，以免病变不断发展、扩大。但光凝是否能够阻止新生血管的发展，对保持最终视力如何，目前尚无统一认识。萎缩性老年黄斑变性，无特殊治疗，患者中心视力虽丧失，但周边视力无损害，因而不至全盲。

（六）预防

为了更好地配合治疗还应注意：控制血压在 140 mmHg/90 mmHg 以下。空腹血糖应控制在 3.9 ~6.1 mmol/L。佩戴深色眼镜，减少光损伤。禁止吸烟，尽量少饮酒。少食高脂质物质，如动物内脏，减少患者老年性黄斑变性的危险因素。

（倪同上　季亚清　李　珊）

第十二章　耳鼻咽喉科疾病

老年人耳鼻咽喉部像全身其他部位一样，随人体的衰老而逐渐老化，表现为组织萎缩，细胞代谢衰退，变应能力下降，修复能力降低，急慢性损伤及后遗症增多，最为明显的是随年龄增加听力逐渐减退。本章主要介绍几种老年人常见的耳鼻咽喉科疾病。

第一节　耳　聋

耳聋（presbycusis）是听觉障碍的表现，轻者为重听，重者为耳聋，临床上不分轻重统称耳聋。耳聋分为器质性聋和功能性聋两大类，器质性聋按病变部位的不同又分为传导性聋、神经性聋和混合性聋。老年性聋（elderly presbycusis）是因听觉系统老化而引起的耳聋，或者是只在老年人中出现的而非其他原因引起的耳聋。临床上所见的老年性聋的发病机制，不仅包括听觉系统衰老的生理和病理过程，还与人体在过去经受的各种外在环境因素的综合影响有关，临床上不可能将其与听觉系统的纯衰老过程截然分开。故又将在老年人中出现的、并可以排除其他致聋原因的耳聋称为老年性聋。据统计，在老年人中听力障碍的发病率为30%～60%。

（一）病因和病理

1. 听觉系统的衰老　是组织衰老的结果，细胞的衰老可能与细胞中存积的代谢废物影响了细胞的活动有关。

2. 遗传因素　在听觉器官的衰老中起了重要的作用，老年性聋的发病年龄和发病速度在很大程度上与遗传因素有关。

3. 外在环境的影响　除了上述组织细胞的自然衰老过程外，老年性聋还与个体在过去所遭受的外在环境因素的综合影响有关系，如微弱的血管病变、噪声、感染、耳毒性药物及化学试剂引起的轻微损伤。

4. 病理　病理变化发生于外耳、中耳、内耳、蜗神经及其中枢传导通路和皮层的整个听觉系统。Schuknecht（1974）将老年性聋的病理变化分为4种不同的类型：

（1）感音性聋：以内外毛细胞和与其相联系的神经纤维萎缩消失为特点。病变从耳蜗的底周末段开始，逐渐向蜗顶缓慢进展，外毛细胞首先受损，然后累及内毛细胞。

（2）神经性聋：以耳蜗螺旋神经节和神经纤维的退行性变为特点，表现为神经节细胞大小不一、核固缩偏移、细胞数目减少，神经纤维变性、数量减少，但雪旺细胞正常，病变以耳蜗的底周或顶周较重。

（3）血管性聋：即代谢性聋，以血管纹萎缩为特点，病变波及耳蜗全部血管纹。

（4）耳蜗传导性聋：即机械性聋，基底膜增厚、透明变性、弹性纤维减少而变得僵硬，以耳蜗的底周末端基底膜最为明显。

（二）诊断

不明原因的双侧感音神经性聋，起病隐袭缓慢进展，一般双耳同时受累，也可两耳先后起病或一侧较重，听力损失多以高频听力下降为主，语言识别能力明显降低。多数患者有不同程度的耳鸣，开始间歇性耳鸣，逐渐加重呈持续性耳鸣。需进一步检查：

（1）鼓膜：无特征性改变，有老年人的共同特点，如鼓膜混浊、钙化、萎缩、内陷。

（2）纯音听力检查：呈感音神经性聋，部分患者因鼓膜听骨链僵硬呈混合性聋，但以感音神经性聋为主。听力曲线有陡降型、缓降型或平坦型3种类型。

（3）阈上功能检查：①重振试验多为阳性；②短增量敏感指数正常或轻度增高；③言语识别率多降低，与纯音听力下降程度多不一致。

60岁以上老年人，出现双耳渐进性聋在排除其他病因以后，即可诊断为老年性聋。老年性聋的发病年龄并非固定，极少数人40多岁即出现听力老化现象，诊断中可结合全身其他器官衰老情况综合分析。

（三）防治

衰老是一种自然规律，目前尚无方法可以逆转，故性激素、维生素、微量元素、血管扩张剂等对本病均无确切疗效。以下方法或可延缓听系的衰老：减少脂类食物，降血脂，防止心血管疾病，戒除烟酒嗜好；避免接触噪音；避免应用耳毒性药物；注意劳逸结合，保持心情舒畅；适当体育活动；改善脑部及内耳血循环。

1. 助听器 助听器是聋人教育和提高聋人听觉的有效工具。随着人们生活水平的提高，社会交往的日益频繁，患者对助听器的需求逐年提高，正确选配合适的助听器尤为重要。

（1）助听器的选配对象：有残余听力的耳聋患者，在药物或手术治疗无效，病情稳定后均可选配助听器。理想的选配对象是感音神经性聋患者，选配的一般原则是根据纯音听力（0.5～2.0 kHz）的平均损失程度而定，听力损失越重，所需的增益越大。一般来说，中度听力损失者使用助听器后获益最大，而轻度及重度耳聋获益较少。选择助听器要考虑助听器的结构形式、功率、声增益大小及电声特性。

（2）单耳和双耳助听器选配原则：研究证实，双耳助听器具有克服头部的阴影效应，发挥双耳定向功能；并能使助听器的增益和输出降低 5 dB，噪音降低 2 ~4 dB，提高信噪比和语言清晰度。因此，在有条件的情况下尽可能配戴双耳助听器。不能配双耳助听器者可配单耳助听器。配单耳助听器的原则为：选择言语识别率较好的一耳；气骨导阈差大的一耳；动态听力范围较大的一耳；两耳听力曲线相似时，选听力曲线稍平坦的一耳。

（3）气导助听器与骨导助听器的选配原则：一般情况下，耳聋患者首选的助听器为气导助听器，有些传导性聋患者，需要配骨导助听器。骨导助听器放在乳突部，声波将通过乳突骨传导给内耳。需要配骨导助听器的患者有：外耳道闭锁、狭窄、长期流脓，不适宜用耳塞者；1000 Hz 和 2000 Hz 听阈气导和骨导平均差距大于 40 dB者。

2. 人工耳蜗　人工耳蜗是一种电子装置，由体外言语处理器将声音转换为一定编码形式的电信号，通过植入体内的电极系统直接兴奋听神经来恢复或重建聋人的听觉功能。近年来，随着电子技术、计算机技术、语音学、电生理学、材料学、耳显微外科学的发展，人工耳蜗已经从实验研究进入临床应用，是治疗重度聋至全聋的重要方法。植入术适应证：

（1）语前聋患者：①双耳重度或极重度感音神经性聋儿童的听力损失范围在 1 kHz及更高频率的听阈在 90 dB 以上。对于术前无残余听力者，需要进行助听器声场测听，以帮助确定残余听力，必要时进行电刺激听性脑干诱发电位（EABR）检查。②病因不明、先天性、遗传性、药物性、脑膜炎后听力损失，病变部位定位于耳蜗；听神经病患者病变部位定位于耳蜗，需要进行术前 EABR 检查，估计病变部位，鉴于目前从医学角度对听神经病认识的限制，需向患儿家长告知特殊的风险。③耳聋发生时间对于新近发生的听力下降，需要观察至少 3 个月听力变化稳定。④最佳年龄应为 12 个月至 5 岁；受到脑听觉、言语可塑性的限制，应该尽早植入人工耳蜗。⑤助听器选配后听觉能力无明显改善，配戴合适的助听器，经过听力康复训练 3 ~6 个月后听觉语言能力无明显改善。⑥具有正常的心理智力发育。⑦家庭和（或）植入者本人对人工耳蜗有正确认识和适当的期望值。⑧有听力语言康复教育的条件。⑨无手术禁忌证。

（2）语后聋患者：①双耳重度或极重度感音神经性聋成人的听力损失范围在 1 kHz及更高频率的听阈在 70 dB 以上。对于术前无残余听力者，需要进行助听器声场测听，以帮助确定残余听力，必要时进行 EABR 检查或鼓岬电刺激的心理物理学测试。②各年龄段的语后聋患者高龄人工耳蜗植入候选者需要对人工耳蜗有正确认识和适当的期望值。③耳聋发生时间对于新近发生的听力下降，需要观察至少 3 个月听力变化稳定。④助听器选配后言语识别能力无明显改善。⑤具有正常的心理、精神状况及患者对人工耳蜗有正确认识和适当的期望值。⑥无手术禁忌证。

植入术的禁忌证：①内耳严重畸形病例，如 Michel 畸形或耳蜗缺如。②听神经缺如。③严重的精神疾病。④中耳乳突化脓性炎症尚未控制者。

第二节　耳　鸣

耳鸣（tinnitus）为患者在耳部或颅内感到有嗡嗡、吱吱等各种各样的单一的或多种声音并存的响声，是耳科、神经科和中医科常见的临床症状。绝大多数为主观性耳鸣，少数为客观性（他觉性）耳鸣。耳鸣与幻听不同，幻听虽在早期也有以耳鸣为首发症状的，但经历一定时间后就可以有具体声响出现，如谈话声、流水声、钟表声等。

（一）病因和临床表现

1. 耳源性耳鸣　临床上耳源性耳鸣占耳鸣患者的绝大多数，常有耳聋。

（1）传音结构病变：包括外耳及中耳的病变，如外耳道炎、耵聍栓塞、急性中耳炎、慢性中耳炎、咽鼓管阻塞、鼓室积液、耳硬化症等。此类病变耳鸣为低调性伴传导性聋，耳镜检查可发现病变。咽鼓管异常开放者，其鼓膜随呼吸扇动，产生随呼吸同步的吹风声。检查时见鼓膜松弛，随呼吸扇动，声阻抗可帮助诊断。

（2）耳蜗病变：病变涉及内耳迷路，常见的有噪音性聋、老年性聋、药物中毒性聋、突发性聋、梅尼埃病、病毒或细菌性迷路炎及骨迷路病变等。一般有明显的病史，检查为感音性耳聋，耳鸣与听力损失最大的频率接近，多为高音调耳鸣，是耳鸣比较严重和多见的原因。

（3）蜗后病变：包括内听道及脑桥小脑角病变，如听神经瘤、脑膜瘤、胆汁瘤、血管异常或 Hunt 综合征等。听神经瘤除一侧耳聋及耳鸣外，多伴有同侧三叉神经麻痹及前庭功能丧失。Hunt 综合征为突发性面瘫，耳带状疱疹，有时伴耳鸣耳聋。此类病变引起的耳鸣，多有蜗后性聋。

2. 非耳源性耳鸣　泛指一切不伴耳聋或听觉器官的疾病引起的耳鸣。

（1）中枢神经系统病变：包括从脑干到听皮层通路的病变，如多发性硬化、脑瘤、脑血管病变、脑炎及脑外伤等。此类病变引发的耳鸣发生率也较高，脑外伤、脑膜炎、多发性硬化常后遗耳鸣耳聋，且十分令人烦恼。

（2）心血管病变：亦属常见的耳鸣原因之一，耳鸣常呈搏动性，其中约有 10% 为高血压。贫血者因心脏输出量增加而搏动性耳鸣，有时可为持续的嗡嗡声，这可能与中枢或内耳供血不足有关。动脉粥样硬化伴血管栓塞者，亦可出现耳鸣。

（3）代谢性疾病：甲状腺功能低下或功能亢进均可引起耳鸣。糖尿病引起的耳鸣发生率很高。高血脂伴血管阻塞及感音性聋者，其耳鸣的发生率高于常人。有报道，维生素缺乏亦可发生耳鸣。

（4）颈部病变：见于颈动脉瘤、颈动脉受压或狭窄、颈静脉球体瘤、颈椎病所致的耳鸣，常为同侧低调耳鸣，可与心脏搏动一致，有时在颈部可听到血管杂音，这种杂音可在压迫颈动脉时而暂时消失。

（5）耳周围器官病变：见于耳附近的肌群抽搐，如咽鼓管肌群或腭肌阵挛，引起耳内“克搭”“克搭”的响声，患者和检查者均可听到。另外，颞颌关节病变或咬合不全，有时也可引起耳内弹响声。

（6）神经症和精神病：常见神经衰弱患者，诉耳鸣且多伴有记忆力减退、失眠、头昏、腰酸、乏力等症状，但查体及听力检查均无异常发现。

（二）诊断

1. 了解病史 进行耳部及全身临床检查。

2. 听力学检查 纯音测听、声阻抗测听、耳鸣音调和响度匹配检测、耳鸣后效抑制和最小掩蔽级检测，以及其他听力学和电生理检查。

（三）治疗

1. 病因治疗 针对原发病变采取特殊处理效果较好。

2. 感音神经性聋 治疗感音神经性聋的常用药物：

（1）氢麦角碱（dihydroergotoxin）：又称海特琴或喜得镇（hydergin），能改善或增加内耳血流，使内耳性耳鸣获得良好的效果。用法：氢麦角碱 2 mg/次，3 次/d，饭后服用，连用 2～8 周，无明显不良反应。

（2）利多卡因：能改善内耳的微循环，使症状缓解或消失。用法：1～3 mg/kg 稀释于 25% 葡萄糖 20～40 mL，以每分钟不超过 20 mg 的速度静脉注射，1 次/d，5 次为 1 疗程，2 个疗程之间隔 2 d。注射完后卧床休息。

（3）乙酰胆碱：除具有扩张末梢血管外，尚有抑制内耳毛细胞的作用，从橄榄核来的橄榄耳蜗束的大部分末梢终止于毛细胞，毛细胞能分辨最微细的声波频率差异，因而它对耳鸣很敏感。乙酰胆碱能抑制由橄榄核来的异常冲动，故可用于治疗耳鸣。剂量为 1～2 mL，皮下注射，1 次/d。

（4）Methycobal：为维生素 B_{12} 的一种新制剂，含有甲基-B_{12}，与精神安定剂合用治疗耳鸣效果较好。

（5）胞二磷胆碱（cytidine diphosphate choline，CDP-胆碱）：是一种神经营养剂，对耳鸣眩晕效果较好。Makisima 等报告，用 CDP-胆碱治疗 41 例神经性耳聋伴耳鸣眩晕者，剂量为 CDP-胆碱 300 mg 加入 25% 葡萄糖 20 mL，静脉注射，1 次/d，连用 12 d 为 1 疗程。总有效率 67.6%，好转率耳聋占 27%，耳鸣占 71.7%，眩晕占100%。

（6）其他：血管扩张剂，如尼莫地平 30 mg/次，3 次/d；盐酸倍他司汀 4～8 mg/次，3 次/d；桂利嗪 25 mg/次，3 次/d。镇静剂，如丙氯拉嗪（prochlorperazine）5～10 mg/次，3 次/d；安定 2.5～5 mg/次，3 次/d。

3. 抗惊厥药物 常用药物是卡马西平（carbamazepine），对中枢神经和周围神经均有阻滞作用，可降低中枢神经系统兴奋性而治疗耳鸣。用法：初量 100 mg，2 次/d，逐周增加剂量，每次增加 200 mg/d，一般不超过 800～1000 mg/d，有效率达 80%～90%。治疗过程中可出现轻微头晕、恶心、呕吐、上腹部不适、手麻、白细胞减少、嗜睡等不良反应。注意观察血象及肝功能。青光眼、心血管疾病、肝胆疾病患者慎用。

4. 掩蔽疗法 用外界声刺激来抑制耳蜗或听神经的自发性兴奋增高的活动，以特制的掩蔽器或助听器实施。用掩蔽疗法前先做耳鸣匹配试验，找出耳鸣的中心频率、阈值、掩蔽声强度及有无后效抑制，有后效抑制者疗效较好。掩蔽声强度一般为耳鸣阈值或阈上 10 dB。80%以上的耳鸣可被宽、窄带噪声或纯音掩蔽，但严重的感音神经性聋，高频性耳鸣的疗效差。

5. 生物反馈疗法 对一些顽固而又令人困扰的耳鸣患者，用多种松弛训练法辅以生物反馈治疗，有一定疗效。方法系教患者以多种措施，同时采用多种生理测定仪记录并指示患者的情况，包括直流电反应肌电活动及皮肤温度等，这些测定记录的变化反馈给患者和技术员，由受过训练的技术员指导并帮助患者逐步提高自行松弛的能力来促使皮肤电阻降低，肌张力降低及皮肤温度升高，经过一段时间的训练，绝大多数患者即可根据这些记录自行调节其自主神经系统与骨骼肌张力。

第三节 眩　晕

老年性眩晕（vertigo）是老年人群中发生的眩晕及平衡功能障碍的综合名称，它并非是一种独立的病种，既是老年性前庭系退行性变的结果，又是许多眩晕疾患的临床表现。老年人患眩晕或平衡失调的发生率很高，70 岁以上者，男性发生率为 47%，女性为 61%。老年人眩晕发作时，平衡障碍明显，易跌倒，发生外伤，甚至造成死亡。

（一）病因

老年性眩晕和平衡障碍的病因有全身性、神经源性、耳源性及其他几类。全身性病因有血液病、心血管病、代谢病等；神经源性以脑血管病最多；耳源性有梅尼埃病、位置性眩晕、前庭神经元炎、药物中毒、感染、肿瘤等。概括起来可分为以下几个方面。

1. 前庭系统的退行性改变　椭圆囊和半规管壶腹部退行性变，发生耳石膜萎缩，耳石膜脱落可沉积在后半规管的壶腹上，头位置改变时，因重力作用可导致嵴顶偏离壶腹，产生头晕感觉。

2. 高血脂和血液高黏滞度　引起内耳动脉硬化，前庭系统血供不足。

3. 微量元素缺乏和酶代谢障碍　Zn、Fe、Cu、Mn、Se 缺乏，可使相应的酶活性下降，加重机体各系统及前庭系统的衰老和损害。

4. 自由基损伤　老年人随年龄增加，自由基、脂质过氧化物酶及丙二醛增加，前两者引起细胞膜功能障碍和膜损伤，前庭器也不例外，丙二醛损伤细胞器，引起细胞衰老退变，前庭器毛细胞损伤，发生眩晕、平衡障碍。

5. 耳源性病变　位置性眩晕在老年人中常见，耳毒性药物中毒容易发生于老年人中，梅尼埃病很少发生于老年。

6. 其他原因　因患有高血压、动脉硬化、颈椎病致脑供血不足，而引起眩晕。

（二）病理及生理

前庭系的结构和功能，随年龄老化而改变。50 岁前庭系开始退变萎缩，表现为耳石器钙沉着，耳石断裂及移行，前庭上皮包涵体处出现空泡，脂褐质蓄积，毛细胞萎缩及丧失，前庭神经纤维减少，Scarpa 神经节细胞减少，突触变性。前庭核脂褐质蓄积、轴索变性、神经细胞膜内陷。小脑 Purkinje 细胞丧失、轴索旁支的突触减少。小脑蚓部体积变小、脂褐质蓄积、包涵体出现。上述病理学变化，导致了前庭功能的减退。

老年人周围神经传导速度减慢，本体感觉随年龄增长而减弱；视觉敏感度下降，视觉对姿势的控制反应减慢，突然出现意外干扰时，姿势稳定性不够，易跌倒。

中枢神经系统的神经元之间的突触及神经元数量减少，神经冲动传导速度减慢，小脑脊髓反射、动眼反射减慢，姿势控制系统的反应过度减慢。老年人感觉中枢对信息处理能力降低，不能维持正确的定向、定位感而丧失平衡。

综上所述，老年人前庭功能减退、视力减退、本体感觉功能减退、体力下降、肌力降低、感觉运动系统缺陷、姿势发射运动减弱等因素，易发生眩晕和跌倒。

（三）临床表现

1. 急性发作性眩晕　突然出现剧烈眩晕、恶心、呕吐、突发性听力下降，可伴有同侧咽喉肌轻瘫、同侧头面部和对侧肢体痛温觉障碍。可为小脑后下动脉、基底动脉或内听动脉的痉挛、出血、血栓或梗死。

2. 慢性持续性眩晕或阵发性眩晕　眩晕长时间存在或阵发或间断性发作，见于基底动脉局限性慢性缺血或良性位置性眩晕等。

3. 不典型眩晕 头昏、不稳定感、头中空虚或麻木感，伴轻度平衡障碍，可为脑血管痉挛、高血压、糖尿病等。

（四）辅助检查

1. 耳科检查 外耳道检查、前庭功能检查、眼震电图、听力检查 VEP/BAEP 等。

2. 神经系统检查 检查与前庭系统相关的部分、星迹试验、偏指试验、视力和眼底检查。

3. 内科其他疾患引起的眩晕检查 应尽可能做全面体检，如血压、脉搏的测试等。

4. 影像与电生理相关检查 头颅 CT、CTA，脑 MRI、DSA、TCD，心电图，EEG 等。

5. 血液化验检查 血常规、生化检查。

（五）诊断和治疗

老年性眩晕诊断主要是确定眩晕是由于年龄所致的前庭系退变，还是疾患所致。明确病因后，积极治疗原发病。康复训练。教育患者在日常生活中学会适应及处理自身平衡失调之状态，进行平衡训练及健身运动。

第四节　鼻出血

鼻出血（bleeding）亦称鼻衄，是耳鼻喉科常见急诊。老年鼻出血占全部鼻出血的29% ~50%，其特点是发病凶险、并发症多，甚至可引起死亡。

（一）病因和机制

我国李学佩和张重华分别报告，老年鼻出血全身原因为81.1%和63.4%，其中高血压分别占65.6%和57.5%。局部原因分别为6.7%和13.3%。因此，老年鼻出血特点是全身原因为主，其中高血压占重要地位，局部原因居次，与非老年性鼻出血有明显区别。

1. 局部因素

（1）解剖因素：老年鼻出血以后部为多，这与蝶腭动脉及其分支解剖特点有关。蝶腭动脉成直角转折后分支，在极薄的黏骨膜下向前走行。所谓鼻咽血管丛，实际上是鼻后外侧动脉分支——下甲动脉分支与周围静脉构成的血管丛。通过35岁以上尸检发现，鼻腔血管最显著变化在中小动脉肌层胶原纤维变，在上颌动脉等动脉的内弹力层或中层常见硬化或钙化，血管脆性增加，是老年人易发生鼻腔后部出血，并不易制止的原因。

（2）外伤、炎症：老年鼻出血多数认为是“自发性”的，但仔细询问多有外伤。老年鼻腔黏膜有形态和功能变化，黏膜趋于萎缩，血流量减少。鼻黏膜感染或过敏引起的充血肿胀、干燥结痂，气压变化均可致病，轻微外伤如口鼻、喷嚏、鼻饲管等，均可造成鼻出血。鼻咽癌或其他肿瘤是另一重要原因，特别是单侧反复鼻出血应当警惕。

2. 全身因素

（1）高血压：高血压是老年、后部出血的重要原因。国外有报道，高血压引起鼻出血者达43% ~89%，因鼻出血死亡的病例有半数由高血压引起。比较鼻出血与其他鼻病的住院患者血压，发现前者明显高于后者。

（2）其他：遗传性出血性毛细血管扩张是遗传性疾病，很多部位可以出血，随增龄出血增多。血液病如再生障碍性贫血、血小板减少、白血病等是少见原因，但在复发鼻出血时应详查血液。维生素 C、维生素 K 缺乏，过量应用抗凝药物等，均可引起鼻出血。

（二）诊断和治疗

老年人鼻出血阵发性较明显，常在夜间、清晨、激动、咳嗽、打喷嚏时发生，往往来势凶猛，需迅速弄清哪一侧鼻腔出血或哪一侧首先出血，然后对症处理。

1. 一般处理 首先要注意全身变化，特别是由于失血引起的失血性休克、贫血及心脑血管并发症，并尽早发现、及时处理。老年人对缺氧耐受力差，故血红蛋白低于8 g即应输血。对反复出血、患者焦虑不安、血压波动或较高时，适量应用镇静剂可阻断出血的恶性循环，制止和防止再出血。但在前后鼻腔填塞，有 PaO_2下降、$PaCO_2$升高则要慎用。老年鼻出血易引起中枢神经系统障碍，大多与失血后血压下降、贫血、药物反应有关。

2. 局部止血

（1）鼻烟填塞止血：常用止血方法是凡士林油纱条前鼻或后鼻填塞，效果肯定，但患者不适合，特别是后鼻填塞，易引起并发症。据报道，前后鼻腔填塞后引起动脉血氧分压降低，患者可死于心肌梗死和脑血管意外。鼻填塞后引起 PaO_2下降、$PaCO_2$升高，认为鼻肺反射降低肺的顺应性、增加阻力，是无明显通气减少时低氧血症的原因。因此，老年高危患者不宜长期反复用鼻腔填塞。鼻气囊、水囊及前鼻腔用长气囊，后鼻腔用气球，或中间用可供呼吸用的通气管等各种止血器械，可减少患者痛苦、操作简便、效果较好。另外用高分子聚合物制成与鼻腔形状相适应的止血膜，遇水膨胀起压迫止血作用。药物止血吸收性明胶海绵对血液病引起的持续缓慢渗血有效。

（2）血管结扎止血：多数作者认为，鼻腔填塞2 ~3 d不能控制出血应做血管结扎，以减轻患者痛苦、减少并发症，缩短住院日，减少费用。有慢性阻塞性肺病的老年患者更主张积极做血管结扎。比较前后鼻腔填塞和血管结扎的效果，填塞失败率26%，严重并发症30%，而血管结扎分别为14%和3%，失败者再次结扎可全部止血。因此动脉结扎应作为后鼻出血的治疗选择。老年人特别适宜做颈外动脉结扎，因颈外动脉结扎手术简便，低年医师也能做，止血效果肯定，且只要局麻，但要注意有时眼动脉来自颈外动脉分支，有致盲可能。老年高血压动脉硬化引起的复发性鼻出血，颈外动脉结扎效果差，因易形成吻合支，一周后又复出血，故要结扎比较末梢的颌内动脉和筛前动脉。

（3）显微外科止血：显微蝶腭动脉电凝术或钳夹法，6倍手术显微镜下，骨折中下甲，向两侧牵开，暴露中道，切开剥离黏骨膜，暴露蝶腭孔，解剖蝶腭动脉及其分支，并予电凝或钳夹。Sulsenti（1987）报道145例手术，前者成功率93.9%，后者全部成功。

（4）血管栓塞疗法：已成为常规治疗失败后常用的方法。在X线荧光屏指引下经股动脉插入导管，直至颈总、颈外、颈浅和颌内动脉，然后做动脉内数字减数血管造影，显示颌内动脉远端分支，吸收性明胶海绵颗粒化在生理盐水中注入血管，阻塞出血血管支。基于和血管结扎相同的原因，很多作者主张常规治疗失败后，在手术前先考虑做栓塞疗法，特别是外伤患者，因组织肿胀，解剖变形，手术结扎困难，栓塞疗法则具优点。但已做过血管结扎和颈内动脉分支筛动脉出血不能做栓塞疗法。栓塞疗法并发症最多的是咀嚼肌肌痛、牙关紧闭和面神经麻痹，最严重的是偏瘫和失语症。

（5）其他：用钕钇铝石激光和二氧化碳激光进行出血血管凝固术，特别适用于遗传性出血性毛细血管扩张。后者保守无效，可做鼻中隔黏膜切除植皮术或面部全厚转移皮瓣移植，消除再出血的可能性。

（三）预防

平时应注意预防鼻出血的发生，措施如下。

1. 保持房间的安静、清洁，温度要适宜。室内保持空气清新，适当开窗通风换气，温度宜保持在18~20℃。因空气过于干燥可诱发鼻腔出血，所以空气湿度应≥60%。

2. 老人平日活动时动作要慢，勿用力擤鼻，对症止咳。

3. 饮食要进一些易消化软食，多吃水果蔬菜，忌辛辣刺激饮食，并保持大便通畅，便秘者可给予缓泻剂。

4. 老年性鼻出血患者多伴有高血压、冠心病、支气管炎等，应定期防治原发病，必须针对病因进行相应的治疗，尤其是高血压病患者，必须尽快将血压控制到正常或接近正常的水平，观察病情变化，并及时到医院就诊。

第五节 鼾 症

老年人熟睡时发出轻微鼾声属正常现象，但因某些原因鼾声过响，干扰别人睡眠时则称为鼾症（snore）。多数鼾症患者兼有睡眠时不同程度的憋气或呼吸暂停，称为睡眠呼吸暂停综合征（obstractive sleep apnea syndrome，OSAS），晚期可并发肺源性心脏病。

（一）病因

上呼吸道任何一个部位的阻塞性病变都可引起打鼾和 OSAS，鼻部如鼻中隔偏曲、肥厚性鼻炎、鼻息肉，鼻咽部如良、恶性肿瘤，咽部病变如扁桃体肥大、舌体肥大、小颌、颌后缩畸形等，喉部病变如会厌谷肿物、声门上及声门肿物等。Wilms 等测定上呼吸道解剖异常对 OSAS 的影响，用纤维喉镜测量口咽、喉咽及喉可能阻塞部位的前后径和横径，发现口咽部有悬雍垂和侧壁突出所致的前后径缩小者占 76%，因舌根肥大所致的下咽部前后径缩小占 44%。喉部杓会厌异常作为喉阻塞最重要的潜在因素占 8%。有两处以上异常占 36%。几乎全部患者均有不同部位解剖异常。颈椎畸形、胸骨后甲状腺肿大及颈、胸部病变也是引起 OSAS 的原因。

Surkerman 等认为，OSAS 在夜间睡眠时发生的原因是由于咽反射功能降低。正常睡眠时呼吸功能降低，每分通气量减少。睡眠时丧失了觉醒对呼吸的刺激作用，而抑制了呼吸功能。睡眠时维持咽部气道的反射本能消失了，舌肌、咽腭肌的张力减弱，咽部气道在解剖上缺少支架，吸气时气道内压力小于大气压，使舌根和软腭向咽后壁贴近引起阻塞。

（二）病理生理

睡眠呼吸暂停的正确评价需要小心监视口、鼻呼吸气流及胸腔呼吸运动，并结合心电图和血氧监测。要详细记录一夜间各种基本资料，包括呼吸暂停发作的类型和频率，与心律不齐和血氧减饱和的关系，以及在快速眼动和非快速眼动睡眠时呼吸暂停的发作次数。

上气道萎陷和阻塞有 3 种明显变化，即上气道解剖变化，上气道吸气期负压程度和咽部气道肌张力减低。阻塞性呼吸暂停患者的气道阻塞最常发生在喉上部。开始时，阻塞发生在口咽，舌与软腭及咽后壁相接触，之后下咽部进行性萎陷。除前后径外，口咽侧壁也进行性萎陷。短暂的唤醒所致咽肌张力的增加，足以维持气道开放而使阻塞性呼吸暂停周期停止。呼吸暂停的持续时间主要由高碳酸血症、低氧血症及机械性负荷等刺激引起的唤醒反应的活跃程度来决定。对这些刺激的唤醒反映在快速眼动睡眠相比非快速眼动睡眠相低，因此，在快速眼动睡眠时易发生睡眠呼吸暂停。

呼吸暂停发作时，动脉血中的二氧化碳张力增加，氧张力减少。呼吸暂停60 s，动脉血氧张力一般可减至4.7～6.6 kPa。由于肺容量和肺泡氧张力是决定肺氧储备的主要因素，因此，减少肺容量和氧张力的因素就可减少肺氧储备，加速氧的减饱和率。这些因素对肥胖和通气量低的OSAS患者的氧减饱和的严重程度会有影响。不管何种呼吸暂停，夜间氧减饱和引起肺和全身动脉压增高，并引起心室肥厚，最终导致心功能代偿不全。

（三）临床表现

1. 症状 鼾声是OSAS患者最常见的症状，可能是睡眠时气流通过上呼吸道使咽黏膜边缘和黏膜表面的分泌物振动引起的。老年人鼾症常发生在肥胖体质，酒后或服安眠药后熟睡时，高枕仰卧而眠时更易发生。鼾声响度一般为60～80 dB，频谱介于500～1500 Hz。OSAS患者每次睡眠7 h内，至少呼吸暂停30次，每次停止10 s以上，少数长达2 min。几乎所有有大声鼾声的患者，常表现有情绪和行为紊乱，如躁动、性格改变、多梦、清晨头痛、白日瞌睡等。严重持久的患者可出现高血压、心律失常、心肺功能衰竭的表现。

2. 体征 检查包括口、鼻、咽喉和颈。喉部检查包括间接喉镜、直接喉镜和在坐位或仰卧位时的纤维喉镜。可以发现鼻中隔偏曲、肥厚性鼻炎、鼻息肉等，口咽部组织过剩，表现为软腭松弛下垂，扁桃体大、悬雍垂大，舌底大，从而使口咽入口变小。偶尔可发现鼻咽、舌底，会厌谷和下咽部的囊肿或肿瘤。极少数OSAS患者没有明显畸形异常，口咽入口宽敞。OSAS即在7 h夜间睡眠中，快速眼动和非快速眼动睡眠中至少有30次呼吸停止，并必须在非快速眼动睡眠中反复出现。发生在睡眠开始时或在快速眼动睡眠中突然伴发快速眼动不考虑是病理性的。OSAS分为3种类型：

（1）中枢性：呼吸暂停时无呼吸肌运动，鼻口热敏电阻计无空气流通，胸腹部测量不到呼吸运动，由中枢神经系统疾病引起。本型多见于60岁以上老人，特点是体型并不肥胖，无白天打盹，反而申诉失眠，呼吸肌活力全无，鼾声轻微，表情抑郁。

（2）阻塞性：由上呼吸道阻塞引起，呼吸暂停时胸腹部记录到持续的奋力呼吸动作，而鼻、口无空气流通，称为阻塞性睡眠呼吸暂停综合征（OSAS）。本节重点讨论。

（3）混合性：呼吸暂停早期有口、鼻气流停止，胸腹无呼吸动作，随后在发作后期出现无效的呼吸运动，是中枢性与阻塞性呼吸暂停的联合表现。

（四）诊断和鉴别诊断

有上述症状及夜间睡眠时呼吸暂停者，应进行实验室检查以明确诊断确定治疗方法。

1. 多导睡眠记录仪 用于正确判断 OSAS 睡眼期呼吸暂停的程度，是研究睡眠疾病必不可少的工具之一。但检查费时，消耗人力物力较多，因此除非要做术前术后监测对比，不宜列入常规。多导睡眠记录仪夜间连续记录脑电图、眼动电图、肌电图和心电图等。按脑电图显示的波幅和频率改变及眼动电图测试，根据睡眠期是快速眼动相还是非快速眼动相可识别睡眠深浅。多项睡眠潜伏期试验是一种较客观的检查方法，通过用多导睡眠记录仪研究患者白天 4～5 次瞌睡，测量持续时间为睡眠开始后 20 min 或测至睡眠第 1 期或第 2 期。一般情况下，正常人 10～15 min 即能入睡，劳累者只需 6～7 min。凡平均睡眠潜伏期短于 5 min 为病理性睡眠。鼾症患者术前睡眠潜伏期平均仅 3. 9 min，而术后为 6. 6 min，提示治疗有效。

2. 声学检查 包括精密声级计及频谱分析仪监测。精密声级计用作客观记录鼾声响度以备治疗前后对比之用。频谱分析仪可测知鼾声的功率谱密度，分析带宽为 0～5 KHz。治疗有效者，信号幅度下降。

3. 放射学检查 侧位颅骨 X 线测量，着重检查下颌骨后移程度。术前做此检查可了解阻塞部位是否在舌根下咽区，对估计手术效果，制订治疗方案有帮助。后气道间隙指舌根至下咽部后壁间距离。后气道间隙的大小变异直接影响整个上气道阻力和流速，正常值为 11 mm，如小于 8 mm，则常用的腭咽成形术效果不会满意。用快速连续 CT 摄片结合多导睡眠记录仪和纤维喉镜可以研究 OSAS 患者的阻塞部位。纤维喉镜可诊断患者清醒时仰卧和坐位时上呼吸道的狭窄部位，而不同平面的快速连续 CT 摄片能提供清醒和睡眠时的狭窄数据，因此更有价值。

常用的检查参数如呼吸暂停指数，系每小时呼吸暂停的次数，小于 10s 者不列入。呼吸障碍指数指每小时呼吸暂停加呼吸变浅的次数。重度指数为血氧饱和度低于 85% 的呼吸暂停及呼吸变浅的次数。

4. 鉴别诊断 OSAS 应与中枢神经系统异常引起的发作性睡病相鉴别。发作性睡病是慢性睡眠性疾病，特点是短时间突然发作的睡眠，任何时间均可发生，持续约 15 min，也可长达数小时，一或数小时发作 1 次，好发年龄 10～20 岁。可合并猝倒和催睡性幻觉（发生在睡眼开始时的听、视或触幻觉）。诊断有赖于在白天睡眠时开始有快速眼动睡眠存在。

（五）治疗

1. 减肥 约 70% 的 OSAS 患者超重 15% 以上，减肥可以减少呼吸道过多的组织堆积，从而增加静止时肺容量，改善气体交换。减肥方法包括饥饿和运动、回肠旁路手术、胃分隔术和胃成形术。用这些方法减肥后白日瞌睡、呼吸暂停的次数及氧饱和度等方面有明显改善，但并非所有 OSAS 肥胖患者减肥后症状都缓解，且减肥的作用是部分的和暂时性的。

2. 药物治疗 OSAS 患者应避免用降低中枢神经系统兴奋性的药物，如安眠药和酒精。酒精在正常人和 OSAS 患者均能增加呼吸紊乱的频率和缺氧的严重度。避免用睾酮，临床研究证明睾酮与 OSAS 有直接关系。三环类抗抑郁药物普罗替林（protriptyline）或氯米帕明（clorimiprimine），睡前服用 10～30 mg，对轻度 OSAS 患者有效，此药通过减少快速眼动睡眠的次数而减少呼吸暂停频率，不良反应是由于抗胆碱能作用而产生心律失常。黄体酮制剂甲基乙酰氧黄体酮对肥胖－换气不足综合征（Pick-Wickian 综合征）患者的白日瞌睡、安静换气和心肺衰竭有效，每日用量 60～120 mg，但停药后又出现 OSAS 症状，且有脱发和性欲减退的不良反应。乙酰唑胺可减少周期性呼吸暂停、低通气性碱中毒而对 OSAS 起作用。

3. 医用装置 用缝于睡衣背侧上方的网球可控制睡眠姿势，应用于早期患者。另一简单装置是舌保持器，睡眠时置于口腔，作用于舌使舌保持轻度前置位，增加舌根与咽后壁之间的空间。但有些患者不愿应用这种装置放入口腔，鼻内持续正压通气（NCPAP）是另一简单有效治疗方法。入睡前戴上鼻罩，用 5～12 cmH_2O 正压通气，流速 100 L/min，呼吸暂停发作次数、缺氧程度、呼吸障碍指数等指标，都较治疗前有显著改善。

4. 外科治疗

（1）鼻腔手术：包括下鼻甲切除术、鼻中隔矫正术、鼻息肉摘除术等。

（2）腺样体、扁桃体切除术：腺样体、扁桃体肥大与肺动脉高压、肺源性心脏病、心力衰竭等并发症有关。由扁桃体和腺样体肥大引起的 OSAS，手切除术治愈率相当高。

（3）舌缩小成形术：舌后突到咽后壁是 OSAS 患者阻塞的原因，同样舌体肥大亦是阻塞的重要原因，因此，舌肥大患者行舌缩小术是有效的。舌缩小成形术是由前向后做“V”形楔状切口，自舌中部的活动部分向后与舌中线平行至舌根部，舌组织切除后，将切缘对端缝合。

（4）下颌骨徙前术：凡下颌骨后移、后气道狭小者可行本手术。于最后一只磨牙后方做双侧滑门式骨切开，使下额前部分前移，予以架线固定，借助丙烯酸酶夹与下颌缝接，并全部与上颌骨固定，以求重建正常咬合。经 6 周愈合后，颊舌肌拉舌前移，从而扩大了下咽区。另一种术式称下颌前下部矢状骨切开术，在下颌骨中部的前下方作矢状骨切开，包括内侧的须结节在内，使切开部骨质向前移位，同时切断舌骨下肌群，使舌骨拉向前上方，因而扩大了后气道间隙。此术式优点是不需做颌间固定，不影响牙咬合。

（5）悬雍垂腭咽成形术（UPPP）：是近年来采用的一种操作简便、治愈率高的手术方法，目的是增加软腭、扁桃体窝和咽后壁间的间隙，减少上呼吸道的阻力。Willard 等认为腭咽手术目的有 5 个方面：①缩短软腭，切除软腭过多的软组织，保留肌肉，使软腭运动更加有效。②形成较大的无活跃肌肉活动的口腔与口咽间通道。③在睡眠中保持软腭前位，有助于防止鼻咽气道的阻塞。④保持舌在前位，避免舌成为阻塞的一部分。⑤减少咽部肌肉收缩功能对软腭的影响，因此减少了主动关闭作用。治疗效果的判断，有效者治疗后呼吸暂停指数及重度指数至少下降 50%，无效者呼吸暂停指数虽无明显减少，但某些患者的自觉症状有所缓解。并发症较少，早期为出血和感染，恢复期可因腭帆关闭不全发生短暂性食物反流至鼻腔。

（6）气管切开术：是治疗 OSAS 最有效的方法，但不易被患者接受。适用于多导睡眠描记图显示血氧饱和度低于 80%，心动过缓时心率 40 ~ 50 次/min，且伴有心律失常的患者。缺点是术后需要特殊护理，定期更换套管，说话不便，拔管后鼾声复发。

（葛科立　张　睿　孟宪泽）

第十三章　口腔科疾病

老年人由于全身抵抗能力的降低和局部口腔自净能力的减弱，而易患口腔疾病。同时，口腔疾病又容易影响消化系统的功能，使全身营养状况和抗病能力低下，加重口腔疾病，形成恶性循环。本章主要介绍几种老年人常见的口腔疾病。

第一节　口腔黏膜病

口腔黏膜病（oral mucosal diseases）不是单一的一种疾病，是指发生在口腔黏膜与软组织上的类型各异、种类众多的疾病的总称。大部分黏膜病可自愈或临床治疗，但少部分老年性久治不愈的病损可视为癌前病变。

一、创伤性溃疡

创伤性溃疡的形成是由于口腔内的残留牙冠、残根边缘的锐利突出部分或不良修复体长期机械刺激所致，故又称口腔内的“褥疮”。

早期临床为受刺激处充血发红，轻度水肿，疼痛，久后形成溃疡，疼痛加剧，并与创伤原即咀嚼密切相关。溃疡的部位与刺激物相应，其外形与刺激物形状一致。由于老年患者对疼痛的感觉较迟钝，往往不能较早发觉颊部、舌缘、舌腹糜烂或溃疡的存在，直至发生感染，甚至淋巴结肿大，溃疡及黏膜下层发生剧烈疼痛时才被发觉。

根据溃疡发病史及相对应刺激物的存在，无溃疡复发史而有创伤史，取出相应刺激物后溃疡可愈合即可明确诊断。但创伤性溃疡应与癌鉴别：癌为增生性溃疡，表面及溃疡周边有乳头样突起呈菜花状，周围组织及基底部浸润呈结节状；无溃疡发病史；病程无自限性，去除刺激物无自愈；取活组织检查可以确诊。

治疗原则是去除刺激因子、调整和纠正不良习惯。溃疡表面涂擦消炎防腐镇痛药物；不宜用各类染色剂药物，以避免掩盖观察损害面的变化。严禁用强刺激性的药物，如硝酸银类药物烧灼。若以上治疗后溃疡仍不愈合，需进行活检，根据情况作相应的处理。

二、创伤性黏膜血疱

创伤性黏膜血疱多数常为偶尔仓促进食、咀嚼大块、干燥、脆硬食物及吞咽过速而引起的黏膜下血疱；亦有极少数肥胖体型患者，因颊脂垫丰厚而进食时被后磨牙咬颊后形成血泡。

临床表现为偶因咀嚼不慎引起颊黏膜、颌间线和口角区的创伤性血疱，一般较小，直径0.5 cm左右，自愈较快，很少发生糜烂或形成溃疡。仓促进食，特别是较硬、脆食物时引起的软鄂、硬鄂或硬软鄂交界处，鄂垂和舌鄂弓等处较大的血疱，直径可达2~3 cm，并立即产生异物感。初起始疱色鲜红，时间长时可为暗红、黑色，疼痛感明显。

根据进食食物较硬等性状，进食后较快出现的单侧性血泡，界限清楚，不难确诊。血泡较大未破者，用无菌注射器穿刺吸出内容物，血泡已破裂时擦涂消炎止痛药。

三、口腔斑块及条纹

口腔黏膜在长期受各种物理因素（机械的摩擦如残冠、残根，不良修复体的磨损或其在口腔内产生的电流引起），化学因素（烟、酒、醋、辣、烫）激惹时，可发生相对部位黏膜的角化病，表现为口腔黏膜上出现斑块或条纹。口腔黏膜上发生各色斑块及条斑或斑块与小条纹同时共存，老年人多见，根据临床损害类型与色泽的不同，可概括为红色、白色、红白间杂与黑色（色素沉着）等多种表现。

1. 赤斑 赤斑是口腔黏膜的红色斑块损害，类似于癌前皮炎。赤斑好发于舌腹（缘）、口底、口角区或颊黏膜与软腭复合体，临床上突出表现为血红色的光亮似“无皮状”的圆形或椭圆形斑块，周边界线清楚。触诊感柔软，损害区绿豆大小，微凹或平状，有时中央有白色颗粒，无明显疼痛或不适。在缓慢发展过程中，如赤斑血红色逐渐减退，界限不清，轻度隆起，触诊感坚韧，即可考虑癌变的可能，或原位癌或浸润癌，可做活检以明确诊断。

本病主要应与黏膜炎症区别，黏膜上的创伤、感染、药疹等多种原因均可在口腔内黏膜上任何部位引起炎性反应，亦可称红斑，色暗红，疼痛明显，短期可愈合。

赤斑一般均可早期性手术彻底切除，并定期随诊，预防复发恶变。

2. 白斑 口腔黏膜白斑是中老年人较常见的口腔黏膜病之一，是发生在黏膜上的一种浅表的灰白色、擦不掉的白色损害斑块。

本病在中老年男性多见，有烟、酒、酸辣烫食嗜好人群，口腔中不良修复体慢性刺激，颊脂垫非常肥厚者为高发人群。好发部位比较固定，以硬腭、颊黏膜线区，上下唇、舌背中前部及牙龈等处多见。一般无自觉症状，患者可自我发现。典型的上皮异常增生：核深染，有丝分裂增加，极性消失，核浆比例改变，细胞异型性，异常角化等。白斑有较高癌变率，故必须做活检。根据病史和临床灰白色并擦不掉的典型特点，其诊断不困难。主要是与口腔黏膜上有灰白色病变的疾病鉴别。

（1）白色水肿：以中老年面颊部丰满的男性多见。临床表现为双侧颊黏膜呈半透明苍白色，类似于手在水中浸泡过度后的皮肤。病理检查，光镜下见棘层明显增厚且无角质层，棘细胞肿胀，越近浅层越明显，核消失或浓缩，胞质不染色，深层棘细胞与基底细胞无异常，上皮钉不规则伸长，结缔组织少量炎症细胞浸润。白色水肿一般不需治疗。

（2）乳头状上皮增生：好发于上腭中央，呈丛集的乳头状突起，色暗红粟粒大小，较韧而无压痛，无自觉症状。少数损害发生在上颌托牙的承托区，被认为与压力和感染有关。保守治疗无效。

本病的治疗原则，首先是磨除牙体过度锐利部分和修复体的不良刺激部分，并同时治疗创伤部分。纠正不良嗜好，如戒烟（特别是用上下唇吻烟），限酒和酸辣烫食。在此基础上配合以药物治疗，维生素A酸为视黄醇的衍生物，5 mg/片，3次/d，可能引起头痛头晕，应酌情减量，几天后即可适应。从第2～3周起逐渐加量至每日30～60 mg，3次分服，1～2个月为1疗程。有心脑血管疾病者慎用。0.2%维生素A酸醇溶液局部涂擦，伴有充血、糜烂损害病变部位不宜使用，先控制感然后再用。白斑是一种癌前损害，大多数白斑不会癌变，3%～5%的白斑可能癌变，如在病变表现上有颗粒增生，疣状增生或有溃疡形成者，而且在消除外界因素后仍不停止发展的情形下，必须做手术彻底切除，效果较好。

四、口腔干燥综合征

口腔干燥综合征是干燥性口舌咽炎、干燥角膜炎的综合征，以45岁以上女性多见，主要表现为口腔干燥、干燥性角膜与结缔组织病（类风湿性关节炎等）三征，口干为本综合征最突出的症状，故临床上以此症状就诊率较高。

口腔干燥综合征原因很多，不少疾病可出现以上综合征的部分症状，其病因有局部因素，也有全身因素。局部性因素如涎腺、泪腺等腺体随增龄变化而发生的退行性改变，腺体分泌功能降低，可认为是生理性因素。全身因素中，近年来有人认为该病是一种自身免疫性疾病，因为不仅可在唾液中找到巨细胞病毒，在血液中曾检测到抗唾液腺抗体，免疫球蛋白含量增加（多球蛋白血症），以及类风湿因子（抗核因子、红斑狼疮细胞；血沉加快，红细胞或白细胞减少等现象）。

临床以口腔干燥为主要表现，口中苦涩，舌部运动不灵活，吞咽困难，舌背可出现浅裂。唇干脱屑，口角糜烂溃疡，黏膜干燥影响舌运动，有时可听到粗糙摩擦声，进食时常需用水才能吞咽。在病史诉述时，由于舌背和上腭粘连，使患者必须用吞咽动作使舌背与上腭分离，从而出现顿挫的语言中断。并使全口义齿吸附力差。除以上口腔病症外，尚有眼科病症一系列临床表现，如干燥性角膜结膜炎，无泪干涩、摩擦痛、烧灼痒感、畏光充血发红，甚至影响视力等。

免疫抑制剂和抗生素为急性发作阶段的主要治疗方法，胸腺素、转移因子、干扰素等。为促进唾液分泌，可口服毛果芸香碱（10%毛果芸香碱12～16 mL；用蒸馏水加至 200 mL，每次 10 mL，饭前半小时服）。为防止白色念珠菌感染，可用 2% 碳酸氢钠或制霉菌素含漱。

中药二冬膏具有养阴润肺功效，用于阴肺不足引起的燥咳痰少、痰中带血、鼻干咽痛。二冬膏 9 克，每日 2 次，温开水送服。知柏地黄丸滋阴清热，用于阴虚火旺，潮热盗汗，口干咽痛，耳鸣遗精，小便短赤。知柏地黄丸 9 克，每日 2 次，温开水送服。

第二节　牙周病

牙周病（periodontal disease）是一种由多因素引起的疾病，其患病率为 90% 左右，包括牙周炎和牙龈病两种情况，狭义的牙周病仅指造成牙周支持组织破坏的牙周炎。

（一）病因

牙周病是牙周细菌和宿主防御功能相互作用的结果，细菌入侵和宿主防卫功能之间若维持动态平衡，当细菌毒力增强或宿主抵抗力降低时就会导致牙周病。牙菌斑特别是龈下菌斑是引起牙周病的始动因素；牙石、软垢、食物嵌塞、创伤性颌及错颌畸形，吸烟及不良习惯则是牙周病的局部促进因素，宿主的防卫反应及免疫能力的大小在牙周病的发生中也起一定的作用。总之，牙菌斑是引起牙周病的主要因素，在局部和全身因素的介入下构成了牙周病的发病多因素。

（二）临床表现

1. 牙龈改变　正常牙龈粉红色，菲薄而紧贴牙面，附着龈有点彩。患牙龈炎时游离龈和龈乳头呈鲜红或暗红色，龈缘变厚，牙间乳头圆钝，不再紧贴牙面；由于结缔组织内炎性浸润及胶原纤维消失，使原来致密坚韧的牙龈变得松软脆弱，缺乏弹性；同时由于牙龈肿胀或增生，龈沟深度增加，但上皮附着水平仍位于正常的釉牙骨质界，即出现假牙周袋。

2. 出血倾向　牙龈出血常为牙周病患者的主诉症状，多在刷牙、咬硬食物时发生。

3. 牙周袋形成　牙周袋是病理性加深的龈沟，是牙周炎最重要的病理改变之一。按照袋底的位置，可将牙周袋分为骨上袋和骨下袋；按牙周袋累及牙面的情况可将其分为单面袋、复合袋、复杂袋。

4. 牙槽骨吸收　牙槽骨吸收是牙周炎的另一个主要病理变化，由于牙槽骨的吸收，使牙齿的支持组织丧失，牙齿逐渐松动，最终脱落或拔除。牙槽骨的吸收可分为水平吸收、垂直吸收、凹坑状吸收等几种类型。

5. 齿松动和移位 由于牙周炎使牙槽骨吸收，牙周支持组织减少是牙齿松动的最主要原因；另外在咬颌创伤合并有牙周炎时，也可造成牙齿松动。由于患有牙周炎的牙齿缺乏牙周支持组织，所以，在咬颌创伤的不良咬颌力作用下，牙齿可出现病理性移位。

（三）检查

1. 血液常规检查。
2. X 线摄片检查。
3. 分泌物及组织培养、药物敏感试验等检查。

（四）治疗

牙周病的治疗一般分为四个阶段。

1. 基础治疗 包括教育患者自我控制菌斑的方法，如正确的刷牙方法，正确使用牙线和牙签；拔除预后极差和不利于将来修复失牙的病牙，施行龈上洁治、龈下洁治和根面平整以清除菌斑、牙石等病原因素，配合抗菌药物控制感染，调整咬颌。

2. 牙周手术及松牙固定 在基础治疗后，牙龈炎症得到基本控制，彻底进行根面平整和消除牙周袋内感染物质，同时进行松牙固定。

3. 强身固齿和进行永久性修复 此阶段可以服用一些补肾固齿丸等固齿药物，并对失牙进行永久修复。

4. 维护疗效和定期复查 为了保持疗效，每半年复查一次。

（五）预防

1. 关键是控制和消除牙菌斑，目前最有效的方法是每天坚持正确刷牙，按摩牙龈，促进牙龈血液循环，增强牙龈组织的抗病能力。注意锻炼身体，增强机体免疫力。

2. 除去局部刺激因素，清洁牙齿和刮除牙周的牙石、牙垢，矫正不良修复体及矫治食物嵌塞，基本可治愈。

3. 补充含有丰富维生素 C 的食品，可调节牙周组织的营养，有利于牙周炎的康复。

4. 牙周病发病后应积极治疗，初期疗效尚好，晚期疗效较差，可丧失牙齿。

第三节 龋 病

龋病（dental caries）是老年的多发病，是牙硬组织慢性侵蚀破坏性疾病，以形成空洞为其重要特征，是老年人丧失牙齿的重要原因之一。各种原因所引起的牙齿缺失，有几个高峰：第一个高峰为44岁，牙齿缺失率为50%；第二个高峰为54岁，牙齿缺失率为74.2%；69岁牙齿缺失率高达89.5%，79岁时为最高峰，牙齿缺失率为94.8%。而牙齿的缺失是龋病对牙体硬组织的破坏和牙周病对牙周组织的破坏所引起的结果。

（一）病因

口腔内致龋性细菌的存在，是龋病最基本的病因。目前已知致龋性最强的是变形链球菌，其次为血链球菌、涎链球菌，而乳酸杆菌属于次要的致龋性细菌。机体对龋病的敏感性或抗龋能力，在龋病的发病过程中起着重要作用。

1. 口腔卫生 老年由于涎腺功能衰退，牙槽骨及牙龈萎缩，牙间隙的增大，食物嵌塞现象的加重，口腔内正常生理环境渐渐遭到破坏，口腔自净作用的降低。涎腺分泌液中溶菌酶含量亦较低，口腔内杀菌能力下降，故致龋菌可乘机大量滋生，导致老年龋病罹患率上升。这是老年期口腔病变的突出特点。

2. 食物性因素 食物，主要是碳水化合物，既与菌斑基质的形成有关，也是菌斑中细菌的主要能源，细菌能利用碳水化合物（尤其是蔗糖）代谢产生酸，并合成细胞外多糖和细胞内多糖，所产的有机酸有利于产酸和耐酸菌的生长，也有利于牙体硬组织的脱矿，多糖能促进细菌在牙面的黏附和积聚，并在外源性糖缺乏时，提供能量来源。

3. 局部因素 老年牙体硬组织本身物质代谢能力下降，牙体硬组织变得脆弱而易于破损，耐酸抗龋蚀能力减弱，故往往有多数牙齿患龋病，发展速度较快。坏牙所形成的牙冠部龋蚀窝洞内，除含有大量致龋性病菌之外，尚含有其他类型的致病菌，经常会引起老年性咽炎、上呼吸道感染，以至肝炎。

4. 全身因素 人类在生长发育期，如果保证了丰富而合理的营养，就会形成健康的牙颌与正常的牙齿颌骨解剖形态，进入到初老和老年期抗龋病能力仍然会保持在一定的水平，不易发生龋病。而患有慢性消耗性疾病的老年人，机体免疫功能降低等，使龋病的发病率大大上升。

（二）临床特点

龋病的主要特征为牙冠部硬组织的慢性侵蚀破坏，形成空洞，最终导致牙髓感染，牙冠大部破坏，颌骨感染及多数牙齿的丧失。发病牙齿的顺序是：下颌第1磨牙；下颌第2磨牙；上颌第1磨牙；上颌第2磨牙；下颌第2双尖牙；上颌第2双尖牙。由于上下颌第1磨牙、第2磨牙出现较早，特别是第1磨牙6岁时已经出龈，故龋病易感者，首先上下颌第1磨牙受损害，故至老年期，上下颌第1、第2磨牙往往已经受到龋病损害，或者牙齿已丧失。于是出现老年人第1、第2双尖牙龋病损害增多的趋势。

临床上龋病可分为五度：Ⅰ度：为牙釉质或牙骨质龋；Ⅱ度：为牙本质浅龋；Ⅲ度：为牙本质深龋；Ⅳ度：为牙本质深龋已经引起牙髓炎、变性或坏死，此时可致根尖脓肿，颌骨骨膜或牙槽骨膜炎，而出现剧烈疼痛及红肿等症状；Ⅴ度：牙冠龋坏已达1/2以上，成为残冠或只剩下残根。此时牙髓大多坏死，根尖都有慢性炎症。

老年人慢性龋病或静止性龋病较多，由全身病而致急性龋病者较少。老年人慢性龋病不同于成年健康人的慢性龋病，牙体硬组织破坏脱钙软化较快为其特点。由于严重的生理性牙体硬组织磨耗症，牙本质由于颌面釉质的磨损损失而露出，往往有明显的牙本质过敏。此外，老年龋病多疏于治疗而发展为深度龋，并根尖感染，有时发展急性颌骨的炎症或颌周肌间隙感染。由于龋病所引起的根尖部炎症，有时可成为三叉神经病的病因或病灶性感染的原因。严重龋病引起的咀嚼功能障碍，可以成为老年消化不良、胃肠功能障碍的重要因素。老年人往往有多个牙齿受到龋病侵蚀而发展为晚期龋，成为残根残冠，特别是磨牙区对舌或颊黏膜的长期刺激，常可引起溃疡或该区域黏膜的癌症。

（三）检查

若确定龋坏部位有困难，可拍摄X线牙片，龋坏处可见黑色阴影。有条件者可用光纤维透照、电阻抗、超声波、弹性模具分离、染色等技术，以提高龋病早期诊断的准确性和灵敏性。

（四）诊断

由于龋病系牙硬组织慢性侵蚀破坏性疾病，而且以形成空洞为其重要特征，故诊断上并不困难。但是老年龋病往往是邻面龋，有时不易发现，易误诊为牙本质过敏。有些牙齿的龋坏部位也可以发生判断上的错误，极应注意。

（五）鉴别诊断

龋齿应与牙齿感觉过敏症相鉴别。牙齿感觉过敏症主要表现为刺激痛，当刷牙、吃硬物、酸、甜、冷、热等刺激时均引起酸痛，尤其对机械刺激最敏感。最可靠的诊断方法是用尖锐的探针在牙面上滑动，可找到1个或数个过敏区。

（六）预防

自然应从青少年时期开始，但在老年期这个问题尤为重要。

(1) 保持口腔卫生：在预防龋齿方面是一个重要环节。刷牙应要求特别仔细清扫彻底，刷牙方法合理，清除牙间空隙内残存食物，每顿饭后都要刷牙。应当选用软毛牙刷为宜。软毛牙刷柔韧易变曲，能进入牙龈以下，并能进入邻面间隙去除菌斑，但对厚的菌斑或已形成的牙石就不可能完全刷去，与牙膏合用则可增强其清洁作用。老年人应特别强调竖刷法，才能达到消除牙间隙食物残渣的目的，并可防止造成楔状缺损。

（2）消除致龋菌及其所形成的牙菌斑，是预防牙病的重要环节。实验证明青霉素、红霉素、万古霉素或螺旋霉素有明显的降低龋病发生的作用（动物实验）。已试用于临床者5%卡那霉素水溶液涂布，0.1%～1%万古霉素水溶液含漱或用其10%溶液或胶剂涂布。螺旋霉素口服液具有通过唾液腺分泌到口腔的特征，曾试作全身途径给药，有人观察到新龋发生率明显减少。应用抗生素防龋，目前尚处于研究阶段。尚须作进一步的研究，方可做出评价。

（3）化学杀菌剂的防龋作用：①葡萄糖酸氯已定：临床上可用0.2%溶液含漱每日2～3次或2%溶液局部涂布，每日1次。或氯已定牙膏刷牙，其含量为0.6%～0.8%。此法防龋效果好，缺点为牙及舌背可染有棕黄色色素，溶液晶味，对口腔黏膜有轻度刺激感。②氯化苯甲羟胺与含磷酰胺制剂，经初步试用也有抑制牙菌斑形成的作用。

（4）酶制剂的防护作用：①葡聚糖酶因其有分解葡聚糖的作用，故可抑制牙菌斑形成，从而起到抗龋作用。②黏蛋白酶能分解细菌的细胞壁消灭致龋菌。③胰酶、淀粉酶、蛋白酶等亦可抑制或减少菌斑的形成。但酸制剂作用缓慢，不能长期保留，故其成效很有限。

（5）中药抗龋：紫花地丁、两面针等药物牙膏亦可试用。中药抗龋作用正在研究中。

（6）防龋涂料的应用：双酚A-甲基丙烯酸缩水甘油酯，亦称甲基丙烯酸环氧酯，其涂布防龋效果较好。可配制成自凝防龋涂料或光敏防龋涂料，目前应用最广。

（7）紫外线光敏固化涂料：过氧化苯甲酸，芳香叔胺固化时间较长。后者在树脂中加入0.5%光敏剂，如安息香乙酸，或安息香甲醇，经一定波长的紫外线光敏固化器照射后即可固化。国内已先后研制成功两种防用涂料，即自凝涂料与光敏涂料。光敏涂料效果较好，但仍有许多缺点有待克服，现仍在研究改进之中。

（8）老年人的维生素及其他营养物质摄取量，在预防龋病方面的作用：目前已知与龋病有关的物质主要有钙，磷，蛋白质，维生素A、维生素B、维生素D、维生素C及氟、锶等微量元素。服用磷酸氯钠、三偏磷酸钠或植酸钠，可降低龋患率，其中以三偏磷酸钠的效果最好。高钙低磷食物亦能致龋齿。为了保证牙齿的健康，老年人应摄取足够的营养物质和各种维生素、磷、钙等，以提高牙齿对龋病的防御能力。氟是机体必需的微量元素之一，在水中加氟至0.8 mg/L（ppm）可以出现抗龋病效果，但主要受益者为15岁以下的幼年。老年期应用氟素防龋，意义不大。鉴于氟素慢性中毒的弊病太多，氟素抗龋齿法的应用，须持慎重态度。

（七）治疗

必须严格遵守早期治疗、保存牙齿的原则。为了达到早期发现的目的，至少要求每2~3个月检查口腔1次。早期龋应尽量采用银汞充填，已经引起牙髓坏死或根尖感染的晚期龋病，必须彻底治疗感染根管及消除根尖病灶，力求保存牙齿，如牙冠破坏范围较广泛，可考虑钻孔钉固位、根管内钉固位，辅以牙体组织钻孔钉固位，再行银汞充填。嵌体冠亦可采用，以恢复牙冠的正常生理解剖形态及其功能。

第四节 楔状缺损

楔状缺损（wedge shaped ditch）是指牙齿唇、颊面颈部牙体硬组织缓慢消耗所致的缺损。这种缺损呈“>”，似木工所用的楔子，故名楔形缺损。

（一）病因

楔形缺损的真正病因还不清楚，可能与下列因素有关。

1. 局部组织结构因素 牙颈部与釉牙骨质交界处、牙釉质、牙骨质都比较薄弱，且釉、牙骨质相连接处可能存在缺陷，在外界因素的影响下，易被磨耗而形成楔状缺损。

2. 化学因素 牙龈沟内的酸性分泌物经常地作用于牙颈部，唾液的pH偏低，喜吃酸性食物，食物残渣堆积发酵产酸等，都可能使牙齿硬组织逐渐脱钙溶解而丧失。

3. 物理因素 刷牙机械摩擦作用往往可加速牙齿硬组织的丧失。临床上发现使用硬毛牙刷横刷牙齿唇颊面的人，楔状缺损的发生率较高。

（二）临床表现

楔状缺损好发于尖牙及双尖牙唇颊面的釉牙骨质交界处，有些患者只限于单侧发病，有些双侧均发生，个别人全口牙齿都可发生。缺损的程度在同一个患者身上会有较大差别。初期该处硬组织有少量缺损，逐渐加重后便在牙颈部形成由2个斜面所组成的楔状缺损。缺损处牙面光滑，坚硬而无明显的色泽改变。轻度楔状缺损可无自觉症状，重者因牙本质暴露可出现敏感症状，表现为进食某种食物、水果或在刷牙时的酸痛症状，缺损逐渐加重，可引起牙髓一系列病变，甚至因缺损过多而导致牙齿从颈部折断。

（三）防治

初期硬组织缺损少且无明显症状者，局部不需要特殊处理，但要注意选用软毛牙刷用竖刷或旋转刷牙方式，并注意用弱碱性含漱液漱口。已形成缺损并有敏感症状者，可做脱敏治疗或充填修复缺损。常用脱敏方法很多，现介绍几种如下。

1. 氟化物　牙面涂氟可以形成氟-羟磷灰石，处理牙本质过敏，氟离子能减少牙本质小管的直径和形成含氟复合物阻塞小管和阻断刺激的传递，还能促使更硬的牙本质形成。

（1）氟化钠：33%的氟化钠糊剂最有效。国内多用75%的氟化钠甘油糊剂。一般用棉球蘸糊剂反复涂擦敏感处2～3 min，1次/d，10次为1疗程。

（2）氟化亚锡：有报道，低浓度的氟化亚锡即可有效地控制牙本质过敏。

（3）氟化钠，氟化亚锡，单氟磷酸钠牙膏刷牙或局部涂擦，亦有一定的脱敏作用。

2. 氢氧化钙　能加速牙本质的矿化，使牙本质的渗透性减少，一般用蒸馏水把氢氧化钙调成糊剂，用刷子将糊剂刷在干燥的过敏牙面上，并保持5 min，而后将糊剂除去并冲洗，每天1次，一周为1疗程。也有人主张，将调好的糊剂在根面摩擦或用作牙周手术后的敷料来预防或治疗牙本质敏感。

3. 氯化锶　氯化锶牙膏刷牙有一定的脱敏作用。已证实锶能穿透各种钙化组织（包括牙本质）。锶在小管内沉积，降低牙本质的渗透性。另外发现，钙和锶同时应用时，其矿化作用比单独使用钙时要高，锶离子在加速钙化，甚至阻塞牙本质小管中起作用。

4. 含硝酸钾、甲醛的药物牙膏　用此类牙膏刷牙有一定的脱敏作用，具体机制不清。

5. 树脂及黏合剂　在牙面上涂布不加填料的树脂（如环氧树脂），医用黏结剂等，能封闭牙本质小管，可立即见效，有效时间可达1年左右，脱落后可再使用。有报道，光固化牙本质黏结剂很好地黏结牙本质面，涂布后光照20 s，一般1～2次可见效。

6. 碘化物　用于脱敏有较长的历史，多用于后牙。常用方法如下。

（1）碘化银法：在干燥了的过敏牙面上涂3%碘酸半分钟后再用10%～30%硝酸银涂擦，可见灰白色沉淀附着于敏感区牙面。过半分钟后，如法再涂擦2次即可见效。碘酊与硝酸银作用产生新生碘化银沉积于牙本质小管内，从而阻断传导。

（2）碘酚法：用小棉球蘸碘酚药液置于干燥的牙面敏感区，再用烤热的充填器头置于棉球上，以产生白雾而患者不感疼痛为度，反复2～3次。碘酚能使牙本质表面的蛋白凝固变性形成保护层，以隔绝外界刺激。

7. 电离子导入法　此法较复杂，需时间长，适用于全口牙齿或多数牙齿敏感者，一般导入氟离子或钙离子，或两者交替导入。有报道，用2%氟化钠电离子导入后再用光固化牙本质黏结剂涂布、光照，效果很好。

（于竹芹　徐颖婕　翟　丽）

第十四章　皮肤科疾病

老年皮肤疾病有些属于生理性衰老变化，有些属于病理性变化。有些属于老年人特有的皮肤病，如老年性色素斑、老年性白斑和老年性脱发等。有些属于随着增龄发病率逐渐增高的皮肤病，如皮脂腺过度增生、皮肤癌性病变等。还有好发于老年人的皮肤病，如皮肤瘙痒、慢性湿疹、带状疱疹等。本章主要介绍几种常见的老年性皮肤病。

第一节　湿疹和皮炎

一、湿疹

湿疹（eczema）是一种与变态反应有关的常见的皮肤病。一般认为系Ⅳ型变态反应。机体受到抗原刺激后，T 细胞被致敏并大量增生，当再次与同种抗原接触时，致敏 T 细胞继续分化、增生，并释放各种淋巴因子，引起炎症反应。

湿疹病因复杂，常为内外因相互作用结果。内因如慢性消化系统疾病、精神紧张、失眠、过度疲劳、情绪变化、内分泌失调、感染、新陈代谢障碍等，外因如生活环境、气候变化、食物等均可影响湿疹的发生。外界刺激如日光、寒冷、干燥、炎热、热水烫洗及各种动物皮毛、植物、化妆品、肥皂、人造纤维等均可诱发。是复杂的内外因子引起的一种迟发型变态反应。

（一）临床表现

本病可发生在任何年龄、任何部位，男女均可发生，主要表现为慢性病程、反复发作的剧烈瘙痒、多形性皮损伴渗出倾向，冬季病情加重。

皮疹表现为多形性，有红斑、丘疹、水疱、糜烂、渗出、结痂、鳞屑到肥厚、苔藓化、色素沉着等。皮损分布对称，好发于屈侧面，边界不清，成群散在分布。

按病情急缓和皮损表现可分为三期。急性期：发病急、炎症重，以红斑、水疱、糜烂、渗出为主；亚急性期：以丘疹、结痂、鳞屑为主；慢性期：病程缓慢，皮损以肥厚、苔藓化、色素沉着为主。

老年急性湿疹较少，慢性湿疹增多，特别是局限在某些部位，如双小腿伸侧、会阴、肛周。病情顽固、经久不愈，如处理不当，易变为红皮病。

（二）病理变化

1. 急性期　主要在表皮，细胞内、外水肿，表皮内水疱形成，疱内有少数淋巴细胞、中性白细胞。真皮上部血管扩张、水肿，血管周围以淋巴细胞为主的轻度炎症细胞浸润。

2. 亚急性期　表皮细胞内水肿，海绵形成，也可有小水疱，并可有角化不全及轻度棘层肥厚，真皮血管周围有较多淋巴细胞浸润。

3. 慢性期　表皮角化过度、角化不全及轻度棘层肥厚、表皮脚延长，有时也可见到细胞间水肿，真皮上部周围炎性细胞浸润。

（三）诊断及鉴别诊断

根据皮疹多形性、分布对称、境界不清、常在冬季加重、反复发作、剧烈瘙痒等临床特点，诊断不难。手部湿疹须和手癣鉴别，后者常为单侧发病，皮损由一处向四周逐渐扩大，夏季重，常同时有足癣或甲癣，真菌检查阳性。慢性湿疹还需要与神经性皮炎鉴别。除依靠临床表现外，取活检做病理检查对鉴别诊断亦有意义。

（四）治疗

1. 去除可疑致病因素　如清除病灶，生活规律，避免情绪波动、局部搔抓、热水肥皂洗烫等不良刺激。

2. 抗组胺药物　常用氯苯那敏、赛庚啶、息斯敏、仙特敏等。病情严重者可静脉注射葡萄糖酸钙、维生素 C。老年性湿疹慎用皮质激素类药，以免诱发红皮病。

3. 外用药物　根据不同病期选择适当药物。急性期无渗出者可选用炉甘石洗剂或皮质激素乳剂，有渗出者先用 3% 硼酸溶液冷湿敷，再外用 30% 氯化锌油或中药紫草油。亚急性期可选用皮质激素乳剂。慢性期宜选用 5% 糠馏油、10% 黑豆馏油软膏或皮质激素软膏，中药苦参、野菊花、黄柏等煎水浸泡、外洗。局限性慢性湿疹可考虑理疗或放疗。

二、脂溢性皮炎

脂溢性皮炎（seborrheic dermatitis）系发生在皮脂溢出部位的一种炎性皮肤病。病因尚不明了，与皮脂溢出有关，有人认为系卵圆形糠秕孢子菌引起。消化不良、神经系统或内分泌功能障碍可能是诱发因素。

（一）临床表现

1. 好发部位　头面部、耳后、腋部、女性乳房下、脐部、耻骨部、腹股沟等皮脂腺较多的部位。一般从头面部开始，逐渐蔓延至躯干，也可侵犯眼睑、外耳道、肛周等处。

2. 皮损特点 开始为毛囊性红色小丘疹，逐渐扩大并相互融合成大小不等的暗红色斑片，表面有黄色油性鳞屑或痂皮，边界清楚，自觉瘙痒，搔抓后可继发感染，发生毛囊炎或疖。头部损害常引起脱发。

3. 病程 病程缓慢，易反复发作，处理不当或局部不良刺激后，可继发红皮病。

根据皮损部位及典型损害——红斑上有油性鳞屑，临床即可确诊。但头皮损害应与银屑病相鉴别，躯干部损害应与玫瑰糠疹鉴别。

（二）治疗

注意皮肤卫生，生活规律，限制高脂和高糖食物，忌酒和辛辣食物。维生素 B_2、维生素 B_6 口服或维生素 B_{12} 肌内注射，根据病情可适当应用镇静、止痒药物，有感染者加用抗生素药物。

1. 外用药物 硫黄、水杨酸、皮质激素等，根据不同部位及皮损选用相应的药物和剂型。头部可用硫皂液或酮康唑洗剂洗头，配合外用发水或1%氯霉素酒精，面部可用复方硫黄洗剂或维生素 B_6 霜，躯干部可用曲安西龙霜等。

2. 中医治疗 潮红、渗液、结痂时可以清热、解毒、利尿为治则，用龙胆泻肝汤加减。仅有痒而无渗出时，以养血、润燥、祛风、清热为治则，用祛风换肌散加减。

三、红皮病

红皮病（erythroderma）又称剥脱性皮炎，老年人多发。发病主要有以下因素。

1. 药物性红皮病 由磺胺、青霉素、砷、汞、巴比妥类、奎宁、水杨酸盐、链霉素、异烟肼等引起，发病急、症状重，全身症状明显，但恢复较快。

2. 继发性红皮病 由于原来的皮肤病处理不当，特别是外用强烈刺激药以后发生。如银屑病、湿疹、毛发红糠疹、脂溢性皮炎、接触性皮炎等，老年性红皮病多为湿疹继发所致，因肾上腺皮质功能不全、网状内皮系统失调，与滥用皮质激素也有关系。

3. 恶性肿瘤伴发红皮病 8%～20%红皮病继发于恶性肿瘤，多数红皮病先于肿瘤发生，也可在肿瘤之后或同时发生。

（一）临床表现

发病可急可缓。特点是全身皮肤弥漫性潮红、肿胀，并有大量脱屑，皱折和关节活动部位如腋下、腘部、会阴、肛周等尤为明显，可有糜烂、渗液，黏膜也可受累，口腔、外生殖器、眼、鼻发生糜烂，严重者毛发、指甲脱落，并有全身症状。

大多数患者有不同程度的淋巴结肿大，半数患者有肝脾肿大、发热，以及其他内脏损害。除药物性红皮病外，病程常迁延数月或数年，时轻时重，反复发作。预后取决于病因、病变严重程度及治疗是否得当。老年患者预后严重，一般死亡率为10% ~20% 。

（二）诊断和治疗

根据临床表现诊断即可成立。重要的是应通过病史、药物过敏史、体检、必要的实验室检查及组织活检病理检查，确定病因，特别是恶性肿瘤引起的红皮病。

1. 病因治疗 针对病因和诱发因素进行治疗。

2. 对症支持疗法 注意营养，防止感染，保持水电解质平衡，注意皮肤、眼和口腔黏膜的护理，局部可应用无刺激性保护性油剂或霜剂、软膏，如氧化锌油、硅霜等。

3. 皮质激素 泼尼松 40 ~60 mg/d，根据病情选用，并调整剂量，银屑病性红皮病慎用，维 A 酸类药物对银屑病性红皮病有较好的疗效。

4. 中药 雷公藤及清热、解毒、利湿、佐以养阴方剂也有一定疗效。

第二节 疱疹性皮肤病

一、带状疱疹

带状疱疹（herpes zoster）是由病毒感染所致的一种神经皮肤性疾病，多发生于 50 岁以上的老年人。其发病的主要危险因素是年龄增高及抵抗力降低。祖国医学称带状疱疹为“缠腰火丹”，俗称“蜘蛛疮”。

（一）病因和发病机制

本病系由水痘 - 带状疱疹病毒（varicella-zoster virus，VZV）感染所致。VZV 是疱疹病毒的一种，属 DNA 病毒，常由上呼吸道感染进入人体。儿童初次感染此病毒后临床上表现为水痘或为隐性感染，以后病毒进入皮肤的感觉神经末梢，并沿神经纤维向中心移动，可长期潜伏于脊髓神经后根或脑神经节的神经元内。在各种诱发刺激的作用下，可使之再活动，生长繁殖，使受侵犯的神经节发炎或坏死，产生神经痛。病毒沿感觉神经通路到达皮肤，在该神经支配区产生特有的节段性疱疹，即带状疱疹。某些感染（感冒等），恶性肿瘤，使用免疫抑制剂，放射治疗，器官移植，月经期及过度疲劳等，均可使机体免疫功能降低而诱发带状疱疹。

（二）临床表现

典型临床表现为一侧受累神经区域的散在片状红斑，上面簇集之水泡，伴有明显的神经痛。大多数患者出疹前有前驱症状，除疲乏、低热等全身不适外，多有不同程度的疼痛，亦可有局部灼热感和感觉异常。前驱症状之后在相应的皮肤区域出现潮红斑，继而出现成簇而不融合的粟粒至黄豆大小的丘疱疹或水泡，常依次沿神经走向呈带状排列，各簇水泡群之间皮肤正常。一般经 1 ~ 2 周后水泡或水泡破裂后之糜烂面干燥结痂，并逐渐脱痂而愈，留暂时的淡红斑或色沉斑，一般不留瘢痕，病程 2 ~ 4 周。

皮损常发生于身体一侧的某一神经分布区域，极少数超过正中线。好发部位依次为肋间神经区（占 50% ~ 56%），头面部（占 20%），主要侵犯三叉神经，其次是第 7、第 8 对脑神经、颈神经（占 15%）、腰骶部神经（占 14%）。神经痛为本病的特征之一。一般神经痛时或稍后即发生皮疹，亦有在皮疹发生之后才逐渐出现疼痛者。部分患者在神经痛 4 ~ 5 d，甚至 1 周之后才发生皮疹。此期的局部疼痛因受累部位的不同，可被误诊为心肌梗死、胆囊炎、肾绞痛、阑尾炎、青光眼等。儿童患者疼痛多轻微或无痛，老年患者则疼痛剧烈，常难以忍受。有 30% ~ 50% 的中老年患者在皮损完全消退之后，仍遗留顽固性神经痛，此种后遗神经痛可持续数月或更久。

如果只有神经痛而无皮疹者称无疹性带状疱疹；仅发生红斑丘疹，不发生典型水泡者称不完全性或顿挫性带状疱疹；疱内容物为血性者称出血性带状疱疹；皮损处出现坏死，愈后可留瘢痕者称坏疽性带状疱疹；在局部皮疹出现后数日内，全身发生类似水痘痒疹者称泛发性带状疱疹。

（三）并发症

1. 并发细菌感染。
2. 疱疹后遗神经痛。
3. 可能诱发角膜炎、角膜溃疡、结膜炎。
4. 引发内耳功能障碍。
5. 引发病毒性脑炎和脑膜炎。

（四）诊断和鉴别诊断

根据簇集性水泡、带状排列、单侧分布、伴明显的神经痛，可以诊断。有时需与单纯疱疹鉴别。后者多发生于皮肤黏膜交界处，且多见于发热性疾病中，常有反复发作的历史，局部有烧灼痛而无明显的神经痛。此外，当仅有疼痛尚无皮疹出现时，则需与相应部位的伴有疼痛的内科及外科疾病相鉴别。

（五）防治

治疗原则为抗病毒、消炎、镇痛、局部对症治疗。目的是缓解急性期疼痛，限制皮疹发展，缩短病程，阻止后遗神经痛，预防各种并发症。

1. 抗病毒治疗

（1）阿昔洛韦（Acyclovir）：0.2 g，5 次/d，口服，连续 6 ~ 9 d，或静脉滴注，每次 5 mg/kg 体重，2 次/d，连用 6 d。

（2）万乃洛韦（Valaciclovir）：商品名明竹欣或丽珠威，为阿昔洛韦的前体药，其生物利用度是阿昔洛韦的 3 ~ 5 倍，用法及用量为 0.3 g，2 次/d，口服，连用6 ~ 9 d。

（3）其他：可用利巴韦林、干扰素、阿糖腺苷等。

2. 镇痛　可用吲哚美辛 25 mg，3 次/d，或芬必得 0.3 g，1 ~ 2 次/d。对后遗神经痛可用多塞平 25 mg，3 次/d，以及维生素 E 等。营养神经可用维生素 B_1、维生素 B_{12} 肌内注射。

3. 激素　有人认为早期适当应用皮质激素可以减轻炎症，减少后遗神经痛。但亦有人认为早期应用激素，有可能导致病毒血行播散，引起泛发性带状疱疹。目前多主张在中老年人且免疫功能正常者可考虑使用。用量不超过 30 mg/d，疗程 5 ~ 10 d。

4. 局部治疗　以干燥消炎为主，水泡未破时可擦鱼石脂炉甘石洗剂、阿昔洛韦霜，水泡破裂后轻者可用 1% 甲紫液，糜烂渗液较重者可用庆大霉素生理盐水湿敷。

5. 物理疗法　可用紫外线或氦氖激光照射，镇痛可用音频电疗，亦可用艾条围灸。

6. 中医治疗　热盛者清火利湿，用龙胆泻肝汤加减；湿盛者健脾除湿，用除湿胃令汤加减；皮疹消退后局部疼痛不止者，宜疏肝理气，活血止痛，可以柴胡舒肝饮加减。

7. 预防　加强锻炼，增强体质，防止呼吸道感染。保持环境卫生。避免过度疲劳。如患其他疾病则应及时治疗。

二、大疱性类天疱疮

大疱性类天疱疮（bullous pemphigoid）是一种好发于老年人的慢性全身性大疱性疾病。目前大多数认为本病系自身免疫性疾病，70% ~ 80% 的患者血清中可以检测到抗基底膜自身抗体，主要是 IgG。抗体与基底膜糖蛋白抗原在透明板上结合，激活补体，使白细胞释放出细胞因子和溶酶体酶等组织破坏酶，导致基底膜带损伤、表皮下水疱形成。

（一）临床表现

多见于60～70岁老年人，男性稍多于女性。起初可有红斑、丘疹样损害，几周后出现水疱，也可以开始即为水疱。特点是在正常皮肤或红斑基础上发生大疱，黄豆至核桃大小，最大可达5～7 cm，疱壁厚、紧张、不易破裂，尼氏征阴性，水疱破裂后糜烂面较易愈合。皮肤损伤多见于胸腹部、腋下、四肢屈侧，部分患者可局限于身体某一部位。病变很少侵犯黏膜，即使侵犯也较轻微。患者有不同程度的瘙痒或烧灼痛。皮疹成批出现或此起彼伏，病情可反复迁延，但全身情况较好，预后相对较好。

（二）病理

主要病理变化是表皮下水疱，表皮无棘层松解现象，疱液中有较多的嗜酸性粒细胞，也有中性粒细胞和淋巴细胞。真皮血管周围可有炎性细胞浸润。

免疫病理检查，取早期皮损或皮损周围皮肤直接免疫荧光检查，基底膜带有线状IgG和补体C_3沉积，也可有IgM沉积。免疫电镜示沉积在透明板内。

取患者血清做直接免疫荧光检查，可检测到抗基底膜抗体。

（三）诊断和鉴别诊断

根据病史和临床表现，结合病理检查，不难诊断。主要需与天疱疮鉴别，天疱疮多见于中年人，全身情况较差，大疱疱壁较薄，容易破溃糜烂，病程迁延，不易自愈。尼氏征阳性：用手指将水疱轻轻推压，可使疱壁在皮肤上移动，或稍微用力推擦外观正常的皮肤，亦可使表皮脱落或以后发生水疱，为尼氏征（Nicolsky sign）。

（四）治疗

原则是早诊断，早治疗。治疗越及时，皮损控制越快，预后越好。

1. 皮质类固醇激素　早期足量用药，40～60 mg/d，病情控制后逐渐减量，最终用最小维持剂量10～20 mg/d。治疗期间注意激素的不良反应。

2. 免疫抑制剂　硫唑嘌呤100 mg/d，环磷酰胺100 mg/d，氨甲蝶呤10～25 mg/周，可以与激素联合应用，但要减小剂量。

3. 局部用药　应清除皮痂，保持清洁，预防感染，糜烂面可用0.1%雷弗诺尔清洁后，外涂雷锌油或紫草油。

第三节　萎缩变性皮肤病

一、瘙痒症

瘙痒是很多皮肤病中常见的一种症状。患者只有皮肤瘙痒而无明显的原发损害者称为皮肤瘙痒症（pruritus），是老年人常见的皮肤疾病，临床分为局限性和全身性两种。

（一）病因

本病原因复杂。单纯性老年性皮肤瘙痒症与性腺、内分泌功能减退，皮肤、萎缩退化，皮脂腺、汗腺萎缩及皮肤干燥有关。若在冬季室温过高或湿度偏低都可使皮肤角层所含水分过度丢失，使老年人的皮肤进一步干燥，对外界刺激的抵抗减弱而更易发生皮肤瘙痒，故也称冬季瘙痒症。其他全身性皮肤瘙痒症可能与某些系统性疾病有关，如糖尿病、甲状腺功能减退、甲状腺功能亢进、肝胆疾患、代谢障碍、内脏肿瘤及肾功能不全等。此外，沐浴太勤，使用药皂或碱性肥皂过多，穿用纤维品、丝织品、羊毛织品的衣被，使用杀虫剂和消毒剂等，也可引起皮肤瘙痒。

局限性皮肤瘙痒症的原因有些与全身性皮肤瘙痒症相同，如糖尿病等。局部常见的原因，如肛门瘙痒症则与前列腺炎、痔疮、便秘、腹泻、肛瘘及肛裂有关；阴囊瘙痒症与局部多汗、摩擦及股癣等有关；女阴瘙痒症与白带、阴道滴虫、真菌病及宫颈癌等有关。

（二）病理变化

皮肤萎缩的病理变化一般显示表皮变薄，棘细胞层萎缩，表皮突变平。真皮变薄，胶原纤维呈均质化变性，弹力纤维碎裂、稀少；血管壁增厚、管腔扩张或缩小，血管周围淋巴细胞轻度浸润；皮肤附属器如毛囊、汗腺和皮脂腺也萎缩。

（三）临床表现

1. 全身性皮肤瘙痒　可开始即为全身性，或最初局限于一处，而后扩展到全身，亦可为瘙痒无定处的游走形式。老年性皮肤瘙痒症或季节性皮肤瘙痒症常与气候季节变化有明显关系，大多在秋末及气温急剧变化时发生。瘙痒常为阵发性，尤以夜间为甚，痒的时间和轻重程度不一。严重者常搔抓至出血疼痛为止。患者因长期不得安眠而情绪烦躁精神不振。饮用酒类、浓茶，吃海鲜食物，情绪刺激，衣服摩擦，甚至某些暗示均可使瘙痒发作或加剧。由于经常搔抓，患处皮肤可见抓痕、表皮剥脱、血痂及色素沉着等。病程较久者可发生苔藓样变，有时可发生毛囊炎、疖、淋巴结炎等继发感染。

2. 局限性皮肤瘙痒 好发于肛门、阴囊、会阴和小腿等部位。肛门瘙痒症是最常见的局部瘙痒症，好发于中年男性，但女性也可发病。一般局限于肛门及其周围皮肤，或可扩展到会阴和阴囊。常为阵发性瘙痒，因长期搔抓肛周黏膜使皮肤肥厚浸润，可有辐射状皲裂、浸渍和苔藓样变等改变。阴囊瘙痒症除发生于阴囊外，偶可波及阴茎会阴。女阴瘙痒症则主要发生于大阴唇外侧，亦可累及小阴唇，阴阜及阴蒂周围，瘙痒均为阵发性，由于搔抓也可致苔藓化及湿疹样改变。

（四）诊断和治疗

根据全身性或局限性瘙痒，仅有继发损害而无原发损害，一般可以确诊。但应注意寻找病因。有时全身性瘙痒需与疥疮、痒疹等鉴别；阴囊瘙痒需与阴囊神经性皮炎及湿疹鉴别。应详细询问病史，了解发生发展经过，积极探查潜在的病因并做出相应的处理。

1. 全身治疗

（1）镇静止痒：常用抗组胺药有马来酸氯苯、安太乐、赛庚定及克敏胶囊。必要时可两种抗组胺药合用，或加用镇静剂、如异丙嗪、地西泮等。

（2）多塞平：是一种抗抑郁药。可用于皮肤瘙痒症，一般 25 mg/次，2～3 次/d。但应注意有严重心脏病、青光眼、前列腺肥大及尿潴留者禁用。

（3）静脉用硫代硫酸钠、钙剂。亦可用盐酸普鲁卡因静脉封闭疗法。

2. 局部治疗 对于老年性皮肤瘙痒症及冬季皮肤干燥者应选用霜剂，如 1% 酚冷霜，1% 樟脑冷霜及泼尼松冷霜，其他可选用鱼石脂炉甘石洗剂，舒肤特擦剂等。对局限性皮肤瘙痒症或局部皮肤有苔藓化者，可选用艾洛松等激素类软膏或霜剂。

3. 中医治疗 中医称皮肤瘙痒症为痒风。多由血虚生风所致。治疗可内服养血润肤饮，全虫方，或止痒丸等。局部可外用：苦参、地肤子、蛇床子、黄柏、百部、白藓皮、苍耳子各 50 g，川椒 20 g，上药煎好后洗浴或坐浴，每日 1 次。

二、皮肤萎缩

老年性皮肤萎缩（atrophia cutis senilis）是由于皮肤老化而产生的生理性皮肤及其附属器萎缩。随年龄增长，大部分人 50 岁皮肤开始老化，长期户外工作受风吹、日晒或有慢性疾病及内分泌障碍的人发生较早。表现为全身性皮肤萎缩，以面部等暴露部位明显，皮肤变薄、表面干燥、粗糙、皱纹，皮肤呈黄色、松弛、弹性差。眼睑下垂。毛发稀少、灰白，指甲增厚、弯曲、生长缓慢。颈后皮肤常有深的沟纹且交叉成菱形斑片，称为项部菱形皮肤。皮肤表面常出现色素变化、毛细血管扩张或细薄鳞屑，还可出现老年疣、血管瘤等病变。病理表现为表皮各层均变薄，表皮变平，真皮中胶原纤维嗜碱性变，胶原中透明质酸减少而硫酸软骨素增加，弹性纤维变性、断裂、扭曲、血管壁增厚。皮肤附属器及皮下脂肪也萎缩。治疗原则：注意全身健康，合理营养，避免风吹、日晒等不良刺激，加强锻炼。适当应用护肤品，如维生素 E 霜，口服维生素 A、维生素 E，可减轻或延缓皮肤萎缩。

三、白斑和色素斑

老年性白斑（senile leukoderma）又称老年性白点病，属老年性皮肤变性引起的一种色素减退性皮肤病。可能因年龄增长，皮肤中多巴（dopa）阳性黑色素细胞逐渐减少所致。常见于 50 岁以上的老年患者，随增龄发病率逐渐增高。主要在胸、背、腹和四肢等处的皮肤出现圆形白色斑点，米粒至绿豆大小，微凹，边缘清楚，数目不等，无自觉不适。病理发现，除表皮基层多巴阳性黑色素细胞缺失外，其余无异常。对健康无影响，不必治疗。

老年性色素斑又称老年性雀斑或雀斑样痣，几乎见于所有老年人。表现为面部、颈部、手背、前臂等暴露部位大小不等的褐色或黑色斑点，圆形或椭圆形，境界清楚，色泽一致，表面光滑或略粗糙，无自觉症状，不发生恶变。对健康无影响，不必治疗。

第四节　增生性皮肤病

一、脂溢性角化症

脂溢性角化症（keratosis seborrheica）又称老年疣（verruca senilis），为最常见的良性表皮增生性肿瘤。病因不明，可能与日晒、慢性炎性刺激有关。好发于头面、手背、胸背处。初起损害为一个或多个淡黄或浅褐色界限清楚的扁平损害，圆形、卵圆形或不规则形，表面呈天鹅绒样到轻度疣状。以后缓慢增大、变厚，数目增多，颜色变深，呈褐色，甚至为黑色疣状丘疹或斑块，皮损大小直径为 3 mm～3 cm，表面常附有油腻性鳞屑。通常不自行消退。呈良性经过，恶变者极少。老年疣一般不需要治疗，必要时可采用手术切除或激光治疗，避免不恰当刺激和随意处理。

二、老年皮脂腺痣

老年皮脂腺痣（senile sebaceous naevus）又名老年皮质腺过度增生（senile sebaceous hyperplasia），因皮肤内正常的皮脂腺增大所致，属良性病变。好发于额部和颊部。皮损可单发或多发，通常为散在、隆起、圆形小结节，有时呈分叶状，淡黄色或黄色。中央常见一脐状凹陷。组织病理可见皮损由一个或几个很大的皮脂腺组成，周围有许多皮质腺小叶成群地围绕，导管开口于表皮，相当于皮损中央的脐窝。通常不需要治疗，如必须治疗时，可用手术切除或电解破坏皮质腺。有人报告，用女性激素治疗可获得暂时的疗效。

三、软纤维瘤

又名皮赘（skin tags），常见于中老年人，尤以更年期后妇女多见，也可见于妊娠期。通常分为多发丝状型及单发口袋型两型。前者主要发生于颈部侧面，而后者也可发生于面部、胸背及至腋窝、腹股沟等处。通常均有蒂，大小不等，平均直径约 2 mm。柔软无弹性，健康皮色或色素增多。组织病理见肿物由疏松结缔组织组成，其中有很多毛细血管；丝状型表皮角化过度、乳头瘤样增生、棘层增厚，口袋型则表皮变薄，基底细胞较平而且色素增加。通常不需要治疗，必要时可采用刮除，激光或冷冻治疗皆可。

四、血管瘤

又名樱桃状血管瘤（cherry hemangioma），主要发生于躯干部、近心端的多发性鲜红色小血管瘤。皮损为直径 1 ~5 mm 的鲜红或樱桃红色丘疹或小结节，半球状，高处于皮面 1 ~2 mm，质软海绵状，有时呈不规则状或蕈状，数目不定，玻片压之褪色。本病亦可见于青少年，随增龄而增多。病理示真皮内毛细血管增生，内皮细胞呈小叶状增生，管腔狭窄，以后毛细血管扩张，管壁衬以单层扁平内皮细胞。一般不需治疗，损害数目少时可考虑激光或冷冻治疗。

（郭云良　季亚清）

第十五章　外科疾病

老年人患外科疾病时有其与青年人不同的特点，如急性阑尾炎易发生穿孔，但发热、腹痛和腹肌紧张的症状和体征不一定明显，易漏诊和误诊。同时，老年人对麻醉和手术的耐受性差，易出现手术意外和并发症。所以，老年外科学在老年医学中占有极其重要的位置。本章仅简要介绍老年外科学和外科手术中的一些基本问题。

第一节　老年外科急症

老年外科急症以急腹症、消化道出血急症最多见。

一、急性阑尾炎

急性阑尾炎是最常见的老年急腹症之一。临床特点是由于老年人对疾病的反应能力较低，在病史中腹痛的程度和在体征上腹痛的范围及腹肌的紧张性均较实际情况轻微，甚至可以无腹痛，约占50%。因此，容易漏诊或延误，待诊断明确时往往已发生穿孔，其并发症和死亡率也远高于青年人。有报道，50 岁以上老年人阑尾炎并发穿孔者占36%，而50 岁以下者仅占10%；老年穿孔性阑尾炎的死亡率可达6%～20%，最高可比青年人的6%高出2 倍多。因此，老年人当疑诊阑尾炎时，应早期手术并避免并发症的发生。

二、急性胆管炎

胆管的梗阻和细菌感染是急性胆管炎发生的主要原因。老年人胆系的解剖和生理学上的变化，使某些胆系疾病的发生率增加。胆总管直径在12 岁时为6. 8 mm，到70 岁时可为9. 2 mm，胆总管末端的生理性狭窄亦随年龄增加而更趋变窄，这使得胆汁的排放阻力增加。胆石的发生在30 岁以下人群中大约为10%，50～60 岁者为25%～30%，80 岁以上者达55%之多；有报道，胆汁的感染率在40～50 岁组为28%，61～70 岁组为68%，71～80 岁组达85%。从另一角度看，急性胆管炎又是多种胆系疾患发展到更为严重阶段的表现。因此，对急性胆管炎的认识，是老年人胆系临床的重要部分。

（一）临床表现

1. 急性梗阻化脓性胆管炎 最多见的病因是胆石突然嵌塞造成胆管梗阻，胆汁淤滞，胆管内压迅速上升，使胆管的黏膜屏障发生不同程度的损害，为细菌侵入和繁殖提供了条件，而引发化脓性感染。主要是革兰阴性杆菌的感染，其中大肠杆菌最常见，其次为变形杆菌、绿脓杆菌等。混合感染可占40%左右。急性化脓性胆管炎占老年人急性胆管炎的5%，其发病急骤，进展迅速，病情较重，病死率高达4.5% ~43.5%（国外报道为20% ~87.5%），是胆道疾患中最危险的急症。根据梗阻的部位可分为：

（1）肝外梗阻型：以上腹绞痛、寒战发热、黄疸三大症状依次出现为特点，成为 Charcot 三联征。腹痛常最先出现，位于上腹或右上腹，呈持续性痛、阵发性加重的绞痛。旋即出现高热寒战。黄疸在发作后数小时或数日方出现，为梗阻性黄疸。查体于剑下及右上腹明显压痛、肌紧张。部分患者可触到肿大的胆囊或肿大的肝脏，并有压痛。查末梢血白细胞有明显增高，尿胆红素阳性，血总胆红素和直接胆红素及谷丙转氨酶（SGPT）均升高。严重时伴低血压或休克。如不及时处理，可在数小时内昏迷、死亡。根据上述临床表现，不难做出诊断。

（2）肝内梗阻型：与肝外梗阻型相似，有腹痛、寒战、高热、脉速、白细胞增高等化脓性感染的全身症状。严重时也可出现低血压及休克。但因只有一侧肝内胆管梗阻，故可以不出现黄疸或仅有轻微的黄疸。SGPT 在初患本病时都升高，经多年反复发作，以致发病部位的肝组织纤维化后 SGPT 不再升高，此时扫描常见不吸收放射性核素区，表现为“肝内占位性病变”。腹痛一般不太重，重者只是少数。痛的部位常因病变部位而异，临床上以左肝病变多见。根据上述临床表现可怀疑本病，若有既往手术或肝内胆管结石、狭窄等病史者，诊断更为明确。但要进行相应检查，以排除胰腺炎和心肌梗死等。

2. 急性非化脓性上行性胆管炎 老年人绝大多数属于此型。发病原因是感染的胆汁沿胆管向上蔓延引起。首先是肠道的细菌感染，此外，各种原因的全身感染时，细菌可通过血液淋巴到达胆总管而发病。结石、胆管蛔虫、手术瘢痕、肿瘤压迫、生理性狭窄等造成的胆总管部分梗阻，常是细菌在胆管内能够停留并生长繁殖的有利条件。部分梗阻发病后可较快地演变成较完全的梗阻，使病情加重，甚至发展成为急性化脓性胆管炎。临床表现仅有轻微的寒热交替、黄疸、右上腹痛和压痛。有时可伴食欲不振、恶心、呕吐等消化道症状。但无感染中毒性休克和中枢神经障碍的表现。如处理及时，病情过程多较平和。

（二）诊断

1. 具有 Charcot 三联征者即可诊断为急性胆管炎。

2. 在 Charcot 三联征的基础上发生血压下降、休克者称为四联征，再加上谵语、嗜睡、昏迷等精神症状者称为 Reynold 五联征，具有四联征或五联征可诊断为急性重症胆管炎。

3. B 超或胆道造影，可发现胆管扩张的部位，梗阻或狭窄的部位和性质，有无肝脓肿，胆囊情况。

需注意肝内型胆管炎的诊断，症状常不典型，腹痛可能轻，黄疸亦不重，无腹膜刺激征，但全身感染较明显。

（三）治疗

1. 非手术疗法　主要是充分的抗菌剂和有力的支持疗法。抗菌剂应针对大肠杆菌和混合感染而采用广谱抗生素联合作用，如能根据细菌培养及药敏试验用药则更为理想。首选经肝排入胆道，且对肝脏、肾脏损害小的药物，剂量要充分，取静脉给药途径。支持疗法应给以充足的葡萄糖和维生素，特别是维生素 K。静脉补液以纠正水、电解质和酸碱失衡。必要时给以血浆或白蛋白。适当给予解痉止疼药物和物理降温。有腹膜炎表现者或拟行手术者应予禁食和胃减压。绝大多数非化脓性急性胆管炎经上述治疗后，急性炎症即可消退。在非手术治疗过程中，必须严密观察病情变化。

2. 手术治疗　急性期手术的目的首先在于引流梗阻以上的胆道，减低其内压力，以迅速控制急性炎症，挽救生命。其次是尽可能彻底地处理结石和胆管狭窄等病变，以防止胆管炎的复发。对伴有低血压或休克的急性梗阻性化脓性胆管炎患者或并发腹膜炎者，应不失时机地通过紧急手术进行胆管引流。手术前后都要采用积极的非手术治疗措施。经非手术治疗或急救引流术、急性炎症已消退者，还需择期手术，或排石，或解除胆管狭窄，以处理引起胆管炎复发的因素。

3. 中医药疗法　传统中医药治疗急性胆道感染和胆石症有较好的疗效。中药排石汤根据“清热、疏肝、利胆、理　气、通里攻下”理论组方，经过临床实践证明，该方具有使肝胆液分泌增加、胆囊收缩、奥狄括约肌舒张及抑菌等作用，起到由上而下的内冲洗作用，使肝胆管内结石松动而排出。

三、溃疡病穿孔

包括胃溃疡和十二指肠溃疡穿孔，老年人胃溃疡的穿孔率较高，此外，老年人尚有一部分因胃恶性溃疡穿孔所致。临床主要表现为骤发性急性弥漫性腹膜炎，以上腹向全腹蔓延的剧烈疼痛迫使患者不敢呼吸、翻身伴有肩疼为特征。全腹呈板状肌紧张、弥漫性压痛及反跳痛，肝浊音界消失、膈下有游离气体，并有血压低、脉搏快等休克表现。临床上，除小穿孔先进行保守治疗外，一般多主张早期手术，简单修补穿孔、清洗腹腔、充分引流、并辅以抗感染等对症支持治疗。年龄越大预后越差。

四、急性肠梗阻

肠道完全性梗阻多为粘连带和嵌顿疝所致，也可因肠系膜扭转引起，老年人结肠梗阻约95%继发于结肠肿瘤，或因长期卧床、便秘，粪块引起机械性梗阻。临床表上，高位小肠梗阻表现为腹痛后发生频繁呕吐胃内容物，而低位小肠梗阻除腹胀明显外，呕吐内容物呈粪样为其特征。结肠梗阻则因回盲瓣的阻隔而呈闭袢性梗阻，腹痛轻而以进行性腹胀为特征，易发生血运闭塞性肠绞窄。对于早期单纯性梗阻，先非手术性保守治疗。一旦病情加重，则应剖腹探查，针对病因治疗，并给予对症支持治疗。

五、消化道出血

上消化道出血的原因依次为胃十二指肠溃疡、胃癌、食管静脉曲张、应急性溃疡和胆道出血等。临床表现以呕血、黑粪和继发性失血性休克为特征。由于老年人对大出血的耐受性差，因此，在治疗上应首先治疗休克、抢救生命，然后或同时针对病因进行治疗。上消出血后手术的死亡率很高，据统计75岁以上者死亡率高达69%，以胃癌出血术后死亡率最高。下消化道出血主要是直肠便血，常见的原因为结肠癌、结肠息肉病和缺血性结肠炎等。应根据病因，采取相应的措施进行治疗。

第二节　老年外科感染

感染（infection）是最常见的外科疾病之一，占外科疾病的1/3～1/2。除原发感染外，创伤、肿瘤等其他外科疾病还可继发感染。老年人随增龄而机体防御机制减退，加之许多老年性疾病（如糖尿病、贫血、肿瘤等）使抗感染能力下降，以及使用多种药物（如激素、抗生素）致内源性菌群紊乱等因素，更易发生全身多重感染和医院内感染。

一、深层软组织坏死性感染

深层软组织坏死性感染是一类以皮下组织和筋膜大片坏死，并伴发周围组织广泛替行腔及全身重度中毒表现为特征、威胁生命的重症感染，主要包括坏死性筋膜炎、非梭状芽孢杆菌性肌坏死等。若此种感染发生在会阴部，称为Fournier坏疽。本病主要由厌氧性链球菌、凝固酶性金葡菌和类杆菌引起，革兰阴性菌仅占10%。坏死性筋膜炎临床表现为：患部皮肤呈苍白与潮红相间，无明显界限，皮肤表面可出现大小水泡。随病情进展，水泡破溃呈血清性脓液，有臭味。潮红区迅速发展为紫红色并出现明显的水肿和产气捻发音时，可表现为毒血症症状。根据临床表现，取血清性脓液涂片，找到革兰阳性菌可以做出诊断。治疗应早期实施广泛清创术，充分切开潜行腔皮缘，清除坏死组织，保留足够的皮肤，敞开引流。选用适当的抗生素控制感染（兼顾厌氧菌和需氧菌），目前配伍较多者为氨基苷类抗生素和甲硝唑。非梭状芽孢杆菌性肌坏死的潜伏期（3 d）较梭状芽孢杆菌（24 h）长，病情较轻，产气量少，组织肿胀程度也较轻，治疗原则同前。

二、肢体缺血性坏疽

肢体缺血性坏疽（limb ischemic gangrene）是在肢体缺血基础上的继发感染。

1. 急性肢体缺血性坏疽

（1）动脉性肢体缺血性坏疽：由于心源性栓子引起动脉栓塞，动脉硬化引起继发性栓塞，是造成肢体缺血的两个主要原因。

临床表现为患肢缺血性疼痛和跛行，伴有麻木、发胀等感觉异常。查体出现 6P 征，即患肢皮肤因缺血而疼痛（pain）、感觉异常（paresthesia）、苍白（pallor）、无脉搏波动（pulseness）、麻痹（paralysis）和发冷（polar）。如未能及时诊断和治疗，最终将因丧失血运而发生干性坏疽或合并感染而导致湿性坏疽。根据病史和临床表现不难诊断，必要时可进行彩色多普勒检测患肢动脉血流情况，或动脉造影（DSA）确定动脉栓塞的部位。

治疗原则是争分夺秒（发病后 6 h 以内）恢复血流，以免造成不可逆性肢体坏疽。患者应立即肝素化，避免血栓蔓延。而在局麻下实施 Forgarty 气囊导管取栓术，取栓后立即血管造影复查，继续肝素化。第 3 d 起停止肝素化，进行抗凝治疗。也可实施血栓动脉内膜剥脱术或动脉置换术或人造血管移植术。肢体坏疽分界线明确者，及时实施截肢术。

（2）静脉性肢体缺血性坏疽：多与肢体深层静脉的重度血栓性静脉炎有关。临床表现为股白肿（phlegmasia alba dolens）：静脉回流障碍引起肢体广泛的水肿、发白及静脉淤血性炎性疼痛；疼痛性蓝肿（phlegmasia cerulea dolens）：静脉回流阻抗增加可引起动脉反射性痉挛，导致动脉缺血、肢体静脉淤血性水肿和动脉缺血性青紫现象并存，并伴有明显的疼痛。根据病史和临床表现不难诊断，对疑有深层静脉血栓闭塞者，可经静脉造影定位。

对于深层静脉血栓形成者，及时（发病后 72 h 以内）进行溶栓治疗，常用链激酶或尿激酶，疗程 7 ~ 10 d。然后进行抗凝治疗，多用肝素 100 ~ 150 U/kg 静脉滴注，疗程 6 ~ 10 d，或口服抗凝药 3 个月。同时解聚治疗，低分子右旋糖酐 500 ~ 1000 mL/d，静脉滴注，5 ~ 7 d。

2. 糖尿病足　糖尿病足（diabetic foot）与糖尿病引起的末梢神经性病变和小血管性动脉硬化及合并厌氧菌等多种细菌性感染有关。糖尿病患者约有 25% 并发本病，在非创伤性下肢坏疽中，因本病截肢者约占50%。

典型的临床表现：①足或趾的恶性穿透性溃疡，常为足底溃疡合并一条通向跗骨和跖骨关节的窦道；②一种称作Charcot足畸形，表现为锤状趾及踝内翻或外翻畸形；③合并肢体感染。原因是糖尿病血管病变使肢体血管闭塞缺血，山梨醇等代谢产物在周围神经内沉积，导致下肢运动、感觉及交感神经支配的改变和关节畸形。同时由于易发生多重感染，如厌氧链球菌合并产气性革兰阴性杆菌、肠球菌，甚至梭状芽孢杆菌等复合感染。

根据病史和临床表现，结合足部X线检查，诊断不难。治疗原则是控制糖尿病，治疗足部脓肿或坏疽，抬高患肢、避免负重，选用敏感抗生素控制感染。选择合适的机会实施植皮或局部皮瓣术闭合伤口。一旦肢体坏疽分界线明确，应及时实施截肢术。

近年来，随着干细胞技术的研究紧张，有人提出应用干细胞技术治疗糖尿病足，但仍需要做大量的基础研究证实其疗效之后，方可应用于临床。

三、老年重症感染

重症感染是预后严重的外科疾病，既可以直接造成患者死亡，也可在其他危重情况下因继发重症感染而死亡，约占监护病房中死亡病例的78%，老年患者的死亡比例更高。重症感染多发生在已有一个或多个器官系统功能障碍的、抗病能力低下的老年患者。

临床主要表现为高热、血压下降、中毒、休克、白细胞增高并核左移等典型的败血症症状。但可能因抗生素的作用，细菌培养不一定阳性，有人称之为非菌血症性临床败血症（nonbacteraemic clinic sepsis）。也有些患者表现为中度发热白细胞不太高（但核左移）伴潜伏性器官功能衰竭，如血压不稳、肝肾功能减退及组织缺氧等。

治疗原则是积极抢救感染中毒性休克。在对症支持疗法的基础上，进行血、体液或排泄物细菌培养和药敏试验，给予足量、敏感的抗生素及抗真菌药物。当怀疑腹内感染，并经检查证实脓肿形成时，应及时实施手术探查及引流。

重症感染的预后与感染的部位、休克的有无及持续时间、病原菌种类及药敏、机体一般状况有关。只发生1个器官衰竭持续1 d以上者，死亡率约为40%；若2个器官衰竭时死亡率为60%，3个器官衰竭在3 d以上时，死亡率高达98%。

第三节　老年外科手术

老年人应激代偿、修复愈合、消化吸收和免疫功能较差，且常伴有不同程度的心血管、肺、肝、肾、脑等慢性疾病。此外，老年患者处于负氮平衡状态，未能察觉的感染或并发症又因反应迟钝而延误诊断和治疗，加之精神状态不健全常有厌世情绪等，都使得老年患者的手术危险性增加。但如果术前准备充分，麻醉和手术方式恰当，术中和术后处理得力，手术并发症和死亡率是可以降低的，如 85 岁以上老年人也能承受胃癌根治术和择期胆囊切除、卵巢肿瘤切除、胆总管切开取石等手术。

一、术前处理

1. 手术时机的选择　对老年患者的手术时机的选择应遵循以下原则。

（1）需要施行外科手术进行治疗者，一经确诊，应择期施术，避免急诊手术。

（2）伴有其他严重疾病时，若病情允许，可先保守治疗，等待择期手术治疗外科病。若短期积极保守治疗效果不好，应在治疗伴随病的同时争取手术治疗。

（3）外科病与伴随病均严重者，应在积极控制伴随病的同时进行手术准备。

（4）外科病严重而伴随病尚稳定者，应积极采取手术治疗，以免在保守治疗中使病情继续恶化，或发生更严重的并发症。

2. 手术范围的选择　在现代医疗条件下，年龄不应作为手术的禁忌证，只要在充分和细致的监护下，多数老年患者是能够耐受较为复杂的外科手术，关键在于结合老年患者的具体情况选择适当的手术方式，不可任意扩大手术范围。既不能因为年龄而一味地认为“手术越小越好”，造成遗留病，也不能无视老年患者具体情况，不恰当地扩大手术范围，应当强调具体手术方案因人而异，做到适可而止。

3. 手术类型的选择　手术前准备时间的长短，依手术性质与疾病的具体情况而定，一般按病情的轻重缓急，把手术分为 3 类。

（1）急症手术：常因病情危急，需要在最短的时间内施行手术，否则将危及生命。如脾破裂急性大出血，急性肠梗阻，空腔脏器穿孔，闭合性或开放性腹部损伤，开放性骨折，卵巢肿瘤蒂扭转等，术前准备必须迅速及时，不可拖延以免延误手术时机。

（2）限期手术：是指不允许拖延的疾病，如恶性肿瘤根治术，应在确定诊断后积极进行术前准备，尽早手术，因为任何的拖延将可能影响疗效和预后。

（3）择期手术：指施行手术的时间允许选择，手术疗效一般不因实施手术时间而受影响。如疝修补术，胃十二指肠溃疡实施胃大部分切除术，阴道前后壁修补术等，这类手术应做到充分的术前准备，使患者能在最佳状态下接受手术。

4. 术前准备　术前准备是指采取措施，使拟订手术的患者生理状态处于最佳状态，以提高对手术的耐受性，减少手术后的并发症。

（1）一般准备：除详细询问病史和体检外，应对患者的营养状况，重要器官（包括心血管、肺、肾、肝等）功能进行检查，并对患者的全身健康状况，手术的耐受性，麻醉及手术方式的选择，手术预定日期等做出全面的计划，进行细致的准备。

（2）术前并发症的处理：遇有上呼吸道感染者需控制感染。对高血压患者应采用药物使患者血压调节在适当范围内。心脏病患者应根据病史、体检、心脏功能状况等与内科医生共同研究、制订方案。肝功有损害者应进行保护肝治疗，可给予高糖和高蛋白质饮食，增加糖原储备，改善全身状态。若有凝血功能异常则应补充维生素 K 及必要的凝血因子或小剂量多次输血，以减少术中出血的危险性。肾功能不全者，要应积极纠正水电解质和酸碱平衡的失调，避免发生低血压和肾缺血。糖尿病患者术前应口服药物或胰岛素治疗，使血糖控制在 10 mmol/L 左右，增进营养等。

（3）营养的准备：蛋白质缺乏不仅影响老年人体组织的修复和生长，而且由于组织水肿极易引起手术切口或吻合口的裂开。碳水化合物是人体产生热量的主要成分，具有保护肝脏的作用，有肝胆疾患及营养不良的人，手术前后应注意补充蛋白质、糖类。此外，还应注意脂肪和各种维生素的补充，脂肪是脂溶性维生素 A、维生素 D、维生素 K 及维生素 E 的良好溶剂，对胆道有刺激作用，而各种维生素是代谢过程中不可缺少的物质，在治疗外科疾病中，尤其是老年人的重大手术，需要量更要增加。

二、麻醉处理

1. 麻醉前用药

（1）麻醉前用药注意事项：老年人各脏器功能降低，用药应全面考虑，药量适当减少。用药前必须纠正生理功能紊乱，必须消除患者紧张心理，取得合作。

（2）麻醉前用药方法：常规用药，局部麻醉时，应用安定 10 mg 肌内注射，以预防局部麻醉药的毒性反应。全身麻醉时，应用抗胆碱类药，以保持患者呼吸道通畅，防止患者缺氧。特殊麻醉方法，应在相应的麻醉前用药，如有糖尿病的老年人，麻醉前要使血糖下降，以防止并发病发生。有支气管痉挛的患者，麻醉前用氨茶碱。

2. 麻醉选择 根据病情、手术种类、医院条件等多种因素进行综合分析选择麻醉方法。原则是保证手术患者安全为主，不能追求新的方法和药物，对麻醉者掌握不熟练的方法一定要慎重。所以应该选择熟练掌握、对患者生理功能影响小、能充分满足手术要求的麻醉方法为妥。

（1）局部麻醉：对手术时间短、手术范围小、手术简单易行者，选用局部麻醉和神经阻滞麻醉，对高龄患者优于其他麻醉方法。对术后不发生神经功能障碍，能早期离床活动，有力防止深静脉血栓形成和肺部并发症及维持生理平衡都有益处。但局部麻醉对复杂手术往往因止痛不全而引起应激反应，对高龄患者有时不能维持内环境稳定、可危及生命，要引起重视。同时高龄患者对局麻药吸收迅速、故用量要减少，必须加强监测。

（2）椎管内麻醉：对进行下肢和下腹部手术，选择椎管内麻醉为宜。如髋关节置换、前列腺摘除、子宫卵巢等手术，可减少渗血、肺部并发病和深部静脉血栓发生。但高龄患者因韧带钙化、骨质增生、脊柱变形、间盘移位等，造成穿刺困难。高龄患者行硬膜外麻醉时，麻醉平面过高过广可引起血压下降和呼吸抑制。原因是椎管间隙窄药物扩散面大造成。又因老年人蛛网膜绒毛增生变化，硬脊膜通透性增强，药液易弥散至硬脊膜下，以致小量硬膜外给药即可引起蛛网膜下阻滞，所以要进行监测，发现问题及时处理。为此，对麻醉药浓度、剂量、给药速度要严格掌握。

（3）全身麻醉：高龄患者有些手术也需全身麻醉。如心脏手术、胸腔手术、颅脑和腹腔大手术。全身麻醉既能有效地抑制手术刺激、又能进行呼吸管理和保证供氧充足。但必须全面或根据病情做必要的监测，同时要应用性能较好的麻醉机。现代全身麻醉药的迅速发展，给老年患者带来了方便。如安氟醚、异氟醚，七氟醚、地氟醚的不同特点对不同高龄患者都大有好处，对呼吸道刺激小、止痛完善、解除支气管痉挛、苏醒较快，是其他药物不可比拟的。全麻能有效地抑制牵拉反应，得到充足的供氧、有效的通气，这都是麻醉成功的保证。

三、术后处理

1. 清醒前的监护　手术完毕后应由熟悉病情的医师和麻醉师共同护送患者回病房。

（1）体位：手术后，患者尚未清醒时应采取平卧位，头侧向一方，或手托下颌或放置口咽通气道，以防止呼吸道的阻塞，6～8 h 后可取半卧位。

（2）体温：术后应注意保暖，寒战的患者应戴面罩吸氧，因疼痛所致的寒战可适当使用镇痛剂。术后如果体温持续升高，则应注意是否有感染、脱水、输液反应。

（3）血压：术后应每半小时测血压 1 次直至血压平稳。由于麻醉性镇痛药的影响，容易出现恢复期低血压，故应注意排除促发原因，必要时可使用升压药。对持续性高血压或高血压危象者，需要应用降压药。

（4）脉搏及呼吸：术后脉搏快慢及强弱是患者自身对手术的反应，脉搏慢而强为正常现象，细快而弱时应注意观察有无休克、失血等情况，并及时予以纠正。呼吸的频率变化多与脉搏一致，术后也应严密观察。心电监护还可反映心肌供血和心律的变化。

（5）意识：术后应严密观察患者的意识状态，由于麻醉药残余作用或患者特异质之故，会出现全麻后苏醒延迟或嗜睡现象，而脑血管意外、颅脑损伤、中枢抑制药急性中毒、肝性脑病、低血糖、黏液性水肿等，则是苏醒延迟或嗜睡的病理因素。故应监护意识状态的恢复，对嗜睡患者查明原因，并及时给予处理。

（6）尿量：尿量、尿渗量浓度是判断血容量和心血管功能的重要指标，当尿量 $<0.5 \sim 1$ mL/（h · kg）时，排除肾功能不全后应考虑血容量不足或血流动力学的异常，此外，下腹部术后还应观察尿的颜色，以及时发现泌尿系统的损伤。

2. 术后并发症的处理　老年手术患者的最大危险在于各种术后并发症。

（1）肺部并发症：占老年患者术后并发症的40%。肺功能试验可用于其预测，首先应进行呼吸量的测定，包括用力肺活量，1分钟用力呼气末容量和最大自主通气量；如有异常，还可检查支气管扩张疗法后的反应。确诊有隐性、慢性、阻塞性肺病或肺功能不全者，均属高危人群，前者使术后肺部并发症增加20倍；PaO_2 <7.9 kPa或 $PaCO_2$ >5.9 kPa，均为严重危机标志。高危患者应严格禁止吸烟，给支气管扩张剂，湿化气体吸入和给氧，必要时用抗生素，做体位引流等胸部物理疗法。

（2）心脏并发症：Goldman 提出的心脏危险指数（CRI）是一项有用的危机评估指标，其中增加心脏并发症的因素有近期心肌梗死史、充血性心力衰竭、主动脉狭窄、急症手术、胸腹部大手术及一般情况较差。CRI 分数低下者，术后严重心脏病并发症的发生率高达40%。对高危老年患者术中应加强血流动力学监测，包括体循环动脉和肺动脉插管，保证在手术期间有良好的心血管功能。由于术后心力衰竭的发生高峰多在24～48 h，故应持续48 h以上检测血流动力学。为了早期检出心肌梗死，特别是没有胸痛表现的病例，术后应常规进行心电监护，注意心电图的变化。

（3）意识障碍：老年患者术后意识障碍的发生率达7%～15%，病死率达20%～40%。表现为急性谵妄，或有记忆、情绪、注意力及自我意识紊乱，如白天昏睡、晚间清醒，呈不安和易激惹状态。95%的患者可找到急性意识障碍的促发因素，最常见的因素有药物（抗胆碱能、抗抑郁及安定类药）和感染，其次有心力衰竭、心肌梗死、心律失常、电解质紊乱、尿毒症、肝功衰竭和脑血管意外等。对术后意识障碍的处理应首先针对促发因素，注意营养及水、电解质平衡，慎用利尿剂。发生谵妄时可用小剂量精神抑制剂，如氟哌啶醇，首次剂量0.5～1 mg，口服或肌内注射，必要时每4 h重复1次，置患者于安静、熟悉（亲人在场）的生活环境中，密切监护以防自伤，但不应约束其活动以免加重焦虑。

（4）褥疮：皮肤持续受到9.1 kPa的压力2 h以上即可产生不可逆性组织损害，而身体骨凸部位在患者平卧受压时对其压力可达650 kPa。此外，剪切力和摩擦力更加重皮肤损害，故褥疮较常发生在久卧不起的老年患者身上。因此，细心护理极为重要，如经常翻身、清洁皮肤、保持干燥、使用气垫或充气床垫等。一旦发生褥疮，应注意伤口清洁。对于经久不愈的褥疮，待病情稳定后可行扩创、植皮或转移皮瓣手术。

（张　睿　王婷婷）

第十六章　肿　瘤

肿瘤（cancinoma）是机体组织细胞在内外有害因素的长期作用下，在基因水平上失去了对其生长的正常调控，发生过度增生及异常分化而成的新生物，在临床上常以肿块的形式出现。一旦肿瘤形成，尤为恶性肿瘤，其生长为自主性，肿瘤通过细胞分裂遗传给子代，生长相对不受机体限制，生长旺盛无止境，且具有侵袭性和转移性，对机体造成危害。由于失控后细胞代谢异常，失去分化成熟的能力，使其具有各种异常的形态。然而，身体上出现的肿块不一定都是肿瘤，因为炎症、畸形、内分泌改变等也可以导致肿块出现，而有些恶性肿瘤如白血病也可不以肿块的形式出现。本章仅简要介绍肿瘤的一般特性。

第一节　肿瘤的病因

目前认为，肿瘤的发生和发展是多因素、多阶段与多基因作用的结果。这些因素主要分为内因和外因。内因是指机体的内在因素，包括免疫状态、内分泌、代谢和遗传等因素。外因包括化学、物理和生物等方面的致癌因素，同一种肿瘤可由不同的外因所引起，有时几种外因同时起作用；同一种外因也可引起不同的肿瘤。

一、内因

1. 机体的免疫功能状态　正常情况下，机体对癌症的免疫力大大强于致癌因素，所以在一定的人群中只有少数人患肿瘤。但如果免疫功能受到削弱或破坏，肿瘤就有了发生和发展的条件。如胸腺在幼时受放射性照射，儿童期患癌的可能性便会增加。中老年人癌症之所以增多，也与胸腺功能减退有关。现已知道，摘除了胸腺的小鼠，其淋巴细胞数竟可减少90%。器官移植者，为了使受移植者不致因自身免疫力把移来的器官（如肾脏）排斥掉，不得不使用大量的免疫抑制药物，结果发生了肿瘤。这些事实都说明，机体的免疫功能状态是肿瘤发生和发展的一个极为重要的因素。

2. 遗传　目前在种类繁多的肿瘤中，只有视网膜母细胞瘤、Wilms瘤和神经母细胞瘤的遗传机制比较明确，是常染色体显性遗传的，但也并非这些患者的全部后代都会发病。例如，在视网膜母细胞瘤中，双眼患者其后代有67%～80%可以染病；而单眼患者的后代只有42%～50%会染病。此外，家族性结肠腺癌（被视为癌前疾病)、多发性神经纤维瘤病（良性肿瘤）也具有明显的遗传因素。至于鼻咽癌、肝癌、食管癌、乳腺癌和胃肠道癌等，虽然有家族聚集现象和种族易感性，但都不是遗传性肿瘤。

二、外因

人类90% ~95%的肿瘤与环境因素有关，其中化学因素最重要，约占环境因素的90%，物理因素和生物因素各约占5%。

1. 化学致癌因素 迄今已证明1000多种化学物质能诱发动物肿瘤，可分为三类。

（1）直接作用致癌物：此类致癌物化学性质活跃，进入机体后直接与细胞中的脱氧核糖核苷酸（DNA）起反应而致癌。例如，硫芥和氮芥、环氧化物，当有一定剂量进入体内后，即可引起肿瘤。因此，预防此类致癌物作用，要限制职业接触。

（2）间接作用致癌物：其化学性质较稳定，本身不会致癌，进入体内经酶的代谢产生最终致癌物，以共价键结合到生物大分子上而引起细胞癌变。如多环芳香烃类、芳香胺及偶氮染料类、亚硝胺类、植物毒素类和金属类。

（3）非共价作用的致癌物：又称插入剂（intercalating agents）。

2. 物理致癌因素

（1）电离辐射：辐射线诱发恶性肿瘤的潜伏期颇长，白血病约为5年，肺癌约为10年，甲状腺癌约为13年，其他恶性肿瘤可能更长。

（2）热辐射与慢性刺激：慢性刺激与恶性肿瘤也颇有关联，例如，子宫颈癌者多是分娩时屡次有子宫受伤或破裂者及慢性子宫颈炎者。喜用烟斗与烟嘴的人，局部经常受热刺激与摩擦，可引起唇癌。此外，口内龋齿的尖端及不合适的假牙可经常摩擦舌、颊黏膜，使局部反复损伤而终形成癌；阴茎癌患者仅见于包茎，且有积垢长久刺激者。

（3）紫外线与皮肤癌发生有关，长时间暴晒可诱发皮肤癌。

3. 生物致癌因素

（1）真菌毒素：主要有黄曲霉毒素，在黄曲霉毒素的菌株中又以黄曲霉素 B_1 的致癌性最强，只用0.015 μg/kg喂饲大鼠，经68 ~82周全部可诱发肝癌。

（2）病毒：有人认为至少有近40种的动物肿瘤是由病毒引起的。有大量资料表明，病毒可能和人类的某些肿瘤关系密切，如人类单纯疱疹病毒-2（HSV-2）与宫颈癌；EB病毒与Burkitt淋巴癌和鼻咽癌；乙型肝炎病毒与原发性肝细胞癌。

（3）寄生虫：在埃及，膀胱癌患者大多同时也是当地流行的曼氏血吸虫病患者。我国广东地区肝吸虫病较多，胆管型肝癌也比较常见。

（4）细菌：幽门螺杆菌与胃癌的关系已受到注意。

第二节 肿瘤的诊断

临床上肿瘤的诊断和其他疾病一样，都是以病史为根据，针对患者主诉和临床表现详细询问病史、体格检查，结合各项化验结果和有关特殊检查，全面综合分析，才能做出正确的临床诊断。当然，决定治疗方案前还要明确病理诊断。

一、病史

病史对诊断肿瘤十分重要，特别是对内脏肿瘤的早期诊断有指导意义。

1. 主诉

（1）肿块：为肿瘤患者最常见的主诉，常由患者无意中发现。若抗炎 1 ~2 周后未见好转，肿块反而继续发展，应疑为肿瘤。发生于体腔内深部器官的肿块，一般较难发现，在询问病史时要注意患者所述的肿块引起的压迫、阻塞或破坏器官的症状。

（2）疼痛：是常见的主诉。肿瘤初起一般无痛，但发生于神经干的肿瘤压迫邻近神经，或起源于实质器官（肝癌）及骨骼内的肿瘤（骨肉瘤）生长迅速，引起所在器官的包膜或骨膜膨胀，直肠癌被粪便摩擦或肿瘤溃烂、感染等，均可引起疼痛。癌瘤发展到晚期侵犯神经丛或压迫神经根或大出血、穿孔，均可发生顽固性疼痛或急性腹痛。如患者主诉肩部、大腿、臀部或脊椎等处持续性疼痛，经治疗一个月以上无效，应进一步检查。

（3）病理性分泌物：发生于口、鼻、咽、消化道、泌尿生殖道等的肿瘤，如向腔内溃破或合并感染，常有血性、脓性、黏液血性或腐臭的分泌物排出，应进一步检查。

（4）溃疡：患皮肤癌的患者多以溃疡为主诉就医。癌性溃疡的边缘隆起外翻或呈菜花状，溃疡基底凹凸不平，易出血，腐臭。对于经久不愈的溃疡，尤其烧伤后的瘢痕溃疡、严重宫颈炎、瘘管、窦道等，应积极按癌前期病变治疗，以免癌变。

（5）发热：以发热为主诉者常见于恶性淋巴瘤（尤其霍奇金病）、肝癌、肺癌、骨肉瘤、胃癌、结肠癌、肾癌、胰腺癌或晚期肿瘤患者。发热是由于肿瘤坏死分解产物被吸收或并发感染所致，有些肿瘤患者发热原因不明。

（6）咳嗽：为肺癌患者常有的自觉症状，往往有血痰、胸痛或程度不等的呼吸困难。侵犯或压迫支气管的肿瘤，也常常出现咳嗽。

（7）黄疸：如患者主诉为无痛性进行性黄疸，首先应警惕胰头癌和胆总管下段、胆胰管壶腹或十二指肠乳头等处发生肿瘤的可能。此时肝及胆囊亦可因胆汁淤积而肿大。

（8）消瘦、贫血、乏力：常为肿瘤的晚期症状，若患者极度消瘦、贫血、乏力衰弱，则称为恶病质。消化道肿瘤因消化、吸收障碍，最易发生贫血、消瘦和乏力。

凡年过40岁，主诉进行性消瘦贫血者，均应进一步检查排除消化道肿瘤。

2. 性别和年龄 肿瘤多发生于中老年人，但原发性肝癌、大肠癌、甲状腺癌等也可见于青少年。肉瘤一般以青少年及儿童多见，但亦可发生于中年人和老年人。消化道肿瘤、肺癌等以男性为多，乳腺癌主要发生于40岁以上的妇女，男性乳腺癌少见。前列腺癌多发生于老年男性，女性则罕见。乳腺纤维腺瘤多发生在20~30岁的妇女。小儿的恶性肿瘤，以起源于淋巴组织、造血组织、神经组织和间叶组织等较多见；肾母细胞瘤、神经母细胞瘤、视网膜母细胞瘤均在4~5岁以前发生。

3. 病程发展 良性肿瘤的病程较长，数年至数十年。如肿块在短期内突然增大，意味着恶变或在良性肿瘤内发生出血、液化、坏死等。如良性肿瘤硬度增加、边界不清、活动度减低、血管供应增多或溃烂出血，常为恶变的表现。癌瘤一般发展较慢、病程较长，而肉瘤则发展较快、病程较短。骨肉瘤或低分化软组织肉瘤多在数月内显著增大。

4. 家族史 有些肿瘤如乳腺癌、宫颈癌、胃癌、大肠癌、视网膜母细胞瘤、白血病等可能有遗传倾向，故询问病史时，要注意了解患者的直系亲属有无肿瘤史，对于有肿瘤家族史的人更应详细认真地进行肿瘤筛检。

二、体格检查

体检是肿瘤诊断的重要部分，除根据患者主诉某些症状的特点，对有关器官组织进行细致的和有目的的检查外，还要进行系统的全身检查和肿瘤的局部检查。值得注意的是，随着现代科学技术的发展，许多年轻医生对肿瘤的诊断越来越依赖于现代特殊检查，而忽略了常规体检，这是极其错误的。

1. 全身检查 目的在于确定患者是否患肿瘤，良性或恶性，原发性或继发性，有无远处转移，重要器官（心、肺、肝、肾、中枢神经系统、骨髓）的功能情况，能否耐受较大的手术治疗、放射治疗或化学治疗等措施。

2. 局部检查 局部检查的目的在于确定肿瘤发生的部位，与周围组织的关系及能否手术治疗，着重检查肿块与区域淋巴结受累的情况（表16-1）。

表16-1 良性肿瘤与恶性肿瘤的主要区别

良性肿瘤	恶性肿瘤（癌）
生长缓慢	生长迅速
有包膜，膨胀性生长，摸之有滑动	侵袭性生长，与周围组织粘连，摸之不能移动
边界清楚	边界不清
不转移，预后一般良好	易发生转移，治疗后易复发
有局部压迫症状，一般无全身症状	早期即可能有低热、食欲差、体重下降、晚期可出现严重消瘦、贫血、发热等
通常不会引起患者死亡	如不及时治疗，常导致死亡

三、实验室检查

肿瘤早期多数无特殊症状和体征，尤其是内脏的恶性肿瘤，早期诊断十分困难。随着分子生物学、细胞生物学、肿瘤免疫学及肿瘤系列化研究的飞速发展，肿瘤的实验室诊断有了长足的进步，尤其是杂交瘤技术研究的成功和单克隆抗体工程的崛起，为肿瘤的早期诊断和疗效判断提供了更多的参考指标。此外，常规实验检查虽然不能诊断肿瘤，但是对于鉴别诊断和决定肿瘤治疗方案是不能缺少的。

1. 血、尿、粪常规检查 消化道肿瘤患者常有贫血表现，红细胞计数和血红蛋白定量呈中度或轻度降低，一般为正血色素、正细胞性贫血。尿液中出现大量红细胞是泌尿系肿瘤的重要指征之一。粪便带血可能是胃肠道恶性肿瘤的早期信号，应注意鉴别。

2. 痰液检查 痰液直接涂片染色做脱落细胞检查，对肺癌的诊断有重要实用价值，涂片中找到癌细胞即可确诊。据统计，肺癌痰涂片阳性率在85%左右。因此，查痰是肺癌辅助诊断手段中一项简单、有效而实用的方法。

3. 胸、腹水检查 血性胸、腹水是肺癌、肝癌、胃肠癌及卵巢癌等有腹腔转移时最常见的征象，涂片镜检时发现癌细胞可帮助确诊。

4. 胃及十二指肠液检查 胃和十二指肠的疾病，可导致胃液和十二指肠引流液的质和量发生改变。检查此种分泌液，不但可以帮助诊断胃的恶性疾病，同时也可帮助了解胆汁分泌情况、胆道状态和胰腺功能，因此有助于胃、胆道和胰腺肿瘤的诊断。

5. 生化检查 由于致癌因素引起细胞基因表达失常，导致细胞癌变，某些酶或其他代谢物质产生过多或活性异常增高，可通过通透性增加的细胞膜渗出，进入血循环。也可因癌细胞破坏，直接释放出代谢物和各种酶，进入血循环。这样从患者血清中可以测出异常的代谢物或过高的酶活性，有助于肿瘤诊断。如碱性磷酸酶（ALP或AKP）有助于肝癌、胰头癌、胆管癌和骨转移瘤等的诊断。

6. 肿瘤标志物 用化学或免疫学方法，从机体的体液或组织细胞中检测出的可以提示患有亚临床肿瘤的化学物质，称为肿瘤标志物（tumor marker）。目前所用的肿瘤标记物，绝大多数是非特异性的，与其他某些疾病有交叉反应，因而必须结合其他检查予以鉴别。常用的肿瘤标记物有：甲胎蛋白（AFP），主要用于诊断原发性肝癌和生殖腺肿瘤，极少数继发性肝癌AFP含量也可升高；癌胚抗原（CEA），在大肠癌、胰腺癌、肺癌、乳腺癌、卵巢癌等均可升高，常用于治疗评估和监测肿瘤复发。

糖类抗原标志物又可分为高分子黏蛋白类抗原和血型类抗原。糖类高分子黏蛋白抗原肿瘤标志物主要包括以下几种：CA125与卵巢癌密切相关，CA199与胰腺癌、胃、结直肠癌相关，CA153 是乳腺癌的首选标志物，CA724 是胃癌的最佳肿瘤标志物之一，CA50 是胰腺和结、直肠癌的标志物。

7. 肿瘤基因 基因检测是指通过血液、其他体液或细胞对 DNA 进行检测的技术，是取被检测者脱落的口腔黏膜细胞或其他组织细胞，扩增其基因信息后，通过特定设备对被检测者细胞中的 DNA 分子信息做检测，判断这部分基因是否存在突变或存在敏感基因型，预知身体患疾病的风险。2011 年世界卫生组织提出，40% 的癌症患者可以通过预防而不得癌症，40% 可以通过早发现、早诊断治愈，20% 可以带癌生存，这说明了早期预防检测的重要性。然而，正常细胞转变为癌细胞一般存在 15～30 年的漫长诱导期，初期并无明显征兆，而传统的体检只能检测已有的临床病变，无法在病变之前预知。如果能在人体发生病变前通过基因检测发现基因型的改变，找出相关肿瘤易感基因，则能提前预测患病的可能性，从而有针对性地预防癌症。

四、特殊检查

1. 影像检查

（1）普通 X 线检查：胸部 X 线透视和照片，方法简便，容易发现肺部肿块，是肺癌诊断不可缺少的基本检查。骨骼、鼻咽和鼻窦的肿瘤诊断也需 X 线检查参考。消化道肿瘤需做胃肠钡剂照影 X 线检查。泌尿道和胆道造影有助于泌尿系肿瘤和胆道肿瘤的诊断。乳腺肿瘤的早期诊断也离不开 X 线检查。此外，各部位的血管造影也要 X 线检查。

（2）B 型超声检查：能显示人体软组织的形态及活动状态，而且对人体无损伤、无痛苦、价格低廉、操作简便，是肿瘤初筛首选的诊断方法，尤其对肝、胰、胆囊、甲状腺和泌尿生殖系肿瘤颇有诊断价值。

（3）放射性核素检查：临床上常用的放射性核素有^{32}P、^{131}I、^{198}Au、^{113}In、^{99}Tc、^{67}Ga等，如用^{198}Au 诊断肝癌，可在病灶部位显示出充盈缺损区或占位性病变；用^{67}Ga 诊断肺癌，可在病灶处见到浓集的放射性“热区”。但核素检查并非是肿瘤唯一的特异型诊断，因为肝囊肿、肝脓肿也可以出现占位性病变，肺部炎症也可显示出放射性浓集的“热区”。因此，必须与临床其他检查配合，全面分析才能做出正确诊断。现在常用^{99}Tc 做全身骨显像检查，能早期发现骨转移和原发性骨肿瘤。

（4）CT：解剖影像空间分辨率和对比分辨率高，横断面断层可避免影像的重叠，能够发现早期较小的肿瘤，特别是能够直接显示腹部实质脏器的解剖结构，如胰腺癌临床诊断十分困难，有了 CT 之后，诊断率可大大提高。

（5）MRI：较 CT 的组织分辨率高，又能像核素检查那样进行机体生物化学代谢过程的监测，而且不需要造影剂即可观测血管甚至血流速度和方向。MRI 对中枢神经系统、头颈部肿瘤、脊椎、四肢、骨关节及盆腔的肿瘤诊断效果更佳。对腹部如肝内占位病变的定性诊断，鉴别肿瘤的良、恶性优于 CT 和 B 型超。MRI 对区分肺门肿块与血管或淋巴结效果最佳，对肺癌侵犯纵隔、大血管和胸壁的诊断有价值，MR 血管成像（MRA）是近年来新开发的技术，能够立体三维显示颅内血管和肺动脉系统。

（6）PET-CT：是目前核医学最高档次的显像技术。临床检查主要用于肿瘤、心血管疾病、神经系统疾病等领域。由于癌组织大量摄取 F-FDG（氟脱氧葡萄糖），因此 PET-CT 可以早期、准确地诊断肿瘤，并能准确分期，诊断高于现行其他技术。

2. 内镜检查　目前临床常用的有食管镜、胃镜、支气管镜、结肠镜、直肠镜、喉镜、鼻咽镜、膀胱镜、腹腔镜、纵隔镜、子宫腔镜、胆道镜等，对所检部位的肿瘤诊断有极大帮助，在内镜直视下可以取组织活检或刷取细胞做进一步检查。

3. 病理检查　病理检查是确诊肿瘤最准确的方法之一，其中包括脱落细胞检查、组织印片染色检查、病理切片检查（包括冰冻切片和快速切片法）。

（1）脱落细胞检查：主要是收集痰液、胃液、胸水、腹水、尿液、阴道分泌物等，离心或直接涂片，用特殊染色法在显微镜下找癌细胞。这种方法简单易行、经济安全，确诊率可达 75% ~85%。本法适用于防癌普查，可在农村推广。

（2）组织印片法：与脱落细胞检查法大致相同，不同的是直接把切除的肿块剖面印在玻片上，用特殊染色后进行镜检，其阳性率比脱落细胞法稍高，准确率约 90%。

（3）病理切片检查：是最准确的诊断方法，但并非百分之百绝对准确，有咬取活检、切取活检、切除活检等方法。刮取活检多用于肿块表面、瘘管、子宫颈等处的肿瘤，可用压舌板或刮勺在肿物表面轻轻刮下组织，既可做细胞学检查，也可做病理切片检查。

4. 免疫组织化学检查　利用免疫组织化学和免疫印迹（Western Blot）法对血（体）液和组织中的肿瘤抗原标志物进行定性和定量检测，有助于肿瘤诊断。

5. PCR　通过定性和定量 PCR 检测肿瘤特异性基因，也有助于肿瘤诊断。但肿瘤基因阳性的患者体内并不一定存在肿瘤，因此，应结合临床综合分析。

6. 色谱和质谱　通过色谱和质谱方法，对肿瘤抗原标志物（蛋白、多糖）进行定性和定量检测，结合临床综合分析，有助于肿瘤诊断。

第三节　肿瘤的治疗

当前治疗肿瘤的主要手段是手术、放疗、药物化疗和免疫治疗。但近年来研究报道，许多肿瘤患者手术、放疗和化疗后，增加了体内转化生长因子 β（TGFβ）的水平，使得肿瘤细胞更容易扩散。因此，对某一具体肿瘤患者而言，应掌握各方面情况以后，按照肿瘤的临床分期、病理类型，结合全身状况，根据具体需要，有计划地采取个体化治疗方案。

一、外科手术

肿瘤的手术方式颇多，包括以下各类型。

1. 诊断性手术

（1）针吸活检：通过用细针头对可疑肿块进行穿刺做细胞学检查。该方法简单易行，诊断准确率因操作技术、病理医生的经验和肿块所在部位而异，一般在80%以上。

（2）针穿活检：在局部麻醉下，应用较粗针头或特殊的穿刺针头对可疑肿块进行穿刺，并获得少许组织做病理切片检查。如果能取得足够的组织，诊断准确率高；如果取得组织太少，则诊断较困难。

（3）咬取活检：一般用于表浅的溃疡型肿块，用活检钳咬取组织做病理检查。诊断准确率高，但咬取组织时应注意咬取部位和防止咬取后大出血。

（4）切取活检：在局部麻醉下，切取一小块肿瘤组织做病理检查以明确诊断。有时在探查术中，因肿块巨大或侵及周围器官无法切除，为了明确其病理性质，也常做切取活检。实施切取活检时必须注意手术切口及进入途径，要考虑到活检切口及进入间隙必须在以后手术切除时能一并切除，不要造成肿瘤的扩散。切取活检与第二次手术切除间隔的时间应越短越好，最好是在准备彻底切除情况下行冰冻切片检查。

（5）切除活检：在可能的情况下，可以切除整个肿瘤送病理检查，这样诊断准确率最高。如果是良性肿瘤也就不必二次手术；如果是恶性肿瘤也不至于引起太多扩散。但切除活检常在麻醉下进行，切口较大。所以，活检手术切口的选择必须考虑到第二次手术能否将其切除，同时注意不要污染手术创面，以免造成肿瘤接种。如果临床上拟诊为黑色素瘤时，不能做针穿、咬取或切取活检，应在准备彻底切除时做切除活检。

2. 探查性手术 其目的一是明确诊断，二是了解肿瘤范围并争取切除肿瘤，三是早期发现复发以便及时做切除术，即所谓二次探查术（second look operation）。所以它不同于上述的诊断手术。探查性手术往往要做好大手术的准备，一旦探查明确诊断而又能彻底切除时，就立即做肿瘤的治愈性手术，所以术前准备要充分，准备手术中冰冻切片检查。探查时要动作轻柔，细致解剖，同时应遵循由远及近和不接触隔离技术的原则。

3. 治愈性手术 是以彻底切除肿瘤为目的，也是实体肿瘤治疗的关键。凡肿瘤局限于原发部位和邻近区域淋巴结，或肿瘤虽侵犯邻近脏器但尚能与原发灶整块切除者，皆应施行治愈性手术。治愈性手术最低要求，是切除后在肉眼和显微镜下未见肿瘤。

治愈性手术对上皮癌瘤而言为根治术（radical resection），所谓根治术是指肿瘤所在器官的大部分或全部连同区域淋巴结做整块切除，如癌瘤侵犯其他脏器，则按侵犯的器官亦应做部分或全部切除。如胃癌侵及胰腺尾部，除做胃次全或全胃切除及胃周围区域淋巴结清除外，尚需切除胰尾。治愈性手术对肉瘤而言为广泛切除术（extensional resection）。所谓广泛切除术是指广泛整块切除肉瘤所在组织的全部或大部分及部分邻近深层软组织。例如，肢体的横纹肌肉瘤应将受累肌肉的起止点及深层筋膜一起切除，有时尚需将一组肌肉全部切除。因肉瘤易于沿肌间隙扩散，若为骨肉瘤常需超关节截肢。

4. 姑息性手术 晚期肿瘤已失去手术治愈的机会，但在许多情况下，为了减轻症状、延长寿命，或为下一步其他治疗创造条件，可采用姑息性手术。姑息性手术包括姑息性肿瘤切除术和减状手术。前者是指对原发灶或其转移灶部分或大部分切除肉眼尚可见肿瘤残留；后者则根本未切除肿瘤而仅仅解除肿瘤引起的症状。例如，晚期胃肠肿瘤虽然不能根治性切除，但为了防止出血、梗阻、穿孔等，常需做胃大部分切除或肠段切除术，术后再配合其他治疗。巨大的卵巢癌，软组织肉瘤等，有时也需切除部分肿瘤，即所谓减积手术（debulking operation），减少肿瘤负荷，为放疗或化疗创造条件。

5. 辅助性手术 为了配合其他治疗，需要做辅助性手术，如喉癌放疗，为了防止放疗中呼吸困难，有时需做放疗前气管切开术；直肠癌放疗有时亦需先做人工肛门术，以免放疗中肠梗阻；乳腺癌和前列腺癌内分泌治疗常需做去势手术。

6. 重建与康复手术 为了提高肿瘤患者的生活质量，重建和康复手术越来越受到重视。由于外科技术，特别是显微外科技术的进步，使肿瘤切除后的器官重建有很大的发展。如头面部肿瘤切除术后，常用带血管皮瓣进行面部修复。

7. 预防性手术 对于有潜在恶性趋向的疾病和癌前病变做相应的切除术，以防止癌症发生。临床常采用的预防性手术有：先天性多发性结肠息肉瘤做全结肠切除术；溃疡性结肠炎做结肠切除术；重度乳腺小叶增生伴有乳腺癌高危因素者做乳房切除术。

8. 远处转移癌切除术 远处转移癌属于晚期癌瘤，难以手术治愈，但临床上确有部分转移癌患者手术后获得长期生存，故对转移癌手术不能一概否定。孤立性肺、肝、脑、骨转移，实施切除术后可能获得良好效果。

9. 复发性肿瘤切除术 疗效差，但配合其他治疗，仍可获得一定疗效。

二、放射治疗

放射治疗（简称放疗）通常有以下几种方法。

1. 外照射 从距体外一定距离来照射人体的某一个部分。过去对深部内脏的肿瘤都采用深部X线治疗机照射，近三十多年来^{60}Co远距离治疗机应用越来越广，因为它可以比深部X线治疗机使深部肿瘤受到更大的剂量照射，而皮肤反应却较轻。近年来，电子感应加速器和电子直线加速器已被普遍应用。

2. 腔内照射 将放射性核素如镭、钴等制成针、棒、球等不同形状，然后盛在特制容器内，置留于患者的体腔中。如阴道、子宫腔、鼻咽腔及食管内做治疗。

3. 体内照射 人体某些器官对某一种放射性核素有选择性的吸收和蓄积作用，因而可以把合适的放射性核素通过口服或注射的方法，让患者摄入体内某一特定的器官，使该部位受到照射。例如^{131}I在衰变过程中可产生β和γ射线，当它被甲状腺滤泡状癌吸收后，能在体内照射以杀灭癌细胞，而不吸收^{131}I的其他类型的甲状腺癌不宜用该疗法。

4. 敷贴照射 将放射性核素做成敷贴器，直接贴在肿瘤表面做照射。例如，用^{32}P的化合物，使吸墨纸或过滤纸吸收之后，贴在血管瘤的表面，或用盛有镭的容器来敷贴，都能使某些皮肤血管瘤消退。

人体组织对放射线的相对敏感性大致可分为：①敏感性高的组织，包括淋巴类组织、造血组织（骨髓）、生精上皮、卵泡和肠的上皮。②敏感性较高的组织，主要是上皮组织，包括口咽上皮、表皮上皮、膀胱上皮、食管上皮、眼晶体上皮和消化腺上皮组织等。③中度敏感组织，包括结缔组织、神经胶质组织、小血管和生长中的软骨或骨组织。④敏感性较低的组织，有成熟的软骨或骨组织、唾液腺上皮、肺上皮、肝上皮、肾上皮和甲状腺上皮等。⑤敏感性低的组织，主要是神经组织和肌肉组织。

三、化学药物治疗

用化学药物来治疗恶性肿瘤（简称化疗）已有半个世纪。目前，有大约十多种恶性肿瘤在一定条件下已可用药物治疗。因此，化疗已经从一般的姑息性治疗逐步向根治性治疗的方向迈进。从药物杀灭肿瘤细胞的特点来看，抗肿瘤药可以分三种类型。

1. 细胞周期非特异性药物 对处在增生状态和休止状态的细胞都有杀灭作用。如盐酸氮芥（Nitrogen mustard）、环磷酰胺（Cytoxan，Endoxan）、放线菌素D（Actinomycin D）、普卡霉素（Mithramycin）等。

2. 细胞周期特异性药物 对进入增生周期内各个阶段（或时相）的肿瘤细胞都有杀灭作用，而对未进入增生周期的肿瘤细胞不起作用。如甲氨蝶呤（Methotrexate，MTX）、氟尿嘧啶（5-Fluorouracil，5-FU）、6-巯基嘌呤（6-Mercaptopurine，6-MP）等。

3. 时相特异性药物 只杀灭细胞增生周期中某一时相的瘤细胞，如选择性地对S期或M期细胞起作用。主要有阿糖胞苷（Cytosine Arabinoside，Ara-C）、羟基脲（Hydroxyurea，HU）、长春碱（Vinblastine，VLB）、长春新碱（Vincristine，oncovin，

VCR）。

一般来说，周期非特异性药物包括全部烷化剂及大部分抗肿瘤抗生素药物，它们是在大分子水平直接破坏细胞的DNA双链及其复合物；而周期特异性药物，包括各种抗代谢药物及部分植物药，是在小分子水平上阻断DNA合成来杀灭肿瘤细胞的。按抗肿瘤药物对肿瘤细胞的作用原理和药物来源，可分为如下几类。

1. 烷化剂类 主要作用在氯乙烷氨基团或乙烯亚胺基团，与细胞蛋白质和核酸中的氨基、巯基、羧基起剧烈作用，使DNA分子失去功能。常用的药物有氮芥、环磷酰胺、*N*-氮甲、白消安等。

2. 抗代谢类 与核酸代谢时产生的代谢物结构相似，并取而代之，达到阻断肿瘤细胞自身代谢的过程，影响其生长、发展，甚至使之不能正常代谢而死亡。当然，在这一过程中正常细胞代谢也受到了伤害。主要有MTX、6-MP、5-FU、HU等。

3. 抗生素类 本类药物是假设细菌的繁殖与恶性肿瘤的增生有某些共同之处而研制出来的。这些从放线菌族、链丝菌族中找到的抗肿瘤药物对人体的实体瘤，如乳腺癌、肺癌、胃癌、胚胎性癌都有一定的作用。主要有丝裂霉素、放线菌素D、阿霉素等。

4. 植物类 秋水仙素对细胞有丝分裂有抑制作用，现在应用较多的是从长春花中提取的多种生物碱，主要作用是使细胞的有丝分裂停滞于分裂中期。主要有VCR、VLB等。

5. 铂类 铂类抗肿瘤药的作用机制是与DNA双链形成交叉连接，显示细胞毒性作用。主要包括顺铂（Cisplatin，DDP）、卡铂（Carboplatin，CBDCA）和草酸铂（Oxaliplatin，L-OHP），卡铂和草酸铂的肾毒性和胃肠道毒性均较顺铂轻。

6. 其他 如甲基苄肼（Procarbizine，PCZ）通过形成活性甲基与DNA起烷化作用；左旋门冬酰氨酶（L-Asparaginase，L-asp）使肿瘤细胞缺乏合成蛋白质必需的门冬酰氨，蛋白质的合成受阻，杀灭肿瘤细胞。

四、生物治疗

生物治疗（Biotherapy）主要是通过调动和增强宿主自身的防御机制，改变宿主对肿瘤细胞的生物学应答而取得抗肿瘤效应。是肿瘤治疗研究中发展最快、最富挑战性的领域。21世纪抗癌药物的发展，将从细胞毒性药物的攻击转向非细胞毒性药物的调节。肿瘤的免疫治疗仍然是目前肿瘤生物治疗的重点，但是随着分子生物学的迅速发展，有些生物治疗的作用超出了免疫系统，所以近年来已用肿瘤生物治疗代替肿瘤免疫治疗。肿瘤生物治疗包括肿瘤免疫治疗和肿瘤基因治疗两大方面，前者是肿瘤生物治疗的基础，后者是肿瘤生物治疗的发展方向。

生物治疗作用机制包括：增强、修饰或恢复宿主的免疫反应；直接或间接的细胞毒性或抗增生作用；调节肿瘤细胞的生长分化。根据生物制剂的种类可以分为细胞因子、单克隆抗体、细胞分化剂、免疫细胞、特异及非特异免疫制剂、基因治疗。以下分肿瘤免疫治疗和肿瘤基因治疗两方面介绍。

（一）免疫治疗

20世纪50年代，Gross在动物肿瘤中证实肿瘤特异性抗原的存在，标志着肿瘤免疫学的建立；70年代大量非特异免疫制剂进入临床，开始了人类肿瘤的免疫治疗；80年代肿瘤生物反应调节剂理论的建立，成为肿瘤免疫新的里程碑。

1. 细胞因子　细胞因子（cytokines，CK）是一大类由细胞分泌的具有免疫调节、生长分化调节、生理调节活性等多种功能的多肽分子，现已超过100种，参与复杂的细胞间的网络调节。基因技术的飞速发展，使细胞因子成为目前应用最广泛、疗效最明确的抗肿瘤生物产品。

目前用于生产细胞因子的细胞包括：活化的淋巴细胞、单核－巨噬细胞、成纤维细胞、血管内皮细胞；Jurkat细胞、WEHI-3细胞；也可通过基因工程技术产生重组的细胞因子。目前批准应用于临床的细胞因子有IFN-α、IFN-β、IFN-γ、GM-CSF、IL-2、EPO、TPO和TNF等。

2. 过继细胞免疫治疗　过继细胞免疫治疗（adoptive cellular immunotherapy，ACI）通过输注自身或同种异体特异性或非特异性肿瘤杀伤细胞，而起到增强机体免疫功能，杀伤肿瘤细胞的作用。肿瘤患者多伴有细胞免疫功能低下，要达到有效的ACI，原则上首先要将自身的或同种异体的免疫细胞在体外激活、扩增，使其具备足够的数量及抗肿瘤活性，然后输注到患者体内；输注后要使机体内在的抗瘤免疫机制被调动活化并继承或增强传输的杀伤细胞的抗瘤活性。可用于过继免疫治疗的效应细胞有多种，临床常用的有LAK、TIL、TAK、DC细胞等。过继免疫治疗应具备的条件：

（1）效应细胞：①来源：自体、同种异体（成熟或胚胎）。②抗肿瘤特异性：抗原特异性、MHC限制的效应细胞，抗原非特异、不受MHC限制的效应细胞。③细胞数量：$10^9 \sim 10^{10}$数量级。④在体内具有扩增、向肿瘤部位移动、聚集的能力。⑤与宿主细胞间尽量少排斥。

（2）宿主：尽可能小的瘤负荷；对过继的效应细胞敏感。

（3）安全：效应细胞应无病原体、无致热源、过敏源，输注中避免血栓、栓塞。

DC的应用。肿瘤免疫治疗：用多种形式的肿瘤抗原冲击DC使之致敏，回输，可诱发抗肿瘤免疫。肿瘤基因治疗：①将肿瘤抗原基因导入DC，产生高水平、持久抗肿瘤免疫。②细胞因子基因修饰的DC：将GM-CSF基因导入DC，DC表面B7等共刺激分子表达明显增加，有利于激发T细胞的抗肿瘤免疫。

3. 肿瘤疫苗　肿瘤疫苗（tumor vaccine）又称肿瘤主动特异性免疫治疗，它不同于一般的感染性疾病的预防疫苗，不是对未患病者进行预防性注射，而是将肿瘤疫苗给已患病者进行免疫接种，激发肿瘤患者机体对肿瘤的特异性免疫应答，达到治疗肿瘤的目的。

（1）细胞水平瘤苗：自体或同种异体的肿瘤细胞或其粗提物，经物理、化学或生物学方法进行处理，抑制其生长能力，但保留其免疫原性，加入佐剂等制成。

（2）分子水平瘤苗：包括提纯或合成的肿瘤抗原成分、肿瘤肽疫苗及抗独特型抗体疫苗等。

（3）基因工程疫苗：应用基因工程技术将外源性目的基因导入受体细胞而制备成瘤苗，直接或间接增强肿瘤的免疫原性，诱导机体的有效抗肿瘤免疫。

4. 单克隆抗体 单克隆抗体（monoclonal antibody，mAb）是针对某一特定抗原决定簇的高纯度抗体。单克隆抗体技术应用已有几十年的历史，单克隆抗体治疗肿瘤可单独使用，也可将单克隆抗体与放射性核素、毒素、抗肿瘤药物等结合形成生物导弹，单抗特异性与肿瘤抗原结合，其所携带的毒素、核素等对靶区的肿瘤细胞产生杀伤作用，主要用于清除临床微小转移灶，减少肿瘤复发和转移。

抗体治疗存在的问题：①抗原变异：对抗原进行修饰是肿瘤细胞对抗机体免疫防御功能之一，可发生于抗体给予后的数小时内。②人抗鼠抗体产生：多数抗体源于小鼠，鼠抗体刺激人体产生人抗鼠抗体反应（HAMA）。③抗原阻滞：肿瘤抗原脱落、分泌到体循环中。④肿瘤异质性。⑤肿瘤屏障：肿瘤通过血管萎缩、瘤体内静压升高，阻碍抗体到达肿瘤部位。IgG 抗体进入瘤体 1 mm 和 1 cm 分别需约 2 天和 7 ~8月。⑥费用昂贵。

（二）基因治疗

基因治疗（gene therapy）是指将外源性目的基因导入靶细胞中，对异常或缺失的基因进行修正、补充或改造，干扰或纠正某些病理生理过程，产生治疗效果的方法。早期基因治疗的概念比较局限，实质上是对某些罕见的单基因遗传病缺失基因的补充治疗。随着基因技术的发展，基因治疗这一概念已转向常见单基因疾病和多基因疾病如恶性肿瘤、心血管病和糖尿病、传染性疾病及自身免疫性疾病等。但受到人们广泛关注且临床迫切需要的首推肿瘤的基因治疗。肿瘤的基因治疗是应用基因转导技术，将外源性基因导入人体，直接修复和纠正肿瘤相关基因的结构和功能缺陷，或间接通过增强宿主的防御机制达到抑制和杀伤肿瘤的治疗目的。

首例肿瘤基因治疗始于 1991 年，是 Rosenberg 等将肿瘤坏死因子（TNF）基因转染到 TIL 用于晚期恶性黑色素瘤的治疗。随着一些基因治疗 I 期临床试验的成功，基因治疗进入一个飞速发展的时期，治疗方案涉及的肿瘤包括恶性黑色素瘤、脑肿瘤、前列腺癌、肾癌、血液肿瘤、乳腺癌、卵巢癌、大肠癌、肺癌、头颈肿瘤、骨肿瘤等，部分治疗方案已开始临床Ⅱ期和Ⅲ期的试验。随着人类基因组计划的逐步实现，将有更多的基因结构和功能被阐明，基因及其产物的改变在肿瘤发生中的作用也会被揭示，基因治疗在21世纪有可能成为肿瘤治疗的一种常规手段。基因治疗的优势包括：选择性强，具有基因特异性；对机体损伤较小；对晚期肿瘤和转移灶仍然有效。基因治疗包括3个基本环节：受体细胞的选择；载体的选择；目的基因的选择。

1. 受体细胞的选择 基因治疗受体细胞来源广泛，凡符合下列基本条件的均可作为基因治疗的受体细胞：①来源广泛；②易于在体外培养；③用于人体后所携带的基因能稳定表达。常用的有：淋巴细胞、造血干细胞、肌细胞、皮肤成纤维细胞、肿瘤细胞等。

2. 基因导入的方式 将目的基因有效地导入靶细胞，并使其得以表达是基因治疗取得成功的关键问题。

（1）物理/化学方法：物理学方法包括DNA直接注射、显微注射、高压电穿孔等，化学法有磷酸钙共沉淀、脂质体转染、受体介导、多聚阳离子介导等。理化方法的特点是安全性好，但导入的基因在靶细胞内易被酶类降解，稳定性较差，转染率低。目前常用的有DNA直接注射、脂质体介导的基因转染、受体介导的基因导入。

（2）病毒载体：将病毒改建，去除其大部分基因面插入外源性基因，组装成假病毒，使其失去了复制能力，但保留了对宿主受体细胞的亲和力，从而将外源性基因导入靶细胞。常用的病毒有逆转录病毒、腺病毒、单纯疱疹病毒、痘苗病毒等。其中以逆转录病毒和腺病毒在基因治疗中应用最广。

3. 肿瘤基因治疗的策略

（1）免疫调节基因治疗：是以免疫学原理为基础，应用免疫学方法和技术建立的肿瘤基因治疗方法，试图通过调节机体的免疫反应，获得有效的抗肿瘤治疗效应。治疗措施有两类：一类是将细胞因子基因、MHC或共刺激分子如*B7*基因导入肿瘤细胞，增强肿瘤的免疫原性；另一类则是将细胞因子基因导入免疫活性细胞，增强其抗肿瘤的作用，并且通过该效应细胞将细胞因子基因带到靶细胞部位，提高局部细胞因子的浓度。

（2）肿瘤自杀基因治疗：肿瘤自杀基因是将哺乳动物细胞所缺乏的药物酶基因导入肿瘤细胞，其表达产物能使无毒的药物前体转化为细胞毒药物，或提高肿瘤细胞对化疗药物的敏感性，进而灭杀肿瘤。目前应用较多的自杀基因有单纯疱疹病毒胸苷激酶（HSV-TK）基因，胞嘧啶脱氧酶（CD）基因，水痘－带状疱疹病毒胸苷激酶（VZV-TK）基因，细胞毒性*P450*基因等。

（3）抑癌基因治疗：抑癌基因是正常细胞内抑制细胞癌变和肿瘤发生的一类基因群，对癌基因的激活具有抑制作用。它可因点突变、DNA片段缺失、移位突变等原因而失活，从而致癌基因活化，导致肿瘤。抑癌基因治疗就是借助于基因转移技术，恢复或添加肿瘤细胞中失活或缺失的抑癌基因，从而对肿瘤的生长产生一定的治疗作用，或者抑制肿瘤的转移。目前，新揭示的肿瘤抑制基因中已用于基因治疗的有 *p53*、*pRb*、*p21*、*p27* 等。

（4）耐药基因治疗：肿瘤多药耐药是肿瘤内科治疗中的一个棘手问题，耐药包括原发耐药和继发耐药，主要与多药耐药基因 *MDR1* 有关，该基因编码 P-糖蛋白，可将瘤细胞内的化疗药物泵出细胞外，降低化疗药物的作用。若将多药耐药基因 *MDR1* 导入人体骨髓的造血干细胞，可提高造血系统对化疗药物的耐受性，从而化疗药用量可增加，提高对肿瘤治疗的效果。

（5）反义基因治疗：反义基因治疗是指应用反义核酸与靶细胞内的核酸互相作用，在转录或翻译水平抑制或封闭癌基因的表达，阻断肿瘤细胞异常信号的传导，使癌细胞进入正常分化或引起凋亡，而不影响其他的正常功能。利用反义技术设计出与有害基因、不变基因、非正常表达基因及其 mRNA 互补的反义核酸，封闭这些基因或使之不能表达。一是可通过人工构建 RNA 表达载体，利用 DNA 重组技术，在适宜的启动子和终止子之间插入一段靶 DNA，构建成反义表达载体，转录时合成反义 RNA；二是利用诱导剂诱生反义核酸；三是人工合成反义寡核苷酸。其中以人工合成途径最为常用。由于人工合成的反义寡核苷酸多为小分子，因此又被称为“反义药物”。

自 1990 年人类首例基因临床治疗试验成功以来，肿瘤的基因治疗迅速进入临床。但基因治疗也存在着许多问题，如目的基因太少，而且治疗效果不理想；缺乏高效率的载体系统，现有的载体对靶细胞的选择性和亲和性不高等。而且肿瘤是多种细胞遗传异常的、多个步骤所引发生的疾病，单一的基因治疗是远远不够的，需要采取综合互补的治疗手段。所以肿瘤的生物治疗特别是基因治疗，尚有许多理论及技术问题有待进一步研究。

肿瘤生物治疗临床应用原则：尽可能减小肿瘤负荷，使免疫治疗发挥最大效应；根据宿主免疫功能状况选用适当的免疫治疗；实施免疫治疗的时机要适当；免疫治疗的剂量强度要适当；给药频度要适当；注意不良反应；注意免疫制剂间的相互作用、先后次序；免疫治疗过程中注意检测患者免疫状态，避免免疫促进、加速肿瘤生长。

五、中医中药

现代医学目前对肿瘤的治疗存在明显缺陷，过多顾及“瘤体”，常规治疗形式主义严重，缺乏治疗的针对性等。中医非常注重整体观念，又极重视预防。中药品种十分丰富，现代研究广泛深入、作用机制日益明确，中医药治疗肿瘤的模式日渐成熟，积累了丰富的治疗经验，逐渐显示出独特优势和巨大潜力，可在一定程度上弥补现代医学治疗肿瘤的不足。

（一）扶正培本法

为治疗恶性肿瘤最重要的方法。致癌因素及肿瘤患者自身病理变化很复杂，但正气虚乃恶性肿瘤形成和发展之根本条件。因此，“养正积自除”，用扶持正气、固本培元的方法来调节人体阴阳气血、脏腑经络的生理功能，以增强机体免疫力。有人认为，中晚期恶性肿瘤患者的正气虚，主要以气虚、阴虚、气阴两虚占大多数，故在扶正培本治疗中晚期恶性肿瘤中，以益气养阴法运用最为普遍。扶正培土即为补虚补益，包括益气、养血、滋阴、温阳、健脾、益肾等治法，尤以补脾益肾为重。

（二）理气活血法

气滞、气聚，即“气塞不通，血壅不流”。疏理气机法不仅针对癌肿引起的气机阻滞，且由于疏理气机的药物能缓解肿瘤所致的疼痛闷胀、纳呆食少等不适症状，运用颇广。病在肺者宣降肺气，调畅气机；病在肝者疏肝理气，疏肝解郁；病在中焦胃肠者，理气和胃，消胀除满。临床治疗恶性肿瘤时常用八月札、木蝴蝶、柴胡等疏肝理气，以畅气机。病理实验和临床研究表明，几乎所有癌症患者的局部或全身均存在肿瘤患者的血液处于浓、黏、聚、凝的“高凝状态”，被证实为肿瘤血瘀证，并贯穿于肿瘤的发生增生、浸润和转移等不同的病理阶段。因此，该法之于恶性肿瘤的治疗是很有必要的。

（三）化痰散结法

血瘀津停、痰瘀互结是恶性肿瘤形成的主要病机。《内经》提出“积”乃气滞血瘀津聚而成。《医偏·积聚》篇指出“积者，有形之邪，或食，或痰，或血，积滞成块，时常。”硬痛，始终不离故处也，痰湿结聚乃恶性肿瘤发展过程中产生的病理产物之一，历来医者多应用化痰祛湿和软坚散结两法。化痰祛湿从中医角度而言，无论是良性或恶性肿瘤，凡体内有块，如按之尚可动，质软光滑，均属痰（痰核、痰凝），故朱丹溪有名言：“凡人身上、中、下有块者多是痰。”由于痰的物理基础是湿，所以痰湿往往并论。临床上常用白芷、瓜蒌、泽泻等治疗肿瘤患者伴胸闷腹胀，恶心呕吐，四肢困乏或肿胀，或兼有腹水者。

（四）清热解毒法

恶性肿瘤，特别是中晚期患者常有发热、肿块增大、疼痛等症，皆属邪热瘀毒之候，治以清热解毒为法。清热解毒药能控制和消除肿瘤及其周围的炎症和水肿，在某一阶段可起到一定程度的控制肿瘤发展的作用。同时，清热解毒药又具有较强的抗癌活性。因此，清热解毒法为肿瘤防治常用的治法之一。清热解毒法对放、化疗还有一定的增效解毒作用，清解癌毒停留在体内的蓄积，防治感染，常用药物有苦参、红藤半枝莲、白花蛇舌草等。

（葛科立　张丽娟　曾鹏娇）

第十七章　老年病康复

随着年龄的增长，人体各器官系统的储备功能和组织再生修复能力减退，往往导致老年人病情严重、恢复较慢或不易恢复、预后不良，甚至遗留各种不同程度的残疾，需要康复和护理。因此，老年性疾病的康复就更为重要。

第一节　康复医学的基本概念

一、康复

康复（rehabilitation）的英语原意是指复原，恢复原来的能力、品质、地位、权力。20 世纪后，该词引入医学，是指使已受损的活动能力恢复到有用和有效的状态。

现代医学认为，康复是帮助伤病员或残疾者在其生理或解剖缺陷的限度内和环境条件许可的范围内，根据其愿望和生活计划，促进其在躯体、心理、社会、职业、业余消遣、教育等方面的潜能得以最充分的发展过程。这一定义体现了全面康复（comprehensive rehabilitation）或整体康复（total rehabilitation）的内涵，即康复的目标不仅是躯体方面和日常生活能力方面的恢复，而且包含了心理方面的功能恢复，以及个人在职业、社会生活和教育学习上能力的恢复和发展。

1981 年 WHO 采用了广义的康复概念：康复是指应用各种有用的措施，以减轻残疾的影响和促使残疾人融入社会，康复不仅是指训练残疾人，使之能适应周围的环境，而且也指调整残疾人周围的环境和社会条件，以利于其融入社会。因此，在拟定有关康复服务的实施计划时，应有残疾者本人、家属及其所在社区的参与。其后，国际康复界在康复的概念中，又进一步强调了使残疾人融入社会（social integration 或 integration with society）这一目标，并提出康复的任务应包括使残疾人在社会生活中享有平等机会。

康复≠恢复。汉语中康复（rehabilitation）与疾病后的恢复（recovery）是同义的，Recovery 一般是指患病后健康水平下降，治疗和休息后健康恢复到病前水平，亦即达到了 100% 的恢复。但 Rehabilitation 所指的康复却是指伤病后健康水平下降，虽经积极处理，但已形成残疾，健康水平复原不到原先水平的情况，亦即达不到 100% 的恢复。中国历来把康复作为疾病后完全“恢复”的同义词，这使中国对康复的理解与国际上有相当大的差异，这是值得注意的。另外，在中国香港把 Rehabilitation 译为复康；在中国台湾译为复健。

二、康复医学

康复医学（rehabilitation medicine）是应用医学科学及其相关科学的技术，使有功能障碍的患者的潜在能力和残存能力得到充分发挥的科学。在现代医学体系中，已将预防保健、临床医学和康复医学分别称为第一、第二和第三医学。

康复医学是一门新兴学科，是医学与残疾学、心理学、社会学、工程学等相互渗透而形成的边缘学科。具体地说，是一门关于残疾和功能障碍的预防、评估诊断、治疗和处理的医学学科，康复医学和预防医学、保健医学、临床医学并称为“四大医学”。目的是减轻和（或）消除功能障碍，帮助伤病员和残疾者根据其实际需要和潜力，最大限度地恢复其生理、心理、职业和社会生活上的功能，提高其独立生活、学习和工作的能力，改善其生活质量，促使其重返社会。

三、康复医学的原则

康复医学的 3 项基本原则：功能锻炼、全面康复、重返社会。

1. 功能训练　康复医学工作的着眼点在于恢复和发展人的功能活动，包括运动、感知、心理、语言交流、日常生活、职业劳动、社会生活等方面的能力，重视功能的检查和评估，采取多种方式进行功能训练。

2. 整体康复　从整体康复的角度来看，康复的对象绝不仅仅是有障碍的肢体，而是整个人，是具有生理、心理、职业、学习、社会生活等方面功能活动的整体的人，因此，要从以下各方面进行广泛、全面的康复。

（1）医疗康复：利用医学及其相关学科的技术进行躯体和精神方面的康复，是整体康复（或大康复）的基础和核心内容。

（2）教育康复：通过特殊教育和培训来促进康复。

（3）职业康复：恢复就业能力，取得就业时间。

（4）社会康复：采取与社会有关的措施，参加社会活动。

3. 重返社会和提高生活质量　康复的目的是使伤病员和残疾者通过功能的改善和（或）环境条件的改变而能重返社会，参加社会生活，履行社会职责。康复的结果应直接反映在伤病员或残疾者的生活质量得到不同的改善和提高。

四、康复医学的分科

由于康复医学本身不断向纵深发展，而且与临床医学密切结合，在开展众多临床专科康复的工作中，康复医学发展了新的知识和技术，逐步形成了一些学科分支。

1. 老年病康复学　老年病康复学（geriatric rehabilitation）是研究老年性疾病所致残疾的康复医学学科，其工作重点是改善和维持器官的功能，延长生命周期。

2. 神经科康复学　神经科康复学（neurological rehabilitation）是研究神经系统疾病与损伤所致残疾的康复医学学科，其中以偏瘫和截瘫的康复为主要研究内容。

3. 精神科康复学　精神科康复学（psychiatric rehabilitation）是研究精神患者的精神、行为、心理等身心功能障碍，康复的学科重点对象是精神病患者。

4. 骨科康复学　骨科康复学（orthopedic rehabilitation）是研究骨关节、肌肉和软组织损伤、疾病和畸形康复的学科，包括缺陷和畸形的手术矫正和手术前后的功能训练，假肢和矫形器的装配，以及其他手段的康复治疗。

5. 心肺康复学　心肺康复学（cardiopulmonary rehabilitation）是研究心脏病康复医疗的学科，早期主要研究冠心病的康复医疗，重点是冠状动脉搭桥手术后和急性心梗恢复期的康复处理；近年来逐渐扩展到先心病、风心病、肺心病心脏手术后等心肺疾病康复处理。

6. 肿瘤康复学　肿瘤康复学（cancer rehabilitation）是研究肿瘤康复治疗的学科，主要是针对肿瘤非手术治疗、手术治疗、化疗和放疗后，患者出现的身心功能障碍进行全面综合性康复。

7. 儿科康复学　儿科康复学（pediatric rehabilitation）是研究儿童残疾的特点、对生长发育的影响及其预防的康复医学，其中也包括新生儿疾病筛查等大量康复预防医学的内容。

可以预计，随着现代医学的发展，康复医学的分科趋势将逐渐细化。有关专家提醒，康复医学的分科化既要推动临床康复医学知识向“精”“专”的方向发展，又要保持康复医学学科的自身特点及其完整性，防止错误分割和片面发展。

第二节　康复医学的主要内容

康复医学的工作内容主要包括康复预防、康复诊断和康复治疗三大部分。

一、康复预防

预防为主是康复医学工作的重要方针。对继发性残疾的预防是指在预计出现功能障碍之前开始进行康复治疗。一般临床医学治疗越合理，越有利于康复进程，同样，康复预防与康复治疗越早介入，临床治疗效果也越好，这是继发性残疾康复预防的关键。另外，随着残疾流行病学研究的进展，造成原发性残疾的各种原因逐步被揭示出来，许多原发性残疾可以避免，如果社会和个人采取积极而有效的预防措施，原发性残疾的发病率可以大大降低。康复医学工作者从康复的角度出发，进行残疾的流行病学研究，对残疾的原因、发病率、种类，残疾者的年龄、性别、职业、地区分布等进行统计分析，提出预防计划，从医疗卫生、安全防护、社会管理、宣传教育等方面，提出综合性预防措施称为康复预防。康复预防中的残疾预防一般分3个层次进行，称为残疾的三级预防。

1. 一级预防 一级预防是指防止致残的损伤和疾病的发生。针对造成残疾的各种伤病，采取相应的预防措施，尽量减少造成残疾的隐患。

2. 二级预防 二级预防是指防止损伤和疾病进一步发展造成残疾。损伤及疾病发生后，应早发现、治疗，防止其进一步发展而引起残疾，特别是可能遗留永久性残疾的疾病，必须尽早采取措施。要让广大医务人员，特别是基层医务人员，认识并注意各种可以致残的损伤和疾病的引发过程，以及及时诊治的必要性，掌握防止致残的基本方法。

3. 三级预防 三级预防是指防止早期残疾发展为严重残障。残疾出现后，应在早期和程度较轻时进行积极的康复治疗，以限制其发展，并尽可能使已有障碍的功能得到代偿、矫正或适应。改善个人生活自理能力，继续参加社会活动，而不要让继发性残疾出现或原有的早期残疾发展成严重的残障，以免患者完全失去参加劳动和社会活动的能力。

二、康复诊断

康复诊断（或功能评估）主要是指功能评估，包括对运动、感觉、知觉、语言、认知、职业、社会生活等方面的功能评估，评估是康复医学流程的主要环节。

1. 康复诊断或功能评估的任务

（1）初次评估：在制订康复计划和开展康复治疗前进行的第一次评估称为初次评估。初次评估的目的是了解功能状况及其障碍程度、致残原因、康复潜力，并估计康复的预后，以此作为拟订康复目标和制订康复治疗计划的依据。

（2）中期评估：在康复疗程中期进行的评估称为中期评估。中期评估的目的是了解经过一段时间的康复治疗后功能改善的情况，并分析其原因，以此作为调整康复治疗计划的依据。中期评估可依据康复疗程的长短反复进行多次。

（3）终末评估：在康复治疗结束时进行的评估称为终末评估。终末评估是估计总的功能状况，从而评价康复治疗的效果，提出今后重返社会或进一步康复处理的建议。

2. 康复诊断或功能评估的特点

（1）康复诊断或功能评估的重点：应放在与生活自理、学习、劳动等有关的综合性功能上，如日常生活活动功能、言语功能、认知功能等。

（2）广泛使用指数法或量表法进行评估：评价日常生活活动能力用Barthel指数法，评价心理精神状态用WAIS成人智能检测法、MMSE精神智能检测法等各种量表。这些指数和量表在方法学上具有标准化、定量化的优点。

（3）重视专项综合评估：康复为不同的疾病或残疾拟订了不同的检查指标和评定标准。例如，颅脑损伤、脑血管意外、类风湿性关节炎等都有各自专门的功能评估量表，这些专项评估量表针对性强，能比较确切地、细致地反映患者的功能状态。

（4）分析性检查与综合性评估并用：分析性的检查是单项的，只提供一个侧面的材料，如关节运动检查、肌力检查等。这些检查还不足以为评价复杂的活动功能提供依据。因此，还要采取综合性的功能检查，如手功能检查、步态检查等，才能对复杂的、有目的的活动做出有参考价值的评估。

3. 康复诊断或功能评估的常用项目

在日常康复医疗工作中，下列项目可以列为常用的功能评估项目。

（1）运动能力评估：如关节运动范围、肌力、关节柔韧度、步态等。

（2）日常生活活动能力评估：如起居、更衣、梳洗、用餐等。

（3）语言交流能力评估：包括听觉、说话、阅读、书写和计算能力等。

（4）医学心理学评估：如精神状态、心理及行为表现、认知能力等。

（5）心肺功能评估及体能测定。

（6）神经肌肉的电生理学检测。

（7）职业能力评估。

（8）社会能力评估。

（9）小儿智力发育评估。

（10）失用症、失认症的检测。

三、康复治疗

1. 康复治疗的常用方法

（1）运动疗法和物理疗法：常用的方式包括医疗体操、医疗运动、电刺激、超声、热疗、冷疗、光疗、蜡疗、水疗、磁疗、牵引、按摩、生物反馈等，以及我国传统的太极拳、气功、针灸、推拿手法治疗、超声针疗、穴位磁疗、中药离子导入等。

（2）作业疗法：常用的治疗性作业有：日常生活活动训练、职业性劳动训练、工艺劳动（如泥塑、陶器工艺、编制等）、园艺劳动等，以及其他促进生活自理、改善日常生活素质的适应性处理和训练。通过作业治疗，可改善手的功能活动，调整心理情绪状态并使患者出院后能适应个人生活、家庭生活、社会生活的需要。作业治疗部门还负责向残疾者提供简便器具，作为居家日常生活活动的辅助工具，以弥补功能上的缺陷。

（3）言语矫治：又称语言治疗，对失语、构音障碍、呐吃、听觉障碍的患者进行语言训练，改善其语言沟通能力。

（4）心理疗法：对心理、精神、情绪和行为有异常者，进行个别或集体心理治疗。

（5）康复疗养：在疗养院或疗养地，利用矿泉、特殊气候、日光、空气、海水等自然因素，促进慢性病者或老年病者及手术后或急性病后体弱者康复。

（6）假肢及矫形器装配：对截肢者装配假肢，在一定程度上恢复其生活自理和工作能力。对有肢体畸形、运动异常者，装配适当的矫形器，以预防畸形发展，补偿功能活动。

（7）康复工程器械的使用：应用电子、机械、材料等工艺技术，为残疾者设计制造所需要的辅助器械，以补偿其功能的不足，提高生活自理的程度，增强学习工作能力。

（8）康复护理：根据康复治疗计划，在对残疾者的护理工作中，通过体位处理、心理支持、膀胱护理、肠道护理、辅助器械使用指导等，促进患者康复，预防继发性残疾。

（9）文娱疗法：组织患者参加旅行、音乐演唱或欣赏、文艺晚会、联欢、观看电影和录像等活动，调整患者的身心状态，恢复其均衡的生活方式，促进其重返社会。

（10）其他：除上述康复手段外，还包括矫形手术，药物治疗，饮食疗法等。

现代康复处理往往采用多种形式的、积极的治疗和训练。这是由于严重的残障常以复合形式表现，累计多种功能，需进行多方面、多种类的康复治疗和训练。即使是较单纯或程度不太重的残疾，如能积极采用多项治疗，其功能改善的效果也会更好。为了协调地提高多种优质的康复治疗，在大型康复医疗机构常采用康复协作组工作方法。

2. 康复治疗的常用形式

（1）住院治疗：对住院的急性期患者，为预防继发性残疾发生，应尽早采取康复预防措施，可由病区护理人员实行，或由康复科派治疗师到病区实行。对住院恢复期患者，恢复过程中仍有功能障碍者，可酌情在出院前对患者实行短期的专科性康复训练。

（2）门诊治疗：患者出院后尚有明显功能障碍或残疾者，须继续在门诊进行康复治疗，以争取功能障碍能够得到进一步改善。

（3）社区治疗：患者出院或离开门诊康复治疗后，接受由社区医务人员或民政福利人员组织的康复治疗，在经过一定康复培训的基层康复人员的指导督促下进行康复训练。

（4）家庭治疗：患者出院或离开门诊康复治疗后，或经过一段时间的社区康复训练后，由患者自己在家中进行维持性或巩固性的康复训练。

（5）疗养院与福利院的维持性治疗：有条件的永久性残疾患者可定期住疗养院

进行维持性或巩固性康复治疗。家中无人照顾者可安排在福利院、疗养院进行一般维持性治疗。

（6）职业康复：是康复治疗的最后阶段。未到退休年龄、经康复治疗后功能障碍有明显改善、准备重新参加一定工作者，可在康复中心或职业机构接受职业训练，在身心功能上做好就业前的准备。

第三节　老年疾病康复的特点

老年疾病康复是指对患有疾病且有功能障碍的老年人进行康复治疗，使其能尽量得到全面康复。广义的老年疾病康复还包含对老年人常见的残疾进行预防、医疗、恢复性功能训练或补偿、调节和适应性的处理，以及对患者及其家人进行有关康复的教育。

一、老年疾病康复的意义

1. 实现健康、积极的老龄化　1990 年，WHO 提出了健康老龄化（healthy aging）的目标，要求全社会创造条件使老年人能过健康、安全、积极的生活。健康老龄化最突出的表现应该是，身体器官功能在进入老年后没有或极少有减损和退化，又称为成功老龄化（successful aging），即能成功地保持身心功能。2002 年，WHO 和国际老年学会又提出了积极老龄化（active aging）的概念，在老化过程中，尽可能利用一切机会使人在躯体、精神和社会等方面处于良好的状态，将健康预期寿命延伸到老年阶段。国际老年学会在 20 世纪 90 年代发表的一份声明中说，老年人到 75～80 岁时，生理、心理功能同以前基本一样是有可能的，但应有老年保健和老年康复工作的介入。做好老年康复工作，使老年人在生理上和心理上保持较好的个人独立生活和社会生活的能力，有利于健康、积极老龄化。

2. 减少老年残疾　21 世纪的全球卫生议程之一是减少老年人群组中的残疾。为此，就要开展更多的研究和加强老年康复。残疾的发生率随着老人年龄的增高而增加，其影响首先是使有残疾的老人不能做到日常生活自理，要依赖别人代劳或帮助。我国 1990 年的一项统计显示，城市老年居民日常生活活动依赖率最高可达 92.2%。开展老年疾病康复能有效地防止许多致残性疾病和改善患者的功能障碍，减少残疾。

3. 提高老人的生活质量　老年疾病和残疾造成的身心功能障碍及处境，都会严重地影响其生活质量，而医疗康复可以有效地改善其生活质量。

二、老年病康复的环节和层次

随着疾病发生情况的不同及残疾轻重程度的区别，老年疾病的康复内容和任务应从浅层至深层逐步深入，从个体到家庭和周围环境逐步扩展，使患者得到全面的康复。总体而言，老年康复可分为以下几个环节和层次。

1. 预防致残性损伤和疾病 这一层次属预防性康复，使可能致残的伤病（如股骨颈骨折、脑卒中等）不至于发生，主要的手段是养成和坚持合理的生活方式，采取行为矫正防治法及安全防护措施。

2. 控制原发疾病和功能障碍的发展 这一层次属早期治疗和早期康复，应尽量稳定病情，不使其发展至出现功能障碍，或对早期出现的功能障碍通过康复使其改善或得到控制，不再继续发展。

3. 预防并发症和继发的功能障碍 这一层次属早期及中期康复医疗护理，且要贯彻到康复的全过程，以预防并发症和继发的功能障碍。老年患者易出现的并发症和继发的功能障碍主要有：心理性依赖、身体衰弱、厌食、褥疮、尿失禁、静脉血栓形成、精神错乱、抑郁、关节肌肉痉挛和肺炎等，如果能在早期及中期康复医疗护理中采取妥善措施，这些继发的功能障碍或残疾大多数是可以避免的。

4. 恢复功能性活动的能力 这一层次属康复功能训练，也是康复治疗的重点。应根据患者的功能障碍，开展各种功能性训练和运动治疗，辅以作业治疗、物理治疗、语言治疗、心理治疗等。有些伤病者还要装配假肢或矫形器、辅助器材，才能促进功能的改善和恢复。

5. 训练患者使其适应周围环境 这一层次属康复调试训练（即调整和适应性训练），是在改善和恢复功能的基础上，以重返社会为目标，进一步做躯体和心理上的适应性训练，或学习新的技能，使其能适应外环境的要求（包括家庭环境和社会环境）。如家居生活、社交生活和社区活动。

6. 调整和改变周围的环境条件，以利于患者全面康复 这一层次属社会康复。对患者周围的环境做必要的调整性改变，使之适应于患者的功能状况，以利于重返社会。不少老年疾病可导致永久性功能缺陷和残疾，使他们无法在通常的条件下适应环境。因此，只能对周围环境做出改变。例如，社区交通及公共场所的无障碍通行，居室的出入门户要拓宽以便使轮椅能通过等。

7. 教育患者、家人和公众正确对待老龄、残疾和老年人 这一层次属康复教育和宣传，是巩固和扩大功能训练成果的必要环节。教育和宣传是为了改变人们态度上的障碍（attitudinal barrier）。这种观点和态度上的障碍在老年康复方面表现为所谓的“老龄偏见”（ageism）。例如，对老年疾病、老年残疾持“不可避免论”，对老年疾病、老年残疾的防治和康复研究持“消极态度”，认为“多此一举”；认为老年人“无所作为”是“合乎情理”的。应该通过教育和宣传，用科学和事实纠正各种老龄偏见，才有可能促进老年康复的发展，使老年患者、残疾者融入社会。

三、老年疾病康复治疗的策略

1. 问题和对策

（1）肌力较差：65 岁老年人的肌力一般只相当于青年全盛时期最大肌力的 60%。对策：在康复运动中不做或少做力量性练习，此外，在运动过程中应安排多次休息。

（2）心、肺、脑血液循环功能差：30 岁以后，肺活量以每年 24.4 mL 的幅度逐渐下降；运动时最大耗氧量以 1% 的幅度逐年下降。脑血流量比青年人降低 17% ~36%，脑摄氧量减少 9%。对策：进行康复运动时，要采用较小的运动强度，避免过度疲劳。

（3）运动时血压反应偏高：尤其是剧烈运动时，血压出现急剧增高的反应。对策：进行康复训练时，避免剧烈运动和速度快、身体位置急剧转变的运动。

（4）智能减退：老年人记忆力、注意力和学习效率下降。对策：康复训练方法及重新学习的技能，要从简从易，避免复杂化，要耐心指导；训练和教学要循序渐进，从少到多，从简到繁，从易到难；一项技能学会并经适应一个阶段后，再进一步教另一项新的技能；采用形象教学，电脑辅助训练，便于反复练习。

（5）精神抑郁：情绪不振，对康复缺乏兴趣，信心不足。据统计，老年病患者中 28% ~50% 的有精神抑郁。对策：心理治疗，医护人员及亲友鼓励，康复病友现身说法，采用有趣性、激励性练习；通过多次功能复查评估，显示进步，增强其信心。

2. 充分利用社区卫生服务，促进老年疾病康复

为使散处城乡基层的广大老年患者和残疾人能得到康复治疗，开展老年社区康复服务是一条必由之路。目前，我国十分强调利用社区卫生的政策和架构，推进社区康复。社区康复以社区为基础，具有覆盖面广，应用方便、花钱不多、效果可靠等优点，尤其在促进老年患者或残疾人融入社区生活，改善生活质量方面，社区康复有其独特的优势。

对老年康复提供社区服务是全科医师、社区护士、基层康复员的责任，他们的工作由康复机构作为资源中心（resources center）予以培训上、技术上的支持和指导。老年社区康复服务内容包括在社区范围内提供：残疾或功能障碍的初步评估；康复治疗（以家庭病床或家庭自我康复形式，或在社区康复站进行治疗和功能训练）；康复咨询、教育、辅导；为转诊做进一步诊治；社会康复活动，如社区文化、文娱活动等。

四、中医康复学

中医康复学是指在中医学理论指导下，研究康复医学的基础理论、医疗方法及其应用的一门学科。具体地说，是针对由于损伤、各种急慢性疾病、老龄化带来的功能障碍及先天发育障碍的残疾者，通过应用中医学的基础理论和方法及有关技术，使机体功能衰退或障碍者的潜在能力和残存功能得到充分发挥的科学体系，其目标在于减轻或消除因病残带来的身心障碍，以恢复功能，重返社会。在康复实施过程中，应有本人、家属及社区的参与。

从历史来看，中医学最早使用了“康复”一词。据《尔雅·释诂》：“康，安也”；《尔雅·释言》：“复，返也”。即康复为恢复平安或健康。20 世纪 80 年代，由于现代康复学的介入，现代康复医学理论、技术和经验的大量引进及现代康复医学学科在我国的基本确立，中医学中“康复”的内涵也发生了变化。主要体现在明确提出功能康复是康复医学的立足点，康复的对象主要是残疾者，以及慢性病、老年病等有各种功能障碍者。因此，中医康复学既不能困于中医古籍“康复”的固有概念，也不能照搬现代医学的康复概念。

（金丽英　杨　芩）

第十八章　老年病护理

老龄问题是当今世界普遍关注的重大社会问题，也是护理界必须面对的现实问题。随着社会发展的需要和护理模式的转变，老年护理逐渐受到广泛地重视，护理老年患者是一项高尚而富有挑战性的工作，是现代护理学的重要组成部分。

第一节　概　述

护理学（nursing）是一门研究卫生保健和疾病防治中护理理论和技术的应用学科。1973 年，国际护士会（ICN）提出：护理学是帮助健康的人保持健康，帮助患病的人恢复健康或平静地死去。这是对护理学最全面的概括。

护理学是以自然科学和社会科学理论为基础的，研究维护、促进、恢复人类健康的护理理论、知识、技能及其发展规律的综合性应用科学。是医学科学中的一门独立学科。护理学包含了自然科学，如生物学、物理学、化学、解剖学、生理学等知识。

一、护理程序

护理程序是临床护理中一种有计划地、系统地实施护理的程序，是综合的、动态的、具有决策与反馈功能的完整的工作过程。包括护理评估、诊断、计划、实施和评价 5 个连续的阶段。实践证明，只有全面正确地贯彻护理程序，才能使患者得到最佳护理。

1. 护理评估　是实施护理程序的第一步，责任护士首先要进行护理问诊和体格检查，查阅患者有关的健康或病历纪录，以获得患者或被照顾者较为详细的资料。

（1）主观资料：通过与患者或被照顾者的接触和交谈，获得主观资料。包括患者对其身心状态的认识，日常生活情况如饮食、嗜好、休息、衣着、修饰、卫生、睡眠、排泄、性生活及生活自理程度，既往疾病史和用药史，个人应对能力与人格类型，工作与家庭情况、经济情况、宗教信仰与价值观。主观资料越真实、越全面越好。

（2）客观资料：包括体格检查和实验检查。在一般检查的基础上，要注意老年人的特点，如营养、意识、体位、步态与动作的协调性、视力、听力、男性前列腺、女性乳房等，肝肾功能检查、血脂、血糖、心电图、超声等特殊检查。一般认为，老年人应每年进行 1 次全面的健康查体，有人建议每半年检查乳房 1 次，每年进行 3 次大便潜血检查，这样有利于早期发现乳腺和结肠的肿瘤。

2. 护理诊断 将以上获得的资料加以整理分析，找出患者或被照顾者存在的问题，那些能通过护理来解决或部分解决的问题，就是护理诊断。1987 年 Carpenito 做了精辟的论述：护理诊断是对一个人生命过程中生理、心理、社会文化和精神方面健康问题的说明，这些健康问题是属于护理职责范围内、能用护理方法解决的。迄今为止，已被北美护理诊断协会（NANDA）认可的护理诊断已有 98 个，90% 以上与老年人有关。

3. 护理计划 将找出的护理诊断根据马斯洛（Maseaw）层次需要加以排列，做出具体的护理计划，要分清主次，那些对生命威胁最大、最迫切需要解决的问题属于最主要的护理诊断。责任护士首先应对这些护理诊断制订相应的护理目标和护理措施，其他护理诊断可以根据人力、现有条件逐步予以解决。

4. 护理实施 将以上护理计划和措施付诸实践的具体过程。

5. 护理评价 对护理措施执行后的评价，检查是否达到了目标，若未能达到目标应重新评估并修订计划，直到解决问题，实现目标。

二、护理目标

1. 护理目标 是期望获得的护理结果，是护理所能解决的，患者本身（包括潜能）可及范围之内的，并通过护士、患者甚至患者亲属合作所能达到的目的。研究表明，困扰老年人的一个重大问题是生活不能自理。所谓自理是指个人为维持生命、健康和完好而进行的自我照顾能力。有效的自理能促进健康，因而护理活动应重点放在增进个人的自理能力上。让老年人尽可能长地、尽可能多地维持其自理能力，就是最佳护理目标。

2. 护理方针 要达到最佳护理目标，在护理工作中就必须全面贯彻预防为主的方针，即老年人应得到全面的预防性健康照顾。许多与年龄相关的生理变化和老年疾病，可以在一个预防性的健康照顾计划中得到解决。其内容包括三级护理干预：

（1）一级护理干预目标：通过护理使老年人及其亲属识别老年人普遍的健康问题和危害，并采取相应的护理措施预防疾病的发生和维护其理想的功能。

（2）二级护理干预目标：早期检出疾病。在日常生活照顾时应对老年人进行身体评估，发现疾病的征兆时要督促和协助其及时检查、确诊。

（3）三级护理干预目标：使疾病得到及时治疗，预防并发症的发生。要尽早开始康复护理，并指导患者及其亲属掌握一般康复护理程序，使其尽可能多地自理。

第二节　老年疾病的护理

老年护理学（gerontological nursing）是护理学的一个重要分支，是专门研究老年期人群生理、心理和病理的变化及其护理特点，并提供相应整体护理的一门科学。

一、老年疾病的护理特点

1. 阶段性、计划性护理　老年人对事物的理解、环境的适应及日常生活自理能力的获得等都需要一个过程。因此，实施阶段性、计划性护理是很有必要的。

（1）不断提高对环境的适应能力：老年人入院以后，应激性反应是很大的，特别是生活环境、人际关系都发生了很大的变化，仅进行一次入院教育和指导，多难以准确地理解。因此，护士应帮助其适应医院的生活环境、理解医院的规章制度。具体做法是：入院的初期指导，应以日常生活的注意事项为中心说明。然后介绍环境，让其熟悉病房的结构、洗手间、食堂等日常生活必须使用的场所。一边操作，一边对老年人说明如何使用呼叫护士的按钮。介绍之后，要通过观察老年人的行动来判断其是否真正理解。在老年人不能理解的情况下，应反复耐心地向其说明并做示范。为促进老年人对医院环境及日常生活的适应，护士应经常进行指导。对反复说明仍不能理解或容易遗忘的老年人，应在护理中不断进行提示和指导。

（2）扩大日常生活自理能力的护理：护士在具体实施时，应考虑到老年人的能力和身体功能低下，护理的目标应该是：给予便器→使用床边便器→去洗手间。体现出护士的协助范围，是从全部协助→部分协助→观察→自立等分阶段逐步进行的。各阶段需要的时间，应根据老年人的心身功能状态而定，可能是数日或数周。护士做计划时要考虑周全，时间要充裕，避免出现危险或者引起老年人的反感及出现不配合的态度和行为。

（3）安排好活动的时间：即使是老年人能够自理的行动，无论是做出行动，还是完成行动，都需要时间，高龄者尤其如此。因此，活动时间的安排不要让老年人感到太仓促，不要埋怨老年人行动迟缓。

2. 密切观察，早期发现异常

（1）严密观察：老年性疾病的特征是症状不典型，而且主诉往往不能清楚地说出症状的特点。例如，老年人发生了心肌梗死，其主诉可能只是“感觉到胸部不适”，并没有说出心肌梗死的症状，如果任其发展，就有可能陷入重症状态。因此，必须了解老年性疾病的特点，进行严密观察。

（2）全面观察：老年人还可同时存在多种疾病。例如，因肺炎入院的老年人可能还有心脏疾患或脑血管疾患。因此，护士有必要对老年人进行经常性、全身性地观察，以便早期发现异常，这是非常重要的。

3. 思想沟通

（1）老年人叙述方式的特点及护理：老年人往往叙述病情不明确，语言啰嗦无重点，重复讲述。护理原则应掌握老年人叙述的要点；为弄清叙述和内容，了解要说明的问题，护士应有针对性地提出具体问题；在倾听老年人讲述的同时，还要注意观察其神态；对不善言语的老年人，应主动与其交谈，以建立容易交流的人际关系。

（2）如何与听力障碍的老年人谈话：患老年性耳聋者，对于高调、速度过快的讲话很难听清楚。因此，护士在讲话时，声音应稍大些，但音调不能过高，发音要清楚。谈话中要适当做些手势，并用简练的语言强调其要点。使用助听器者，护士应帮助调好音量，面向话筒谈话。谈话应避开吵闹的地方，选择安静、杂音少的环境。

（3）如何与发音障碍的老年人谈话：发音障碍的老年人讲话困难，对方也难以听懂。护士要多创造谈话机会，逐渐理解其讲话方式和发音特征。有的老年人因发音障碍，会尽量减少或回避谈话的机会，此时，护士应主动找其交谈，并为其提供良好的交流环境。

（4）如何与失语症的老年人谈话：说话障碍的老年人语言表达不明确。如果老年人不能用恰当的语言来向对方表达自己的想法，就会丧失谈话的信心，而回避谈话。如果嘲笑老年人的表达错误，就会严重挫伤其自尊心。因此，护士应该帮助老年人把他想说的话说出来，指导其在说话时尽量用短句，耐心训练其语言功能。同时，护士也应使用简单易懂的语言与其沟通，不断增加交流的机会。

（5）如何与语言理解障碍的老年人谈话：即使患有轻度耳聋的老年人，也存在对语言理解感到困难的问题。因此，护士对任何老年人谈话，语调都应缓慢而耐心，直到其理解为止。此外，护士还要掌握、熟悉并应用老年人平时讲话的惯用语言，以达到交谈的目的。在对老年人进行慢性疾病指导时，应该指导其正确理解医学专业用语，同时也要用其容易理解的表达方式进行指导。

二、老年期最常见的护理诊断和措施

护理诊断有别于医疗诊断，并与医疗诊断同样重要。老年期最常见的护理诊断及护理措施如下。

1. 便秘　便秘是指个体正常排便习惯的改变，其特征为排便次数减少（每周少于3次）和粪质干硬。老年人便秘发生率高的主要原因与其活动减少、食物和水分摄入减少、肠蠕动减弱有关。其他如服用某些药物（如抗抑郁剂等）及某些器质性疾病，如脑血管疾患、结肠疾患等也可引起便秘。护士应针对老年人便秘的病因、性质选择性地采用下列护理措施：保持运动、充分饮水、摄入含纤维素丰富的食物、建立良好的排便习惯、严重的便秘应使用通便剂或灌肠。

2. 褥疮　皮肤和皮下组织因受压而发生的溃疡称褥疮。好发于身体承受压力较大的部位，如枕部、肘部、髂嵴、坐骨、踝部、足跟。老年人褥疮发生率较高，这主要与其心、脑、肾等疾病引起的长期卧床、组织水肿、营养不良等有关。然而，引起褥疮的许多因素是可以避免和克服的，况且预防褥疮要比治疗褥疮容易得多，因此，应将预防褥疮的发生放在首位。具体措施是：避免长期卧床、改善全身营养状况、保持皮肤清洁、避免皮肤长期持久受压。一旦发生褥疮，要及时处理：当皮肤发红时应立即解除压迫，皮肤出现水泡时，应在无菌操作下抽出水泡内渗出液并用红外线照射以保持创面干燥，褥疮形成时常需使用各种药物，如碘酊、多亢甲素及中药去腐生肌散等。大面积褥疮应用保守疗法不佳时，应尽早清除坏死组织，修补缺损，加速创面愈合。

3. 尿失禁　尿失禁是指个体不能控制膀胱的排空功能，使尿液不自主外流的现象。尿失禁并非是正常老化现象，若处理得当，老年人完全不必受尿失禁之苦。

（1）Kegel 运动：可使骨盆和会阴部的肌肉强而有力，缓解压迫性尿失禁（如咳嗽、打喷嚏致腹压增高时出现的滴尿现象）。训练方法：首先让患者在排尿时有意识地中止尿流次数，在此过程中让其了解哪部分肌肉参与此运动，然后有意识地进行该部分肌肉的收缩活动，即模拟憋尿和排尿活动，每天进行 3 ~ 4 次，每次 5 min。为预防尿失禁，Kegel 运动应在进入老年期前开始进行。

（2）适当饮水：用减少水的摄入量来控制尿失禁会适得其反，因为浓缩尿可刺激膀胱造成尿失禁，而足够的尿量能引起排尿反射。一般情况下，每天应摄入 2000 ~ 2500 mL水。白天可分次摄入，晚餐后应适当控制水的摄入，让患者有充分的时间睡眠，也可避免夜尿增多而引起尿失禁。为减少对膀胱的刺激引起尿失禁，睡前不要饮用含咖啡因的饮料。

（3）膀胱训练：对有控制膀胱排尿能力的病应尽早给予膀胱训练。依据老年人的排尿形态设计排尿时间表，让其每隔 1 ~ 2 h 排尿 1 次，在非规定时间内尽量让其憋尿，直到预定的时间再将尿排尽。排尿间隔开始可以短些，以后可逐渐延长。

（4）注意药物影响：心、肾疾病需用利尿剂时尽可能采用早晨顿服，以减少夜间尿失禁的发生。止痛剂、镇静剂会降低尿道括约肌的敏感性，应尽量减少使用。

（5）保持皮肤清洁：尿液刺激皮肤可引起疼痛，甚至褥疮，因而对尿失禁的老年人应使用吸湿性能较好的衬垫，并及时清洁局部。

（6）维护自尊：护士应有极大的责任心和同情心去维护老年人的尊严，不要随便谈论其尿失禁，更不能有意去责怪。

4. 躯体移动障碍　躯体移动障碍是指个人独立移动躯体的能力受限制。常见于神经系统疾病如脑血管意外引起的部分或全身瘫痪，肌肉骨骼疾患如肌萎缩、骨折、关节强直等。急性期护理主要是维持生命体征和预防并发症，为康复赢得时间，病情稳定后，康复护理便是护理的重点。康复护理的原则是，最大限度地恢复瘫痪肢体的活动功能，充分发挥老年人的自理潜能，提供良好的护理。

首先促进心理平衡。大部分躯体移动障碍的恢复比较缓慢，甚至留下永久性的功能障碍。这对老年人是一个极大的刺激，必须鼓励其面对现实，对其发泄出的心理感受如哭泣、愤怒应给予同情和理解，耐心、热情地解说与安慰，让其获得心理上的平衡。在此基础上，增强肌力防止肌肉萎缩和关节变形，具体做法是：

（1）体位和姿势调整：偏瘫患者应有较多的时间采取健侧卧位，侧卧时要确保体重不伤害麻痹的肢体。平卧时不要在膝下放置枕头，以免引起下肢屈曲畸形和妨碍血液循环。俯卧位时应在骨盆下放置一小枕头，使髋关节伸展。如病情许可应尽早地坐起来。

（2）肌肉关节运动训练：尽早开始全范围关节运动（ROM），以预防肌肉挛缩、关节强直。ROM 还能促进血液循环以协助神经肌肉传导的重建。ROM 每天至少 1 次，从被动运动到主动运动。

（3）运用活动辅助器：当患肢不能完全恢复自主功能时，应指导患者选用合适的活动辅助器，如拐杖、轮椅等，并对家属传授活动辅助器的正确使用方法。

（4）适当的治疗与环境的调整：适当的治疗也是护理措施的一个方面，这一活动在医疗护理与家庭护理之间架起了“护理桥”。对留有永久性躯体障碍的老年人，应对其居住环境进行必要的调整，如合适的通道、桌椅、床铺等，以有利于日常生活。

5. 疼痛 疾病各阶段的疼痛处理极富挑战性。医生必须认识到所涉及的生理和心理的复杂作用。老年人的疼痛体验因多种原因而表现不同，他们的生理和对治疗的反应因人而异，甚至心情和其他心理因素也会影响对疼痛的感受。

（1）疼痛的性质：许多慢性疾病和相关疼痛症状并非可完全治愈，所以部分缓解疼痛和不适，改善功能更具现实意义。对老年人疾病愈合过程和疼痛伴随不测事件的预料，有助于家属、医生及其他人对老年人的疼痛做出正确反应。因此，应进一步认识到疼痛患者受多种因素的影响，包括心理 - 身体 - 精神相互作用，每个因素都涂上年龄阶段、文化修养等色彩。仅重视疼痛的生理因素对老年人疼痛的处理是不够的。

痴呆患者因为思维障碍不能随时用语言表达他们的痛苦，而是通过不恰当的行为、情绪变化加以表达，治疗者常不能及时发现病症。看护人有时可观察到患者疼痛体验的典型表现，如做鬼脸、抽搐、过分清醒或嗜睡，对不适刺激（如过冷、过热、便秘、感染等）也有类似反应。因此，注意痴呆患者的行为状态改变及对治疗的反应很重要，并适当调整用药剂量和其他治疗方案以取得最佳疗效。

准确地了解疼痛原因和机制对治疗具有指导意义。老年人常合并多种疾病，但表现为单一症状，注意观察症状随疾病发展而发生的改变很重要。患者常因多种疾病而服用多种药物，相应地对疼痛的理解也会受影响。有一种倾向认为，随着疼痛减轻，疾病原因可能已被去除，但实际情况并非如此。医生需努力控制疼痛症状，同时要设法明确其病因。有些疾病不能完全治愈，但需在一定程度上明确疾病的发展和对症状控制的局限性，这有助于非药物治疗手段用于疼痛的治疗。

（2）药物治疗：药物的治疗原则是使患者充分止痛并调整剂量使其恰到好处，这一原则适用于各种药物，鸦片类和非鸦片类。对于慢性疼痛的患者不建议使用必要时（PRN）方案，否则会导致疾病表现加重，疼痛控制不满意，出现情绪波动。对此类患者应长期规则给药，可取得满意效果，而不能疼痛一发作就给药。有些疾病疼痛难忍（如癌、关节炎），规律剂量药物有时需加以调整才能达到满意效果。只要存在明确疾病和（或）清楚患者可以从止痛药物治疗中获益，就不必考虑太多的药物生理依赖性问题，当然这涉及成瘾问题，患者对止痛药需求增加，与医生建议的止痛用药方案不符。如患者意识完全清醒，有必要让他们积极参与到疼痛的控制和治疗中来。

（3）非药物治疗：目前有许多非药物治疗，虽然使用并不广泛，但研究证明确实有效。许多非药物治疗不仅方便而且便宜。

1）理疗：热疗可用于缓解肌肉痉挛性疼痛、胃酸分泌过多、血管痉挛等，对局部感染炎症、关节僵硬、肠蠕动减弱亦有效，使用时应避免烧伤，尤其是意识欠清、感觉减退的老年人。热疗禁用于接受近期化疗、外伤、切开或出血部位的皮肤。浅表冷疗通过麻木末梢神经而缓解疼痛，减轻炎症，减少痉挛和痒感，尤适于腹痛、背痛、神经痛，建议用于热疗无效的水肿、烧伤痛、肌肉痉挛。涂油可促进冷疗效果，相对热疗而言，冷疗缓解疼痛更快，持续时间更长。此外，交替使用冷热疗效果优于单一治疗。冷疗不宜用于放射区域、周围血管疾病及任何血管收缩导致症状加重的疾病。

2）按摩：是一种方便、廉价的疼痛处理方法，易于掌握，看护人、家人、朋友均可使用。按摩可使肌肉松弛、水肿减轻、减少应激、缓解疲劳、改善睡眠。采用特殊肌筋膜靶治疗技术可部分缓解肌筋膜疼痛，对于慢性疼痛患者效果较好。但炎症、发热、皮肤发热、血栓、静脉炎时禁用。

3）针灸：是采用针刺疼痛部位近处或远处的穴位以起镇痛作用。针压法则无须银针亦可取得较好疗效。经皮电神经刺激法（TENS）对于选择性疼痛症状效果较好，但 TENS 法、针灸法、针压法不像其他非药物治疗方法那样方便。

（4）意识疗法：使患者注意力从疼痛或相关的负性情绪转移到外界刺激上来的分散注意力法，可用于控制轻度疼痛或作为控制剧痛的辅助方法。有时可联合使用松弛和阅片疗法，对老年疼痛治疗依然有良好的效果。

（5）全面严格的疼痛处理康复计划（CMPMRPS）：适用于最棘手疼痛病例。有资料表明，老年患者和患类似疾病的年轻人对康复计划治疗可取得相似的满意效果，大多数患者疼痛减轻，情绪应激减少，治疗费用降低（如减少使用止痛药和医疗护理）。

第三节　缓和医学

缓和医学（palliative medicine）是解决激进的治疗措施的一种方式，旨在提高患者生活质量，改善患者及家属的心理精神状况，以缓和医学的方式对患者进行护理，以使他们能舒适地度过生命的最后阶段，能够安静平和地对待生命的离去，也能有尊严地、平静地死亡。作为一门临床科学，缓和医学在中国发展还很不充分，很多临床医生对此也缺乏足够的认识。

临终关怀（palliactive care 或 hospice care 或 hospitalpice）是指对濒临死亡的人的关怀，并非是一种治愈疗法。Palliactive care 是 1996 年 10 月全国临终关怀研讨会上建议使用的名词，其含义是舒缓治疗。也有人把 hospice 用作临终关怀，hospice 一词来源于中世纪，系指旅人或僧侣中途休息补足体力的驿站。1967 年英国桑德斯创办了世界第一个临终关怀机构，经过近 40 年的发展，临终关怀已成为老年医疗保健领域中的一个特殊学科。

临终关怀的根本核心是帮助即将离开的人认罪悔改，最终灵魂得救，因此除宗教信仰之外，其他方式的关怀都仅仅停留在身体和心理的关怀。这一阶段指对生存时间有限（6 个月或更少）的患者进行灵性关怀，并辅以适当的医院或家庭的医疗及护理，以减轻其疾病的症状、延缓疾病发展的医疗护理。

一、临终关怀的对象

濒临死亡的人和生命晚期的人。临终关怀的对象原来系指癌症患者或某些生命预期在 3 个月以内的绝症患者。目前，越来越多的人将活到高龄甚至百岁以上，但百岁老人的年死亡率高达 30%，他们在弥留之际也需要得到临终关怀。

二、临终关怀的原则

1. 护理为主　对临终或生命晚期的人，临床治疗已不重要，重要的是全面护理，以提高患者临终阶段的生活质量，使其在躯体和心理方面都感到最大程度的舒适。

2. 适度治疗　从我国的国情和传统习惯出发，对临终患者进行适度治疗是必需的。适度治疗有些属于安慰性治疗，这对有疾病折磨和痛苦的患者可以减轻痛苦，同时对患者的家属和亲人也是一种心理满足和安慰。

3. 心理治疗　临终患者的心理极其复杂，大致可分为 5 个阶段，即否认期、愤怒期、协议期、绝望期和接受期，应按照每个时期的问题开展针对性的心理工作。

临终患者的心理状态还与社会地位、经济状况、职业、年龄、文化程度、宗教信仰等因素有关。应根据临终者的具体情况，采用安慰、体贴、关心等方式进行心理治疗和护理。

4. 整体服务　对临终者实行整体服务符合社会发展和家属等诸多方面的需要。整体服务包括对临终者实行不间断的医疗、护理和生活照料，对临终者家属的关心和安抚，为临终者死后提供一定的善后服务等。

5. 安乐死问题　目前少数西方国家已立法允许安乐死，理由是尊重临终者选择死亡的权利。当疾病处于晚期的患者不堪忍受痛苦折磨时，医生有义务根据患者的意愿帮助其结束生命。目前，我国从法律和道义上均对安乐死持否定态度。

三、临终关怀的内容

1. 躯体关怀　透过医护人员及家属之照顾减轻病痛，再配合天然健康饮食提升身体能量。全面照料包括医疗、心理、生活方面的护理。对有痛苦的临终者要千方百计地控制症状，减轻或消除其痛苦。室内的环境、光线、温度等对临终者的心理影响至关重要，因此，要为临终者在生命的晚期提供一个温馨、舒适、安详的环境，以帮助其消除恐惧心理，树立正确的、科学的生死观。

2. 心理关怀　透过理念之建立减轻恐惧、不安、焦虑、埋怨、牵挂等心理，令其安心、宽心、并对未来世界（指死后）充满希望及信心。尊重临终患者就是尊重生命，就是对患者整个生命价值的肯定。对大脑清醒的患者应帮助其回忆往事，追忆过去美好的事情和其对社会所做的贡献，以便使其在精神上得到安慰和满足。尊重生命就要做到对临终者的高度同情感，只要其生命延续一天，医护人员就要满腔热情地为其提供全方位的服务。

3. 灵性关怀　佛教认为是道业关怀。回顾人生寻求生命意义或多半透过宗教学及方式建立生命价值观，如永生、升天堂、往西方极乐世界等。

死亡教育是实施临终关怀的一项重要内容，要教育患者和家属充分认识生命科学的生、老、病、死规律，理解死亡是生命的最终归宿，使患者能安然地面对死亡，使家属能较为平静而理智地接受亲人即将死去的现实。

四、临终患者常见症状的处理

1. 食欲减退　目前，对临终患者还没有明确的肠道喂养标准，应根据具体情况尽量增加患者的营养。如患者化疗或放疗后出现口腔溃疡、吞咽困难、便秘或腹泻，用硝酸银水和生理盐水漱口可使患者口腔溃疡有所缓解。嘴巴干燥、唾液产生减少可致咀嚼、吞咽困难时，进食水分多的软食对吞咽有所帮助。当出现念珠菌和其他真菌感染时，则应使用抗真菌药。抑郁可致食欲减退，可用改善情绪药加以治疗。

处理厌食患者的常规方法是使用鼻胃管或空肠造瘘等，强迫进行肠内进食，但应注意预防并发症。

2. 恶心呕吐 最好通过去除诱因而得以控制。地塞米松用于减轻脑肿瘤所致的颅内压增高和炎症引起的恶心、呕吐很有效，也适用于腹内迅速增长并压迫周围组织的恶性肿瘤所致的恶心、呕吐。对于恶心症状，有时治疗后并不奏效。这可能是疼痛、焦虑、压力增高、使用药物、顽固性便秘或梗阻综合作用的结果。胃管对鼻、咽、食管和胃的刺激亦可产生恶心感。如果可能，拔除胃管，使用止吐药如氟哌啶醇、羟嗪可起效。多次少量进食，避免令人恶心的臭气，经常饮水，餐前饮一杯酒等方法对患者有帮助。

3. 呼吸困难 许多病变及焦虑、人际关系紧张、对死亡的恐惧感等均可导致患者呼吸困难，应根据具体病例进行分析，采取相应的措施。利尿药如呋塞米对肺水肿治疗有效，支气管痉挛时可采用雾化吸入血管扩张剂、口服激素等治疗。持续使用面罩吸氧或鼻导管吸氧可改善呼吸困难患者的症状。打开窗户，使空气流通，对患者亦有所帮助。焦虑所产生的呼吸困难，有时可通过家庭成员或患者的心理咨询师的帮助而使之缓解。

4. 疼痛 很多疼痛皆由慢性疾病所致，难以治愈，治疗重点是控制症状，使其生活尽可能舒适，功能尽可能良好，生活充满自尊。当患者参与终末期治疗方案决定时，经常会选择在家里、多人参与并接受使其症状缓解的治疗方案。姑息性治疗一个很重要的方面是与患者和其家属讨论治疗问题，患者和其家属应知道疾病治疗中的各种措施，讨论应包括治疗中的不适、远期效果和花费。

5. 谵妄状态 临终患者的谵妄与其他疾病所致的谵妄状态类似。表现出激惹，设法爬出窗外，呼唤着真名或想象中的人名，行为吓人。处理谵妄症状的关键是了解患者的生理改变并设法纠正。肝肾功能衰竭时，患者不能代谢或清除底物而致谵妄，同时应考虑患者液体摄入和尿量排出的关系，了解患者水分是否足够，若患者表现脱水，应考虑到胃肠外液体的丢失，存在缺氧时则应立即给氧。当患者接近死亡时，很难纠正代谢异常而被迫考虑使用大剂量抑制神经的药物。当患者激惹症状减轻而变为焦虑和恐惧时，可考虑使用短效镇静药，激惹症状加重而无法控制时，可使用苯巴比妥或硫喷妥钠。

总之，临终关怀是一项政策性和科学性很强的工作。近年来，我国的临终关怀事业得到了政府和社会广泛的关注和支持，有了较大的发展，但还不能完全满足临终者及其家属的需要。今后还有许多问题有待研究和完善，如死亡概念和临终概念的界定；东西方死亡观的比较；临终关怀的规范化和质量标准；我国临终关怀事业的归属和模式；不同民族、信仰等的临终关怀方式和内容；以及从事临终关怀工作者的职责、素质、作风等。

（刘天蔚　翟　丽）

参考文献

[1] 童坦君，张宗玉．医学老年学·衰老与长寿．北京：人民卫生出版社，1995.
[2] 牟善初，陶国枢．现代老年急症学．北京：人民军医出版社，1997.
[3] 陈灏珠．内科学.4 版．北京：人民卫生出版社，1997.
[4] 王士雯，钱方毅．老年心脏病学.2 版．北京：人民卫生出版社，1998.
[5] 潘天鹏，石津生．现代系统老年医学．北京：科学出版社，1998.
[6] 杜建．中西医结合老年病学．北京：中国中医药出版社，1998.
[7] 黄念秋．现代老年呼吸病学．北京：人民军医出版社，1998.
[8] 顾倬云．老年外科学．北京：人民卫生出版社，1998.
[9] 吕承忠．老年呼吸内科学．北京：中国科技出版社，1999.
[10] 李浩，高普．实用老年疾病诊断与治疗．北京：科学技术文献出版社，2000.
[11] 周文泉．实用中医老年病学．北京：人民卫生出版社，2000.
[12] 李庆新．实用临床康复疗法．北京：中医古籍出版社，2000.
[13] 郑中立．耳鼻烟喉科治疗学．北京：人民卫生出版社，2000.
[14] 席焕久．新编老年医学．北京：人民卫生出版社，2001.
[15] 魏太星，邱保国，吕维善．现代老年学．郑州：郑州大学出版社，2001.
[16] 李法琦，司良毅．老年医学．北京：科学出版社，2002.
[17] 牟善初，郑秋甫．新编内科学．北京：人民军医出版社，2002.
[18] 王晓惠，孙家华．现代精神医学．北京：人民军医出版社，2002.
[19] 郭云良，孙伟，王秀美．老年医学．青岛：青岛出版社，2003.
[20] 陈国伟，顾秋康，陈灏珠．心血管病诊断治疗学．合肥：安徽科技出版社，2003.
[21] 王伟岸，岳恒志．消化系疾病诊治新概念．北京：科学技术文献出版社，2003.
[22] 王鸿启．现代神经眼科学．北京：人民卫生出版社，2005.
[23] 陈生弟．神经病学．北京：科学出版社，2005.
[24] 吴志华．皮肤科治疗学．北京：科学出版社，2006.
[25] 郭云良．老年病学．北京：科学出版社，2007.
[26] 郭云良．老年生物学．北京：科学出版社，2007.
[27] 高焕民．老年心理学．北京：科学出版社，2007.
[28] 曲江川．老年社会学．北京：科学出版社，2007.
[29] 张美增．老年神经病学．北京：科学出版社，2007.
[30] 康维强，宋达琳．老年心血管病学．北京：科学出版社，2007.
[31] 董凤岐．现代护理基础与临床内科．北京：中国科学技术出版社，2008.

[32] 郑松柏，朱汉民．老年医学概论．上海：复旦大学出版社，2010.
[33] 张之南，赵永强，郝玉书，等．血液病学．北京：人民卫生出版社，2011.
[34] 冯勇．实用神经病学．北京：科学技术文献出版社，2012.
[35] 文革玲．实用临床老年病学．天津：天津科学技术出版社，2013.
[36] 赵峻，纪文岩，宋彩霞，等．中西医结合内科学．北京：科学技术文献出版社，2014.
[37] 邹勇．中西医结合老年医学．北京：科学技术文献出版社，2014.
[38] 刘翠．中西医结合护理学．北京：科学技术文献出版社，2015.
[39] 孙长岗，张华，郝翠，等．中西医结合肿瘤学．北京：科学技术文献出版社，2015.
[40] 张睿，刘莹艳，祝汉忠，等．中西医结合病理学．北京：科学技术文献出版社，2016.
[41] 沈柏均，李栋．人类脐血：基础与临床．济南：山东大学出版社，2016.
[42] 纪晓军，王琳，李宝山，等．中西医结合康复医学．北京：科学技术文献出版社，2017.
[43] 刘天蔚，安平，丁美玲，等．中西医结合生理学．北京：科学技术文献出版社，2017.
[44] Selkoe DJ. Alzheimer's disease results from the cerebral accumulation and cytotoxicity of amyloid beta-protein. J Alzheimers Dis, 2001, 3(1): 75 – 80.
[45] Kawasumi M, Hashimoto Y, Chiba T, et al. Molecular mechanisms for neuronal cell death by Alzheimer's amyloid precursor protein-relevant insults. Neurosignals, 2002, 11(5): 236 – 250.
[46] Pereira C, Ferreiro E, Cardoso SM, et al. Cell degeneration induced by amyloid-beta peptides: implications for Alzheimer's disease. J Mol Neurosci, 2004, 23(1 – 2): 97 – 104.
[47] Lewczuk P, Esselmann H, Bibl M, et al. Tau protein phosphorylated at threonine 181 in CSF as a neurochemical biomarker in Alzheimer's disease: original data and review of the literature. J Mol Neurosci, 2004, 23(1 – 2): 115 – 122.
[48] Wang J, Markesbery WR, Lovell MA. Increased oxidative damage in nuclear and mitochondrial DNA in mild cognitive impairment. J Neurochem, 2006, 96(3): 825 – 832.
[49] Caviston JP, Holzbaur EL. Microtubule motors at the intersection of trafficking and transport. Trends Cell Biol, 2006, 16(10): 530 – 537.
[50] Reynolds MR, Reyes JF, Fu Y, et al. Tau nitration occurs at tyrosine 29 in the fibrillar lesions of Alzheimer's disease and other tauopathies. J Neurosci, 2006, 26(42): 10636 – 10645.
[51] Suzanne M de la Monte, Jack R Wands. Alzheimer's disease is type 3 diabetes: Evidence Reviewed. J Diabetes Sci Technol, 2008, 2(6): 1101 – 1113.
[52] Pratico D. Oxidative stress hypothesis in Alzheimer's disease: a reappraisal. Trends Pharmacol Sci, 2008, 29(12): 609 – 615.
[53] Wee Yong V. Inflammation in neurological disorders: a help or a hindrance. Neuroscientist, 2010, 16(4): 408 – 420.
[54] Glass CK, Saijo K, Winner B, et al. Mechanisms underlying inflammation in neurodegeneration. Cell, 2010, 140(6): 918 – 934.

[55] Szekely CA, Zandi PP. Non-steroidal anti-inflammatory drugs and Alzheimer's disease: the epidemiological evidence. CNS Neurol Disord Drug Targets, 2010, 99(2): 132 - 139.

[56] Smith MA, Zhu X, Tabaton M, et al. Increased iron and free radical generation in preclinical Alzheimer disease and mild cognitive impairment. J Alzheimers Dis, 2010, 19(1): 363 - 372.

[57] Perlson E, Maday S, Fu M, et al. Retrograde axonal transport: pathways to cell death. Trends Neurosci, 2010, 33(7): 335 - 344.

[58] Liu Y, Liu F, Grundke I, et al. Deficient brain insulin signaling pathway in Alzheimer's disease and diabetes. J Pathol, 2011, 225(1): 54 - 62.

[59] Blom DJ, Hala T, Bolognese M, et al. A 52-week placebo-controlled trial of evolocumab in hyperlipidemia. N Engl J Med, 2014, 370: 1809 - 1819.

[60] Robinson JG, Nedergaard BS, Rogers WJ, et al. Effect of evolocumab or ezetimibe added to moderate-or high-intensity statin therapy on LDL-C lowering in patients with hypercholesterolemia: the LAPLACE-2 randomized clinical trial. JAMA, 2014, 311: 1870 - 1882.

[61] Wang T, Chen K, Li H, et al. The feasibility of utilizing plasma MiRNA107 and BACE1 messenger RNA gene expression for clinical diagnosis of amnestic mild cognitive impairment. J Clin Psychiatry, 2015, 76(2): 135 - 141.

[62] Giugliano RP, Sabatine MS. Are PCSK9 inhibitors the next breakthrough in the cardiovascular field. J Am Coll Cardiol, 2015, 65: 2638 - 2651.

[63] Lian H, Yang L, Cole A, et al. NFkappaB-activated astroglial release of complement C3 compromises neuronal morphology and function associated with Alzheimer's disease. Neuron, 2015, 85(1): 101 - 115.

[64] Hodyl NA, Roberts CT, Bianco-Miotto T. Cord blood DNA methylation biomarkers for predicting neuro-developmental outcomes. Genes, 2016, 7(12): 117.

[65] Elkins J, Veltkamp R, Montaner R, et al. Safety and efficacy of multipoint adult progenitor cells in acute ischemic stroke (MASTERS): A randomized, double blind, placebo-controlled, phase 2 trial. The Lancet Neurology, 2017, 16(5): 360 - 368.

图书购买或征订方式

关注官方微信和微博可有机会获得免费赠书

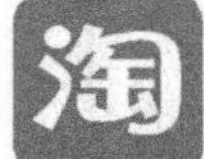

淘宝店购买方式：

直接搜索淘宝店名：**科学技术文献出版社**

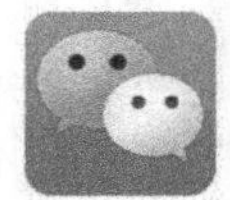

微信购买方式：

直接搜索微信公众号：**科学技术文献出版社**

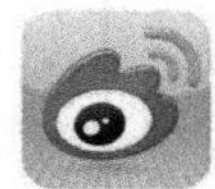

重点书书讯可关注官方微博：

微博名称：**科学技术文献出版社**

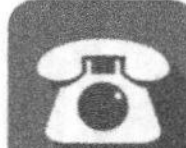

电话邮购方式：

联系人：王　静

电话：010-58882873，13811210803

邮箱：3081881659@qq.com

QQ：3081881659

汇款方式：

户　名：科学技术文献出版社

开户行：工行公主坟支行

帐　号：0200004609014463033